HEYNE BÜCHER

Kevin und Barbara Kunz

Das große Buch der Reflexzonenmassagen

Selbstbehandlung an Hand und Fuß

WILHELM HEYNE VERLAG
MÜNCHEN

HEYNE RATGEBER
08/9378

Titel der amerikanischen Originalausgabe:
HAND AND FOOT REFLEXOLOGY. A SELF-HELP GUIDE
erschienen bei Prentice Hall, Inc. Englewood Cliffs, New Yersey, USA

Genehmigte Taschenbuchausgabe
Printed in Germany 1991
Umschlaggestaltung: Atelier Adolf Bachmann, Reischach
Umschlagillustration: Elmar Kohn, Landshut
Layout/Herstellung: Helmut Burgstaller
Satz: Kort Satz GmbH, München
Druck und Bindung: RMO, München

ISBN 3-453-04982-9

Inhalt

Vorwort

Eine Frage ließ die traditionelle Reflexzonentherapie bis heute offen, nämlich die, warum sie eigentlich funktioniere. An allgemeinen Wirkungen dieser Therapie hat man bisher festgestellt: Stärkung des Kreislaufs, Normalisierung der Drüsen- und Organfunktionen und die Einleitung eines Entspannungszustandes. Allerdings konnte niemand eindeutig erklären, weshalb die Arbeit an Füßen und Händen zu derart bemerkenswerten Ergebnissen führt.

Diese Unsicherheit veranlaßte uns, nach Antworten zu suchen. Ruth Hahn, eine ehemalige Studentin und enge Freundin von uns, schlug vor, den Bereich der Sinneswahrnehmungen grundlegend zu erforschen. Sie ist Direktorin des *Miami County Rehabilitation Center* (in Piqua, Ohio) für Erwachsene und Kinder mit Gehirnschädigungen und hat dort die Reflexzonentherapie als wesentlichen Bestandteil in ihr Gesamtprogramm einer sensorischen Stimulation eingebaut. Die Gespräche, die wir über die Probleme im Fall eines bestimmten Patienten mit ihr führten, gaben den Anstoß für unsere Beschäftigung mit dem System der Sinneswahrnehmungen und ihrer Funktionen. Wir folgten Ruths Beispiel und wurden zu ›interessierten Selbsterforschern‹, dann studierten wir die einschlägige wissenschaftliche Literatur. Aus alledem ergab sich, daß die Füße dem körpereigenen Kommunikationssystem wohl wichtige Informationen liefern und mit dem Rest des Körpers routinemäßig Informationen austauschen.

Neben dieser fundamentalen Beziehung zwischen Fuß und Körper brachten uns weitere Forschungen auch die Erkenntnis, wie wichtig die Füße für die allgemeine körperliche Leistungsfähigkeit sind. Für jede Bewegung des Körpers brauchen wir ein gewisses Mindestmaß an Muskelspannung, ›Tonus‹ genannt. Die Regulierung des Tonus ermöglicht es uns, verschiedene Körperteile in bestimmte Positionen zu bringen und diese selbst gegen äußere Krafteinwirkungen aufrechtzuerhalten. Schon das gewöhnliche Gehen benötigt für einen flüssigen Ablauf ein Mindestmaß an Spannung.

Der Tonus bestimmt das Überleben schlechthin. Eine Drohung durch Kräfte außerhalb des Körpers führt zu einer Erhöhung der allgemeinen Körperspannung. Kampf oder Flucht ist die Reaktion, wenn der Körper sich einer Extremsituation ausgesetzt fühlt. Dann ist der Grad des Körpertonus jenes Medium, durch das die Reaktion ausgeführt werden kann. Ebenso dient der Tonus als Verbindung zwischen Füßen, Händen und inneren Organen. Wenn der Körper vom Schlaf in den Wachzustand übergeht oder aus der Ruhe in volle Aktivität, dann hängt es vom Tonus ab, wie schnell und wie effizient dies geschieht.

Die Literatur spricht immer wieder von einer Art ›Antenne‹: Die sinnliche Wahrnehmung dient nicht nur der Aktivierung und reaktiven Einstellung von Muskeln und Nerven, sie ›sendet‹ auch an die inneren Organe. Wichtig sind vor allem jene *propriozeptiven* (Eigenempfindungen des Körpers vermittelnden) Botschaften, die ›einen hohen Grad von Erregungsaktivität‹ verursachen. Die automatischen Aktivitäten richten sich nach den erhöhten Anforderungen. Man könnte auch sagen, daß propriozeptive Botschaften von Händen und Füßen dem Körper ein Feedback über die äußeren Vorgänge liefern; das System der Sinnesorgane in seiner Gesamtheit stellt sich darauf ein und verlangt nach zusätzlichen Informationen, um sein Bild zu vervollständigen. Gleichzeitig werden die inneren Organe mit der nötigen Menge an Energie versorgt, um den wechselnden Anforderungen der Situation gewachsen zu sein.

Die primäre Funktion der Sinnesorgane ist es, das Überleben zu gewährleisten: Gefahr rechtzeitig zu erkennen und für die adäquate Reaktion zu sorgen, ist die Pflicht des gesamten Körpers. Kampf oder Flucht (die Verteidigungsreaktionen des Körpers in der Gefahr) sind Methoden, die Bereitschaft des Körpers zu einer angemessenen Antwort auf jede Herausforderung zu erhöhen. Kampf und Flucht setzen Bewegung voraus, denn erst die Fähigkeit zur Ortsveränderung bietet uns eine sichere Möglichkeit zu überleben.

Der aufrechte Gang selbst ist ein Beweis für die besondere Beziehung zwischen den Füßen und dem übrigen Körper. Innerhalb des Systems der Sinneswahrnehmungen fungiert der Fuß als Sinnesorgan, das dem Körper Informationen über die wechselnden Eigenschaften des Bodens, über den er schreitet, vermittelt und den Körper so in den Stand setzt, das Gleichgewicht aufrechtzuerhalten. Jeder Schritt ist eine Veränderung der Körperhaltung und beeinflußt das Gesamtgleichgewicht des Körpers.

Als Sinnesorgan besitzt der Fuß die Eigenschaft, sich einer Vielfalt von Bodengestalten und -beschaffenheiten anzupassen. Schuhe und glatte Oberflächen stellen für die Sinneswahrnehmungsfunktion des Fußes jedoch keine Herausforderung dar – und wie jedes andere Sinnesorgan neigt auch der Fuß dazu, seine Anpassungsfähigkeit zu verlieren, wenn sie nicht mehr gebraucht wird.

Der Fuß verbraucht ebenfalls Energie – wieviel, das hängt davon ab, inwieweit er seine Wahrnehmungsfunktion ausnützen kann. Stimulierung regt den Fuß an und weckt seine Fähigkeiten zur Mitarbeit an den Aktionen des gesamten Körpers. So werden zum Beispiel die Bewegungen eines Sportlers durch Training flüssiger und energiesparender. Training verhilft auch den Funktionen des Fußes zu größerer Wirkung und geringerem Energieverbrauch. In jedem Schritt liegt die Möglichkeit, den begrenzten Energiequellen des Körpers Energie einzusparen.

Wenn man den Tonus oder die Bereitschaft des Körpers sensibilisiert, kann man dadurch auch die Bewegung sensibilisieren. Unter Umständen kann der Körpertonus wie ein Thermostat auf einer zu hohen Einstellung ›klemmen‹, was bedeutet, daß die ›Kampf oder Flucht‹-Reaktion bereits in einer Situation eintritt, die noch nicht danach verlangen würde. Die bewußte Druckanwendung auf Händen und Füßen ermöglicht es, derartige Spannungsniveaus (Toni) zu erkennen und schließlich auch zu verändern.

Jedes Sinnessignal hat eine Veränderung des Tonus zur Folge. Ziel der Fußzonentherapie ist es, den Tonus regelmäßig und in rascher Folge zu ›stören‹. Jede Unterbrechung des Tonus führt zu einer Neueinschätzung der Situation und damit zu einer graduellen Rückkehr zum Gleichgewicht.

Eine Frage, die die Reflexzonentherapie bisher nicht geklärt hat, ist, *warum* man davon ausgehen kann, daß das Bild des Gesamtkörpers auf die Füße projiziert und von diesen repräsentiert wird. Es handelt sich dabei um die sogenannte *Reiterationstheorie* (die verschiedene Stellen der Füße zu verschiedenen Körperteilen in Beziehung setzt). Ein Beispiel für eine organisatorische Vertretung, eine Art parlamentarisches Arrangement im sensorischen System, gibt es aber bereits: Im Gehirn werden die Sinneswahrnehmungen in entsprechende motorische (muskuläre) Antworten übersetzt, und zwar in der sensomotorischen Großhirnrinde. Die dabei auftretende Bildprojektion ist eine räumliche Anordnung von Körperteilen, die das Körperbild reflektieren.

In einer Artikelserie, die sich mit der Beziehung der Reflexzonentherapie zur Akupunktur befaßt, hat Dr. Ralph Alan Dale dieses Phänomen mit dem Ausdruck ›reiterativ‹ bezeichnet. Die Reflexzonentherapie basiert also, ebenso wie andere Systeme, die den ganzen Körper auf einen bestimmten Körperteil (Füße, Hände, Kopf, Gesicht, Iris des Auges) projizieren, auf der Reiterationstheorie.

Schon in den frühesten Entwicklungsstadien werden die wichtigsten Sinnesorgane des Embryos ›verkabelt‹. Diese vorgeburtliche ›Verkabelung‹ ist vielleicht die Grundlage der Reiteration. Neurologen wissen, daß jede einzelne Zelle des Körpers an seinem Kommunikationssystem teilhat. Ein hochentwickeltes sensorisches System, das imstande ist, einen so komplizierten Ablauf wie den menschlichen Gang auszuführen, kann durchaus auch einen Mechanismus wie die Reiteration ausgearbeitet haben. Weitere Forschungen werden hoffentlich die Natur der Reiteration genauer klären und dabei noch andere an diesem Prozeß beteiligte Faktoren identifizieren.

Einleitung

Nach Abschluß unseres ersten Buches, *Durch die Füße heilen – Anleitungen zur Reflexzonentherapie,* stellte sich uns nun die Frage, *wie* die Reflexzonentherapie eigentlich wirke. Die Antwort lautet: Jede Form eines sensorischen Signals verändert den Tonus oder das Spannungsniveau des Körpers. Sir Charles Sherrington, der Vater der Neurophysiologie, soll gesagt haben: »Selbst die Unterhaltung auf einer Cocktailparty kann das Leben eines Menschen verändern.« Damit wollte er ausdrücken, daß *jede* sinnliche Wahrnehmung, ob über Gehör, Gesicht oder Tastsinn, das menschliche Leben beeinflußt.

Die traditionelle Reflexzonentherapie wird als eine Form des Tiefendrucks auf die Fußsohlen ausgeübt, wirkt also über den Tastsinn. Wie bereits angedeutet, ist die Tastinformation über die Fußsohlen von höchster Bedeutung dafür, daß der Mensch überhaupt gehen kann. Beim Stehen wie beim Gehen unterstützt der Tiefendruck auf die Fußsohlen den Körper bei seiner Aufgabe, sich aufrecht zu halten. Dazu benötigt der Körper eine Unmenge an Informationen. Was die Aufgabe so schwierig macht, ist der Umstand, daß er auf zwei nur sehr kleinen Postamenten stehen muß, eben den Füßen. An dieser Reaktion auf die Tiefendruckinformation, die von den Fußsohlen hinaufgesandt wird, beteiligt sich der gesamte Körper. Die Anforderungen des Aufrechtstehens führen uns die Verbindung zwischen Füßen und Körper vor und dienen als Quelle für die außerordentlichen Wirkungen der Fußzonentherapie.

Diese Informationen nutzen wir nicht zuletzt auch dazu, neue Wege der Interaktion mit den Füßen zu finden. Dabei gelangten wir zu der Erkenntnis, daß der Tiefendruck nur eines von vielen möglichen sensorischen Lokomotions- oder Ortsveränderungssignalen ist, die zurückgesandt werden und als Kommunikationsmittel mit dem Körper dienen. Im Dehnen von Muskeln und Abbiegen von Gelenken finden wir ebenfalls sensorische Signale, die es weiter zu erforschen gilt. Alle diese sensorischen Signale werden in einer Gruppe unter dem Terminus der ›Propriozeption‹ zusammengefaßt, womit Selbsterfahrungsmechanismus des sensorischen Systems gemeint ist. Ohne Propriozeption findet keine Bewegung statt, ja das Überleben, die Fähigkeit, sich auf Kampf oder Flucht einzustellen, ist untrennbar mit diesem System verbunden.

Überdies bestimmt die Möglichkeit des Körpers, sich selbst zu erfahren oder zu erkennen, auch seine Fähigkeit, mit dem Streß, der ihm im täglichen Leben begegnet, fertig zu werden. Eine geschärfte ›Körpererkenntnis‹ bewirkt eine feiner abgestimmte Reaktion auf die Interaktionen des Tages. Wir kamen zu der Überzeugung, daß die Interaktion mit diesem Selbsterkennungsmechanismus möglich ist und daß man sich ihrer bedienen kann, um den Ablauf von Streßmustern zu unterbrechen. Dies ist eine große Herausforderung und bedeutet für den einzelnen nicht weniger, als daß er selbst in den Mechanismus der Streßregulierung in seinem Körper einzugreifen, mit den Elementen von Gesundheit, Behagen, Kreativität, Leistungsfähigkeit und Lebensqualität selbst zu arbeiten vermag.

Das vorliegende Werk versteht sich als ein Handbuch dieser Möglichkeiten. Es erforscht die Sinneserfahrung und ihren Einsatz auf einer zusammenhängenden, strukturierten Basis. Die vielfältigen Wirkungsbereiche dieser Methode erweisen sich in der individuellen Anwendung. Wir hoffen, daß diejenigen, die sich unsere Informationen zunutze machen, damit gute Erfahrungen sammeln.

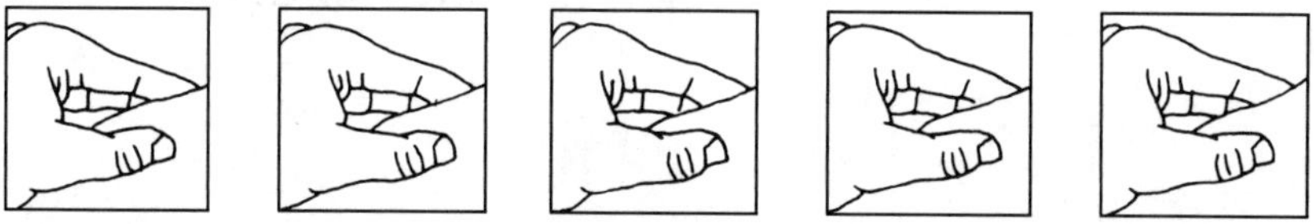

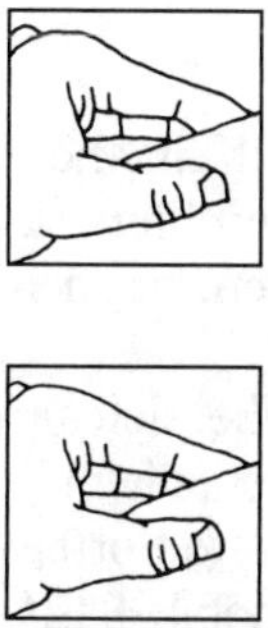

Theorie und Grundlagen

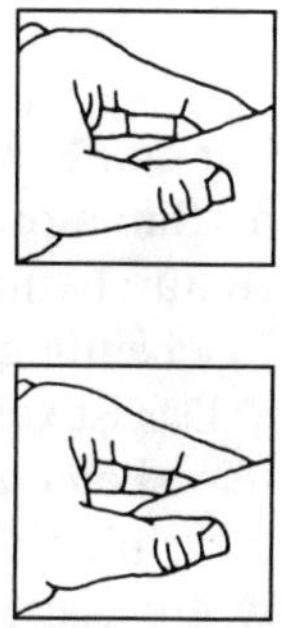

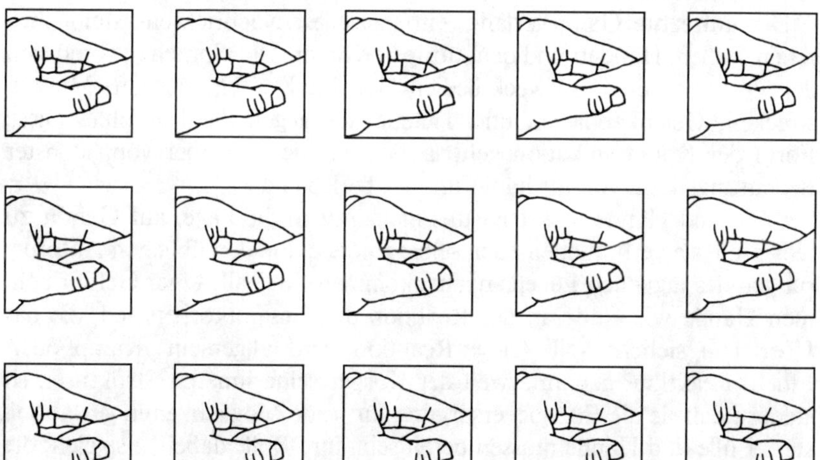

Füße, Hände, Körper und ihre Beziehung zueinander

Für den Körper bedeuten Füße und Hände etwas Besonderes. Kein anderes Sinnesorgan reicht nach außen, um die Welt um uns zu berühren, sie zu durchschreiten und zu behandeln. Füße und Hände erfühlen, was den Erscheinungen zugrunde und was ›auf der Hand‹ liegt.

Das ist keine geringe Aufgabe. Das Kleinkind hat große Mühe, sich auf seine Beine zu stellen und jene lebenslange Tätigkeit zu erlernen, die man gemeinhin als ›Gehen‹ bezeichnet. Es ist zwar nicht die schnellste Fortbewegungsart, dennoch bietet das Gehen auf zwei Beinen eine mobile Basis, die den Händen die Interaktion mit der Welt ermöglicht.

Der aufrechte Gang verlangt ein spezielles ›Nachrichtensystem‹ zwischen Füßen, Händen und dem übrigen Körper. Die ›Sprache‹, deren sich der Körper zu diesem Zweck bedient, ist eine Kombination aus Muskelstrecken, Gelenkabbiegen und Tiefendruck gegen die Fußsohle. Diese Form der Kommunikation geht lautlos vor sich, ist aber von höchster Bedeutung, denn von ihr hängt unser Überleben ab.

Füße und Hände versetzen uns nicht nur in die Lage, auf Gefahr zu reagieren, sie verbrauchen auch selbst Energie, um den üblichen Anforderungen des täglichen Lebens nachzukommen. Im Falle einer Gefahr nehmen Hände wie Füße an der Reaktion des Gesamtkörpers teil, die das Überleben sichern soll. Diese Reaktion wird allgemein ›Kampf-oder-Flucht-Reaktion‹ genannt, weil der Körper seine inneren Strukturen so steuert, daß sie die Energieversorgung für beide Möglichkeiten gewährleisten. Füße und Hände müssen bereit sein, ihre Rolle dabei zu spielen: die Hände, um nach einer Waffe zu greifen, die Füße, um einen sicheren Stand zu finden oder aber zu fliehen.

So entsteht die unlösbare Verbindung zwischen Hand, Fuß und Körper: Hände und Füße ermöglichen die notwendigen Bewegungen, während die inneren Organe den ›Treibstoff‹ liefern.

Dieses System hat natürlich auch an den ganz gewöhnlichen Aktivitäten des täglichen Lebens teil. So ruft der Körper zum Beispiel beim Erwachen nicht nur die Messungen der inneren Organe ab, sondern verlangt auch Informationen über die allgemeine Körperlage. Bei diesem Prozeß kommen vor allem die Füße zu Wort. Der Rest des Tages vergeht in schweigendem Dialog zwischen den inneren Organen und den Organen der Bewegung. Jede einzelne Bewegung, sei es nun Gehen, Sitzen, Stehen, Springen, Laufen oder Hüpfen, beruht auf einem stetigen Informations- und Kommunikationsfluß und auf einer ständigen Umverteilung der Körperenergie.

Im Interesse der Kontinuität lernt der Körper ein feststehendes Kommunikationsmuster. Für die Fortbewegung ist sie sogar wesentlich; jede Unterbrechung des Kommunikations- oder des Energiesystems könnte sich katastrophal auswirken und zum Beispiel zu einem Sturz führen. Daher haben die Fortbewegungssignale eine nachhaltige Wirkung auf das Energiesystem, das sensorische System und den Körpertonus. Dieser *Tonus* ist nichts anderes als ein durch Nerveneinfluß beständig aufrechterhaltener Zustand der Bereitschaft, ein Spannungszustand, der den ganzen Körper umfaßt. Schon ein erfolgreich abgeschlossener Schritt bedarf eines ziemlich hohen Tonus.

Dieser hohe Stand muskulärer Spannung verbraucht nicht nur reichlich Energie, ihm muß auch die Bereitschaft der inneren Mechanismen angepaßt sein. Die Bereitschaft des Körpers zur Reaktion auf jede Eventualität besteht in der Stärke der Spannung oder des Tonus im gesamten Körper. Unter Tonus verstehen wir also auch die ständige Kommunikation aller Körperteile untereinander, die erst die Bewegung und damit das Überleben ermöglicht. Dazu ist es nötig, über die genaue Position aller Muskeln, Sehnen und Gelenke Bescheid zu wissen. Die Überlebensfähigkeit verlangt die Einsicht in sämtliche innere und äußere Gegebenheiten. Die Informationssammlung über beide Bereiche läßt die Interaktion von Körperteilen zu, die wir nicht selbst erreichen und berühren können. Als aktive Beobachter der äußeren Gegebenheiten kommunizieren Füße und Hände also mit den inneren Organen.

Jede sensorische Information muß zuerst auf einen möglichen bedrohlichen Inhalt hin untersucht werden. Daher kann man jedes sensorische Signal auch als Stressor auffassen, der eine Interaktion mit dem Körpertonus verlangt. So tragen Füße und Hände als Sinnesorgane zum Spannungszustand des Körpers bei. Dieser Beitrag geschieht in der Körpersprache der *Propriozeption*. An der Sammlung von Informationen über

Bewegungen sind sehr empfindliche Meßinstrumente beteiligt, wie eben der Tiefendruck auf die Fußsohlen, das Abbiegen der Gelenke und die Dehnung von Muskeln und Sehnen.

Wir fassen zusammen: Aufgrund ihrer Funktion als sensorische Organe der Fortbewegung (Lokomotion) und des aktiven Umweltkontakts stehen Hände und Füße in einer ganz besonderen Beziehung zum gesamten Körper. Diese Beziehung macht sie zum Übermittler der Interaktion für die Stärke der Spannung und des Energieverbrauchs im ganzen Körper.

Die Körperfunktionen sinnvoll nutzen

Jeder Mensch kann über Hände und Füße mit dem ganzen Körper in Verbindung treten. Dies läßt sich nutzen, um:

- Streß zu verringern,
- Energie zu sparen,
- mehr Körperbewußtsein aufzubauen.

Bedient man sich dabei regelmäßig und häufig der Sinneserfahrung, so wird die Möglichkeit der Interaktion zur Chance für den Umgang mit dem eigenen Körper. Eine derartige Interaktion gestattet eine bessere Ausnutzung der körpereigenen Energiequellen und liegt jedem Konzept der ›Selbsthilfe‹ zugrunde.

Energie

Energie bildet die Grundlage des Körperhaushalts. Sie ist zwar immer nur beschränkt vorhanden, ist dafür aber sowohl regulier- als auch konservierbar.

Um eine bestimmte Entfernung zurückzulegen, brauchen wir eine bestimmte Menge an Energie. Kleine Einsparungen bei jedem Schritt können sich zu großen Einsparungen summieren. Übermittelt man den Händen und Füßen bestimmte Sinneserfahrungen, kann man damit das Streßmuster durchbrechen und dadurch eingesparte Energie als Investition in die körpereigenen Energiereserven einbringen.

Energiesparende Techniken, die bei den Aktivitäten des täglichen Lebens angewandt werden, ergeben so ein praktisches Programm des Schutzes und der Erhaltung. Energie, die der Tonus oder die allgemeine Körperkommunikation verbrauchen, läßt sich durch angewandte sensorische Information steuern.

Sensorische Signale

Sensorische Signale stellen die Kommunikation mit der Außenwelt her, sie sind sozusagen die ›Lokalreporter‹ der Sinnesorgane, die den Körperhaushalt mit Informationen versorgen. So bedeutet etwa das Erfühlen des Bodens unter den Füßen, wenn man durch Sand geht, eine Anforderung an den gesamten Körperhaushalt, die sich gleichzeitig auf den Verbrauch der körpereigenen Energiequellen auswirkt.

Die Anwendung gleichmäßiger und häufiger sensorischer Reize erzeugt eine Vielfalt von Signalen und führt dazu, daß der Körper seinen Tonus neu ›überdenkt‹. Wie in jeder Lernsituation gilt auch hier, daß der Körper sich um so schneller umstellen kann, je öfter er die Situation ›übt‹. Das Einüben einer Vielzahl von Situationen verringert die Anforderungen an den jeweils betroffenen Körperteil.

Fortbewegung (Lokomotion)

Die Fortbewegung ist

- Energieverbrauch,
- ein sensorisches Signal,
- Ausdruck des körpereigenen Bereitschaftssystems.

Tonus

In bezug auf den Körperhaushalt zählt der Tonus zu den Hauptverbrauchern der Körperenergie. Möglichkeiten der Interaktion und Ausnutzung der Körperfunktionen ergeben sich deshalb, weil die Fortbewegung der Organisation bedarf. Hände und Füße sind Teil dieser Organisation. Sie haben am Körperhaushalt Anteil, nämlich am

- Energieverbrauch des Körpers,
- Spannungs-(Tonus-)Niveau,
- Körperbewußtsein.

Der Tonus reguliert den Energieverbrauch, indem er den bisherigen Versuch, die gegenwärtigen Anforderungen und auch zukünftige Ansprüche berücksichtigt. Dieser aktive Entscheidungsprozeß ist notwendig, um das ständige ›Bereitsein‹ des Körpers zu gewährleisten. Während des Schlafs brauchen wir zum Beispiel eine andere Bereitschaftslage als im wachen Zustand. Der Tonus entsteht durch einen dynamischen Prozeß, der von sensorischen Signalen, vor allem von Signalen der Fortbewegung, beeinflußt wird.

Grundlegendes zum Einfluß auf den Körper

1. Es ist möglich, den Körper durch sensorische Signale zu beeinflussen.
2. Hände und Füße sind sensorische Organe und dienen der Sammlung von Information.
3. Die von ihnen gesammelte Primärinformation bezieht sich auf die Lokomotion (Gehen, Laufen, Stehen).
4. Die Fortbewegung ist Bestandteil des Überlebensmechanismus, der die Fähigkeit zu Kampf oder Flucht garantiert.
5. Informationen über die Fortbewegung und über die inneren Organe werden angesammelt, um das Überleben zu sichern und das nötige Spannungsniveau zu erhalten, das unter anderem wieder wesentlich von der Fortbewegung abhängt.
6. Die Fortbewegung verbraucht Energie.
7. Der zur Fortbewegung nötige Energieverbrauch kann zum ›Verschleiß‹ des Körpers beitragen.
8. Da die Fortbewegung selbst eine erlernte Aktivität ist, können einzelne ihrer Elemente so ›umgelernt‹ werden, daß sich der Energieverbrauch verringert.
9. Die einzelnen Elemente der Fortbewegung kommunizieren durch Tiefendruck, Dehnung und Bewegung von Gelenken, Sehnen und Muskeln miteinander.
10. Der Körper läßt sich beeinflussen, indem man die sensorischen Signale der Lokomotion nachahmt und ›künstlich‹ anwendet. In diesem sensolokomotorischen System kommt den Füßen besondere Bedeutung zu. Die häufige Anwendung verschiedener sensorischer Signale auf Hände und Füße wirkt kumulativ, durchbricht schließlich Streßmuster, stellt das Niveau des Energieverbrauchs im ganzen Körper neu ein und hat ein erhöhtes Körperbewußtsein zur Folge.

Die Sprache des Körpers erlernen

Wer die Vorgänge in seinem Körper besser verstehen und ihn beeinflussen möchte, muß einige der wichtigsten sensorischen Signale nachahmen können, um mit ihm zu kommunizieren. Als Instrumente dazu dienen die *Reflexzonentherapie,* die *Schrittnachbildung* und *›propriocise‹* (das von uns gebildete englische Verb bedeutet soviel wie: körpereigene Reize einsetzen). Diese drei Interessengebiete befassen sich mit der organisierten Anwendung sensorischer Schlüsselsignale auf Hände und Füße.

Sensorische Schlüsselsignale sind jene der Fortbewegung. Um sensolokomotorische Informationen zu gewinnen, werden propriozeptive Empfindungen imitiert. Unter Propriozeption versteht man den Selbsterfahrungsmechanismus des Körpers, das Bild, das er in Bewegung von sich selbst gewinnt. Reflexzonentherapie, Schrittnachbildung und ›propriocise‹ (der Einsatz körpereigener Reize) sind nichts anderes als angewandte Propriozeption.

Propriozeption – die Sprache der Bewegung

Die Propriozeption des Körpers setzt bereits in der Kindheit ein und hält das ganze Leben hindurch an. Der Streß, den der Körper beim Gehen erfährt, richtet zusammen mit den sensorischen Signalen der Propriozeption im gesamten Körper ein Spannungsmuster ein. Die wiederholte und regelmäßige Einwirkung von Stressoren führt zu ›Verschleiß‹. So können auch die wiederholten Anforderungen, die das Gehen lebenslang an den Körper stellt, zu jenem graduellen Verschleißprozeß beitragen, den wir als ›Altern‹ bezeichnen.

Das übliche Spannungsmuster beziehungsweise dieser Zyklus läßt sich durchbrechen, wenn wir dem Körper ›Urlaub‹ von der sonstigen Routine verschaffen. Dies gelingt am besten mit einem Programm, das die Propriozeption imitiert, indem es den Körper vor neue und andersgeartete Anforderungen stellt. Denn eine bewußt ausgeübte Propriozeption erbringt Ergebnisse, wie sie den körperlichen Funktionen angemessen sind. Häufige Spannungsunterbrechung führt zu erhöhter Anpassungsfähigkeit, größerer Flexibilität und einem geänderten Energieverbrauch. Regelmäßige körperliche Betätigung verbessert den Muskeltonus und stärkt das Kreislaufsystem – warum sollte der Körper auf eine bewußte Anwendung der Propriozeption also nicht ebenfalls mit einer ähnlichen Verbesserung der allgemeinen Organfunktionen reagieren?

Die Anwendung der Propriozeption besteht im gezielten Einsatz ihrer Elemente. Die ›Berichte‹ von Muskeln, Sehnen und Gelenken werden in die Körpersprache von Druck und Bewegung übersetzt. Diese ›Übersetzung‹ ermöglicht es dem einzelnen, mit dem Körper in dessen eigener Sprache zu kommunizieren.

Körperperzeptionen

»Propriozeptive Empfindungen sind jene, die das Gehirn über den physischen Zustand des Körpers ins Bild setzen; dazu gehören 1. Spannung der Muskulatur, 2. Spannung der Sehnen, 3. Gelenkwinkel und 4. Tiefendruck auf die Fußsohle.« (Guyton, Arthur C., *Function of the Human Body*, W.B. Saunders Co., 1969.)

»Jeder, der ein Kleinkind in seinem Wachstum beobachtet, wird erkennen, wie komplex die Erlernung der Körperhaltungen eigentlich ist, vor allem das Sitzen, Stehen und Gehen. Wenn das Neugeborene mit Händen und Füßen winkt und deutet, dann sind das die ersten Anzeichen seines Haltungsbewußtseins. Die Schwierigkeiten, sich aufzusetzen, sind so groß, daß das Neugeborene zwei volle Monate dazu braucht, es zu lernen. Um das Stehen zu lernen, muß es meist etwa sechs Monate lang üben, zum Gehen benötigt es neun Monate, zur Kontrolle von Darm und Blase etwa zwei Jahre. Aber selbst mit zwei Jahren beherrschen die meisten Kleinkinder dies alles noch nicht vollkommen. Wir können beobachten, wie sie die ganze Kindheit hindurch immer noch mit verschiedenen Möglichkeiten von Haltung und Bewegung experimentieren. Dreiradfahren und Radfahren sind Erforschungen des Gleichgewichts. Schaukeln auf dem Spielplatz, Seilhüpfen und andere Formen dessen, was man als ›Spiel‹ bezeichnet, sind nichts anderes als ein Erziehungsprozeß des Körpers. Der ›linkische‹ Teenager ist ein lebendiger Beweis für den Umstand, daß dieser

Erziehungsprozeß mindestens sechzehn bis achtzehn Jahre dauert.« (*Reflexions.* Mai/Juni 1981, Band 2, Nr. 3.)

»Wie der Körper seine verschiedenen Haltungen erlernt, das ist ein experimenteller Prozeß, der die ganze Kindheit hindurch und sogar bis in die ersten Jahre des Erwachsenseins von achtzehn bis zwanzig hinein andauert. Ein Beispiel für diesen Lernprozeß des Körpers ist das Üben des freien Wurfs beim Basketball.

Beim ersten Versuch landet der Ball möglicherweise weit vom Korb entfernt, aber der Körper paßt seine Muskulatur immer besser dem Ziel an, mit dem Ball durch den Reifen zu treffen. Es ist möglich, bewußt zu urteilen, daß der Ball ›fast richtig, nur zu kurz‹, oder ›weit genug, aber seitlich vorbei‹ geworfen wurde.

Aber wie genau der Körper diesen oder jenen Muskel dirigiert, um dieses ›zu kurz‹ oder ›seitlich vorbei‹ zu korrigieren, das bleibt unbewußt und vollkommen dem automatischen Positionsmechanismus des Körpers überlassen. Jener Mechanismus aber ist es, der in der Kindheit erlernt und eingeübt wird.

Was geschieht nun mit diesem Positionsmechanismus beim Erwachsenen? Das Lernen geht weiter. Ständig wird propriozeptives Feedback aufgenommen und beantwortet.

Wie wir jedoch alle wissen, reagiert der Körper beim Erwachsenen nicht immer in gleicher Weise. Mit vierzig oder fünfzig Jahren gelingt der freie Wurf nicht mehr ganz so leicht wie mit zwanzig oder vielleicht auch noch dreißig Jahren. Ein steifer Hals mag die Bewegungen des Armes beeinträchtigen. Oder möglicherweise hat das Knie nicht mehr seine alte Sprungkraft.

Was ist geschehen?

Der Lernprozeß des Erwachsenen in bezug auf Körperhaltung und Position enthält Elemente, die in der Kindheit noch nicht vorhanden waren. Zusätzlich zum natürlichen Vorgang des Alterns nimmt der Körper auch noch auf bestimmte Erfahrungen Rücksicht – da war doch einmal ein verstauchter Knöchel oder ein steifer Hals vom Schlafen auf der falschen Seite oder ein Magenkrampf. Diese Erfahrungen tragen dazu bei, daß der Körper sich immer wieder anders verhält. Alle Aufgaben, wie Gehen, Stehen, Basketballwerfen, werden durch diese Körpererfahrungen modifiziert. Wegen des verstauchten Knöchels veränderte der Körper seine Methode zu gehen, um den Schmerz, den der Knöchel ihm verursachte, zu verringern. Diese Veränderungen reichen vom klar Sichtbaren bis zum kaum noch Erkennbaren. Schon die Anspannung von nur wenigen Muskelfasern führt zu einer parallelen Verspannung in anderen Fasern. Die Wirkung erfaßt den ganzen Körper. Der kumulative Effekt der Erfahrungen des Körpers auf seinen Haltungsmechanismus macht den freien Ballwurf des Zwanzigjährigen also zu einem vom freien Ballwurf des Vierzigjährigen völlig verschiedenen Vorgang.« (*Reflexions.* Juli/August 1981, Band 2, Nr. 4.)

»Die von Muskulatur, Gelenken und Sehnen gesammelten Sinneseindrücke stellen wir nicht etwa wegen ihrer anatomischen Quelle zu einer Gruppe zusammen, sondern weil sie in ihrer Gesamtheit das Gehirn mit einer ganz bestimmten Art der Information versorgen. Sherrington nannte es die ›propriozeptiven Sinneswahrnehmungen‹; sie sagen dem Menschen, was er macht und was darauf folgt: ob seine Bewegungen nach Plan ablaufen oder ob sie auf irgendwelche Hindernisse stoßen. Anders ausgedrückt, stellen die propriozeptiven Sinneswahrnehmungen eine Art Monitor dar, der die Betätigung der Muskulatur jeder neuen Anforderung sofort anpaßt.

Ohne eine derartige Information wüßte man nicht, was die eigenen Gliedmaßen gerade tun; es wäre zum Beispiel unmöglich, die eigene Nase im Dunkeln zu finden. Das propriozeptive System beliefert das Gehirn gleichsam mit einem Schaubild der gesamten verfügbaren Muskulatur und ihres gegenwärtigen Bereitschaftsstandes.« (Jonathan Miller, *The Body in Question.* Copyright 1978 by Jonathan Miller. Abgedruckt mit Genehmigung von Random House, Inc.)

»...Versuche haben gezeigt, daß sich die Einwirkung von Stressoren immer nur eine bestimmte Zeit lang ertragen läßt. Nach einer anfänglichen Alarmreaktion paßt sich der Körper an und richtet sich auf Widerstand ein; wie lange, das hängt von den körperlichen Fähigkeiten und von der Intensität des Stressors ab. Zuletzt tritt Erschöpfung ein.

Wir wissen noch immer nicht genau, was dabei verlorengeht, jedenfalls nicht ausschließlich kalorische Energie, denn auch während der Dauer des Widerstands bleibt die Nahrungsaufnahme normal. Man könnte daher glauben, der Widerstand würde sich endlos fortsetzen lassen, sobald die Anpassung einmal erfolgt und Energie in ausreichendem Maße vorhanden ist. Aber so wie eine rein mechanische Apparatur sich abnützt, selbst wenn sie genug Treibstoff hat, so fällt auch die menschliche Maschine irgendwann dem Verschleiß zum Opfer. Die drei Stadien dieses Verschleißes stehen in Analogie zum menschlichen Leben: zur Kindheit (mit dem für sie charakteristischen geringen Widerstand und den übertriebenen Reaktionen auf jede Art von Stimulus), zum Erwachsensein (da man sich den meisten Anforderungen bereits angepaßt hat, wobei der Widerstand wächst) und dem Greisentum (charakterisiert durch irreversiblen Verlust der Anpassungsfähigkeit und schließliche Erschöpfung), das mit dem Tod endet.« (Hans Selye, M.D., *Stress without Distress.* Copyright 1974 by Hans Selye, M.D. [J.B. Lippincott Co.] Abgedruckt mit Genehmigung von Harper & Row, Publishers Inc.)

Möglichkeiten der Interaktion – der praktische Einsatz der Propriozeption

Die Möglichkeiten, auf die Wechselwirkung von Beziehungen im Körper selbst Einfluß zu nehmen, liegen, wie bereits erwähnt, in der Nachahmung der sensorischen Signale. Um diese bei Händen und Füßen einsetzen zu können, bieten sich die Techniken der Reflexzonentherapie auf der Grundlage gewisser lokomotorischer Beziehungen an.

So handelt es sich bei der Schrittnachbildung um die praktische Anwendung verschiedener sensorischer Signale aufgrund der lokomotorischen Aufgaben des Fußes: des Tragens von Gewicht und der gerichteten Bewegung.

Reflexzonentherapie bedeutet die Anwendung von Druck auf Hände und Füße, entweder um zu stimulieren oder aber um zu betäuben. Wechselnden Druck fassen die Körpersensoren als Situation auf, die nach weiteren Informationen verlangt.

Der Körper bemüht sich, eine potentielle Drohung zu ›erfühlen‹. Die Anregung dazu entsteht durch den zusätzlichen Energiebedarf in Form von Glukose und Sauerstoff, die für die laufende Beurteilung des sensorischen Reizes benötigt werden.

Direkter Druck wird von den Sinnesorganen als Verringerung des Informationsbedarfs interpretiert. Ist er gleichmäßig, so stellt er keine Bedrohung dar, sondern nur eine stetige Anforderung, die keiner weiteren Aufmerksamkeit bedarf. Beim Auftreten von Schmerz wäre eine solche körperliche Einstellung beispielsweise erwünscht.

Unserer Ansicht nach ist die traditionelle Definition der Reflexzonentherapie eigentlich nichts anderes als die Beschreibung der beobachteten Wirkungen.

Würde man die Techniken der Reflexzonentherapie als praktische Anwendung sensolokomotorischer Signale auffassen, so wären die Wirkungen dieser Therapie damit ausreichend erklärt. Die Lokomotion und der körperliche Bereitschaftszustand (Tonus) sind untrennbar miteinander verquickt.

»Die Fußzonentherapie umfaßt Theorie *und* Praxis der Bearbeitung von Reflexen an den Füßen, die zu anderen Teilen des Körpers in Beziehung stehen.

Unter Anwendung bestimmter Hand- und Fingertechniken bewirkt die Fußzonentherapie bestimmte Reaktionen (Entspannung) in den korrespondierenden Körperzonen. Entspannung ist der erste Schritt auf dem Weg zur Normalisierung und signalisiert die Rückkehr des Körpers zu einem Zustand des Gleichgewichts, auch Homöostasis genannt, bei dem der Kreislauf ungehindert fließen und die Zellen mit Nährstoffen und Sauerstoff versorgen kann.

Mit der Rückkehr zur Homöostasis kehren dann auch die Körperorgane, die nichts anderes sind als Zellaggregate, zum Normalzustand und zur Normalfunktion zurück.« (Kevin und Barbara Kunz: *Durch die Füße heilen, Anleitungen zur Reflexzonentherapie.* München 1984.)

Die Beziehungen innerhalb des Körpers

Zu den lokomotorischen Beziehungen gehören die zonalen, die reiterativen und die bezugszonalen. Deren enge Verbindung beruht auf den Anforderungen der Schwerkraft, des aufrechten Gangs und der fein abgestimmten Organisation aller Körperteile, die am aufrechten Gang beteiligt sind.

Bei der Reflexzonentherapie stehen die reiterativen Beziehungen im Mittelpunkt der Techniken; die zonalen und die bezugszonalen Beziehungen haben bei einer derartigen Therapie jedoch nur unterstützende Bedeutung.

Wenn die Arbeit an Händen und Füßen nicht möglich ist, bieten die zonalen und die bezugszonalen Beziehungen eine Alternative.

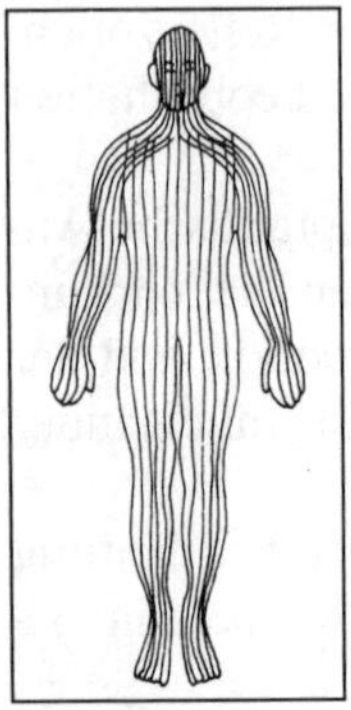

Zonale Beziehungen

Sie stellen die Verbindung von einem Körperteil zum anderen her. Die zonalen Beziehungen kennen zehn gleiche Abschnitte, die den Körper entsprechend der Zahl der Zehen und Finger der Länge nach durchschneiden. Dabei geht man grundsätzlich davon aus, daß jeder Teil eines Längsabschnitts den gesamten Abschnitt beeinflußt. In Analogie dazu beeinflussen nur auf einen Teil des Abschnitts angewandte sensorische Signale ebenfalls den ganzen Abschnitt.

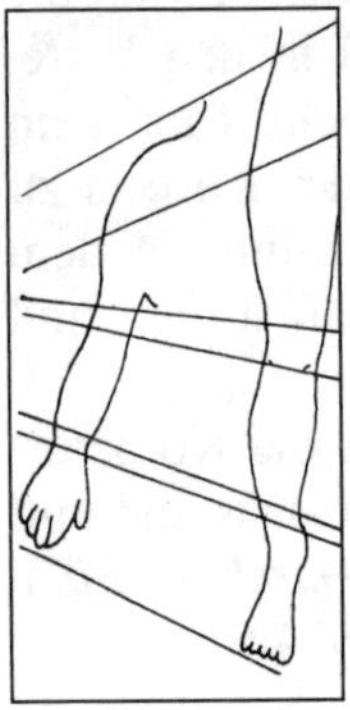

Bezugszonale Beziehungen

Die bezugszonalen Beziehungen bieten eine zusätzliche Möglichkeit, Körperteile, vor allem die Extremitäten, unmittelbar zueinander in Beziehung zu setzen, und zwar mit Hilfe der Körperzonen. Entsprechend unserer Grundvoraussetzung beeinflußt ein Abschnitt einer Zone auch jeden anderen Abschnitt dieser Zone. Ein Abschnitt der Zone ›eins‹ im *Arm* läßt sich also zu einem Abschnitt der Zone ›eins‹ am *Bein* in Beziehung setzen.

Reiterative Beziehungen

Unter Reiteration verstehen wir jene Beziehungen, bei der sich der gesamte Körper in einem Körperteil widerspiegelt – im Fall der Reflexzonentherapie also in den Händen und den Füßen.

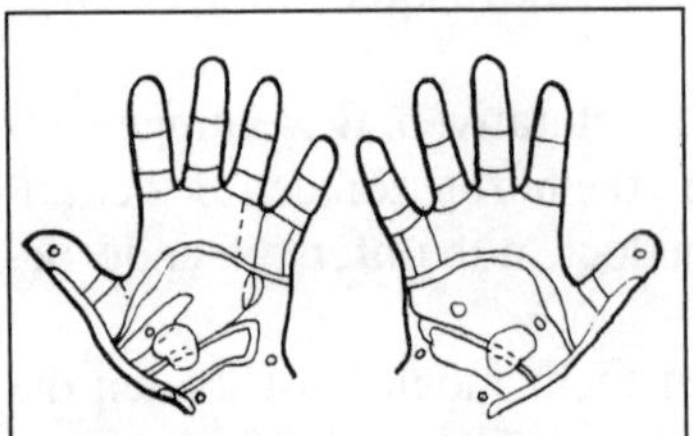

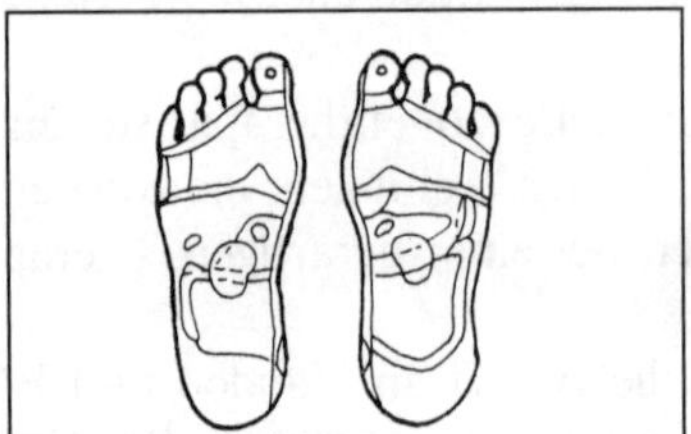

Eine lokomotorische Sicht der Beziehungen

Die Annahme von zonalen Beziehungen setzt voraus, daß alle Körperteile sich nur unter den Bedingungen der Schwerkraft bewegen können. Die Zonen sind also ein Schaubild der Körperteile *in bezug auf die Schwerkraft* beim aufrechten Gang.

Die Reiteration gruppiert die Körperteile in bezug auf die Bewegung; sie ist ein Bezugssystem von Informationen, die für die Bewegung notwendig sind.

»Die Reiteration ist jener systematische Organisationsplan des Körpers, der die Kommunikation im ganzen Körper in Gang setzt und aufrechterhält und das Überleben in feindlicher Umgebung ermöglicht.« (*Reflexions.* November/Dezember 1982, Band 3, Nr. 6.)

Die Bewegungen von Armen und Beinen müssen aufeinander abgestimmt sein, wenn wir in effizienter Weise gehen wollen. Durch die Zonen stellen die bezugszonalen Beziehungen die Verbindung zwischen Armen und Beinen her.

Zeit zum Wohlbefinden

Wer bewußt mit dem Körper umgeht, setzt gezielt sensorische Signale ein, um mit ihm in Interaktion zu treten. Dazu bedarf es jedoch eines konsequenten Vorgehens und häufiger Übung, denn der Körper lernt nur, was er immer wieder übt. Eine regelmäßige Unterbrechung von Spannungen zeigt ihm, daß er auch mit einem anderen als dem bisherigen Spannungsniveau arbeiten kann.

Außerdem erzeugen die sensorischen Signale bei häufiger Anwendung eine selbstbelohnende Wirkung. Die Vielfalt bietet dem System Entspannung und einen Wechsel des gesamten Rhythmus. Der Unterschied in dem, was die Hände und Füße vor und nach der Behandlung spüren, motiviert gleichzeitig zu deren Fortsetzung.

Mit der Zeit wird der praktische Einsatz sensorischer Signale zur Selbstverständlichkeit. Dabei ist es wichtig, die Techniken in den normalen Tagesablauf einzubauen.

Faktoren, die wir hierbei berücksichtigen müssen, sind einerseits die zur Verfügung stehende Zeit, andererseits die für Zeit und Ort geeignete Methode.

Zeit läßt sich immer finden. Denn diese Art der Selbstbehandlung ist gut mit anderen Tätigkeiten zu verbinden. Jeder Tagesablauf enthält viel ungenutzte Zeit, zum Beispiel beim Mitfahren im Auto, beim Fernsehen, bei Besuchen von Freunden, während eines Telefongesprächs. Während man Kaffee trinkt oder sich nach einer Mahlzeit unterhält, kann man unter dem Tisch mit dem Fußroller arbeiten. Betrachten Sie Ihren Tagesablauf einmal unter diesem Aspekt, und überlegen Sie, wo Sie solche Zeit entdecken können.

Teilen Sie bestimmte Tageszeiten für bestimmte Aktivitäten ein: zum Beispiel die Arbeit mit dem Fußroller beim Frühstück, die Arbeit an den Händen auf dem Weg zum Büro. Wenn Sie sich das zur Gewohnheit machen, ergeben sich diese Vorgänge bald wie von selbst. Entnehmen Sie bitte weitere Einzelheiten dem folgenden Abschnitt ›Die konsequente Zeiteinteilung‹.

Die konsequente Zeiteinteilung

Man kann die Techniken, die sich der sensorischen Signale bedienen, ein paar Sekunden lang anwenden oder über eine längere Zeitspanne. Nehmen Sie die folgende Tabelle zu Hilfe, um die verfügbare Zeit festzustellen und die Anwendung der Techniken in Ihren Tagesablauf einzubauen. Binden Sie Ihr Programm an eine regelmäßige Beschäftigung, wie etwa an die Abendnachrichten im Fernsehen oder ähnliches.

Verfügbare Zeit	Anlaß	Ort
Sehr beschränkt	Vor einer Ampel In einem Stau	Auto
Ein paar Minuten	Fahrt zum Büro (Beifahrer) Fahrt zum Büro Warten Kaffeepause	Auto Bus, Zug, Flugzeug Bei einer Verabredung
Mehr Zeit	Zusammenkünfte	Sitzungen Theater Sport
Mehr Zeit	Schreibtischarbeit Zeitunglesen	Im Büro Bei Tisch
Größere Zeitspannen	Beim Fernsehen In der Badewanne Besuch bei Freunden	Sessel

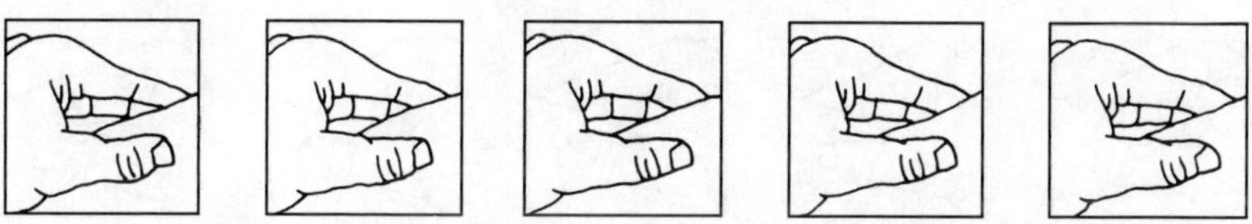

Die geeignete Technik finden

Nicht jede Technik ist zu jeder Zeit angebracht. So kann man zum Beispiel nicht immer und überall die Schuhe ausziehen, um mit den Füßen zu arbeiten.

Merkmale (der Technik)	Hand	Fuß
Jederzeit/überall Schnell erlernbar/einfach in der Anwendung	Grifftechniken	Kreisen um einen Punkt
Schnell erlernbar/einfach in der Anwendung	Golfballtechniken	Fußrollertechniken
Nicht überall		Golfballtechniken
Mäßig schnell erlernbar/nicht überall	Daumen- und Fingergang	Daumen- und Fingergang
Schnell erlernbar/einfach in der Anwendung/nicht überall	Gerichtete Bewegung	Schrittnachbildung

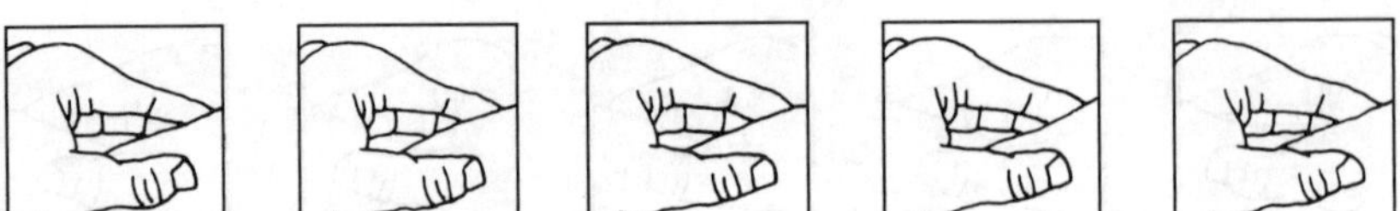

Wie Sie mit Ihrem Programm beginnen

Der Anfang

1. Wählen Sie als Ausgangspunkt ein Gebiet, das Sie besonders interessiert. Informieren Sie sich in den Kapiteln ›Spezialgebiete und Behandlung bei Störungen‹ und/oder ›Einzelbereiche des Körpers‹ über die Behandlungsmuster, die sich darauf beziehen. Beginnen Sie mit einer beschränkten Anzahl von spezifischen Techniken, die Sie in Ihrem Tagesablauf leicht unterbringen. Ein überladenes, unpraktisches Programm wird sich nur schwer befolgen lassen.

2. Suchen Sie sich Techniken aus, die Ihnen liegen (siehe oben ›Die geeignete Technik finden‹ und Kapitel ›Techniken‹; es enthält schnell zu erlernende, einfache Techniken und solche, die sich entwickeln lassen).

3. Entwerfen Sie einen Plan, wann Sie die Techniken einsetzen können (siehe oben ›Die konsequente Zeiteinteilung‹), und berücksichtigen Sie dabei Ihre Tageseinteilung. Ihr jeweiliges Programm richtet sich also ganz danach, wieviel Zeit Ihnen zur Verfügung steht.

4. Und nun beginnen Sie. Bearbeiten Sie das ausgewählte Gebiet täglich, je nach der verfügbaren Zeit. Ein- oder zweimal pro Woche sollten Sie eine Gesamtbehandlung von Hand und/oder Fuß vornehmen. Unterziehen Sie Ihr Programm am Ende der Woche einem kritischen Rückblick. Dabei werden Sie feststellen, daß einige Techniken sich ganz natürlich in Ihren Tagesablauf einfügen, andere dagegen nicht. Überdenken Sie das Verhältnis zwischen der vorhandenen Zeit und den passenden Techniken noch einmal.

Falls Sie einen Tag auslassen, setzen Sie Ihr Programm einfach am nächsten Tag fort. Wenn sich aber herausstellt, daß Sie mehr als die Hälfte aller Tage auslassen oder wenn Sie das Tagesprogramm meist nicht einhalten können, so überdenken Sie Ihr Programm und Ihr Ziel noch einmal. Sind beide vielleicht zu ehrgeizig, wollten Sie zu viele Gebiete in einer zu knapp bemessenen Zeit behandeln? Oder erkennen Sie keinen Fortschritt und fühlen sich dadurch entmutigt? Dann schöpfen Sie wieder Mut, indem Sie Ihr Programm für kurze Zeit – etwa eine Woche – unterbrechen und Ihre Ziele und die dafür vorhandene Zeit neu festlegen. Arbeiten Sie während der einwöchigen Nachdenkpause nur an einem einzigen Bereich. Der Erfolg sollte Anregung genug sein, nicht aufzuhören.

Entwickeln Sie eine logische Struktur

Die Techniken, die sensorische Signale zu Hilfe nehmen, tragen ihren Lohn in sich selbst. Der kumulative Effekt ihrer Anwendung drängt von alleine auf ein Weiterforschen. Das bedeutet, daß man die Technik zur Bearbeitung eines bestimmten Gebiets erweitert oder daß man zu einem anderen Interessensbereich übergeht.

Wollen Sie einen bestimmten Bereich näher erkunden, so versuchen Sie es mit anderen, darauf bezogenen Methoden. Fügen Sie einem Programm, das aus Grifftechniken besteht, zur Abwechslung auch Daumen- und Fingergangtechniken hinzu.

Sobald Sie alle Methoden für ein Gebiet beherrschen, möchten Sie die Behandlung sicherlich auf ein neues ausdehnen (siehe dazu ›Spezialgebiete‹ und ›Einzelbereiche des Körpers‹).

Daneben können Sie die ursprünglich bearbeiteten Zonen massieren, aber vielleicht mit einer einfacheren Technik, um weniger Zeit darauf zu verwenden.

Fragen und Antworten

F.: Wie lange soll ich meine Hände und Füße bearbeiten?

A.: Das bleibt jedem selbst überlassen. Wichtig ist nur eine gewisse Konsequenz. Es ist also besser, jeden Tag fünf Minuten dafür aufzuwenden als gelegentlich zwanzig Minuten.

F.: Wie oft soll ich Hände und Füße bearbeiten?

A.: Beobachten Sie die Wirkung der angewendeten Techniken, und stellen Sie die Behandlung darauf ein.

F.: Wie lange dauert es, bis sich eine Wirkung zeigt? Mit welchem Erfolg kann ich rechnen?

A.: Wie rasch sich ein Erfolg einstellt, ist ebenfalls von Fall zu Fall verschieden. Man darf aber nicht vergessen, daß sich bereits beim ersten Einsatz eines sensorischen Signals eine Wirkung ergibt. Als Erfolg bezeichnen wir erst die akkumulierte Wirkung dieser Anwendungen. Je öfter man sich der Signale bedient, desto größer ist der Erfolg.

F.: Was ist besser – die Arbeit an den Füßen oder die Arbeit an den Händen?

A.: Beide haben besondere Vorzüge. Die Hände besitzen den Vorteil der leichteren Zugänglichkeit, während die Wirkung der sensorischen Signale an den Füßen vielleicht sogar noch größer ist, weil sie ein im Vergleich zu den Händen eher vernachlässigtes sensorisches Organ sind.

F.: Was kann die Reflexzonentherapie mir über meine Gesundheit sagen?

A.: Die Reflexzonentherapie stellt den Gesundheitszustand in der Sprache des Körpers fest – der sich dazu einer anderen Terminologie bedient als die Diagnostik der Schulmedizin. Die Reflexzonentherapie bietet Ihnen eine Selbsteinschätzung des körperlichen Selbsterkennungsmechanismus.

F.: Was ist besser – wenn man sich von einem Fachmann behandeln läßt oder wenn man sich selbst mit den Methoden der Reflexzonentherapie behandelt?

A.: Die Arbeit des Fachmanns hat ihre Vorteile. Der Körper nimmt die vom Fachmann angewandten sensorischen Signale anders auf als bei der Selbstbehandlung. Ein erfahrener Therapeut führt einen höheren Grad der Entspannung herbei, als dies die Selbstbehandlung erreicht. Die Leistungen des ausgebildeten Fachmanns sind sicherlich als Investition in die eigene Gesundheit zu werten.

Andererseits bleibt ein sensorisches Signal eben ein sensorisches Signal, unabhängig davon, wer es anwendet. Daher ist auch die Selbstbehandlung durchaus zu empfehlen.

F.: Es mangelt mir offenbar an der nötigen Energie, um mich auf die Arbeit an Händen und Füßen einzulassen. Was soll ich tun?

A.: Fangen Sie mit einem Zyklus der Entspannung an. Sehen Sie sich die Techniken in diesem Buch an, und suchen Sie sich eine davon aus, die sich als Einstieg eignet. Setzen Sie sie regelmäßig und konsequent ein. Die kumulativen Wirkungen werden Sie bald zu einem ehrgeizigeren Programm ermutigen, das allerdings nie zu anspruchsvoll sein sollte.

Gewinnen Sie die nötige Energie, indem Sie Techniken finden, die Ihnen entgegenkommen.

F.: Ich sehe keinen Erfolg. Was soll ich tun?

A.: Versuchen Sie es mit:

1. einem geänderten Programm,
2. einer anderen Technik,
3. arbeiten Sie länger.

F.: Ich habe einen Stand erreicht, über den ich offenbar nicht mehr hinauskomme. Was soll ich tun?

A.: Der Körper braucht Zeit, um neue Informationen zu verarbeiten. Es gibt zwei Möglichkeiten: Entweder Sie fügen der Arbeit in einem bestimmten Bereich neue Techniken hinzu, oder Sie setzen im bisherigen Programm leicht verstärkte Energie ein. Das ist eine Frage der persönlichen Entscheidung.

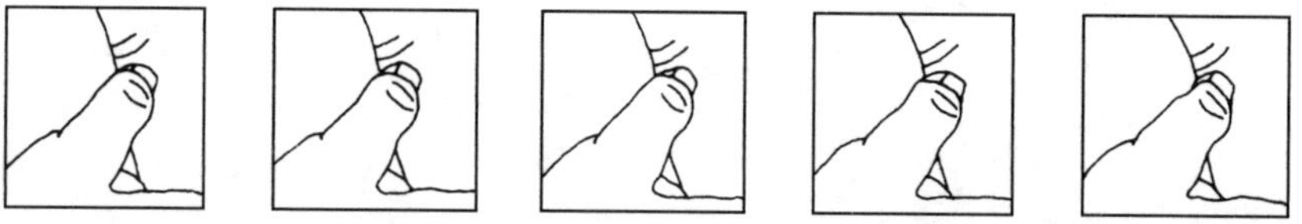

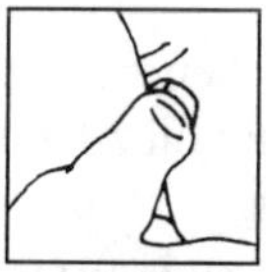

Techniken

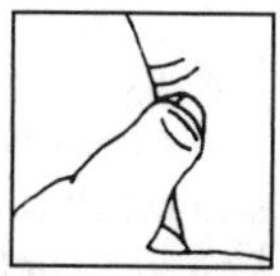

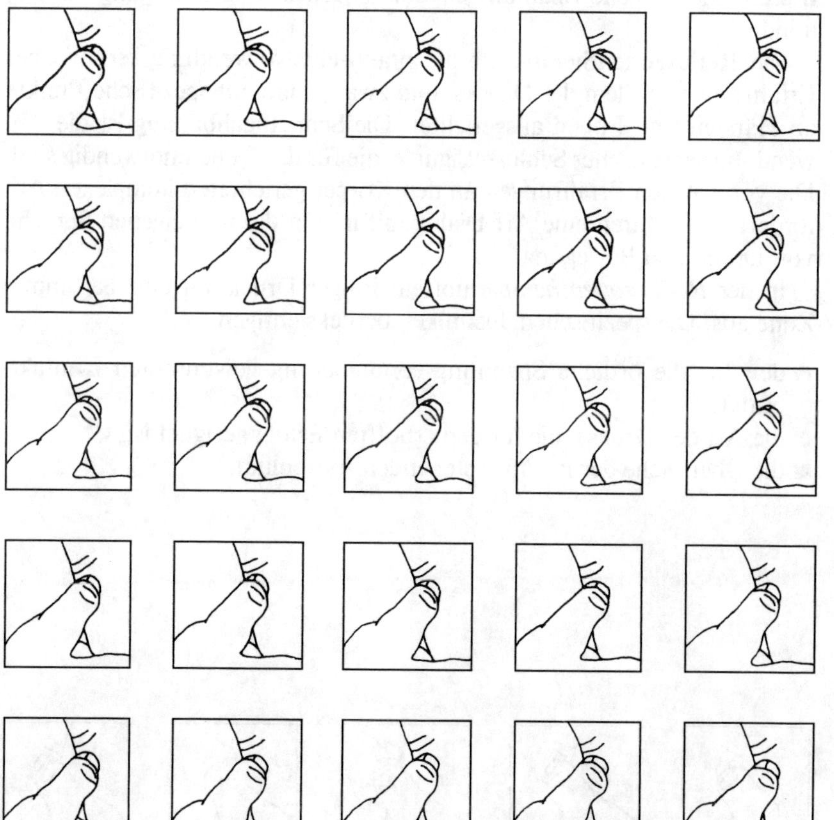

Einleitung

Die in diesem Kapitel beschriebenen Techniken sollen dazu dienen, das Einsetzen von Druck und Bewegung auf Hände und Füße sinnvoll zu gestalten und zu verfeinern. Das System nützt dabei die körpereigene Fähigkeit aus, sich auf verschiedene Punkte auf Händen und Füßen zu konzentrieren und örtliche Spannungen durch Druck und Bewegung zu vermindern.

Die Reflexzonentherapie ist die praktische Anwendung sensorischer Erfahrung, vor allem des Drucks, und zwar genau auf spezifische Punkte an Händen und Füßen ausgerichtet. Die Schrittnachbildung ist die Anwendung sensorischer Schlüsselsignale, die für das Gehen notwendig sind. Die von solchen Erfahrungen an den Körper gerichteten komplexen Anforderungen führen eine Art Dialog mit ihm in der ihm eigenen Sprache von Druck und Bewegung.

In der *Reflexzonentherapie* übt ein Finger Druck auf eine bestimmte Zone aus. Die spezifischen Techniken berücksichtigen

- den für die örtliche Spannungsverminderung gewünschten Kontaktpunkt,
- die Art des Drucks, die für den erhofften Erfolg geeignet ist,
- die Oberfläche der in Frage stehenden Extremität.

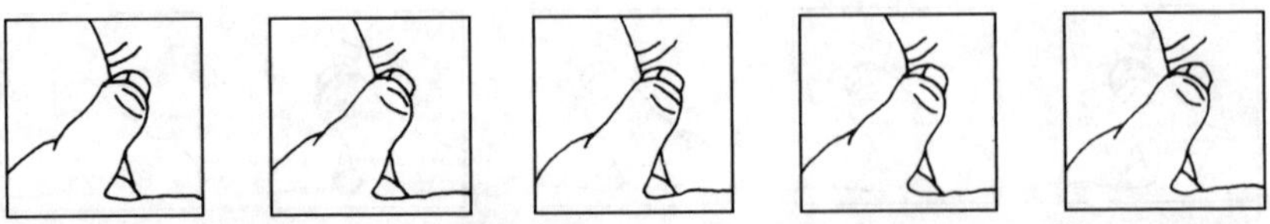

Gewünschte Wirkung	Druck	Technik
Betäubung (Schmerzlösen, Blockieren)	direkt	Griff Einzelfingergriff Mehrfingergriff Kneifen Direkter Griff
Stimulation (Einübung)	wechselnd	Griff Einzelfingergriff Mehrfingergriff Kneifen Direkter Griff
		Kreisen um einen Punkt Daumen Einzelfinger
		Gang Daumengang Einzelfingergang Mehrfingergang

Bei der *Schrittnachbildung* wird speziell die Bewegung von Händen und Füßen eingeübt. Die spezifische Methode berücksichtigt:

- die Bewegungsart, die für den gewünschten Effekt nachgeahmt werden soll,
- den Teil von Hand oder Fuß, der zwecks örtlicher Spannungsverminderung zu bearbeiten ist.

Gewünschte Wirkung	Bewegung	Technik
Übung in der Bewegung	lokomotorisch 1. Gerichtete Bewegung des Fußes	 verschiedene sensorische Signale
Einübung	2. Gewicht-tragen	wechselndes Tragen von Gewicht
Entspannung	als Aufgabe	gerichtete Bewegung des Fußes

Anmerkung: Linkshändig oder rechtshändig?

Verwenden Sie von Anfang an beide Hände. (Werden Sie kein links- oder rechtshändiger Reflexzonentherapeut!) Vielleicht fällt es einem Rechtshänder anfangs schwer, mit der linken Hand zu arbeiten, und umgekehrt. Aber denken Sie daran, daß nicht nur der behandelte Fuß oder die behandelte Hand von der Arbeit profitieren sollen, sondern auch die Arbeitshand selbst.

Reflexzonentherapie – Drei Grundtechniken

Der Griff: Grundlage aller Techniken

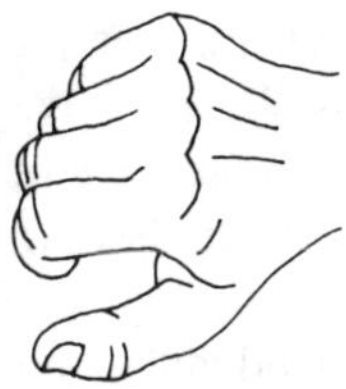

Der einfache Griff

Grundlage aller Techniken der Reflexzonentherapie ist der Griff. In seiner einfachsten Form wird er bereits von einem Säugling benutzt, um nach dem dargebotenen Finger zu greifen.

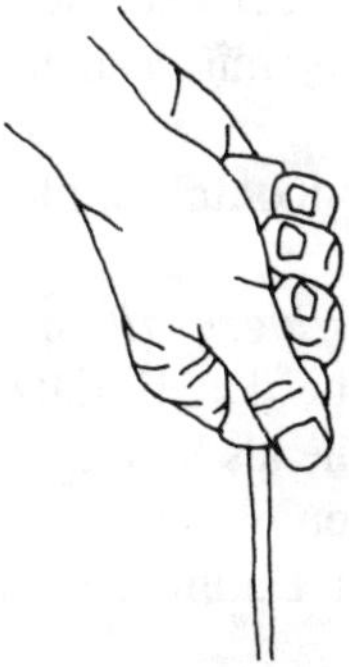

Der Kraftgriff

Den Griff, mit dem wir zum Beispiel einen Schraubenzieher benutzen, nennen wir ›Kraftgriff‹. Er findet immer dort Anwendung, wo Kraft gebraucht wird. Hierbei verstärkt der Daumen den Einsatz der Finger.

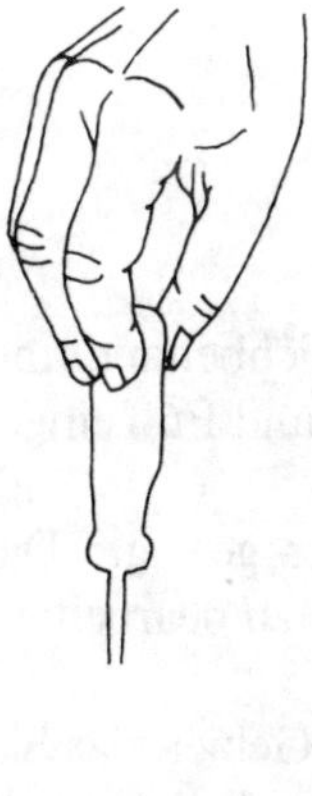

Der Präzisionsgriff

Den Präzisionsgriff setzen wir dort ein, wo es um Genauigkeit geht. Der Daumen steht den Fingern dabei genau gegenüber.

Im folgenden zeigen wir, wie sich der Griff (mit Variationen des Kraftgriffs und des Präzisionsgriffs) am wirkungsvollsten einsetzen läßt, um bestimmte Teile von Händen und Füßen mit sensorischen Signalen zu versorgen.

Die Grifftechniken

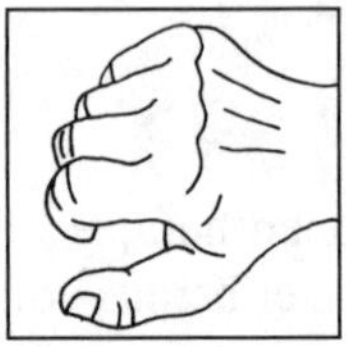

Die Grifftechniken bedeuten eine Erweiterung der natürlichen Fähigkeiten des Greifens. Das Ausmaß des Drucks ist vom Griff der Arbeitshand abhängig, die eine Hebelwirkung erzeugt und dadurch den (oder die) Arbeitsfinger mit Kraft versorgt.

Eine der häufigsten Schwierigkeiten sind dabei die Fingernägeleindrücke. Achten Sie darauf, und benutzen Sie, wenn Sie lange Nägel haben, besser die Fingerkuppe oder den Daumen zur Druckausübung, oder bedienen Sie sich statt der Finger eines Bleistifts mit Radiergummi am Ende.

Die Finger- oder Daumenspitze ist der Kontaktpunkt für den Druck.

Beim *Einzelfingergriff* oder beim *Mehrfingergriff* verstärken der Daumen und die Handfläche den Einsatz der Finger, indem sie der Fingerspitze, die als Kontaktpunkt den Druck ausübt, als Stütze dienen.

Beim *Kneifen* dienen die Kuppe von Daumen und Finger als Kontaktpunkt und als Stütze.

Beim *direkten Griff* ist die Daumenkuppe der Kontaktpunkt, die Finger dienen als Stütze.

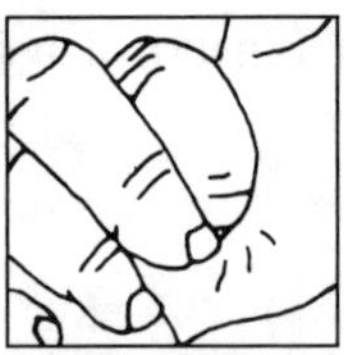

Einzelfingergriff

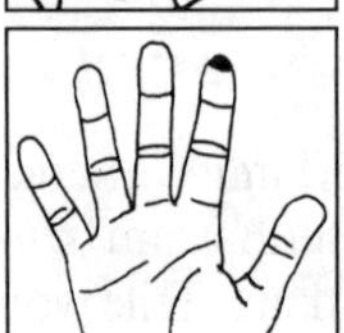

Der *Einzelfingergriff* wird zur Nadelstichbehandlung von verschiedensten Gebieten auf Hand und Fuß eingesetzt.

Nehmen Sie dazu die Hand, wie hier gezeigt: Die Handfläche der Arbeitshand ruht auf der zu bearbeitenden Hand.

Die Fingerspitze liegt jeweils auf dem Gebiet, das Sie bearbeiten wollen. Die Handfläche dient lediglich als Stütze, die Fingerspitze bildet den Kontaktpunkt und übt Druck aus.

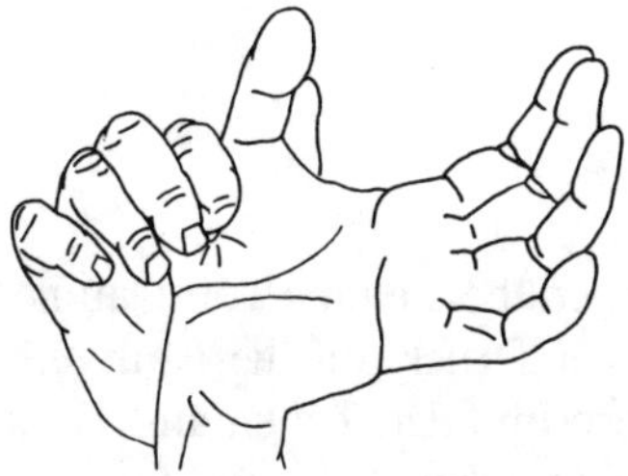

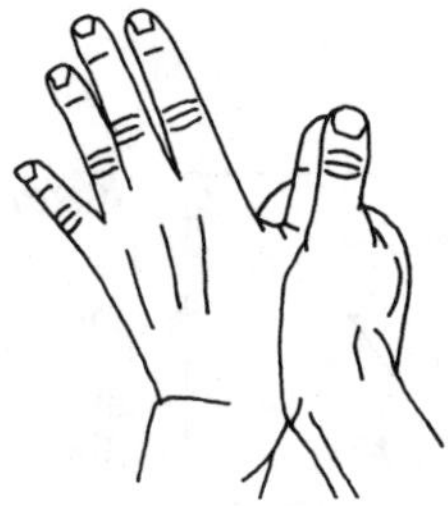

Für wechselnden Druck

- üben Sie mit dem Finger mehrmals Druck aus,
- bewegen Sie die bearbeitete Hand,
- bewegen Sie die ganze Arbeitshand oder
- kombinieren Sie zwei der angeführten Elemente.

Für direkten Druck

- üben Sie mit der Fingerspitze 15 bis 30 Sekunden lang Druck aus.

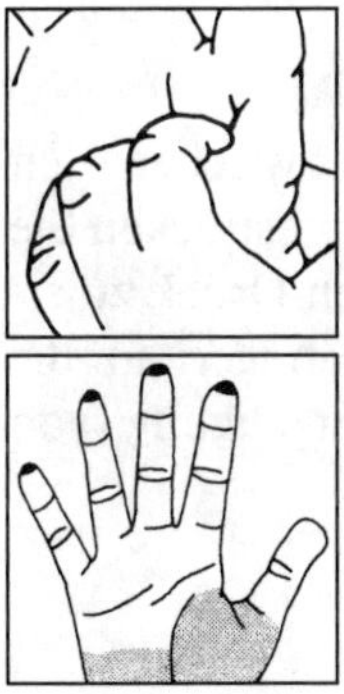

Mehrfingergriff

Den *Mehrfingergriff* benutzen wir, um größere Flächen auf Hand oder Fuß zu bearbeiten. Nehmen Sie dazu die Hand, wie hier gezeigt. Die Spitzen aller vier Finger stellen den Kontakt her, die Handfläche dient als Stütze. Zur Erzeugung von wechselndem oder direktem Druck siehe die beim *Einzelfingergriff* angeführten Schritte.

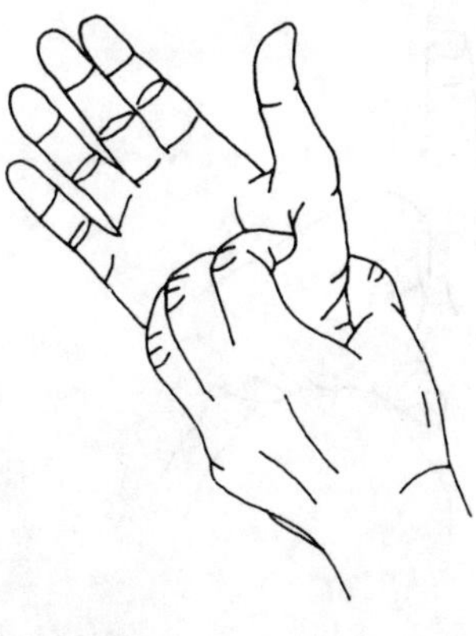

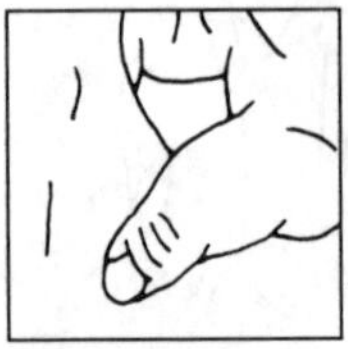

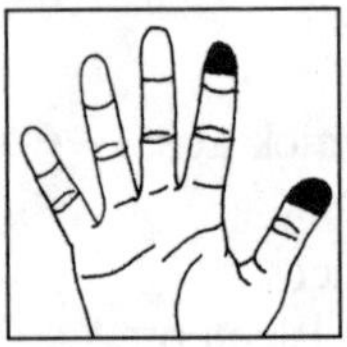

Kneifen

Durch Gegenüberstellung von Daumen und einem Finger üben wir Druck auf die Hautverbindung zwischen den Fingern und den Zehen aus. Daumen- und Fingerkuppe dienen dabei als Kontaktpunkte und Stützen.

Wenn wir diese Technik auf der Hand einsetzen, so legen wir Daumen- und Fingerkuppe der Arbeitshand an die Hautverbindung zwischen dem Daumen und dem Zeigefinger der zu behandelnden Hand. Der Zeigefinger dient lediglich als Stütze, während der Arbeitsdaumen vor allem Druck ausübt. Vorsicht bei langen Fingernägeln!

Direkter Druck: Nehmen Sie die Haut zwischen den Daumen und den Zeigefinger, und drücken Sie mit der jeweils gewünschten Intensität 15 bis 30 Sekunden lang darauf.

Wechseldruck: Nehmen Sie die Haut zwischen den Daumen und den Zeigefinger. Beugen und strecken Sie das erste Daumengelenk, um wechselnden Druck zu erzeugen. Legen Sie Daumen und Zeigefinger an die Haut, und setzen Sie zur weiteren Erzeugung von Wechseldruck den Daumengang ein.

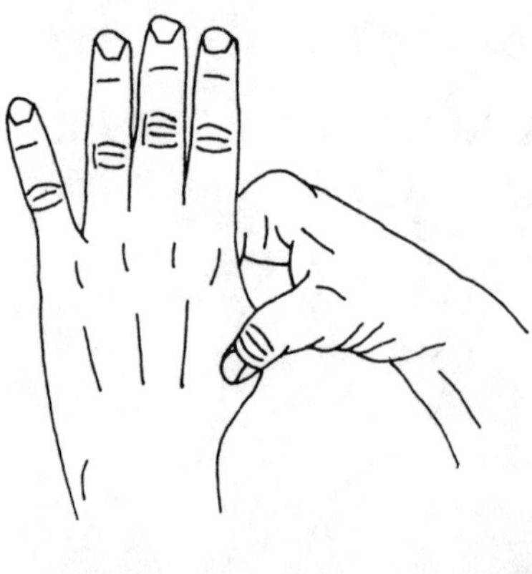

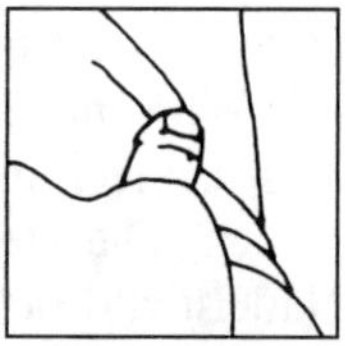

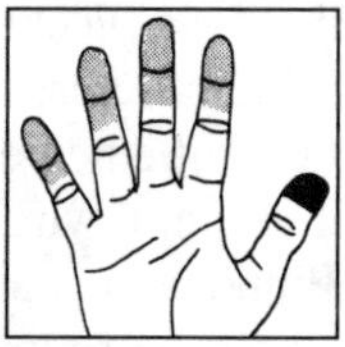

Der direkte Griff

Direkter oder wechselnder Druck wird von der Daumenfläche der Arbeitshand und von der Bewegung des Fußes durch die Haltehand erzeugt. Legen Sie zur Übung der *direkten Grifftechnik* die Daumenfläche auf die Fußsohle. Die Haltehand nimmt den Fuß in die Handfläche und legt die Finger um die innere Fußkante. Bewegung entsteht dadurch, daß man mit dem Handballen gegen den Fußrücken drückt. Die Arbeitshand befindet sich in der Stellung des *Daumengangs,* der Daumen selbst bewegt sich jedoch nicht. In dieser Stellung geht der Druck von der Daumenfläche aus, seine Stärke ändert sich je nach der Bewegung des Handballens.

Direkter Druck: Legen Sie die Hände auf den Fuß. Bewegen Sie den Fuß mit dem Handballen. Die Daumenfläche übt Druck aus. Jetzt können Sie so lange und so kräftig drücken, wie Sie wollen.

Wechseldruck: Der Daumen bleibt ruhig. Jetzt bewegen Sie mit dem Handballen den Fuß auf und ab und erzeugen so wechselnden Druck.

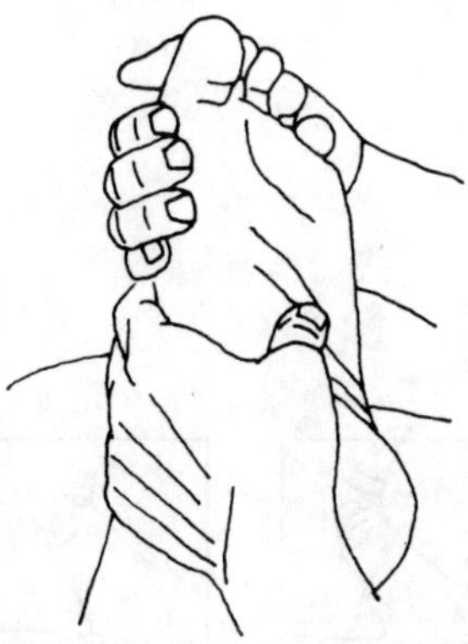

Das Kreisen um einen Punkt

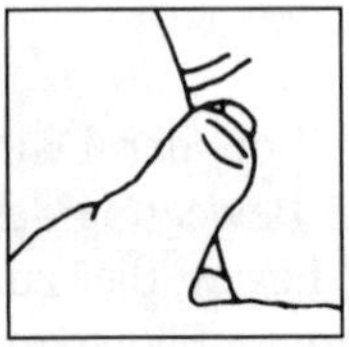

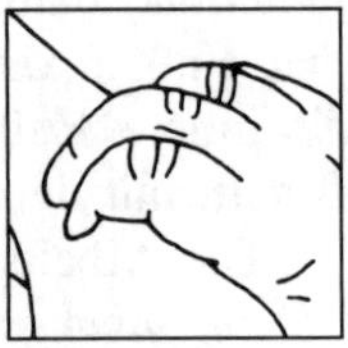

Das *Kreisen um einen Punkt* ist das beste Beispiel dafür, wie man mit geringem Aufwand eine große Wirkung erzielt. Überdies läßt sich mit dieser Mehrzwecktechnik eine erhöhte Flexibilität des Fußes erreichen. Die Hebelwirkung in Verbindung mit dem Nadelstichdruck durch Daumen oder Zeigefinger ist für die Wirkung entscheidend. Diese Technik besteht – vereinfacht ausgedrückt – darin, daß beim Nadelstichdruck auf eine bestimmte Stelle gleichzeitig der Knöchel gedreht wird; daher der Ausdruck ›Kreisen um einen Punkt‹.

Für den Nadelstichdruck (die Behandlung bestimmter, tiefer gelegener Punkte) auf Fußrücken und Außenflächen ist der Zeigefinger am geeignetsten. Der Daumen sorgt für die Hebelwirkung. Für Nadelstichdruck auf die Fußinnenseite ist der Daumen besser geeignet, wobei die übrigen Finger die nötige Hebelwirkung liefern.

Beim *Kreisen um einen Punkt* wird Druck mit Hilfe eines Kraftgriffs ausgeübt, der die Hand und die Daumen- und Zeigefingerkuppe beziehungsweise die übrigen Fingerkuppen einsetzt. Durch Drehen des behandelten Fußes oder der behandelten Hand entsteht Wechseldruck.

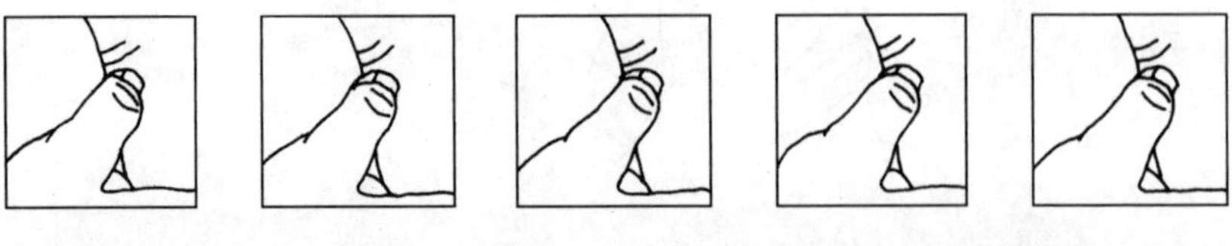

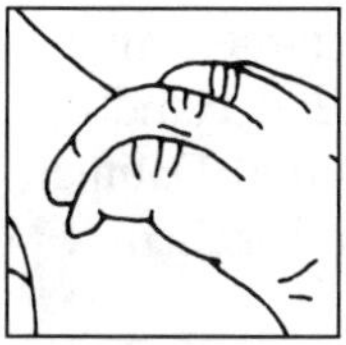

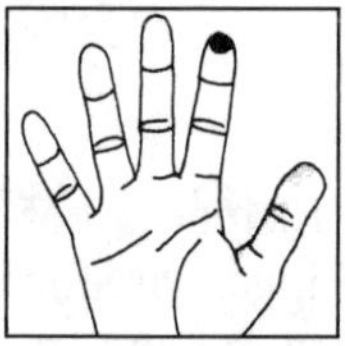

Fingerkreisen um einen Punkt

Nehmen Sie den Fuß, wie hier gezeigt. Die übrige Hand stützt den Zeigefinger, dessen Kuppe als Kontaktpunkt dient. Legen Sie die Fingerkuppe auf die zu bearbeitende Stelle. Drehen Sie den Fuß zuerst im, dann gegen den Uhrzeigersinn. Korrigieren Sie die Position des Zeigefingers, und wiederholen Sie den Vorgang.

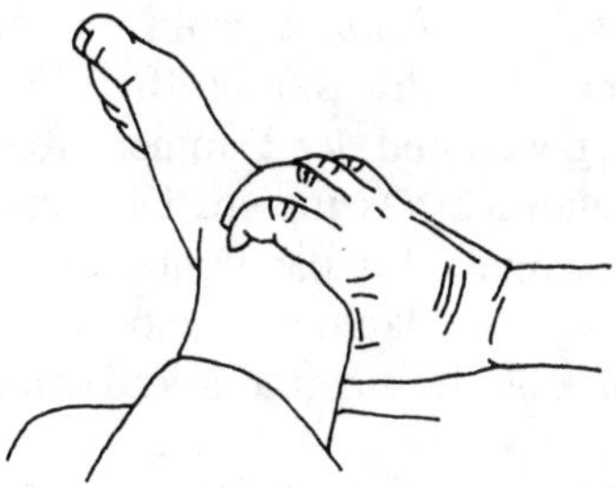

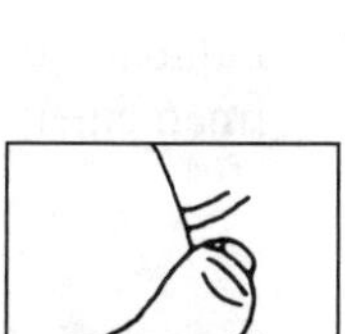

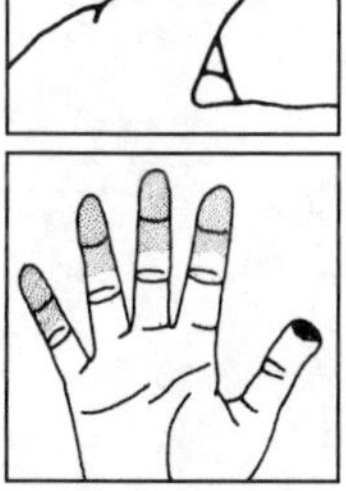

Daumenkreisen um einen Punkt

Nehmen Sie den Fuß, wie auf der Abbildung gezeigt. Legen Sie die Daumenfläche auf die zu bearbeitende Stelle. Beachten Sie, daß der Ballen der Arbeitshand bei dieser Haltung des Daumens vom Knöchel abgehoben sein muß. Die Hand bildet zwischen den Fingern und der Daumenfläche einen Bogen. Die Gegenüberstellung von Daumen und Fingern erzeugt die für die Druckausübung des Daumens nötige Hebelwirkung. Durch Fingerzug läßt sich der Druck verändern.

Üben Sie mit der Daumenfläche Druck aus. Drehen Sie den Fuß im, dann gegen den Uhrzeigersinn, wobei Sie mit der großen Zehe in der Luft Kreise beschreiben.

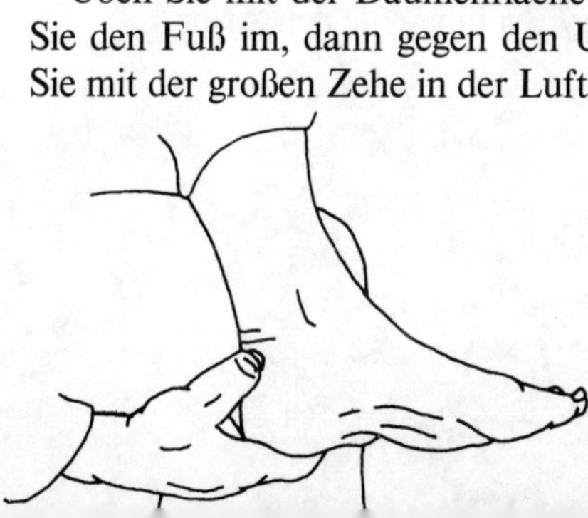

Daumen- und Fingergang

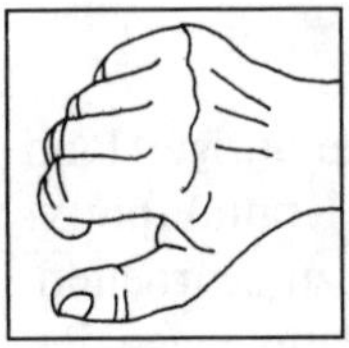

Ziel dieser beiden Techniken ist ein konstanter, anhaltender Druck beim Umfassen von Fuß- und Handrükken. Das Zusammenwirken von Fingern und Daumen erlaubt die Behandlung einer Vielzahl von Flächen.

Übung des Daumengangs

Die *Technik des Daumengangs* enthält Elemente des Kraft- und des Präzisionsgriffs. Die Finger greifen gleichzeitig, während der Daumen frei ist, um ganz gezielt Gegendruck auszuüben. Die Daumenspitze dient als Kontaktpunkt für die Druckausübung. Der natürliche Winkel des Daumens ermöglicht einen optimalen Gegendruck des Daumenrandes zu den übrigen Fingern.

Für den *Daumengang* hilft die Vorstellung, daß man zu einer Reckstange hinaufgreift. Die Hände formen einen offenen Griff, die Finger liegen auf.

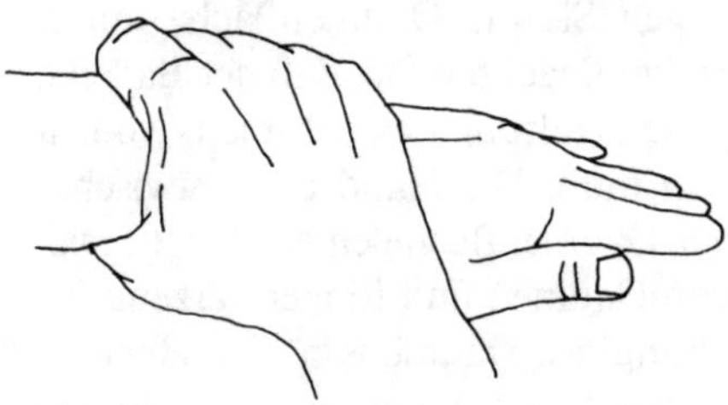

Griff: Nehmen Sie den Arm.

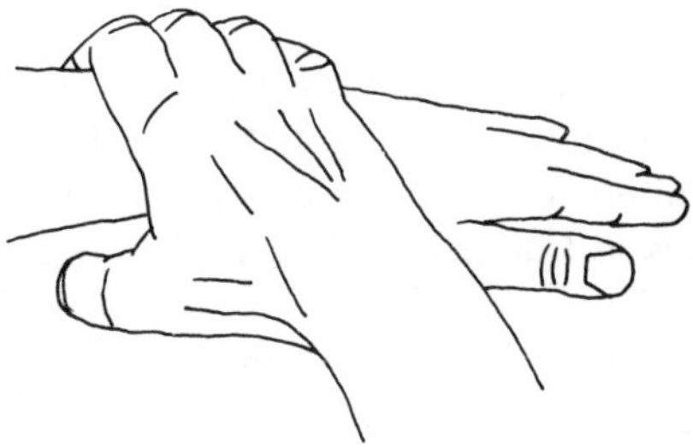

Abheben: Lösen Sie den Daumen aus dem Griff, behalten Sie den Griff aber mit den übrigen Fingern bei.

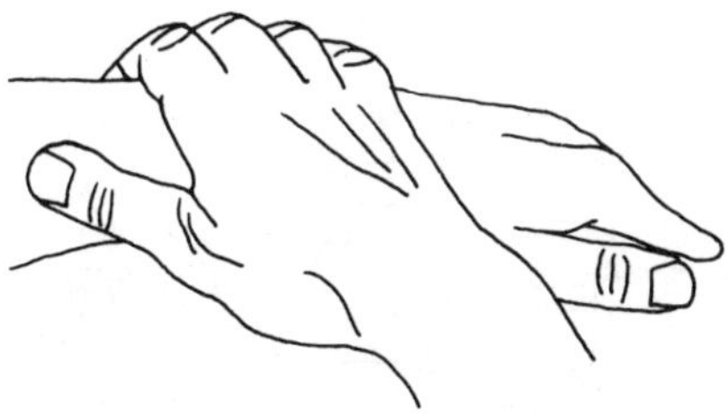

Kontakt: Legen Sie die Daumenspitze auf die Oberseite des Arms. Der äußere Rand ist der Kontaktpunkt. Die Fingerspitzen behalten den Griffkontakt bei. Die Hand bildet zwischen Fingerspitzen und Daumenrand einen Bogen und schafft so eine Öffnung zwischen Hand und Arm. Durch die Daumenspitze entsteht Druck nach unten. Er wechselt je nach der Spannung zwischen Daumen und Fingern.

Führen Sie die Daumenspitze auf die Oberseite des Arms, und lassen Sie das Handgelenk – bei gestrecktem Daumen – sinken. Beachten Sie den sich dadurch verstärkenden Daumendruck.

Ziel des *Daumengangs* ist der gleichbleibende Druck mit der Daumenspitze. An dieser Technik ist die zwar ganze Hand beteiligt, doch nur das erste Daumenglied bewegt sich. Es beugt und streckt sich, um die Daumenspitze nach vorne zu führen. Das zweite Daumenglied bewegt sich nicht. Es trägt nur zur Hebelwirkung und damit indirekt zum Druck bei.

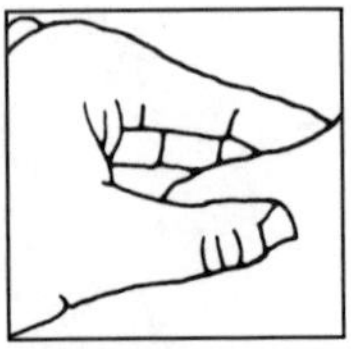

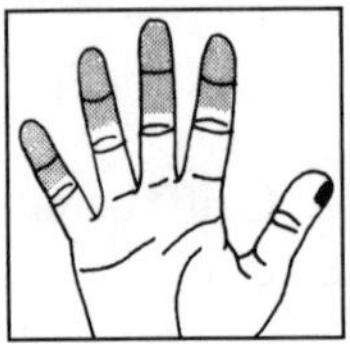

Beim *Daumengang am Fuß* nimmt die Arbeitshand den Fuß und hält ihn gerade. Die Finger ruhen auf dem Fußrücken und dienen dem Daumen als Stütze. Der äußere Daumenrand ist der Kontaktpunkt auf der Fußsohle.

Führen Sie den Daumengang nun auf der Fußsohle aus. Bewegen Sie dabei nur das erste Daumenglied. Jede Druckveränderung ist das Ergebnis einer Intensivierung des Griffs von Daumen und Fingern. Wenn der Griff fester wird, muß sich das Handgelenk senken.

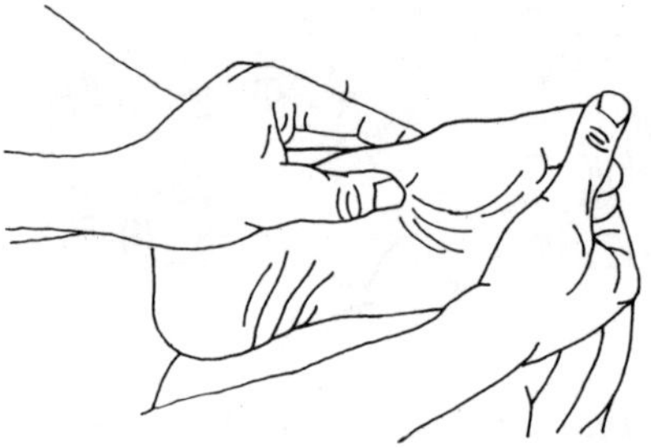

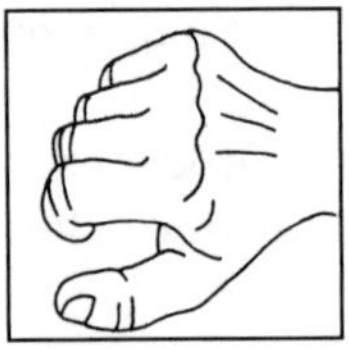

Die *Daumengangtechnik* besteht im Umkreisen der Fuß- und Handoberflächen bei gleichzeitiger Druckausübung. Das Zusammenwirken von Fingern und Daumen ermöglicht es, die verschiedenartigen Oberflächen zu konturieren.

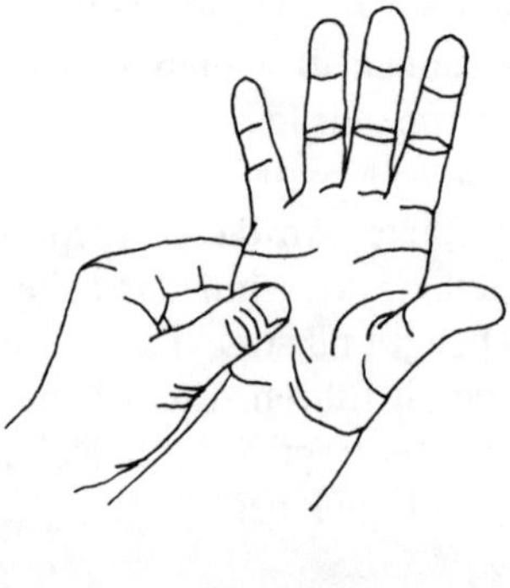

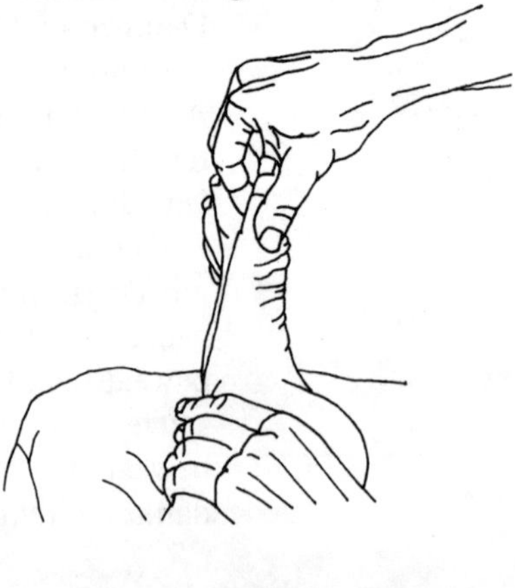

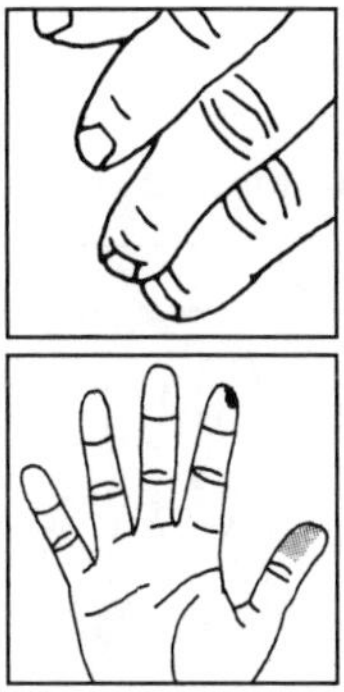

Einzelfingergang

Für den *Einzelfingergang* umgreifen Sie zunächst den Knöchel, heben dann die Finger vom Knöchel ab und ziehen sie so weit zurück, daß die Spitze des Zeigefingers auf dem Knöchel ruht. Wie beim Daumengang entsteht auch hier der von der Fingerspitze ausgeübte Druck durch die Spannung zwischen Daumen und Finger. Ziel des Einzelfingergangs ist ebenfalls der gleichbleibende Druck. Das erste Fingerglied beugt und streckt sich, um den Finger vorwärts zu bewegen.

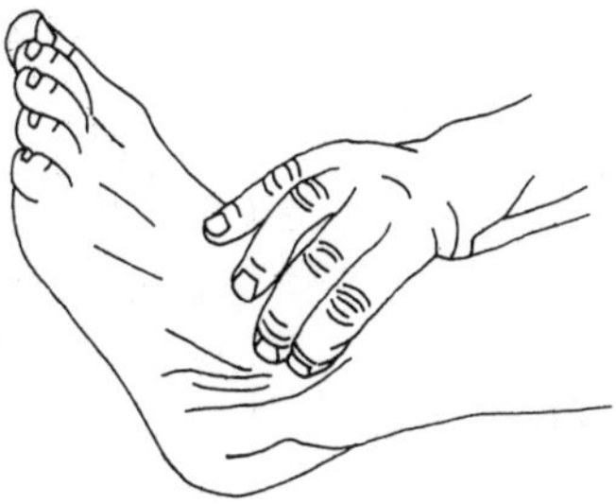

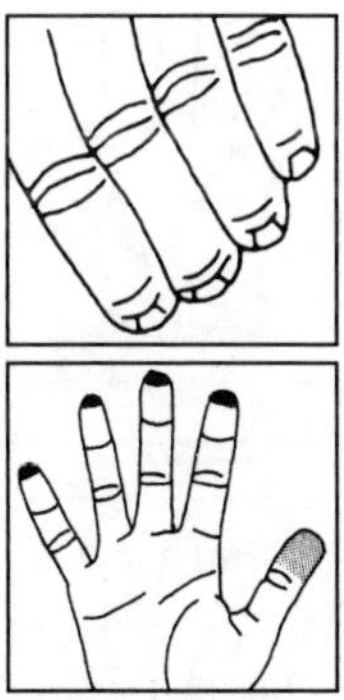

Mehrfingergang

Beim *Mehrfingergang* umgreifen Sie den Knöchel, heben dann die Finger ab und ziehen sie so weit zurück, daß die Fingerspitzen auf dem Knöchel ruhen. Nun bewegen sich die Finger vorwärts, der Daumen dient als Stütze.

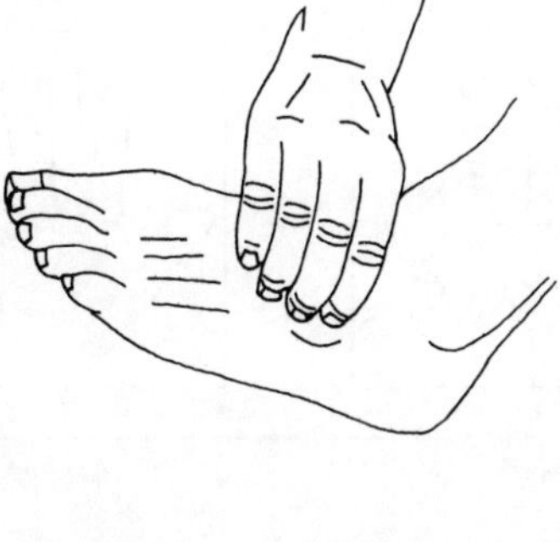

Zusammenfassung der drei grundlegenden Techniken

I. Der Griff

Technik	Kontaktpunkt/Stütze	Bearbeitetes Handgebiet
Einzelfinger-griff 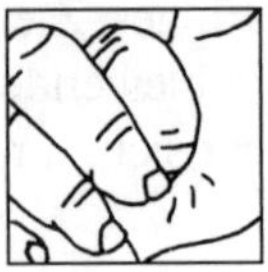	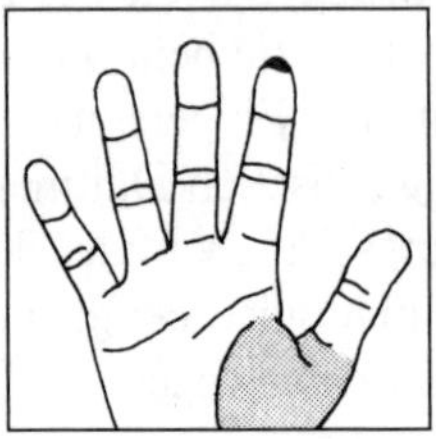	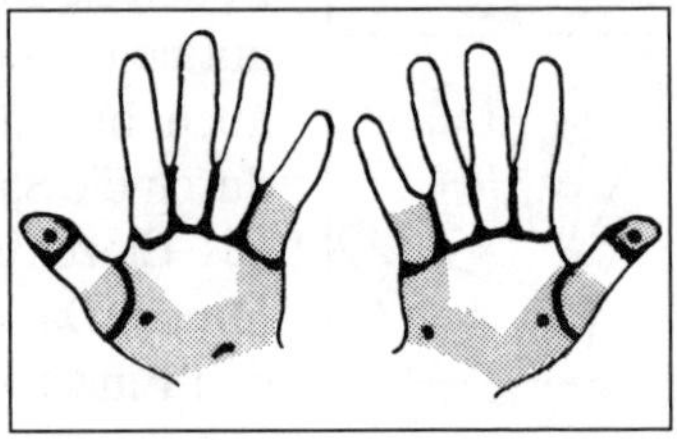
Mehrfinger-griff 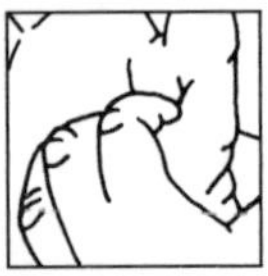	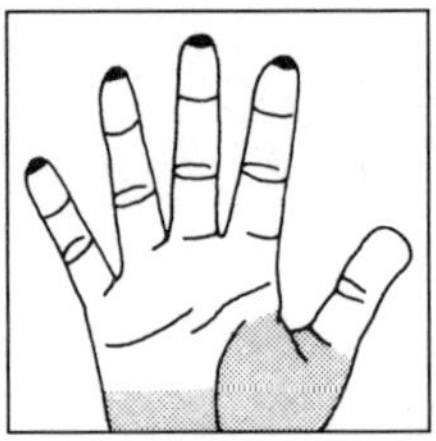	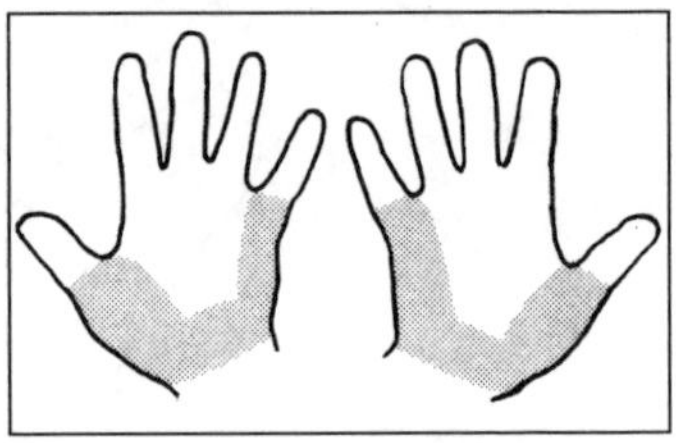
Kneifen 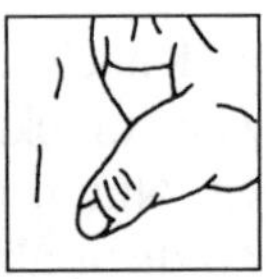	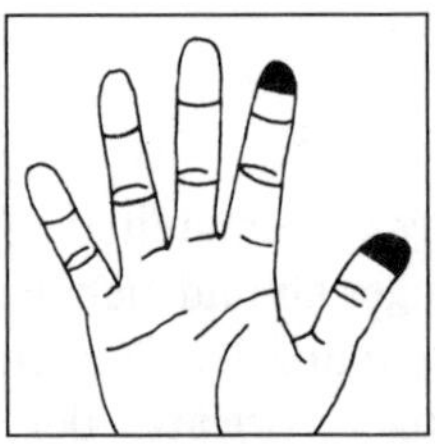	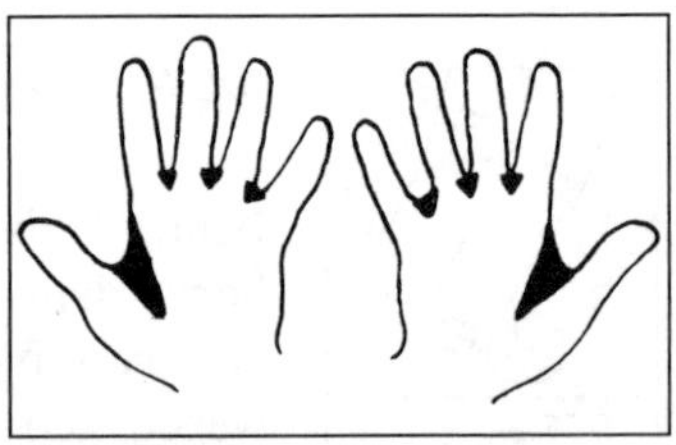
Direkter griff 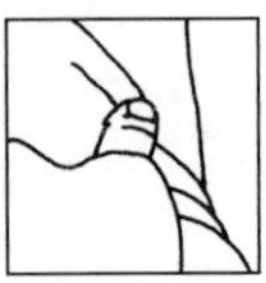	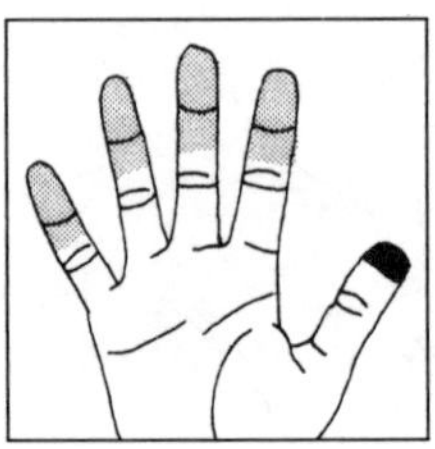	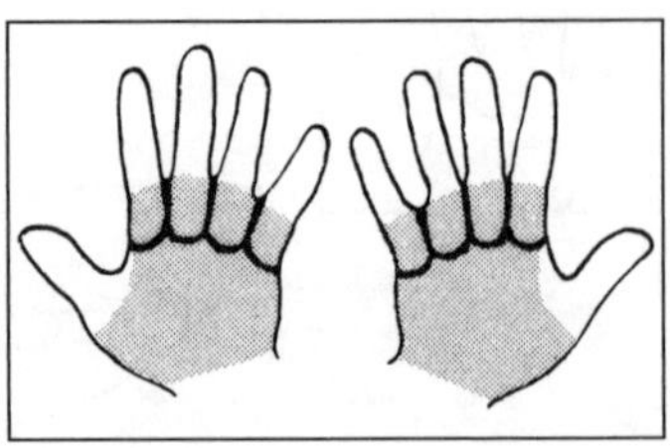

Bearbeitetes Fußgebiet

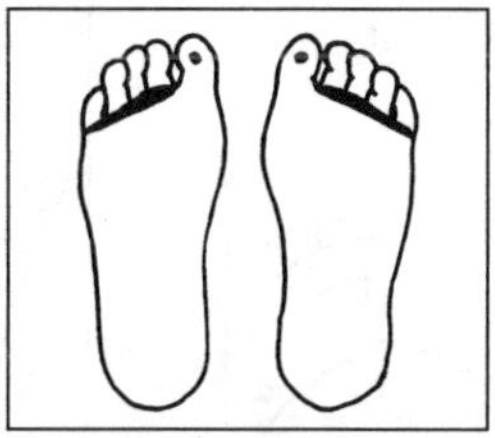

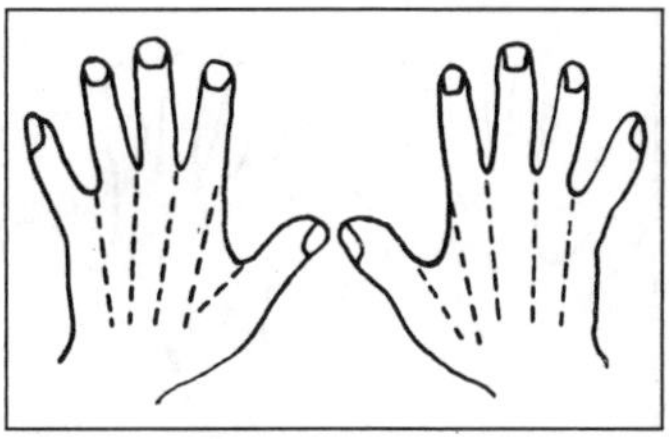

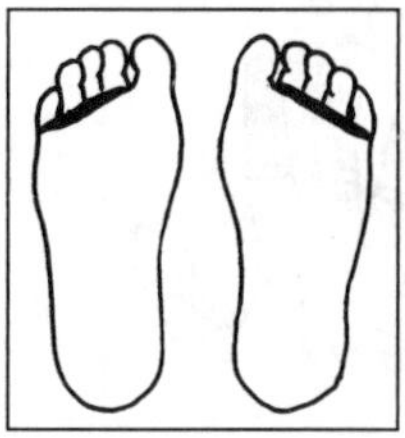

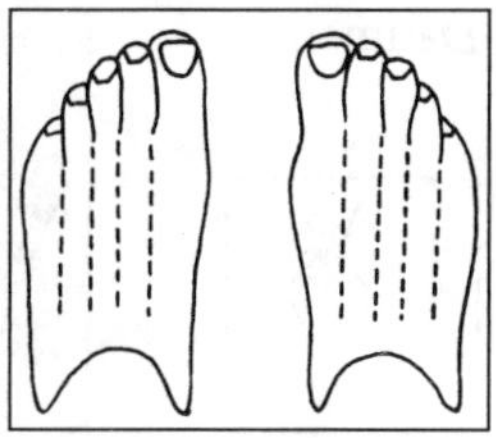

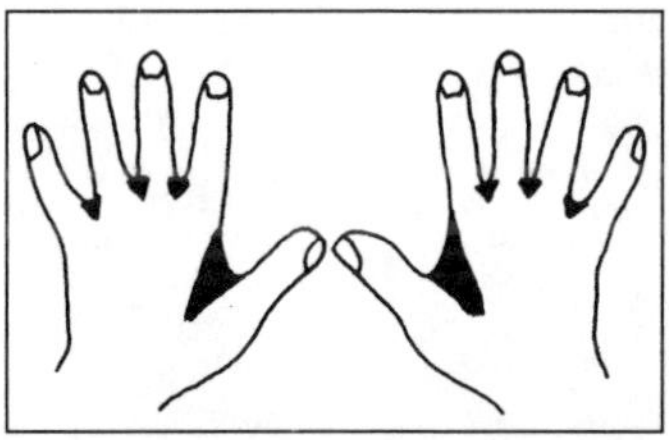

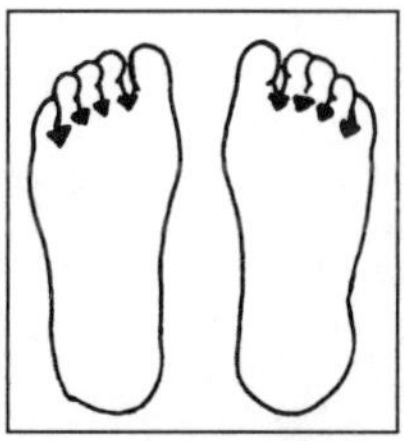

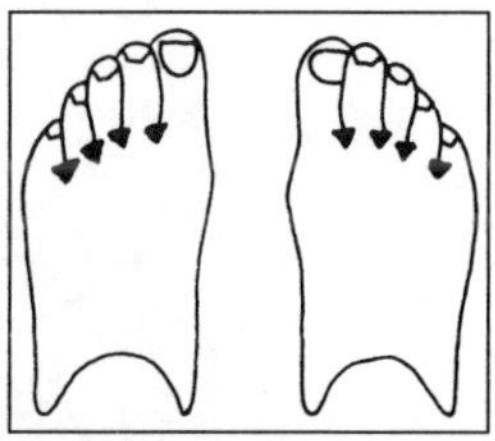

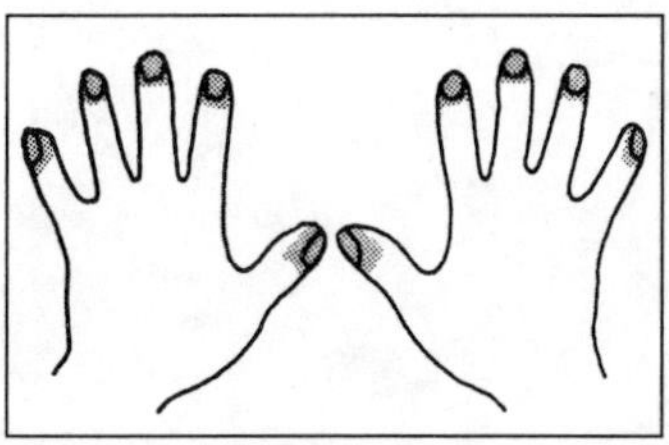

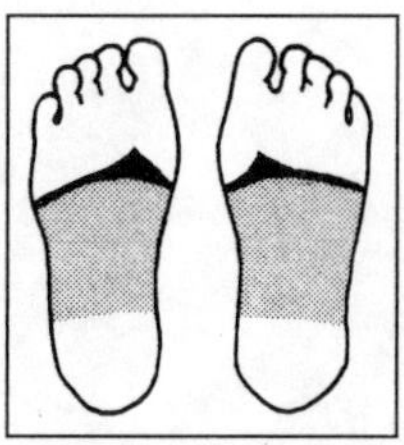

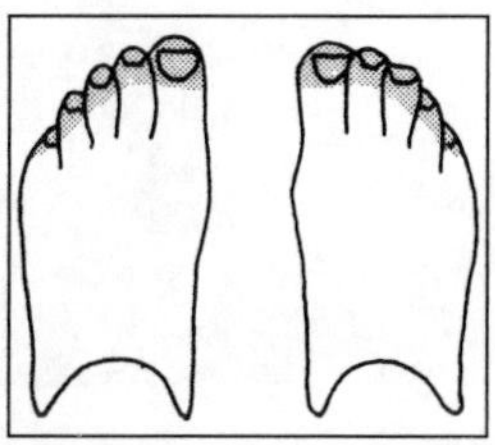

Zusammenfassung der drei grundlegenden Techniken

II. Kreisen um einen Punkt

Technik	Kontaktpunkt/Stütze	Bearbeitetes Handgebiet
Finger 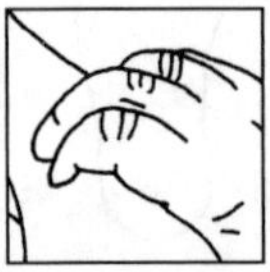	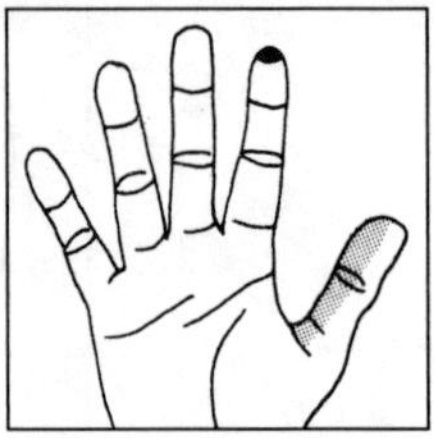	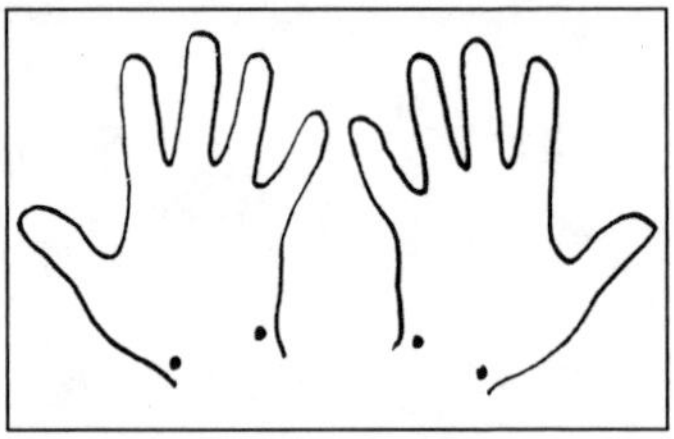
Daumen 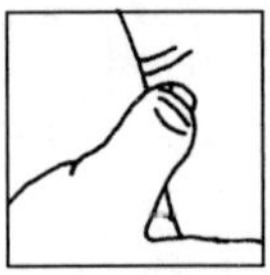	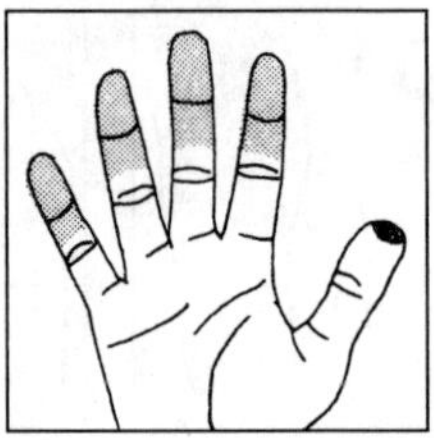	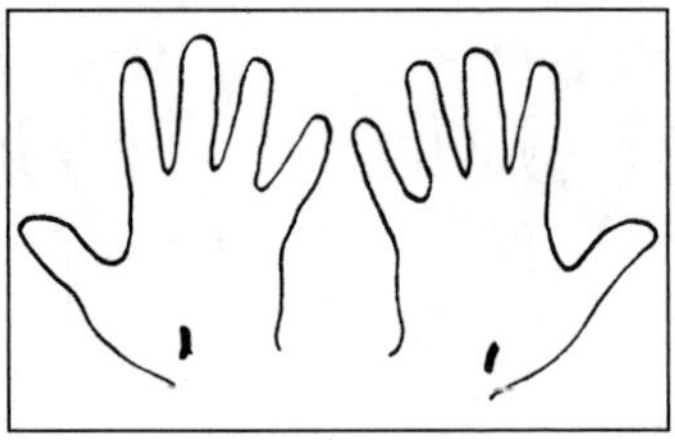

Bearbeitetes Fußgebiet

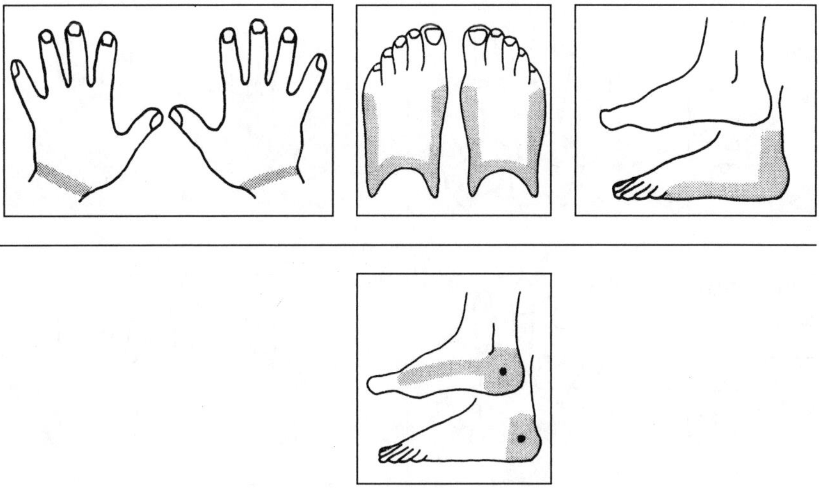

Zusammenfassung der drei grundlegenden Techniken

III. Daumengang/Fingergang

Technik	Kontaktpunkt/Stütze	Bearbeitetes Handgebiet
Daumen-gang 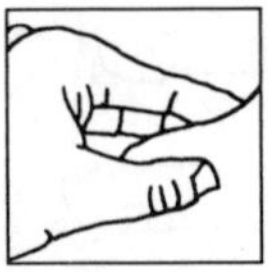	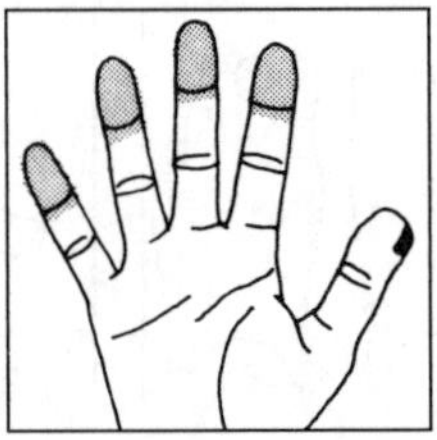	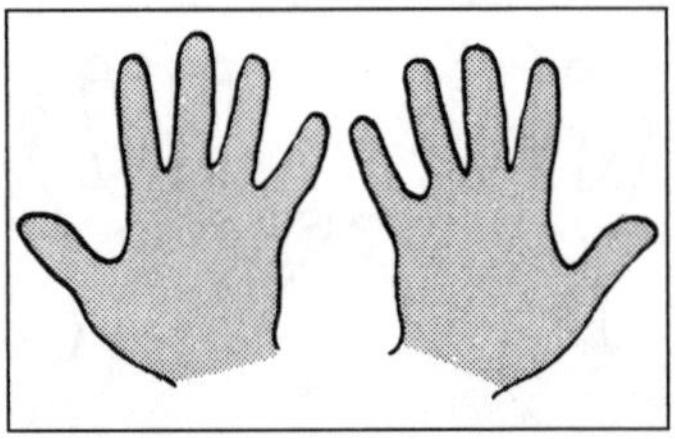
Einzelfinger-gang 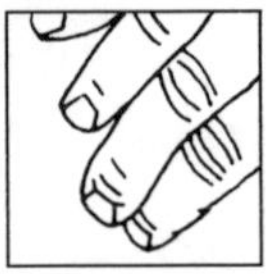	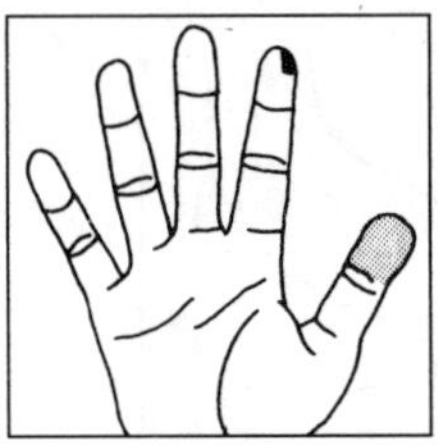	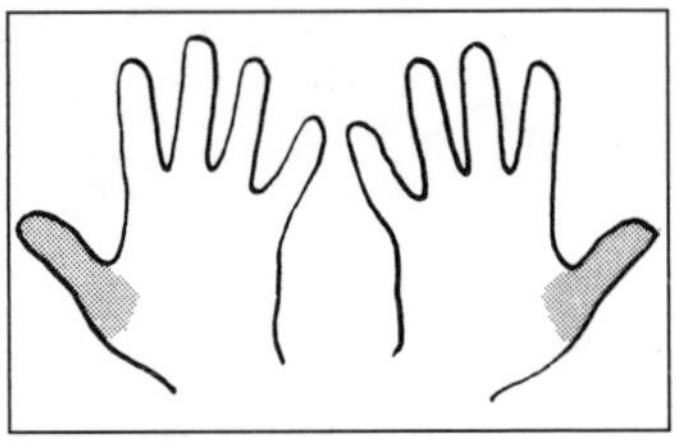
Mehrfinger-gang 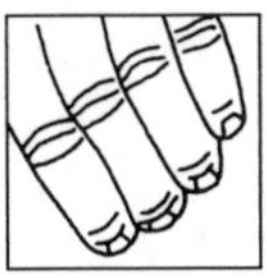	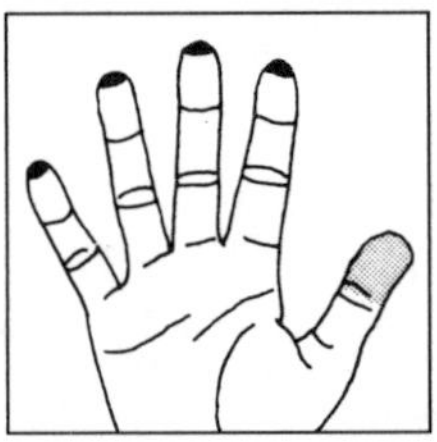	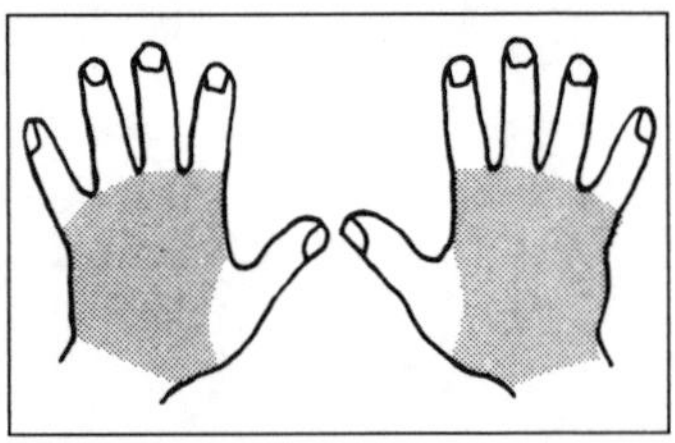

Bearbeitetes Fußgebiet

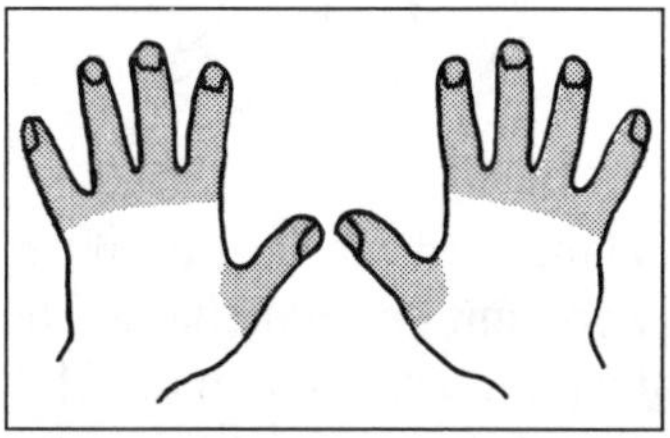
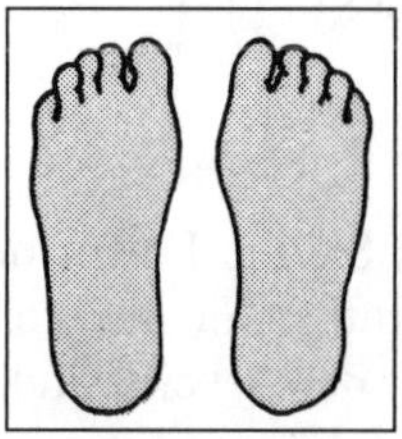
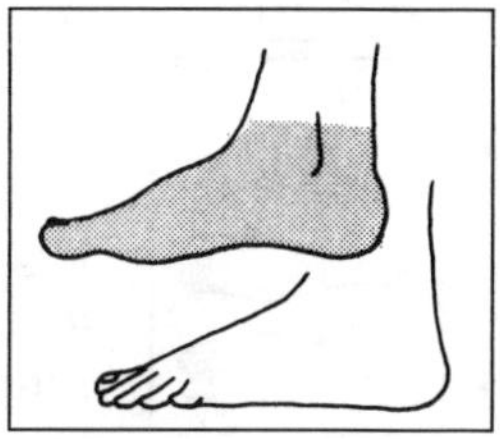

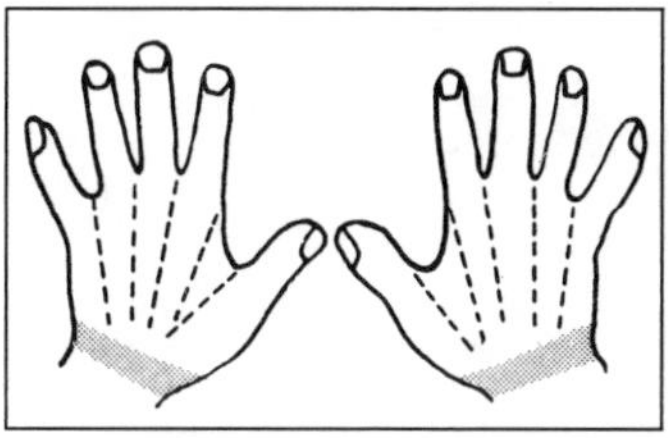
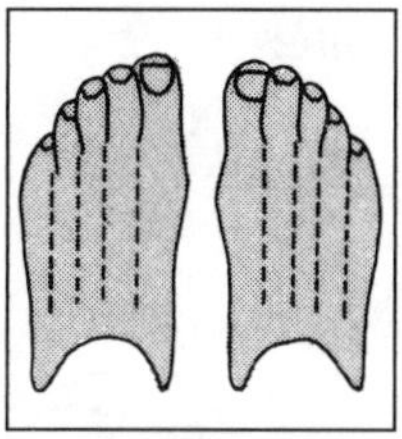

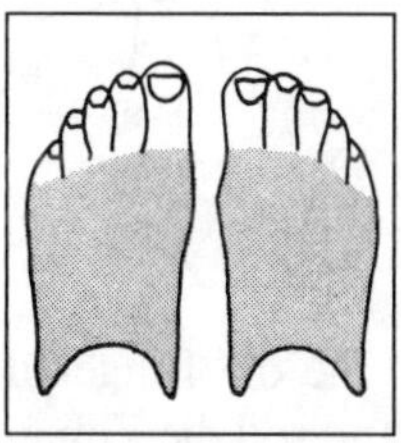

Fußreflexzonentherapie – Praktische Anwendung

Fußsohle *Daumengang*

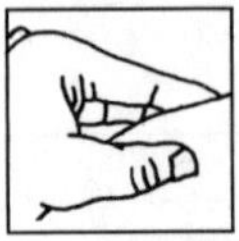

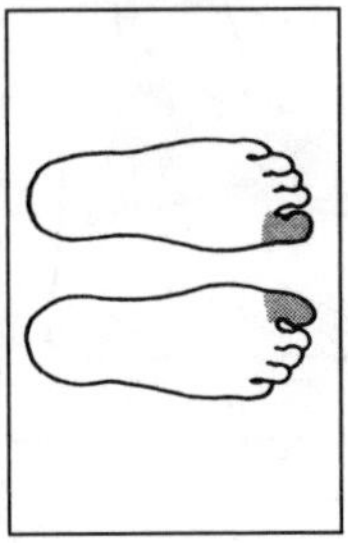

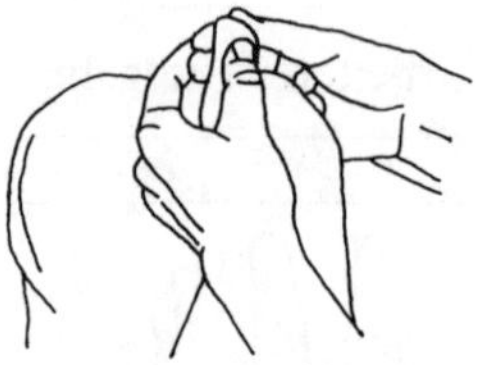

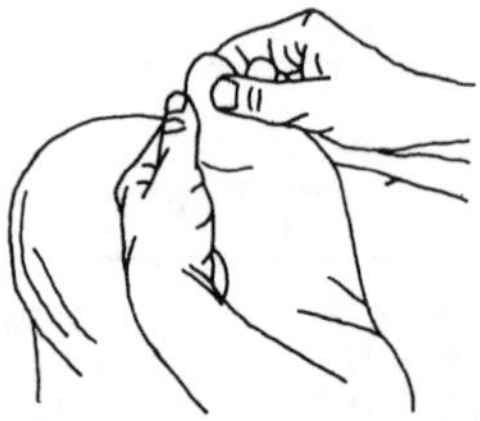

Legen Sie die Finger der Haltehand an die Fußspitze, und stützen Sie die große Zehe mit der Haltehand. Die Finger der Arbeitshand ruhen auf den Fingern der Haltehand. Führen Sie wiederholt mit dem Arbeitsdaumen entlang der Zehe den *Daumengang* aus.

Variante: → ←*

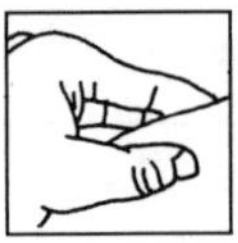

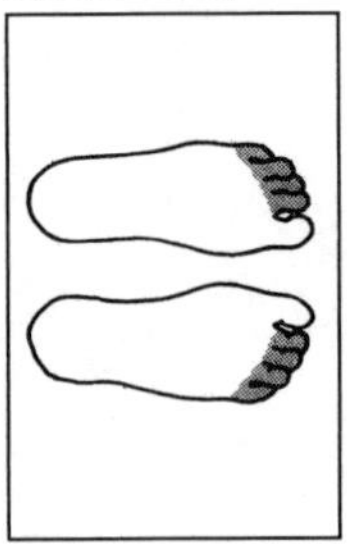

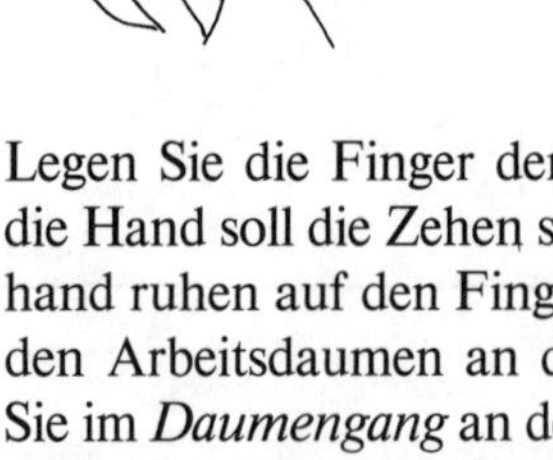

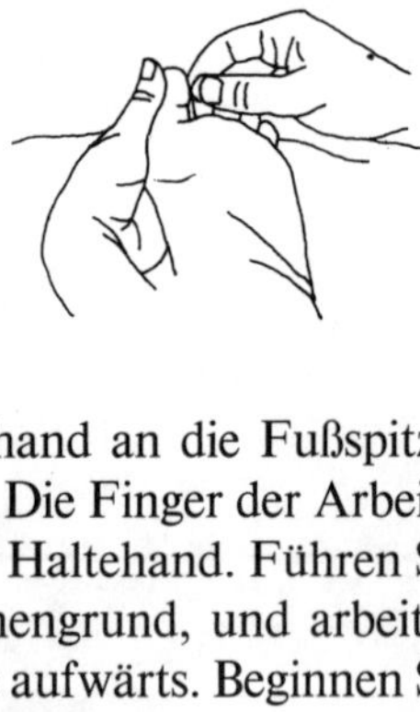

Legen Sie die Finger der Haltehand an die Fußspitze; die Hand soll die Zehen stützen. Die Finger der Arbeitshand ruhen auf den Fingern der Haltehand. Führen Sie den Arbeitsdaumen an den Zehengrund, und arbeiten Sie im *Daumengang* an der Zehe aufwärts. Beginnen Sie wieder am Zehengrund, und arbeiten Sie in der Mitte und an der Seite der Zehe aufwärts.

Variante: → ←

---

* (Die Pfeile bei den ›Varianten‹ geben die jeweils möglichen Abwechslungen der Arbeitsrichtungen an.)

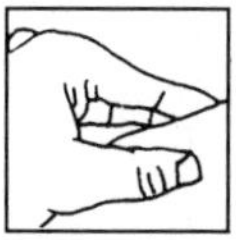
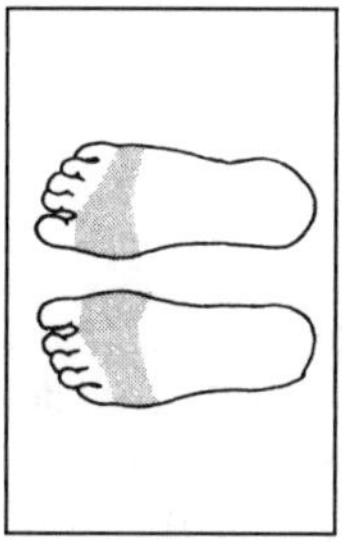
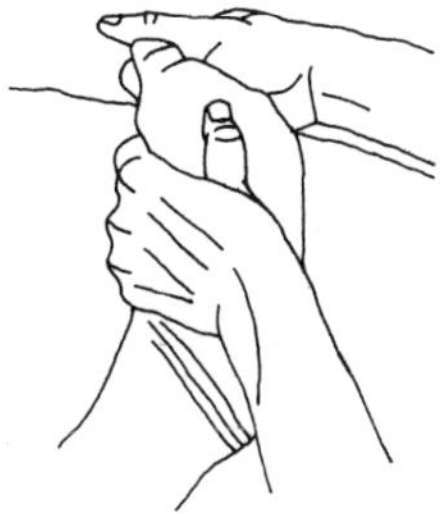
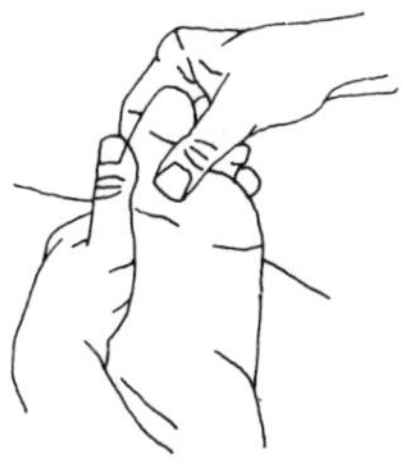

Halten Sie den Fußrücken mit der Haltehand. Legen Sie den Daumen in die Furche zwischen großer und zweiter Zehe. Arbeiten Sie im *Daumengang* in der Furche aufwärts. Nehmen Sie sich so alle Furchen einzeln vor.

Wechseln Sie die Hände. Die Haltehand wird zur Arbeitshand und umgekehrt. Wiederholen Sie die gesamte Anwendung, indem Sie jetzt aber an der Außenseite des Fußes beginnen.

Variante: ← ↓

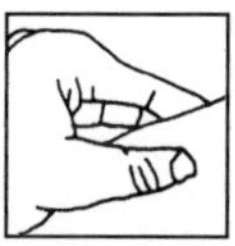
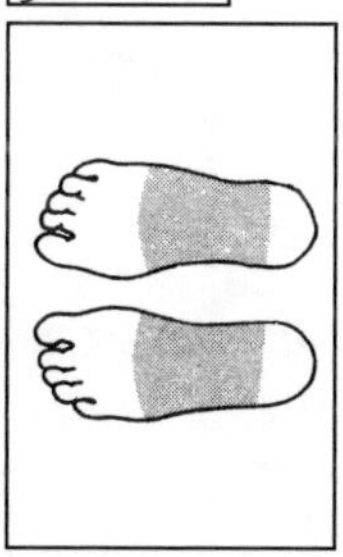
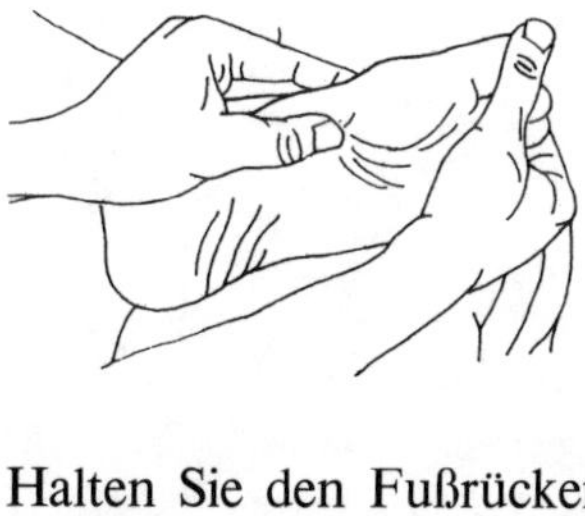
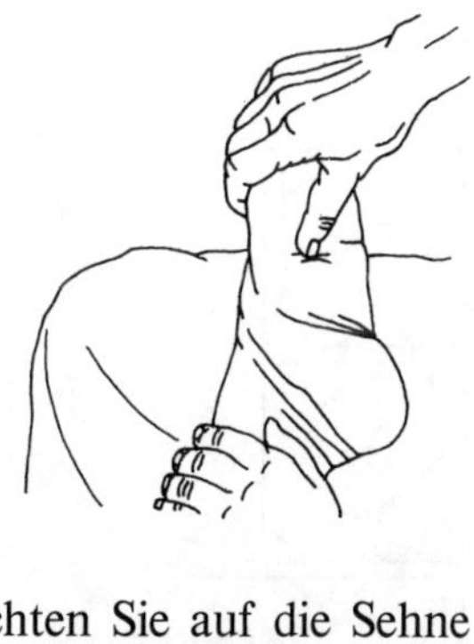

Halten Sie den Fußrücken. Achten Sie auf die Sehne entlang der Fußsohle, sie dient Ihnen als Hilfslinie. Legen Sie den Daumen der Arbeitshand an den inneren Fußrand. ›Gehen‹ Sie im *Daumengang* den Fuß entlang der Sehne hinauf. Bringen Sie den Daumen wieder in die Anfangsstellung, und arbeiten Sie im Daumengang quer über den Fuß. Wiederholen Sie dies mehrmals.

Variante: → ↓

Grifftechniken

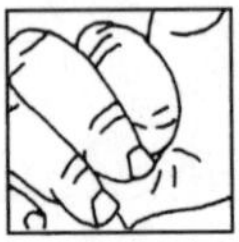

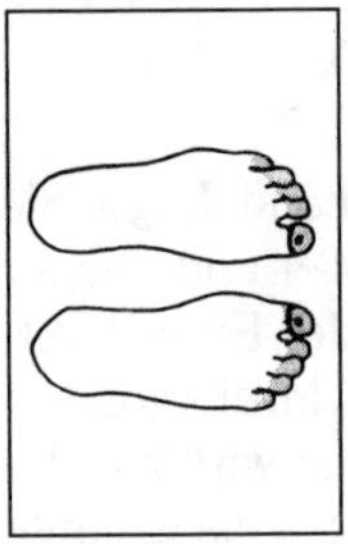

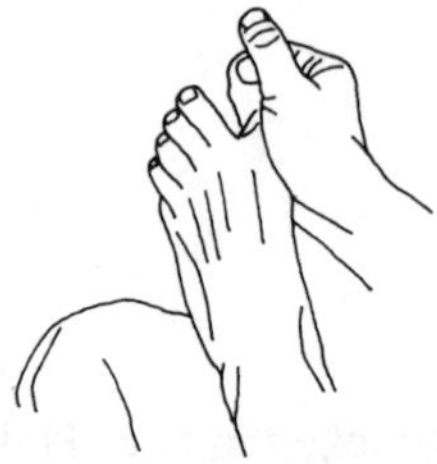

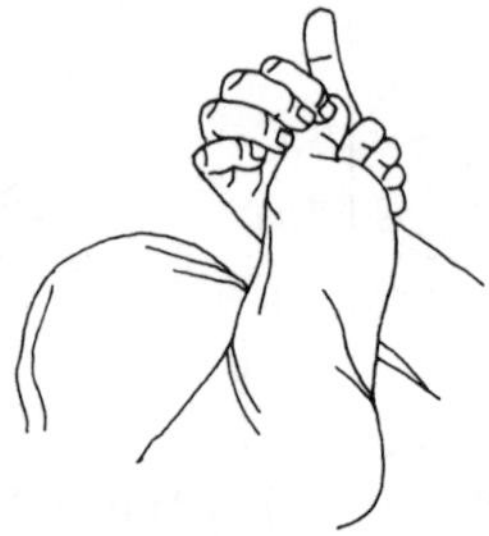

Legen Sie die Handfläche an die Fußspitze, wie es die Abbildung zeigt. Die Zeigefingerspitze ruht auf der Unterseite der großen Zehe des zu bearbeitenden Fußes. Üben Sie nun mit Hilfe der *Einzelfingergrifftechnik* Wechseldruck aus.

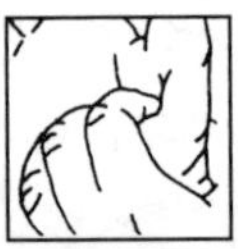

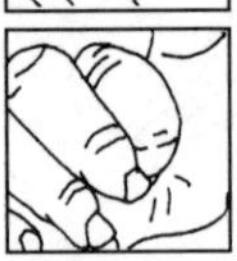

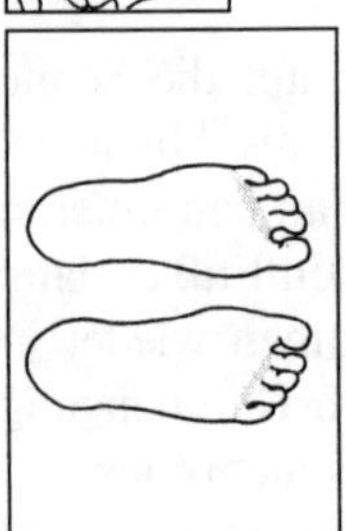

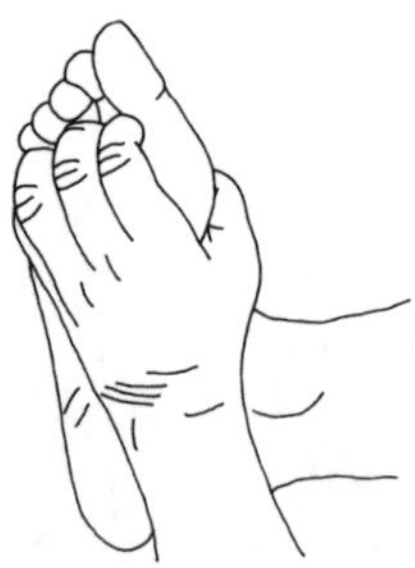

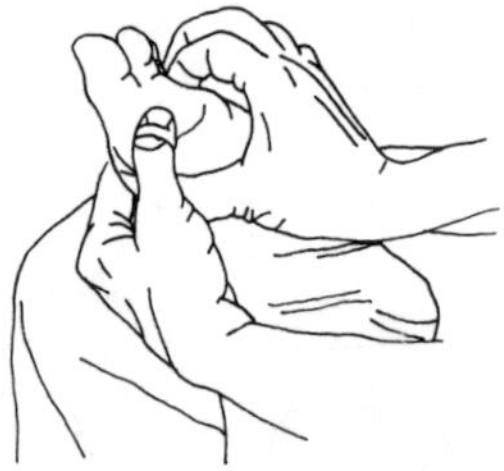

Legen Sie die Fingerspitzen in die Furche entlang des Zehengrunds. Die andere Hand umfaßt den Fuß, um eine Hebelwirkung zu erreichen. Setzen Sie den *Mehrfingergriff* ein, und arbeiten Sie so nach unten. Vorsicht mit den Fingernägeln!

Variante: Mit einem *Einzelfingergriff* gelangt man näher an den jeweiligen Zehengrund heran.

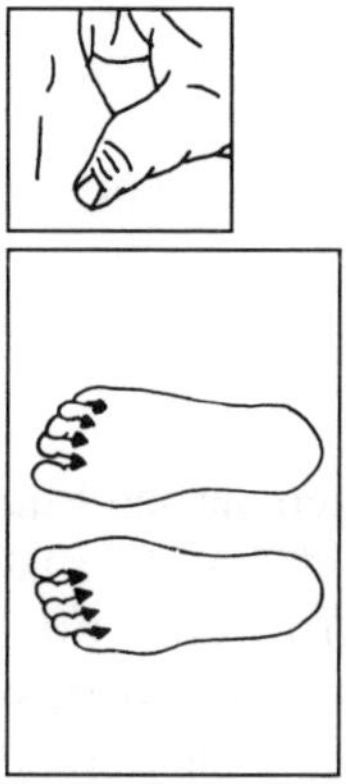

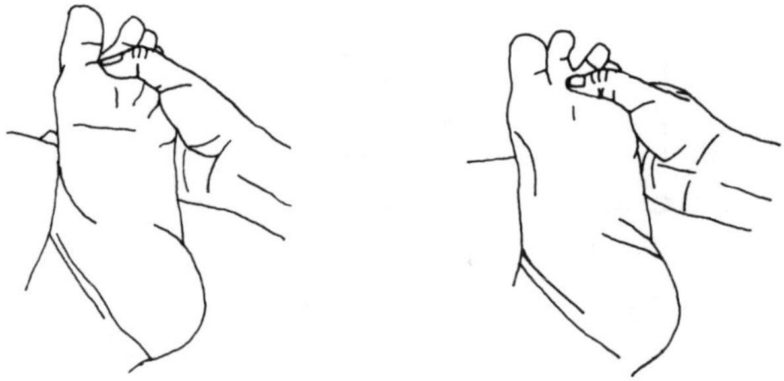

Legen Sie den Daumen auf die Sohle des zu bearbeitenden Fußes. Die übrigen Finger bleiben am Fußrücken und dienen als ›Stopper‹. Bearbeiten Sie jetzt mit Hilfe des *Daumengangs* die Verbindungshaut zwischen den Zehen, und dringen Sie so tief in die Zwischenräume der Zehen ein, wie die Polsterung auf den Fußballen es gestattet. Achten Sie aber darauf, die weiche Haut zwischen den Zehen nicht zu verletzen.

Variante: Drücken Sie Daumen und Zeigefinger zusammen, um diesen Bereich einem wechselnden Druck auszusetzen. Wiederholen Sie den gesamten Vorgang.

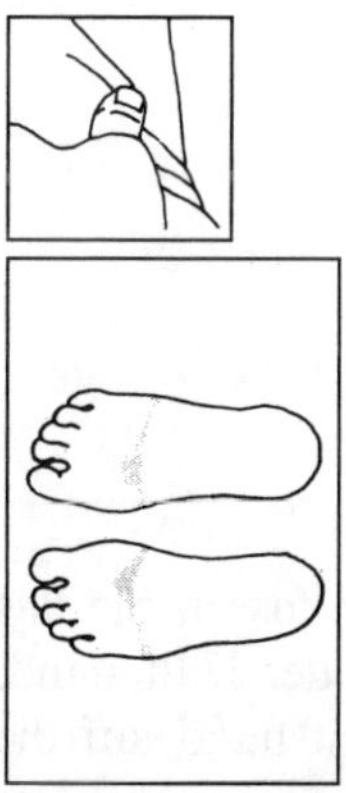

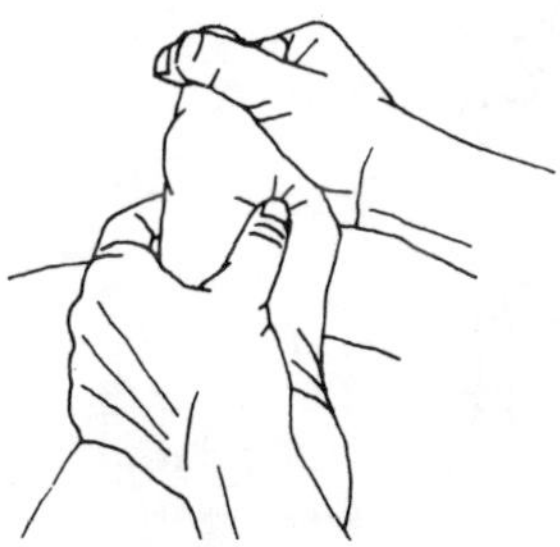

Für den *direkten Griff* nehmen Sie den Fuß mit der Haltehand. Plazieren Sie die Daumenkuppe der Arbeitshand an der zu bearbeitenden Stelle der Fußsohle, und bewegen Sie den Fuß mit der Haltehand kreisend, so daß gegen den feststehenden Daumen Druck ausgeübt wird.

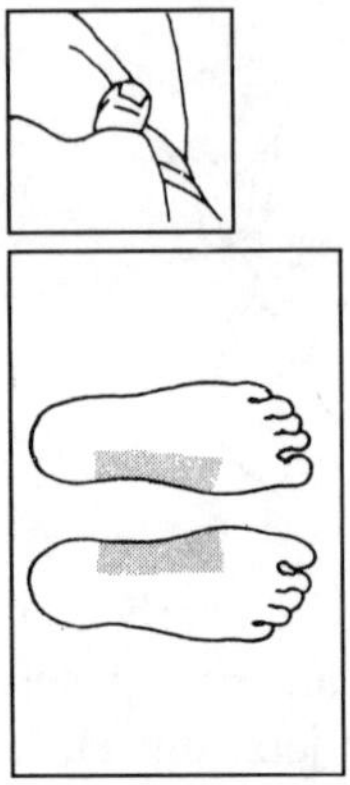

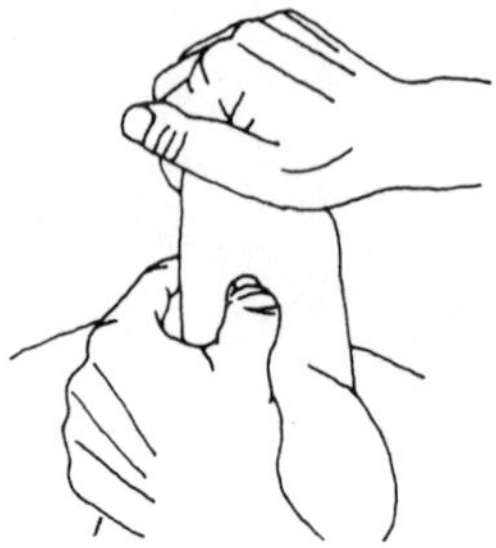

Für die *Technik des direkten Griffs* nehmen Sie den Fuß mit der Haltehand. Die Handfläche ruht am Fußrükken, die Finger schmiegen sich um den inneren Fußrand. Führen Sie nun die Daumenkuppe der Arbeitshand an die Stelle der Fußsohle, die behandelt werden soll. Der Arbeitsdaumen bleibt fest, während die Haltehand den Fuß bewegt, um am Kontaktpunkt wechselnden Druck zu erzeugen. Bewegen Sie mit dem Ballen der Haltehand den Fuß so, daß sich sein äußerer Rand zu Ihnen wendet.

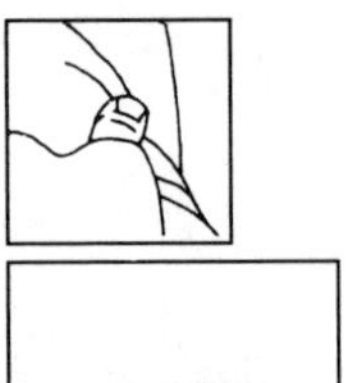

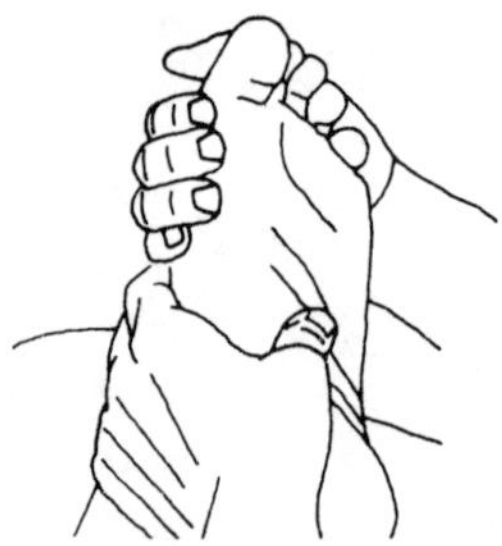

Für die Technik des *direkten Griffs* umfassen Sie das Gelenk unterhalb der großen Zehe mit der Haltehand. Legen Sie die Daumenkuppe der Arbeitshand auf die vorgesehene Stelle der Fußsohle. Beugen Sie mit der Haltehand den Fuß zu sich her. Durch diese Bewegung des Fußes entsteht der nötige Druck am Kontaktpunkt, der Daumen der Arbeitshand bleibt dabei fest.

Fußrücken *Verschiedene Techniken*

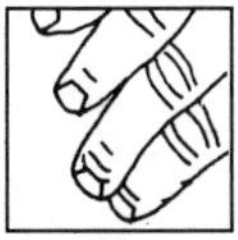
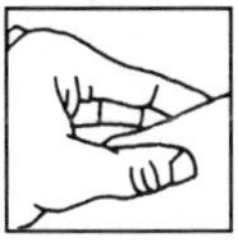
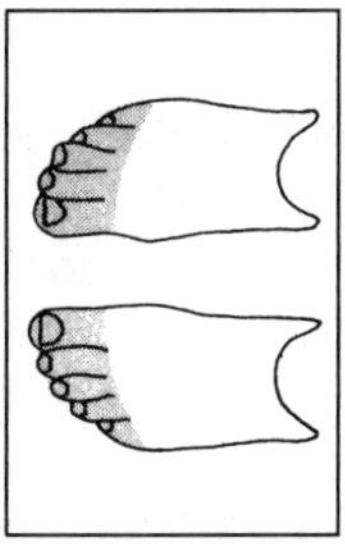
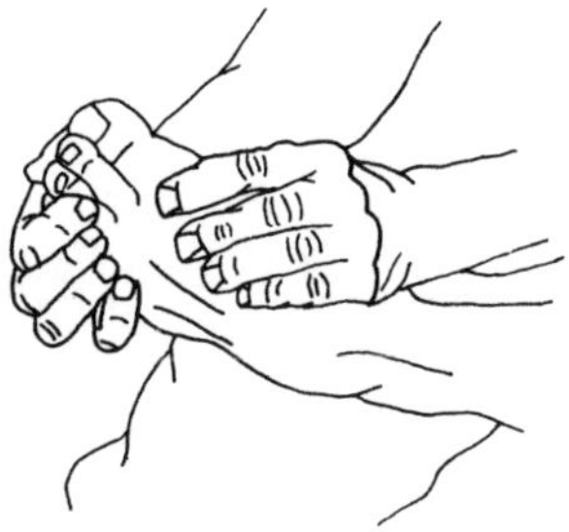
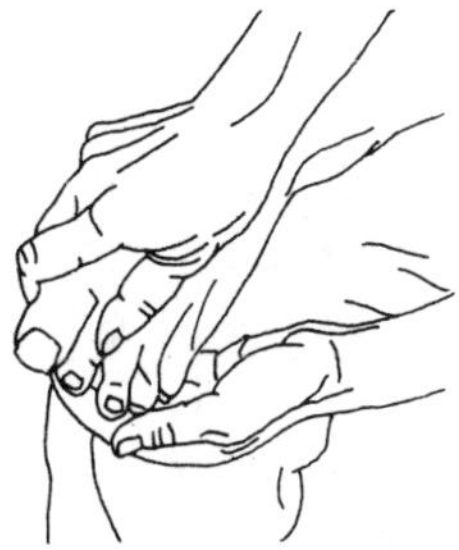

Legen Sie den Finger der Arbeitshand auf die Zehe, die Sie behandeln wollen, und ›gehen‹ Sie mit dem *Fingergang* quer über die Zehe. Versuchen Sie es in allen Richtungen; behandeln Sie auch Nagel und Zehengrund.

Variante: Beim einfachen *Daumengang* liegen die Finger an der Fußsohle, um die Hebelwirkung zu erreichen, der Daumen liegt auf dem unteren Nagelrand. Üben Sie mit dem inneren Daumen›eck‹ Druck aus. Dann den Daumen neu aufsetzen und wieder Druck ausüben.

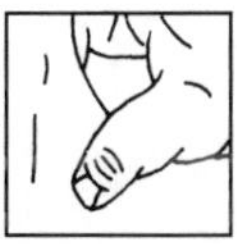
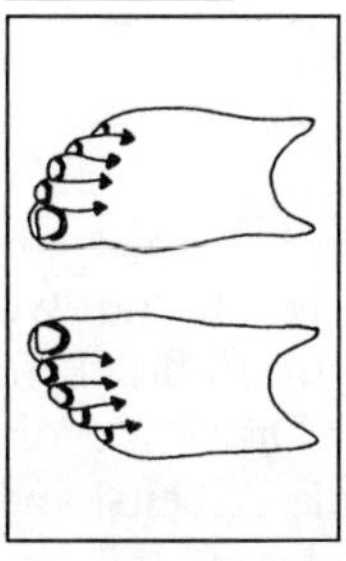
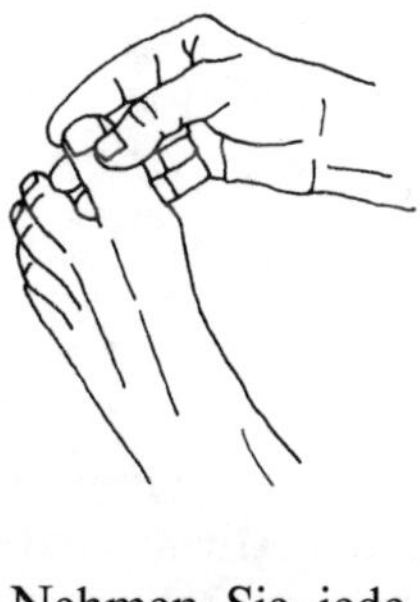
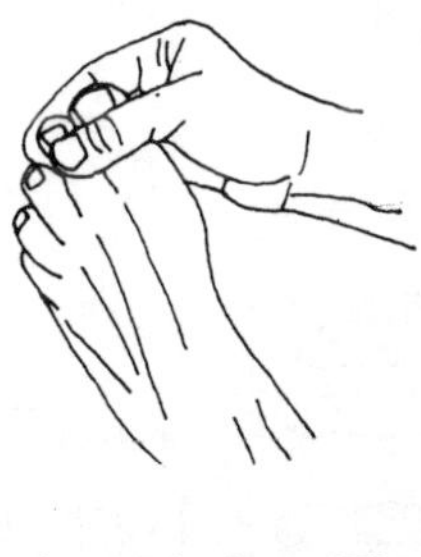

Nehmen Sie jede Zehe einzeln zwischen Finger und Daumen. Pressen Sie Finger und Daumen so zusammen *(Kneifen),* daß das Daumen›eck‹ auf den Zehenrücken Druck ausübt.

Nehmen Sie den Fuß zwischen Finger und Daumen, und üben Sie mit Hilfe der *Kneiftechnik* Druck auf die Haut zwischen den Zehen aus.

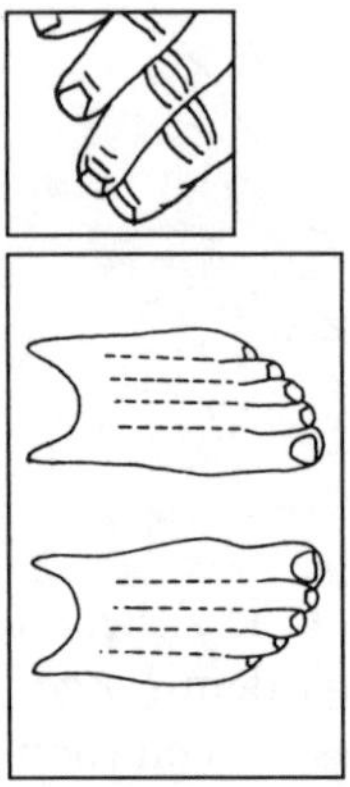

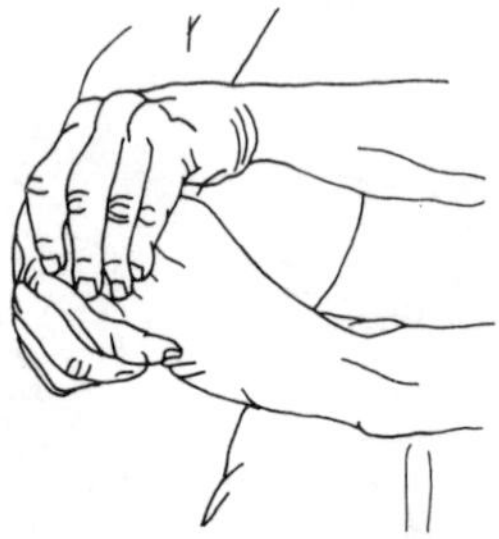

Benutzen Sie die Haltehand, um große und zweite Zehe voneinander zu trennen und dadurch die Furche zwischen den Zehen zu vergrößern. Setzen Sie mit dem Zeigefinger der Arbeitshand am Zehengrund an, und ›gehen‹ Sie im *Fingergang* die Furche seitlich bis zur Fußinnenseite hinab.

Wechseln Sie die Hände, die Haltehand wird zur Arbeitshand und umgekehrt. Arbeiten Sie sich, wie oben beschrieben, mit dem *Fingergang* die Furche seitlich bis zur Fuß-Außenseite herunter.

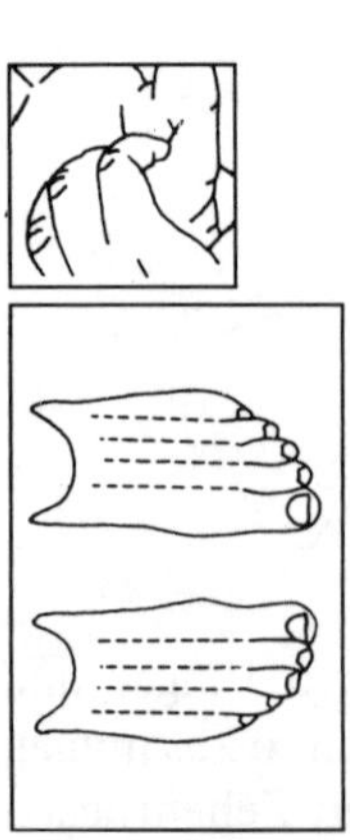

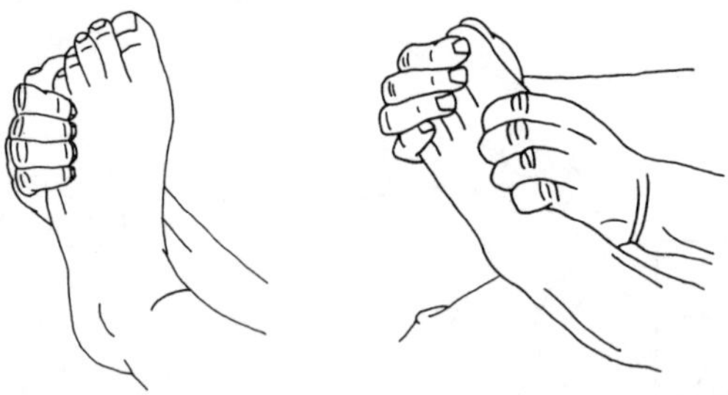

Legen Sie die Finger der Arbeitshand in die Furche zwischen erster und zweiter Zehe auf dem Fußrücken. Üben Sie mit Hilfe des *Mehrfingergriffs* Druck auf die Innenseite der Furche aus. Setzen Sie die Arbeitshand neu an, und bearbeiten Sie einen weiteren Teil der Furche.

Setzen Sie die Arbeitshand neu an, und bearbeiten Sie so jede einzelne Furche zwischen den Zehen.

Wechseln Sie die Hände, die gegenüberliegende Hand wird nun zur Arbeitshand. Bedienen Sie sich des *Mehrfingergriffs,* um auf die Seiten der Furchen gegen die Fuß-Außenseite hin Druck auszuüben.

Variante: Kreisen Sie den Fuß mit der Haltehand gegen die Fingerspitzen der Arbeitshand auf dem Fußrücken.

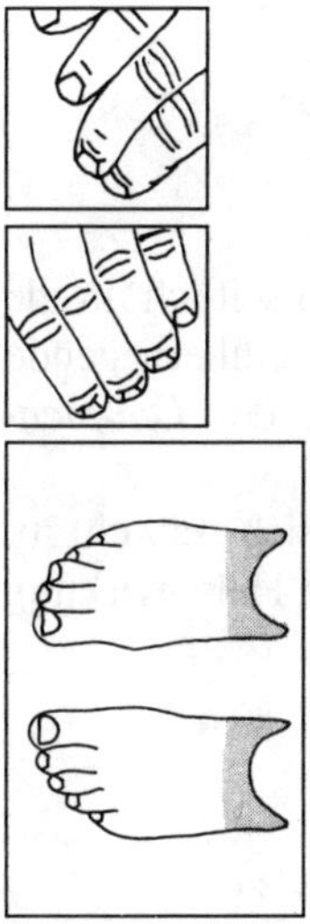

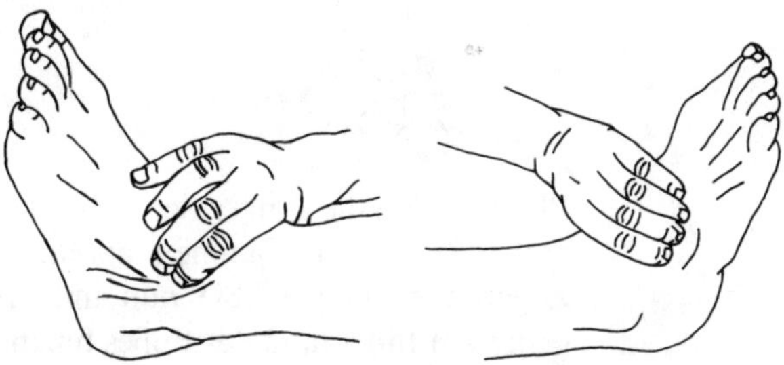

Legen Sie die Finger der Arbeitshand auf den Fußrükken. Der Daumen befindet sich an der Fußsohle (Hebelwirkung). ›Gehen‹ Sie mit dem *Mehrfingergang* quer über den Fuß. Setzen Sie die Arbeitshand immer wieder neu an, und behandeln Sie so das gesamte Gebiet.

Variante: *Einzelfingergang.*

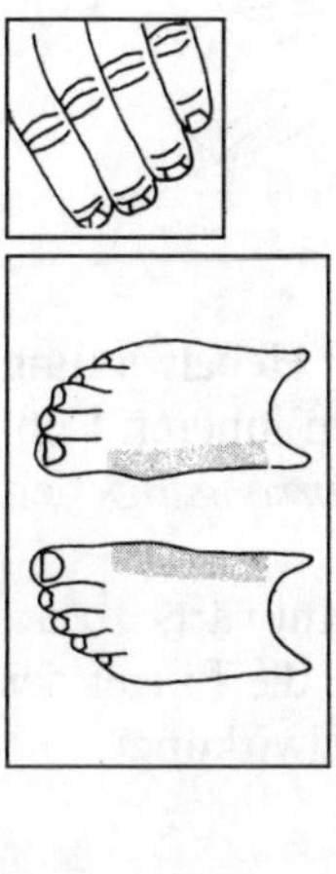

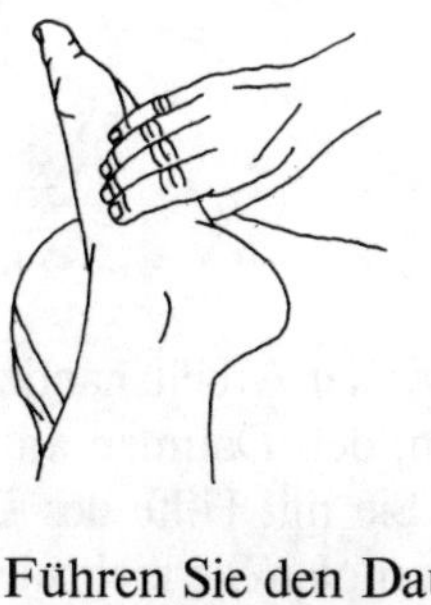

Führen Sie den Daumen der Arbeitshand an den äußeren Fußrand. Die Finger der Arbeitshand ruhen am inneren Fußrand. Wenden Sie den *Mehrfingergang* entlang des ganzen Fußrandes an.

Fußinnenseite

Daumengang

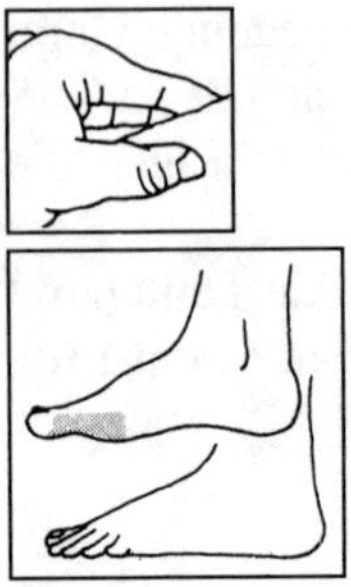

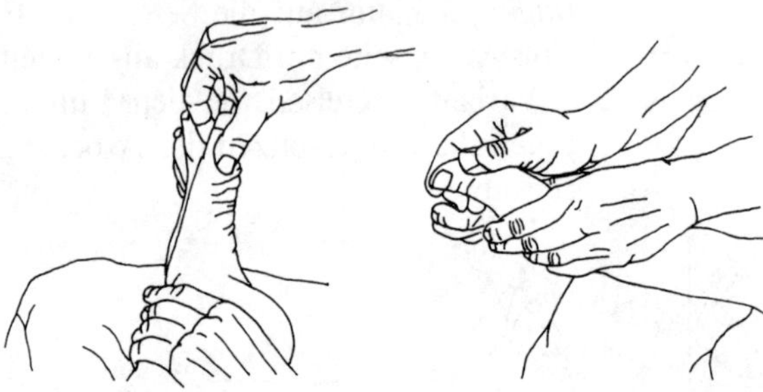

Plazieren Sie die Finger der Arbeitshand seitlich an die große Zehe, den Daumen an die gegenüberliegende Zehenseite. ›Gehen‹ Sie nun mit Hilfe des *Daumengangs* am Innenrand des Fußes hinab.

Variante: Diese Anwendung läßt sich erweitern, indem man durch Fingerzug zusätzliche Hebelwirkung erzeugt.

Variante: ←

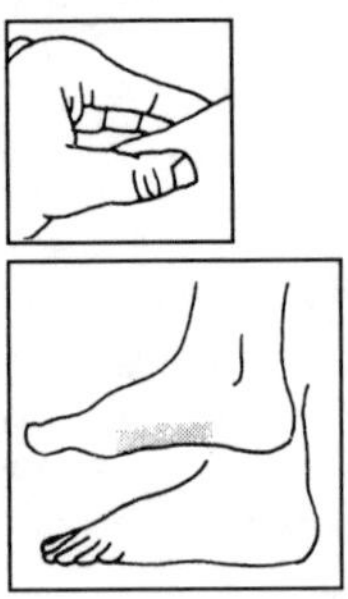

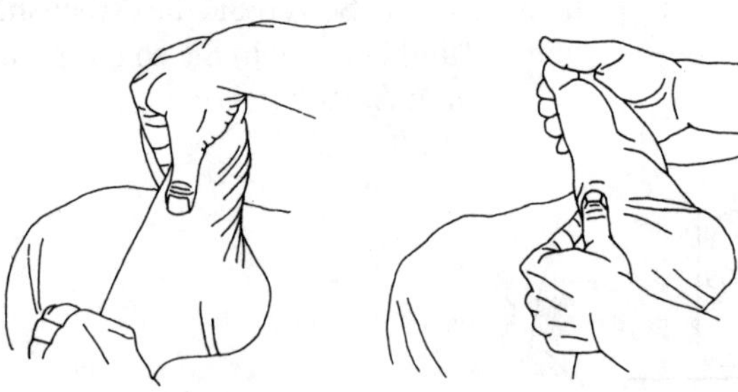

Legen Sie die Finger der Arbeitshand zur Hebelwirkung auf den Fußrücken, den Daumen an den inneren Fußrand, und ›gehen‹ Sie mit Hilfe des *Daumengangs* den Fußrand ab. Wiederholen Sie mehrmals.

Variante: Um am inneren Fußrand aufwärts zu arbeiten, hält die Haltehand den Fuß fest, die Finger der Arbeitshand liegen am Fußrücken (Hebelwirkung).

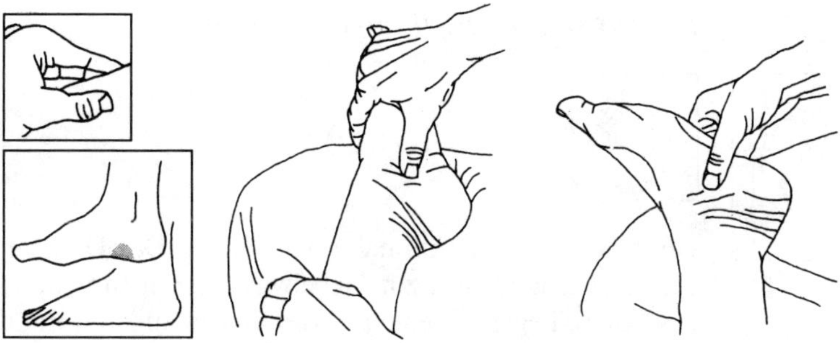

Die Finger der Arbeitshand ruhen auf dem Fußrücken (Hebelwirkung). Setzen Sie den *Daumengang* ein und arbeiten Sie am Fuß abwärts. Wiederholen Sie dies mehrmals.

Variante: ←

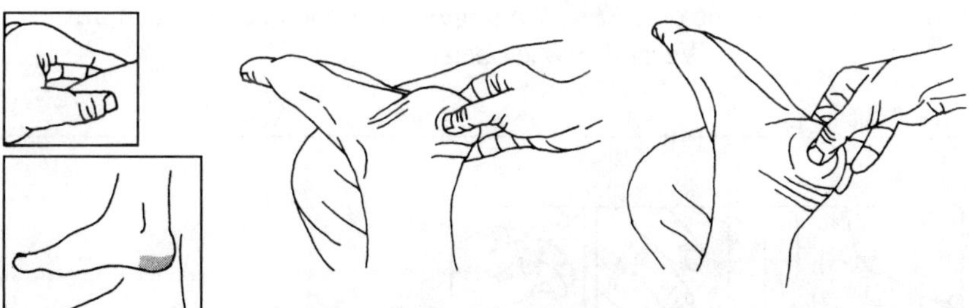

Die Finger der Arbeitshand ruhen zur Hebelwirkung unter der Ferse. ›Gehen‹ Sie mit Hilfe des *Daumengangs* rund um den Rand der Ferse.

Variante: ←

Fußaußenseite

Fingergang, Kreisen um einen Punkt

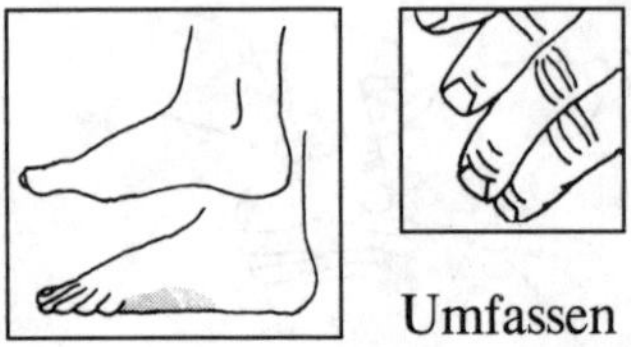

Umfassen Sie den Fuß nahe den Zehen. Der Daumen der Arbeitshand ruht zur Hebelwirkung am Innenrand des Fußes. Legen Sie einen Finger an den äußeren Rand des Fußes, und ›gehen‹ Sie den äußeren Fußrand entlang *(Einzelfingergang).*

Variante: *Kreisen um einen Punkt* oder *Mehrfingergang.*

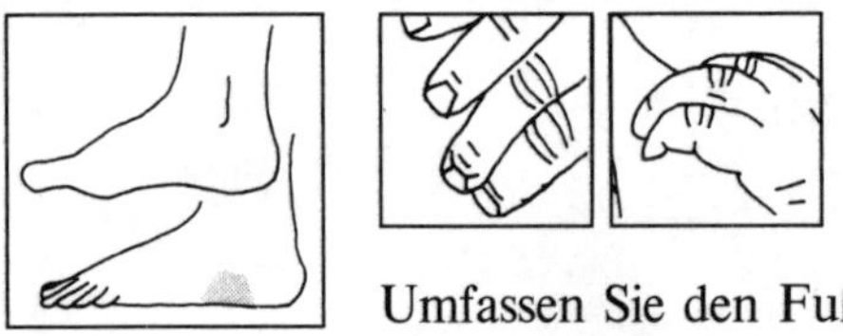

Umfassen Sie den Fuß mehr in der Mitte, und führen Sie den *Einzelfingergang* wie oben beschrieben aus.

Variante: Wie oben.

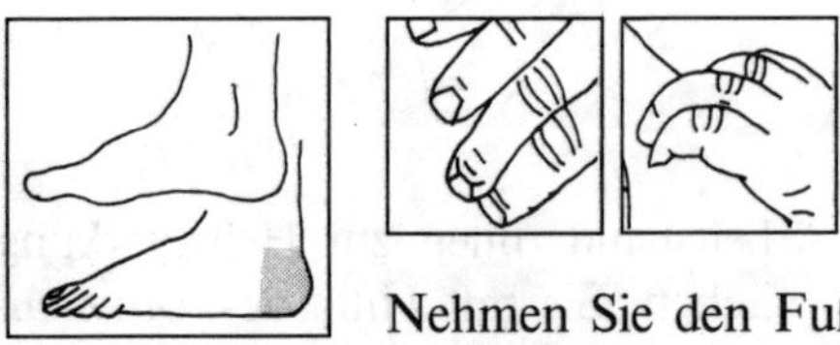

Nehmen Sie den Fuß an der Fußwurzel, und wiederholen Sie den *Einzelfingergang* in derselben Art auch dort.

Variante: Wie oben.

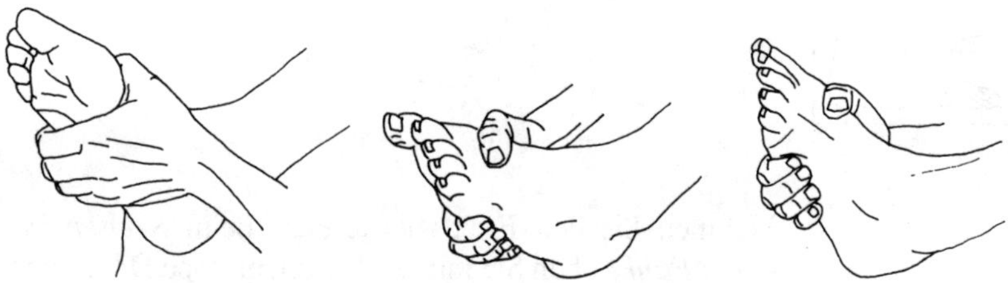

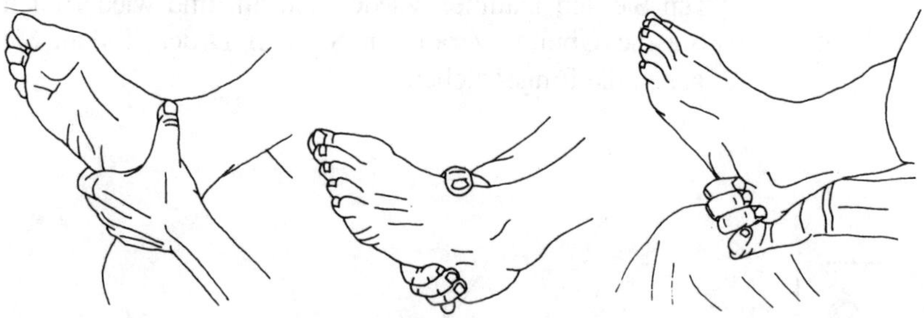

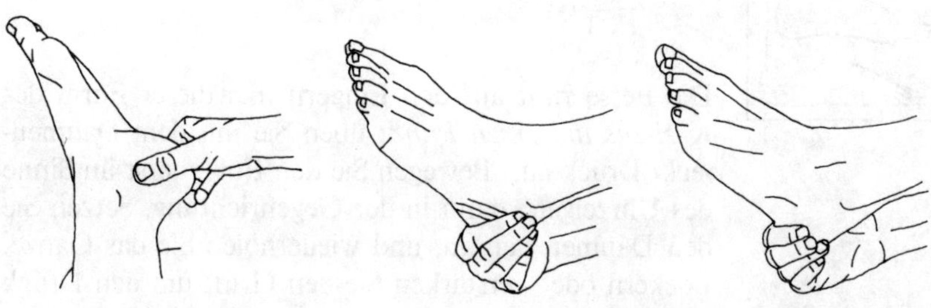

Fußinnenseite

Kreisen um einen Punkt

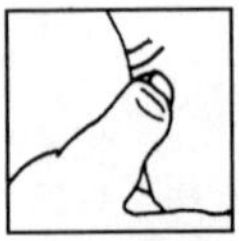
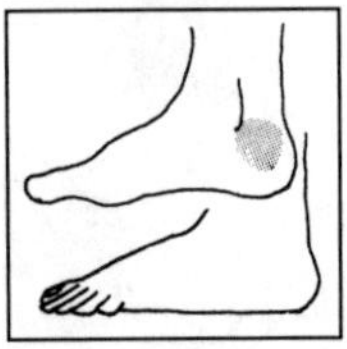
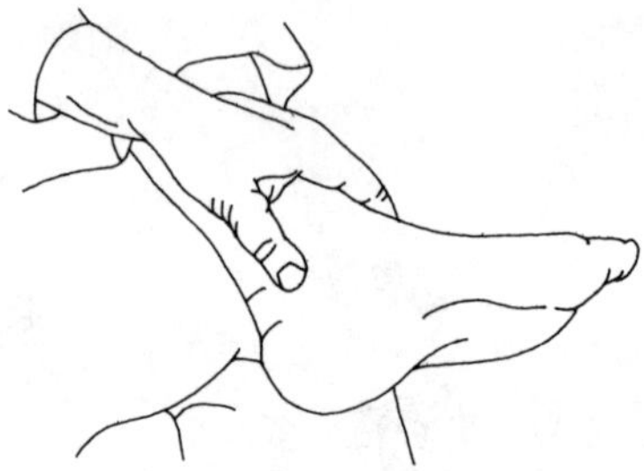

Nehmen Sie den Fuß, wie gezeigt. Beim *Kreisen um einen Punkt* üben Sie mit der Daumenkuppe Druck aus. Beschreiben Sie mit der großen Zehe Kreise in der Luft, und zwar zuerst im, dann gegen den Uhrzeigersinn. Setzen Sie den Daumen wieder neu an, und wiederholen Sie die Übung. Verändern Sie den Druck, indem Sie gegen die Finger ziehen.

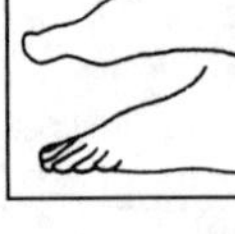

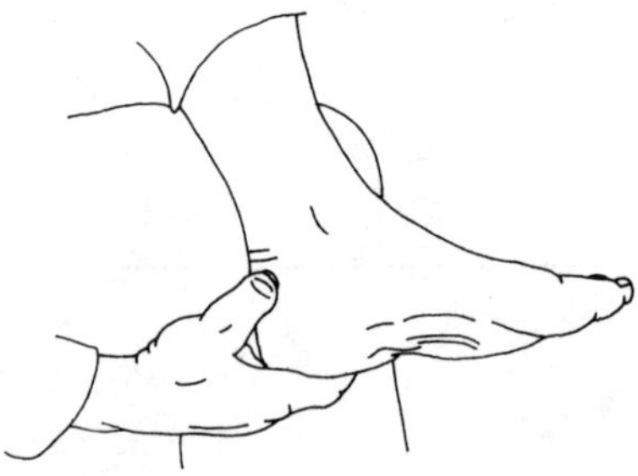

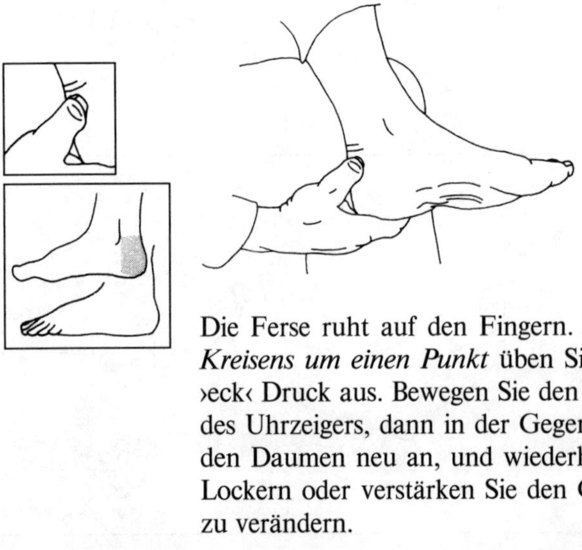

Die Ferse ruht auf den Fingern. Bei dieser Form des *Kreisens um einen Punkt* üben Sie mit dem Daumen›eck‹ Druck aus. Bewegen Sie den Fuß zuerst im Sinne des Uhrzeigers, dann in der Gegenrichtung. Setzen Sie den Daumen neu an, und wiederholen Sie das Ganze. Lockern oder verstärken Sie den Griff, um den Druck zu verändern.

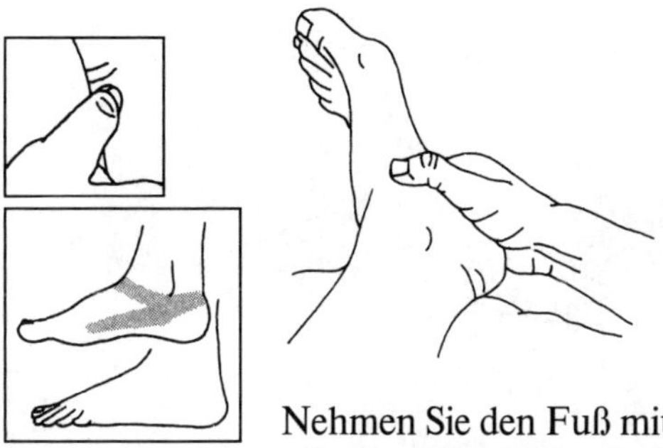

Nehmen Sie den Fuß mit der Arbeitshand, und üben Sie mit dem Daumen›eck‹ Druck aus, indem Sie mit dem Fuß zuerst im Sinne des Uhrzeigers, dann entgegengesetzt *kreisen.* Korrigieren Sie den Griff, und wiederholen Sie dies. Lockern oder verstärken Sie den Griff, um den Druck zu verändern.

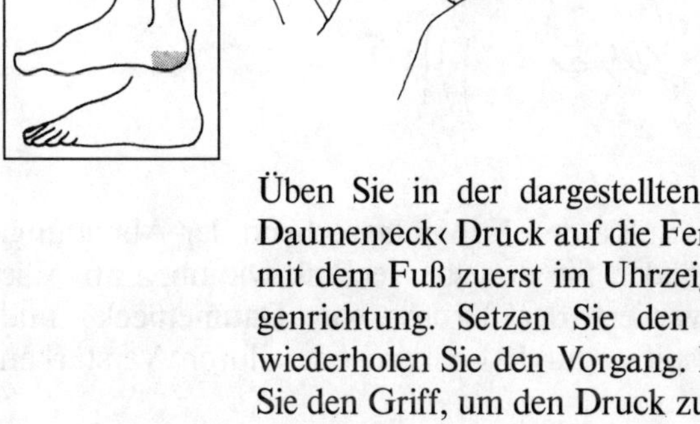

Üben Sie in der dargestellten Handhaltung mit dem Daumen›eck‹ Druck auf die Ferse aus. *Kreisen* Sie dabei mit dem Fuß zuerst im Uhrzeigersinn, dann in der Gegenrichtung. Setzen Sie den Daumen neu an, und wiederholen Sie den Vorgang. Lockern oder verstärken Sie den Griff, um den Druck zu verändern.

Fußinnen- und -außenseite

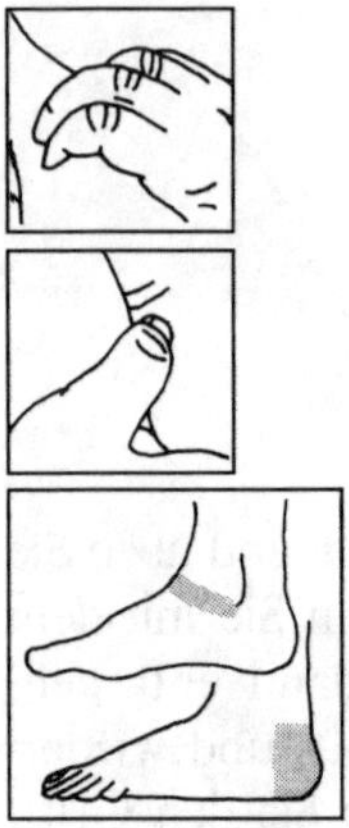

Kreisen um einen Punkt

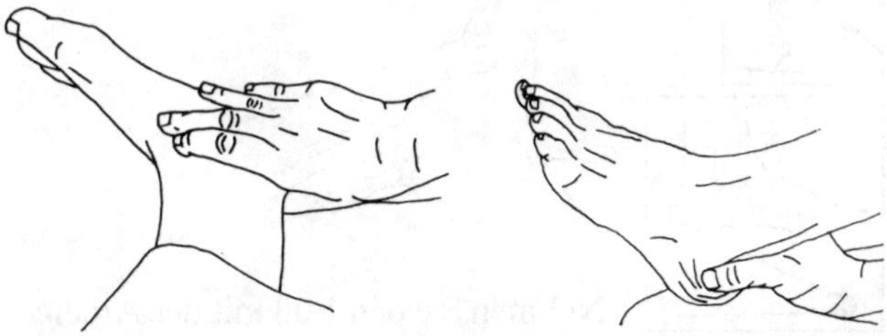

Nehmen Sie den Fuß wie gezeigt; bei diesem *Kreisen um einen Punkt* üben eine Fingerspitze und das Daumen›eck‹ Druck aus. Bewegen Sie den Fuß zuerst im Sinne des Uhrzeigers, dann in der Gegenrichtung. Korrigieren Sie den Griff, und wiederholen Sie das Kreisen, verstärken oder lockern Sie ihn dabei, um den Druck zu verändern.

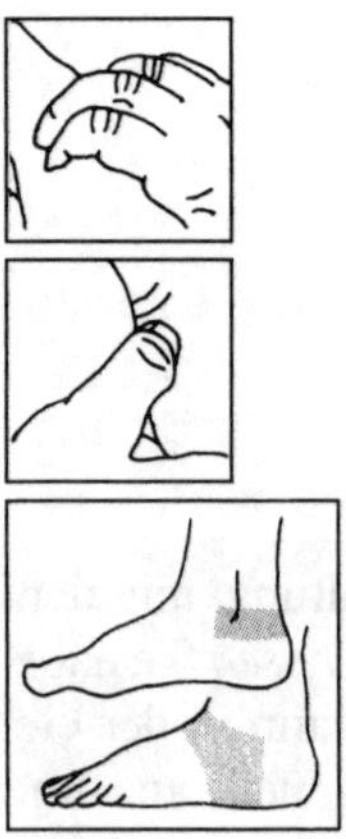

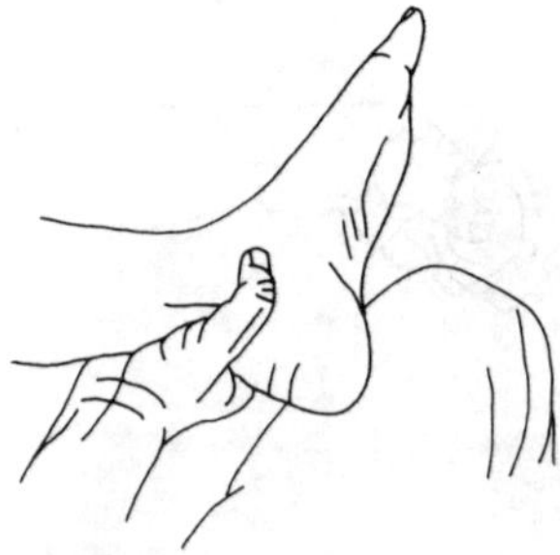

Umfassen Sie den Fuß entsprechend der Abbildung, und wenden Sie dieselbe Technik wie oben an. Wie dort, variiert der Druck von Daumen›eck‹ und Fingerspitze durch Lockern oder durch Verstärken des Griffs.

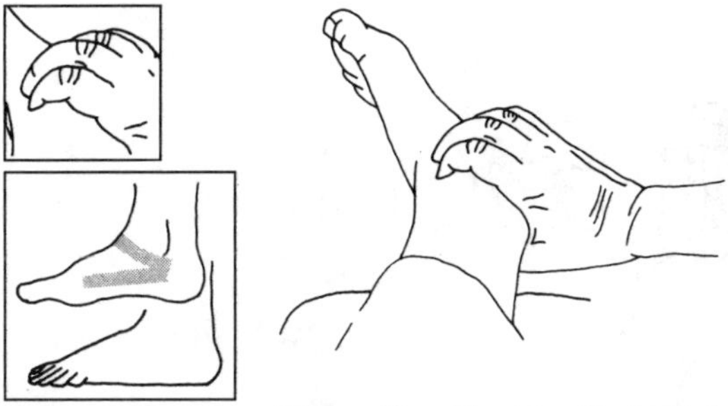

Umgreifen Sie den Fuß. Bei diesem *Kreisen um einen Punkt* übt nur eine Fingerspitze Druck aus. Beschreiben Sie mit der großen Zehe Kreise in der Luft, indem Sie den Fuß zuerst mit, dann gegen den Uhrzeigersinn bewegen. Setzen Sie den Finger neu an, und wiederholen Sie den Ablauf. Eine Druckveränderung entsteht durch Verstärken oder Lockern des Griffs.

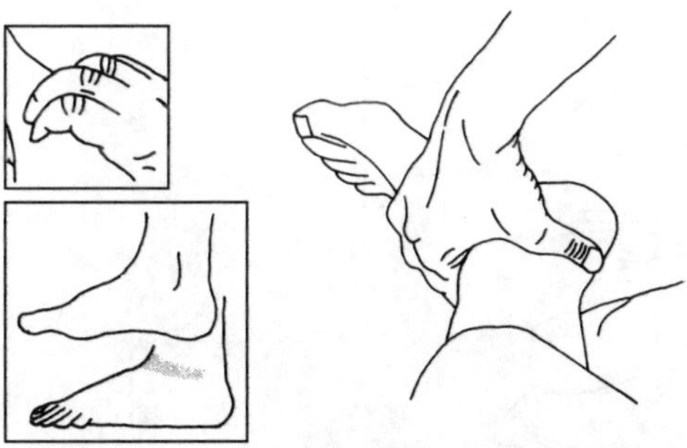

Umfassen Sie den Fuß von vorne. Auch hier übt eine Fingerspitze Druck aus. Bewegen Sie den Fuß zuerst im, dann gegen den Uhrzeigersinn. Korrigieren Sie die Stellung und wiederholen Sie anschließend den Vorgang. Verstärken oder lockern Sie den Griff, um den Druck zu variieren.

Fußinnenseite

Golfball

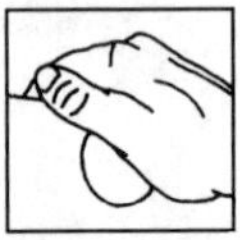

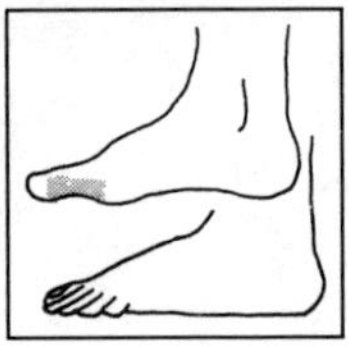

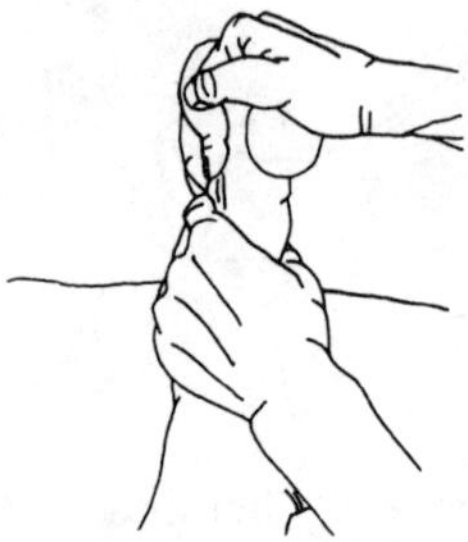

Anmerkung: Beobachten Sie Ihre eigene Reaktion auf den durch die harte Oberfläche des Golfballs ausgeübten Druck, und richten Sie dessen Stärke nach Ihrer Verträglichkeit. Der Druck darf keinesfalls so stark sein, daß er Sie schmerzt.

Nehmen Sie den Golfball in die hohle Arbeitshand. Die große Zehe ist zwischen den Fingern der Arbeitshand um den Golfball ›gefangen‹. Rollen Sie den Golfball mehrmals am Zehenrand entlang. Die Stärke des Drucks läßt sich durch den Griff der Arbeitshand variieren.

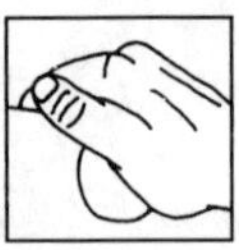

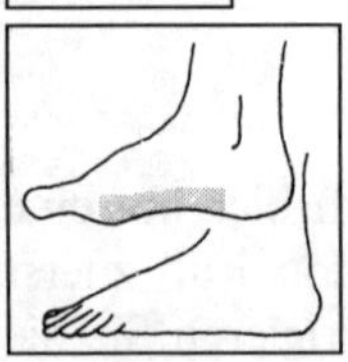

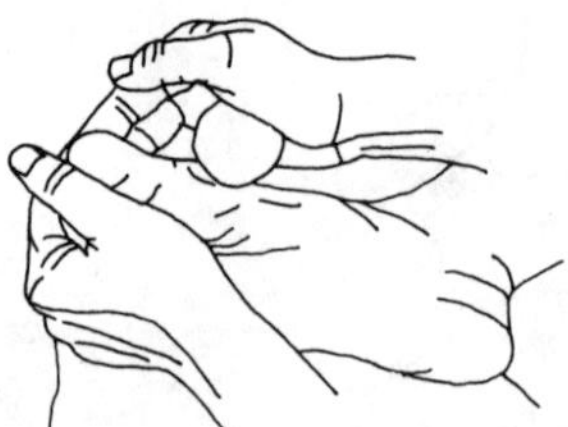

Nehmen Sie den Golfball in die hohle Arbeitshand, deren Finger ruhen auf dem Fußrücken. Rollen Sie den Golfball so mehrmals den Fußrand entlang.

Variante: Rollen Sie den Golfball mit der anderen Hand.

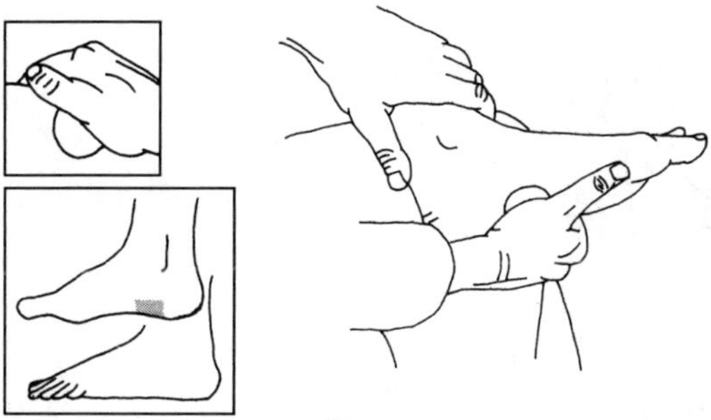

Nehmen Sie den Golfball in die hohle Arbeitshand. Die Finger der Arbeitshand ruhen am äußeren Fußrand. Rollen Sie den Golfball so mehrmals den inneren Fußrand entlang.

Variante: Versuchen Sie dasselbe mit der anderen Hand.

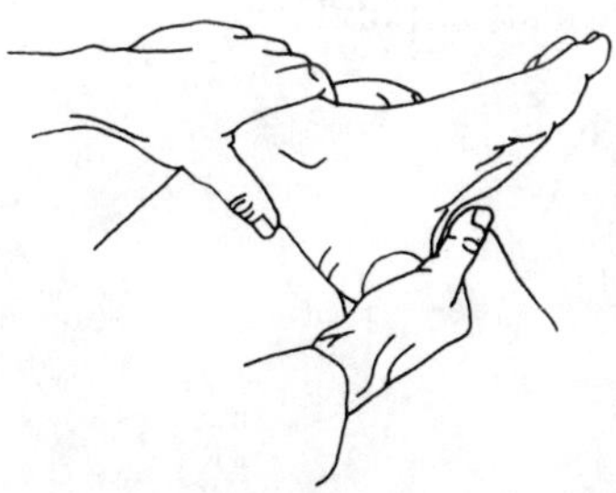

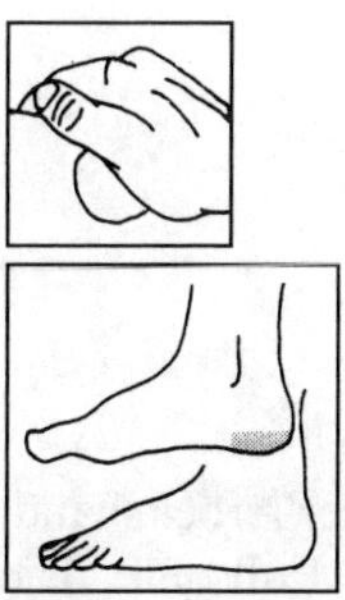

Nehmen Sie den Golfball in die Arbeitshand, deren Finger am äußeren Fersenrand entlang ruhen. Rollen Sie den Golfball mehrmals am inneren Fersenrand entlang.

Variante: Führen Sie den Golfball mit der anderen Hand.

Weitere Techniken

Golfball

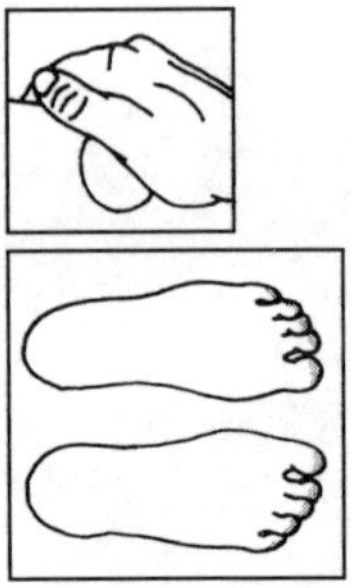
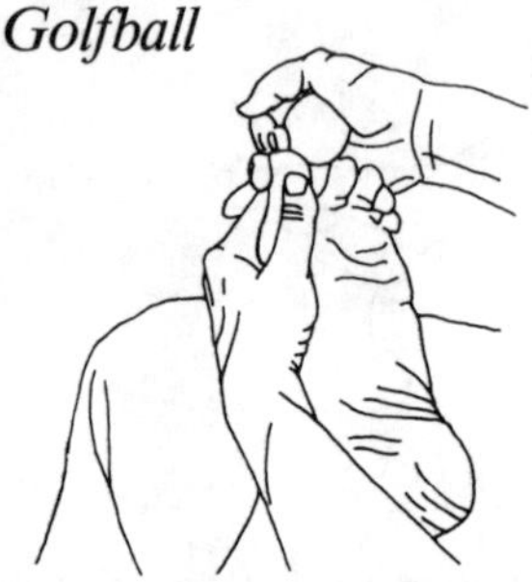

Nehmen Sie den Golfball in die hohle Arbeitshand. Die große Zehe liegt zwischem den Fingern und dem Golfball, den Sie bis über die Zehenspitze rollen.

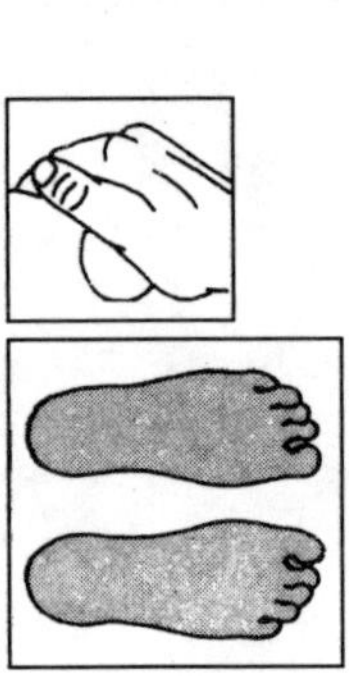
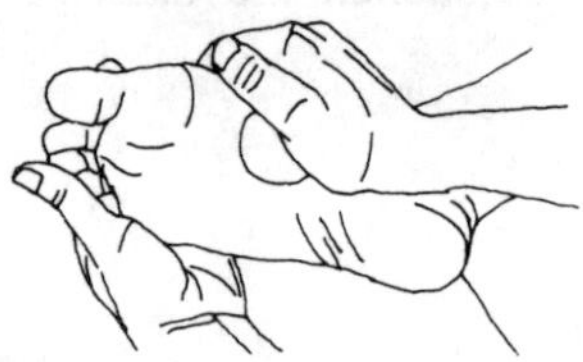

Der Ball liegt in der Handfläche der leicht gekrümmten Arbeitshand. Halten Sie den Fuß mit der Haltehand. Legen Sie den Golfball auf die Fußsohle, und rollen Sie ihn mehrmals hin und her.

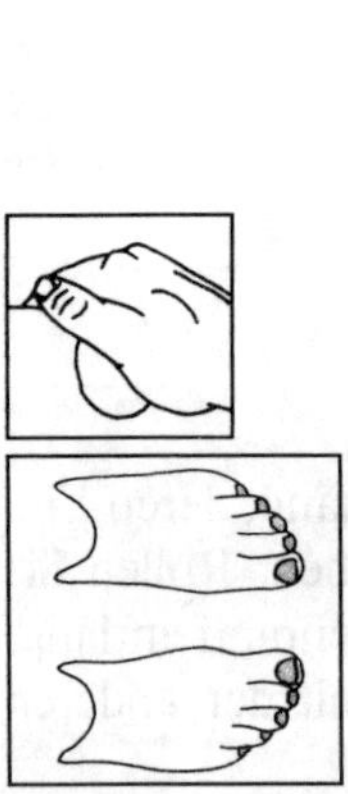
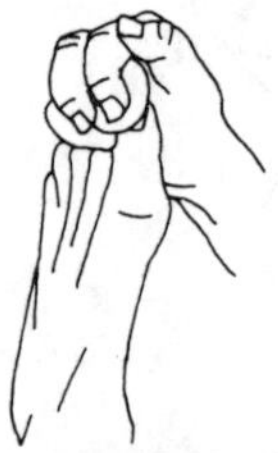

Halten Sie den Golfball in den Fingern der Arbeitshand, und legen Sie die Handfläche an die Fußsohle. Die Zehen befinden sich zwischen Golfball und Handfläche. Rollen Sie den Golfball so mehrmals an der Oberseite jeder Zehe entlang und auch über die Nägel.

Die Abbildung zeigt neun verschiedene Modelle von Fußrollern – darunter ganz einfach ein Nudelholz –, wie sie im Handel erhältlich sind. Fragen Sie am besten in Reformhäusern, Sportgeschäften, Sanitätshäusern oder medizinischen Fachgeschäften danach.

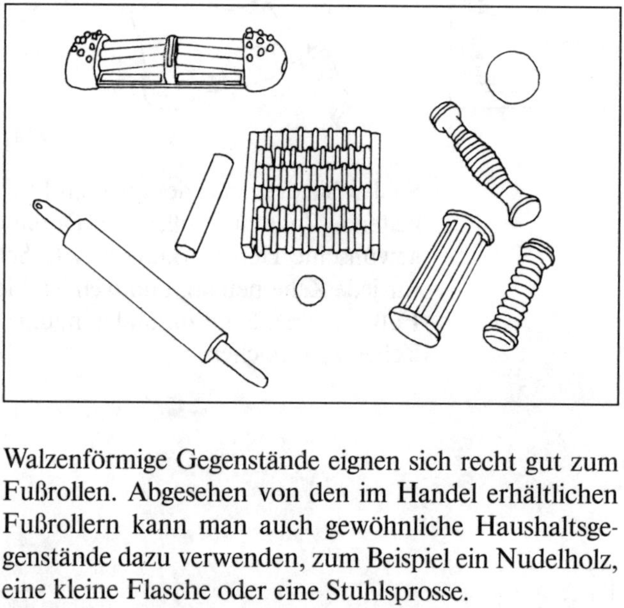

Walzenförmige Gegenstände eignen sich recht gut zum Fußrollen. Abgesehen von den im Handel erhältlichen Fußrollern kann man auch gewöhnliche Haushaltsgegenstände dazu verwenden, zum Beispiel ein Nudelholz, eine kleine Flasche oder eine Stuhlsprosse.

Anmerkung: Beobachten Sie Ihre Reaktion auf den durch die harte Oberfläche des Fußrollers ausgeübten Druck, der nie so stark werden darf, daß er schmerzt.

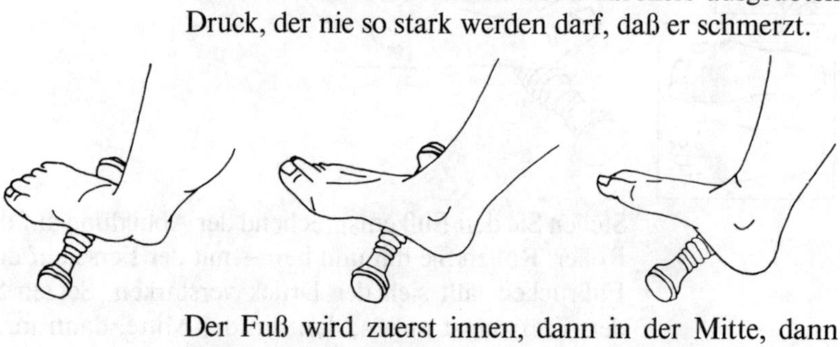

Der Fuß wird zuerst innen, dann in der Mitte, dann außen neu angesetzt.

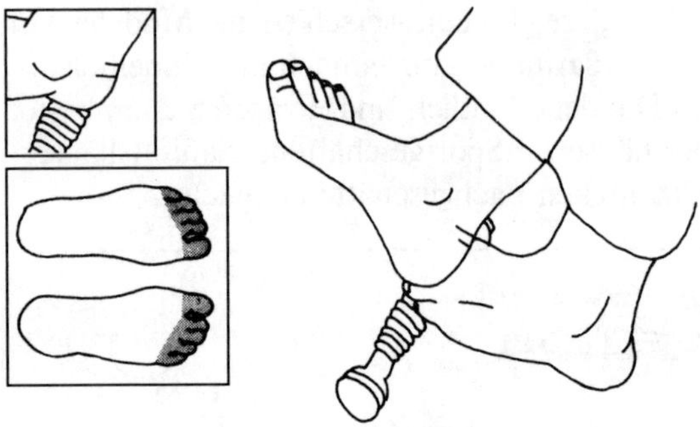

Stellen Sie die Ferse des anderen Fußes auf die zu bearbeitende Zehe und rollen Sie. Durch die Ferse wird die gewünschte Hebelwirkung erzielt. Setzen Sie die Ferse für jede Zehe neu an, und wenden Sie den bearbeiteten Fuß von einer Seite zur anderen, um auch die Seiten der Zehen zu erreichen.

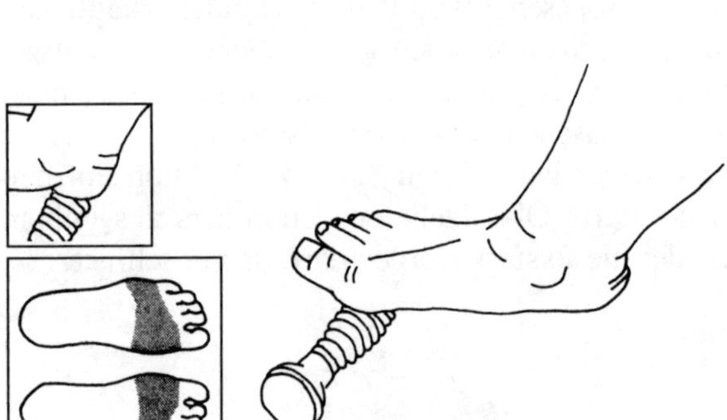

Stellen Sie den Fuß entsprechend der Abbildung auf den Roller. Rollen Sie hin und her – mit der Ferse auf dem Fußrücken läßt sich der Druck verstärken. Setzen Sie den Fuß zuerst außen, dann in der Mitte, dann innen auf, um das ganze Gebiet zu bearbeiten.

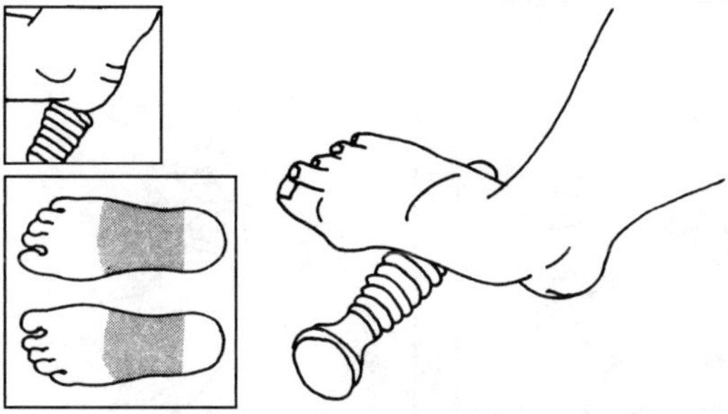

Stellen Sie den Fuß auf den Roller, und rollen Sie hin und her, indem Sie den Fuß zuerst außen, dann in der Mitte, dann innen aufsetzen. Der Druck läßt sich durch Kreuzen der Beine verstärken.

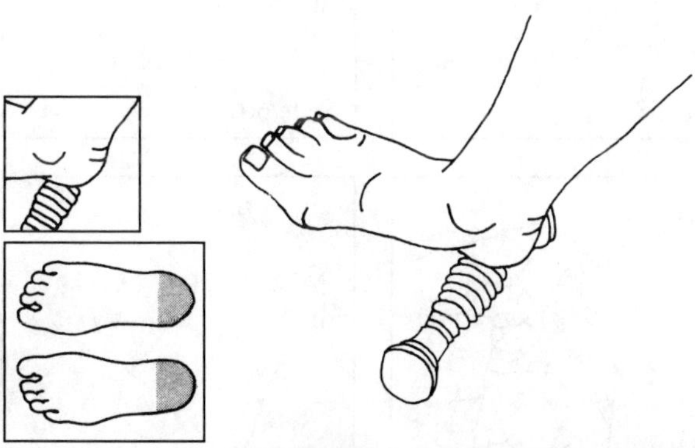

Die Arbeit an den Fersen ist schwierig, weil der Roller leicht abrutscht. Kreuzen Sie daher am besten die Beine, um den Druck zu verstärken und die Kontrolle über den Roller nicht zu verlieren. Setzen Sie auch hier den Fuß zuerst außen, dann in der Mitte, dann innen auf.

Zusammenfassung der Techniken

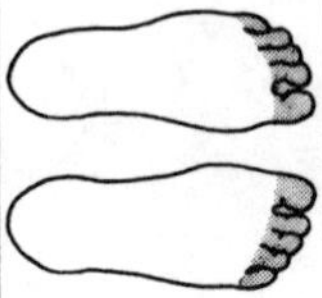

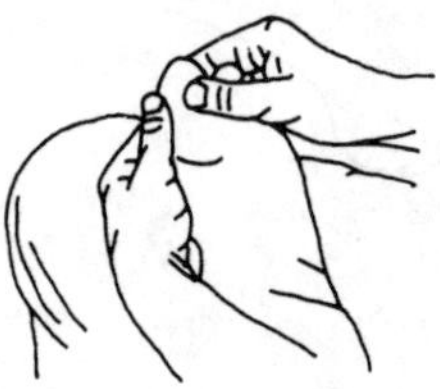

Seite 58

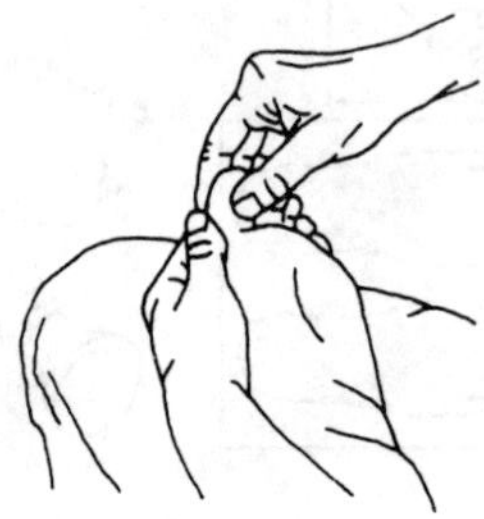

Seite 58

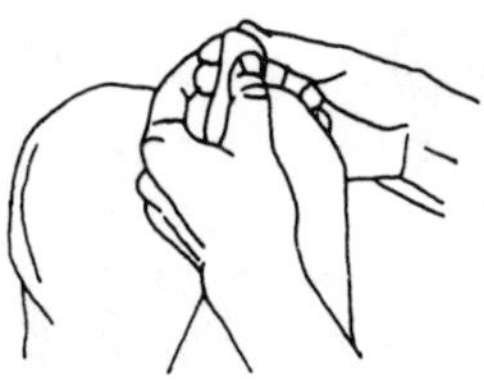

Seite 58

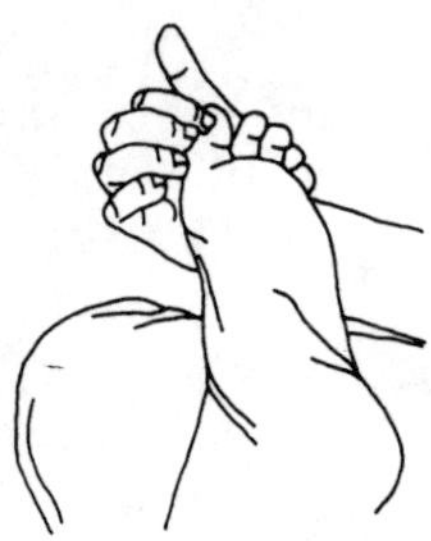

Seite 60

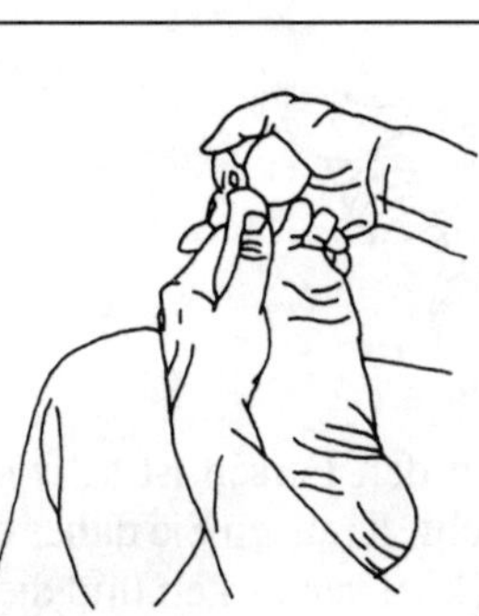

Seite 76

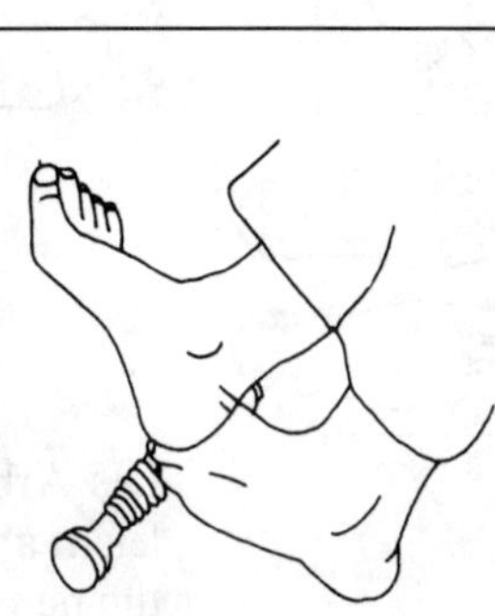

Seite 78

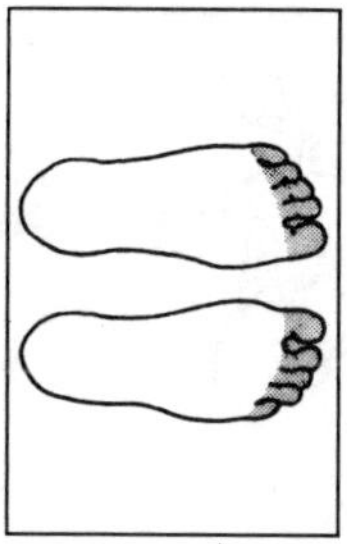

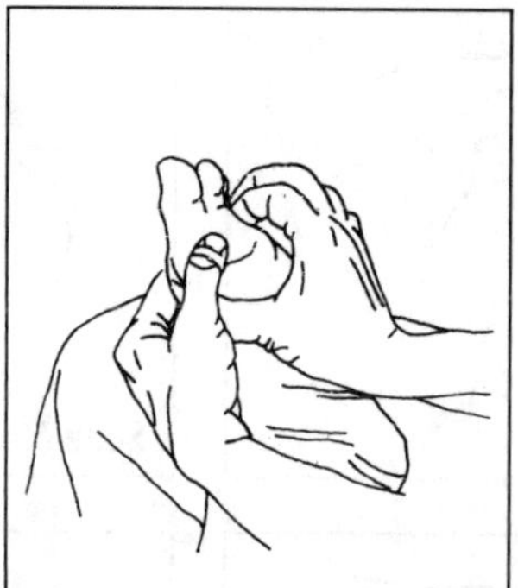

Seite 60

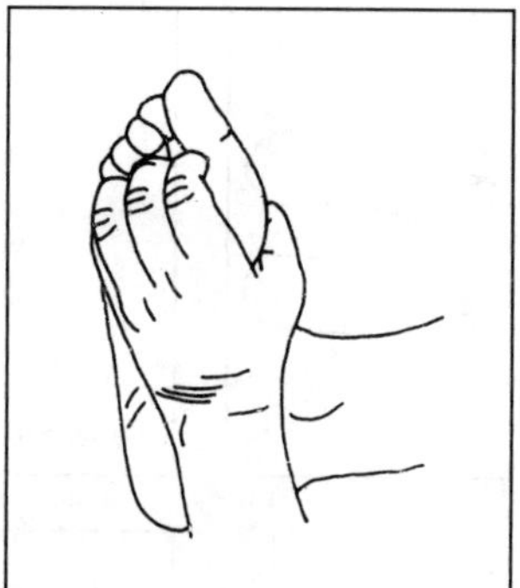

Seite 60

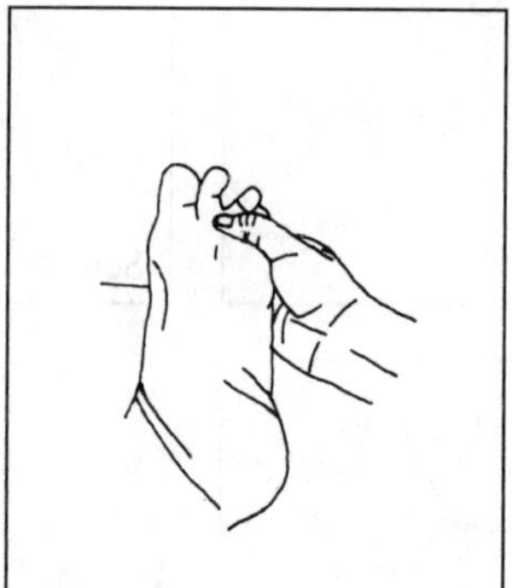

Seite 61

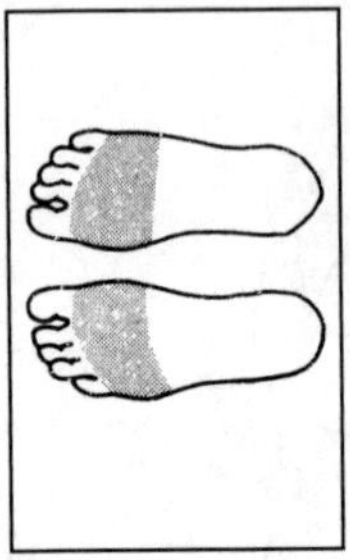

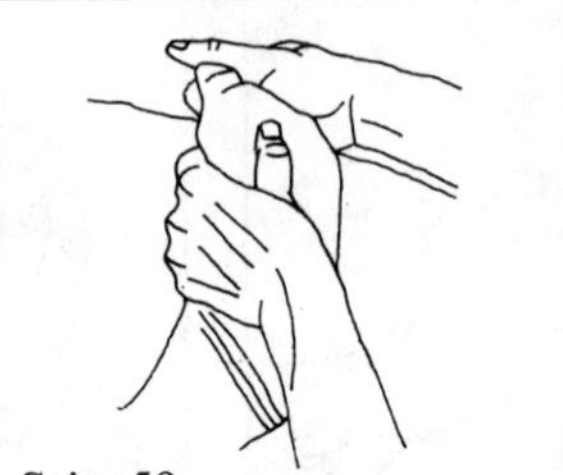

Seite 59

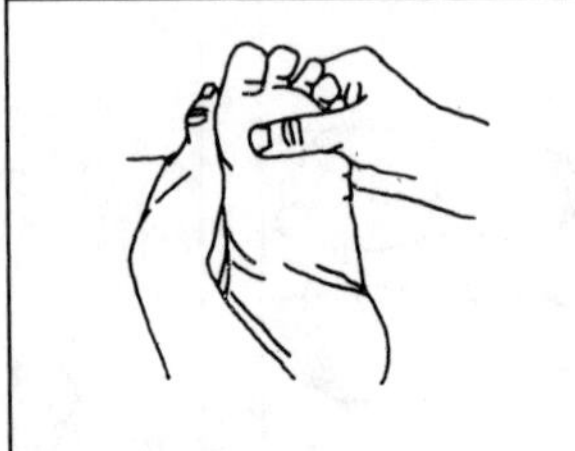

Seite 59

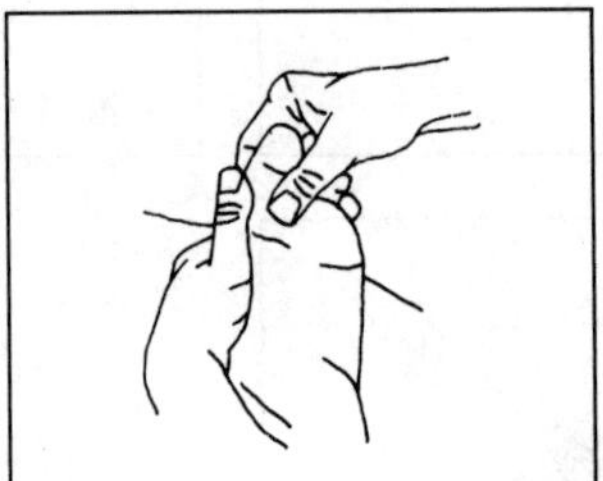

Seite 59

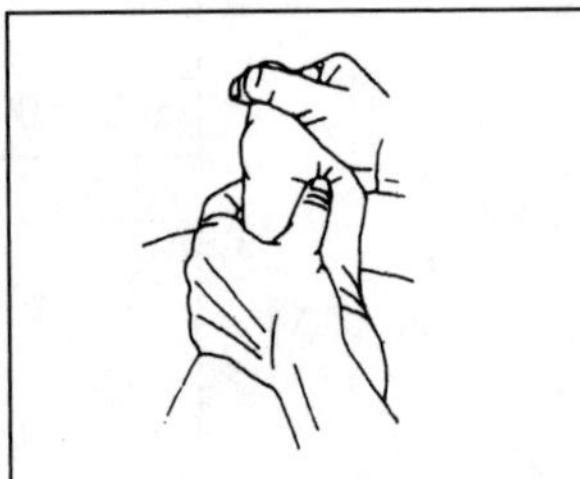

Seite 61

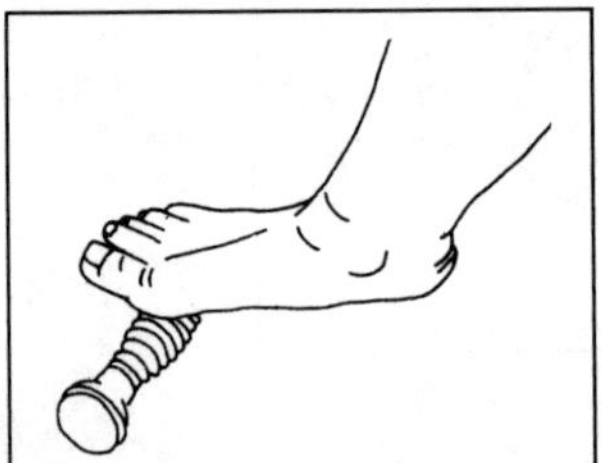

Seite 78

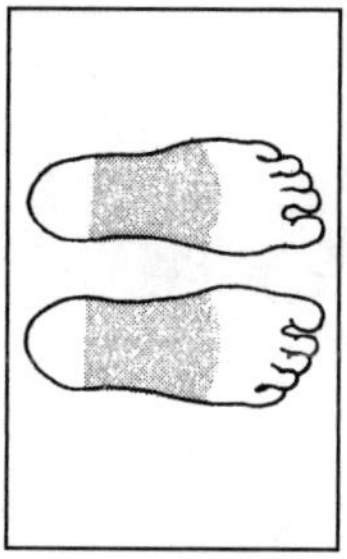

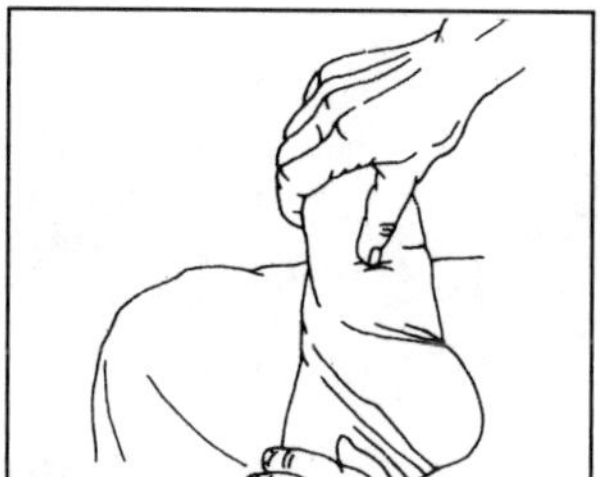

Seite 59

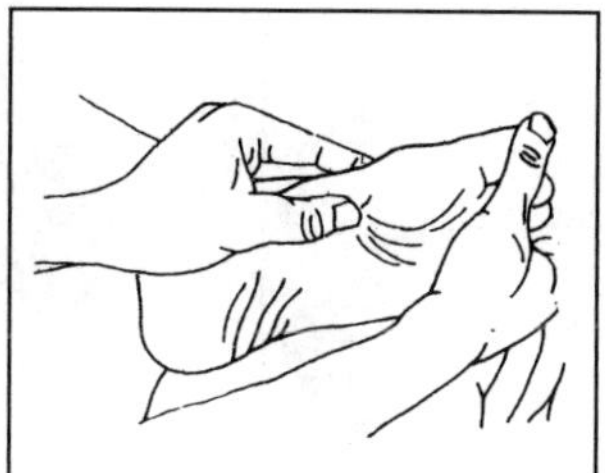

Seite 59

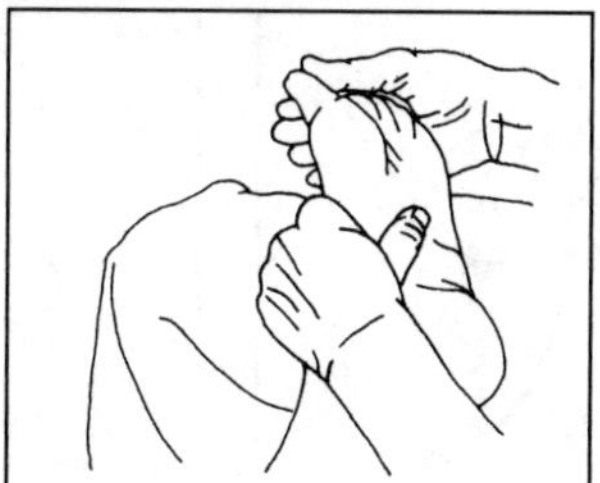

Seite 59

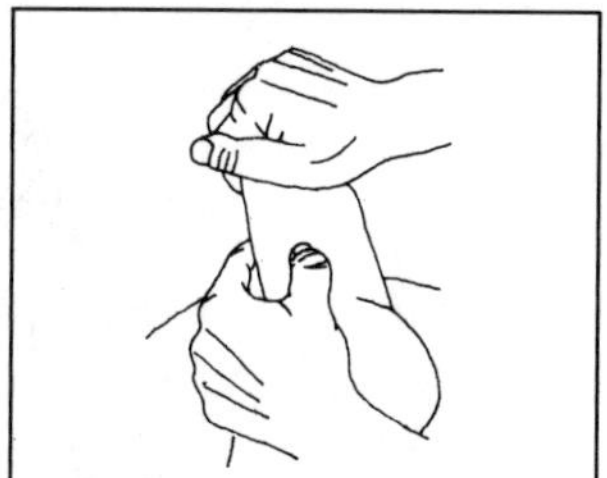

Seite 62

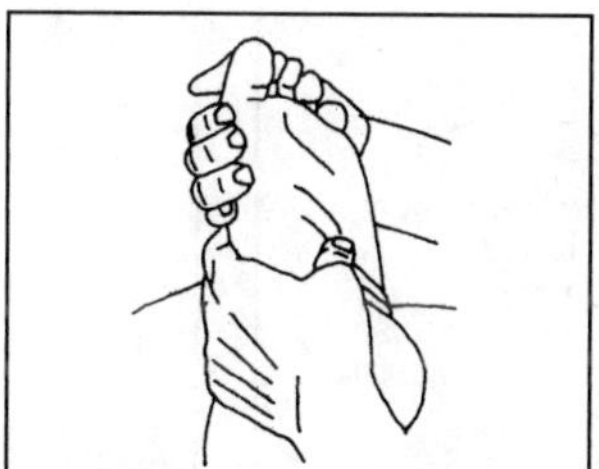

Seite 62

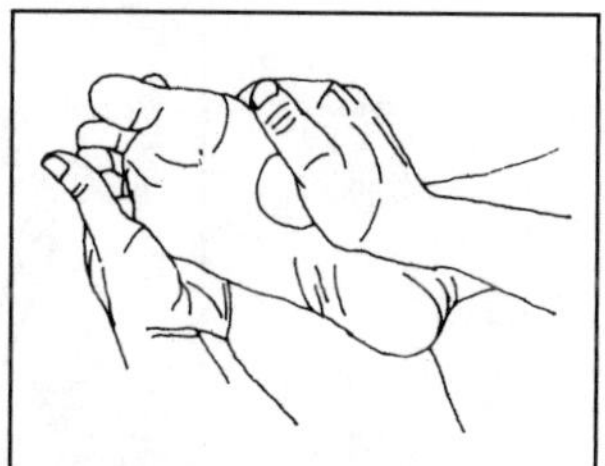

Seite 76

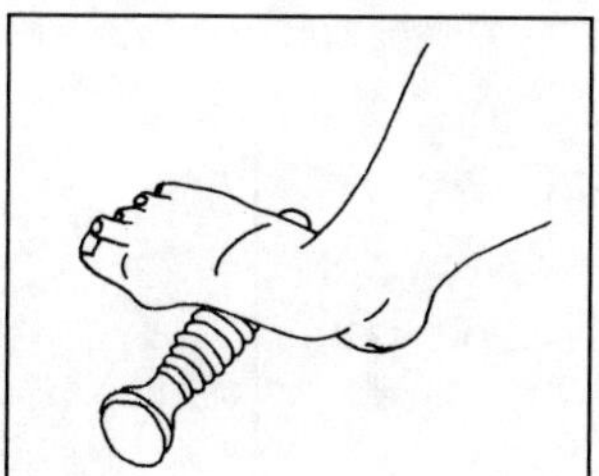

Seite 79

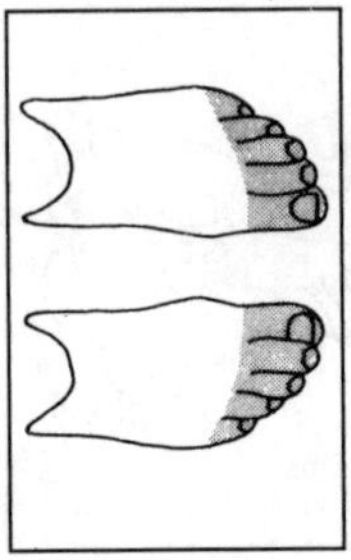

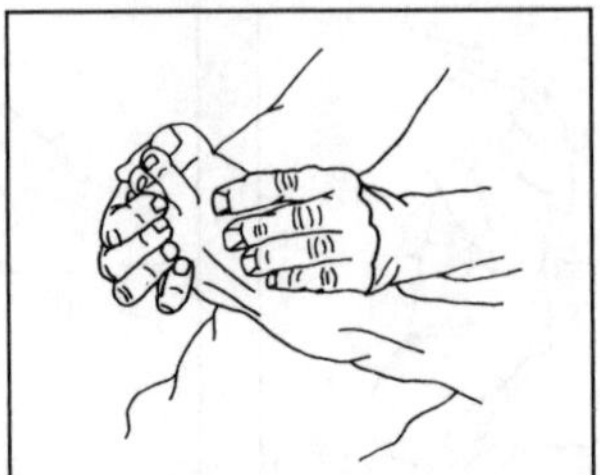

Seite 63

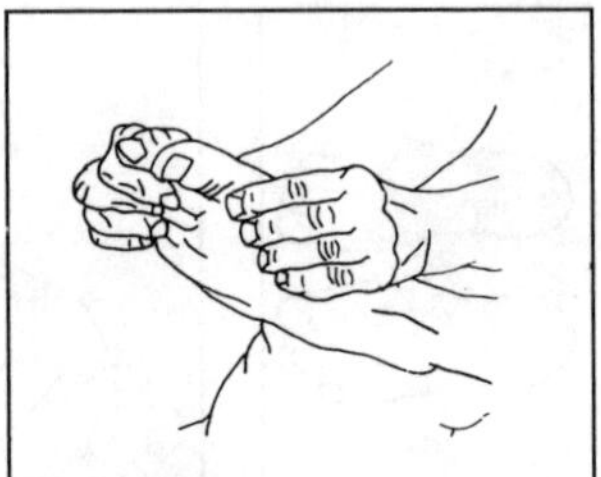

Seite 63

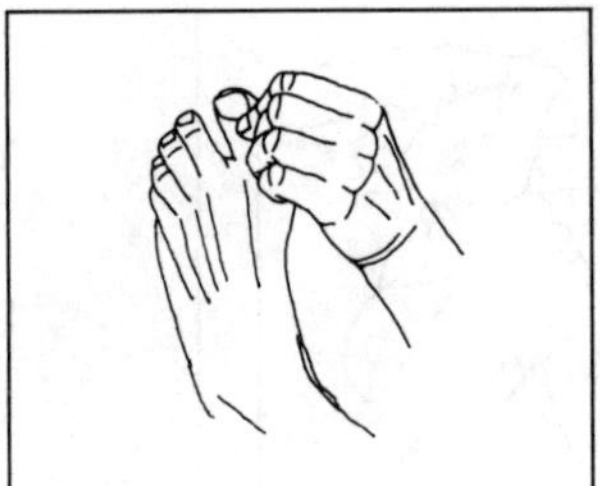

Seite 63

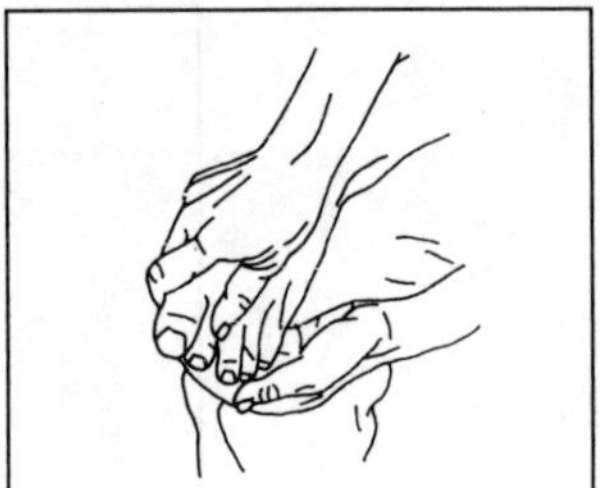

Seite 63

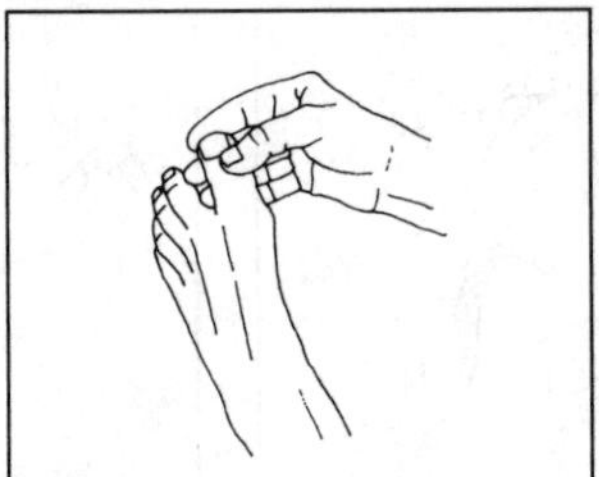

Seite 63

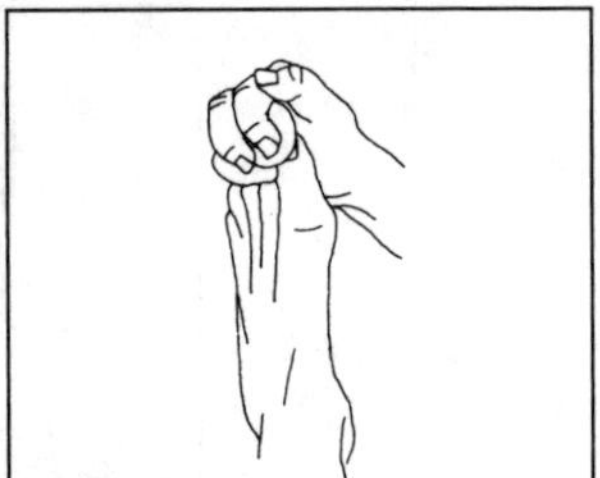

Seite 76

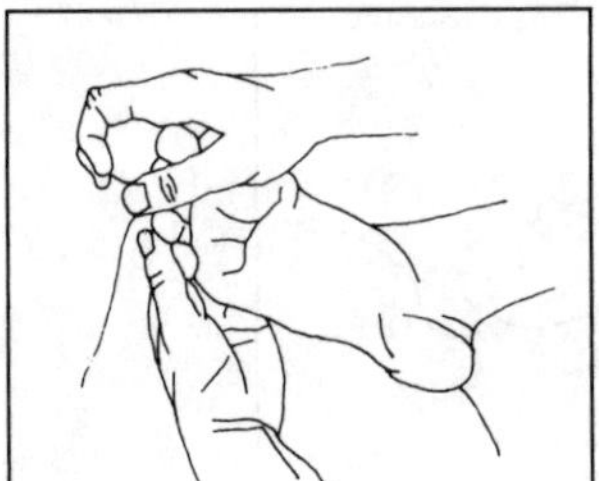

Seite 76

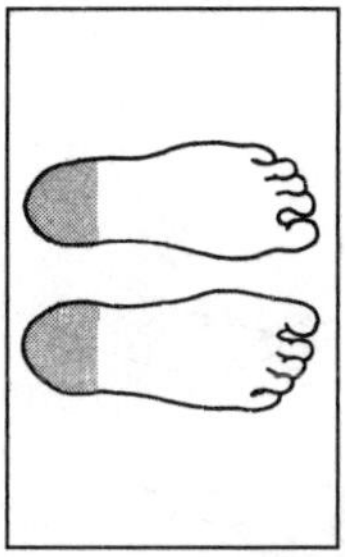

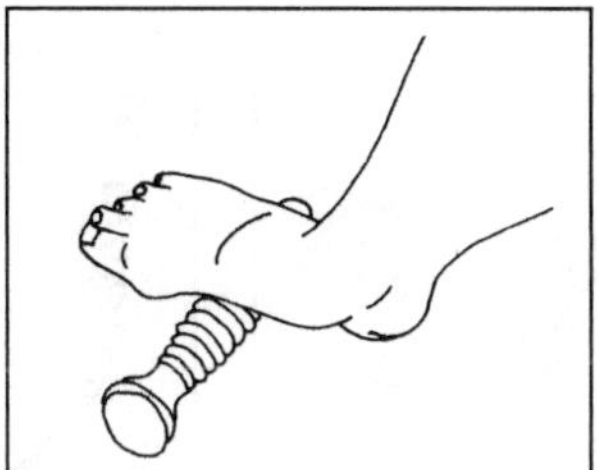

Seite 79

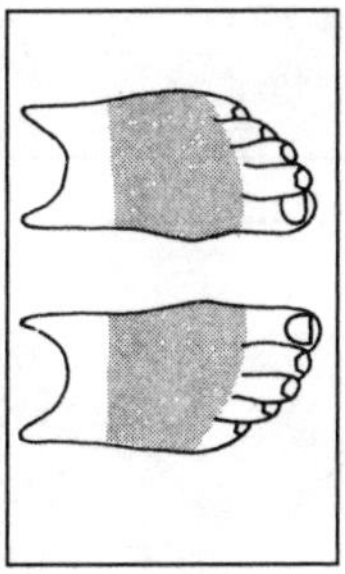

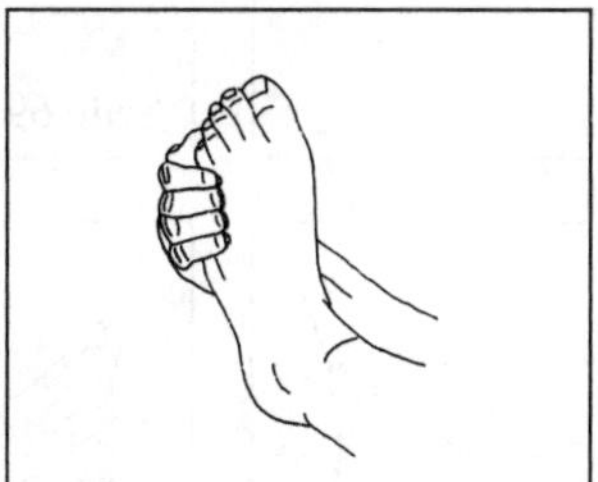

Seite 64

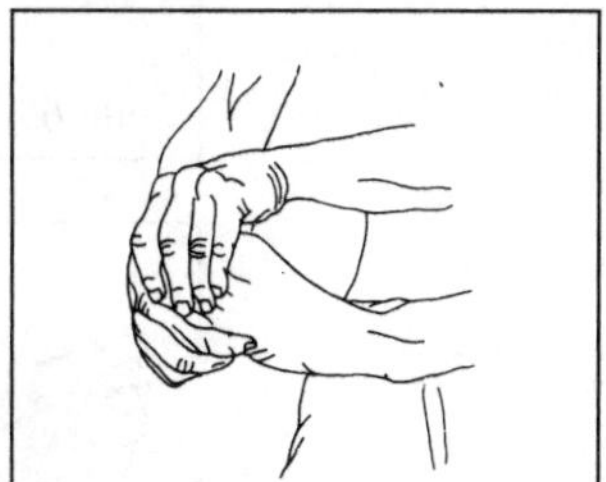

Seite 64

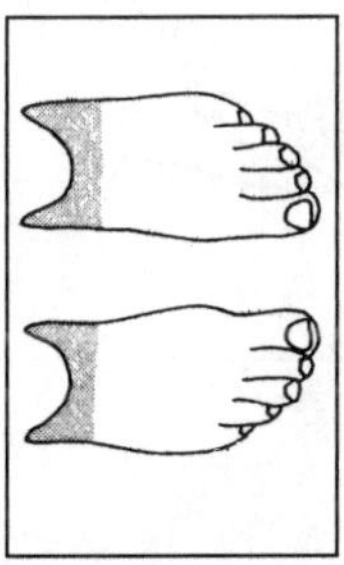

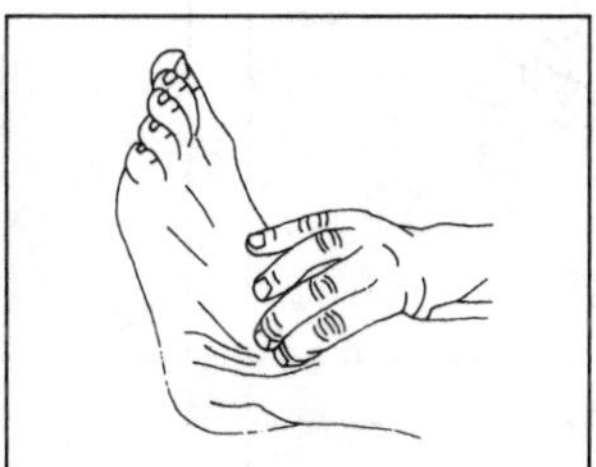

Seite 65

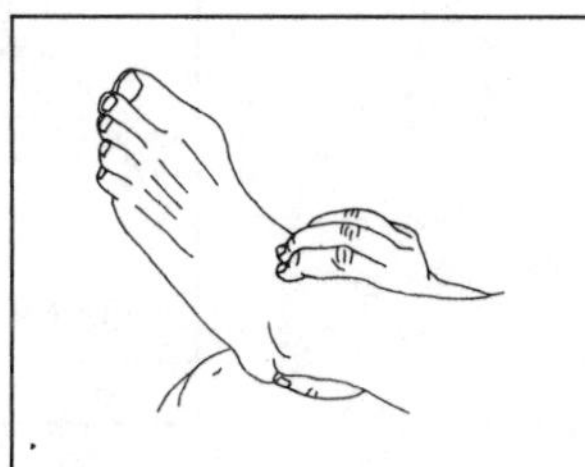

Seite 65

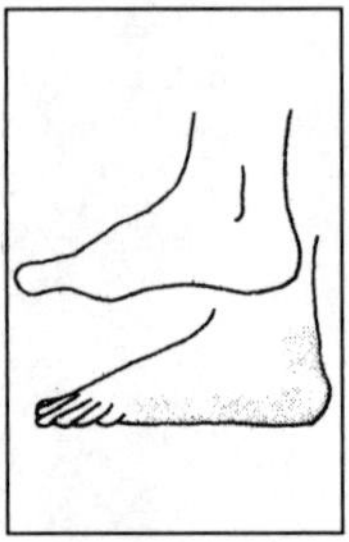

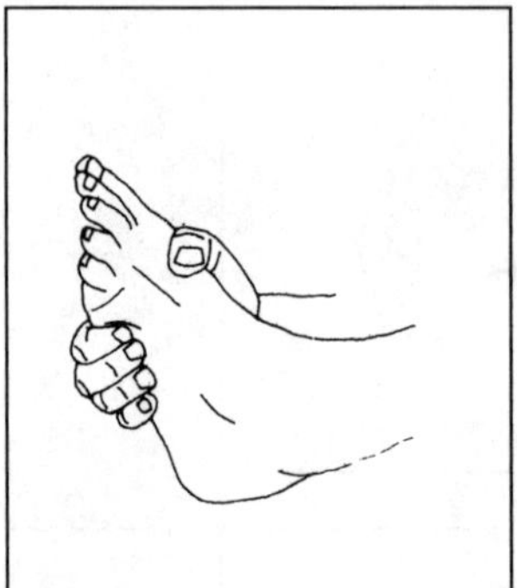

Seite 69

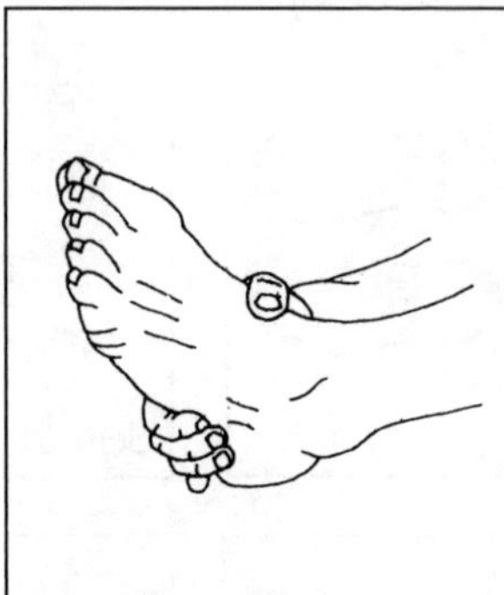

Seite 69

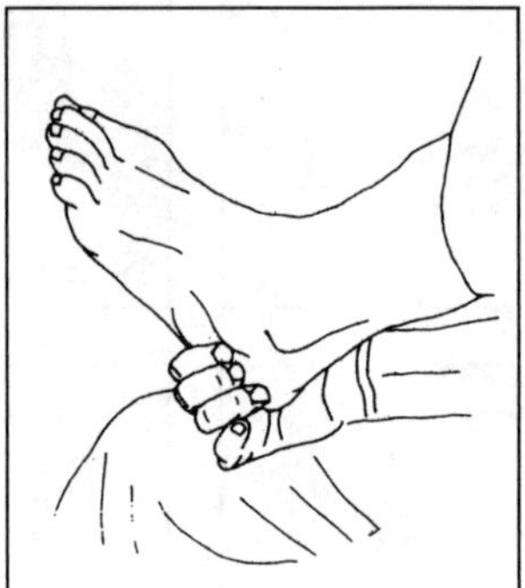

Seite 69

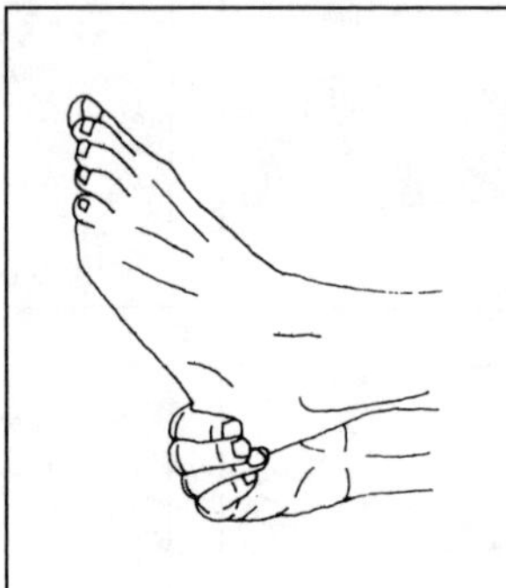

Seite 69

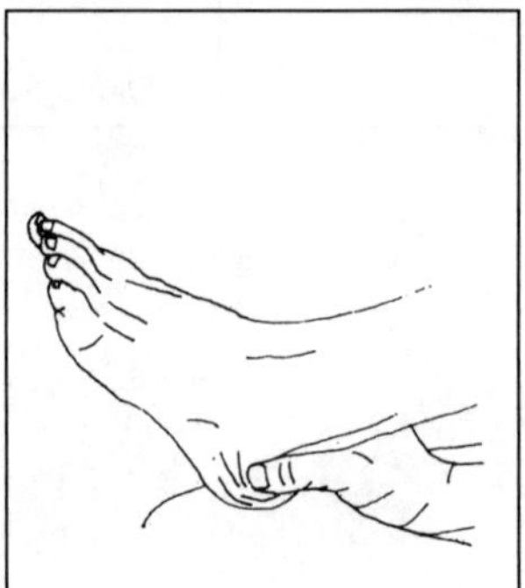

Seite 72

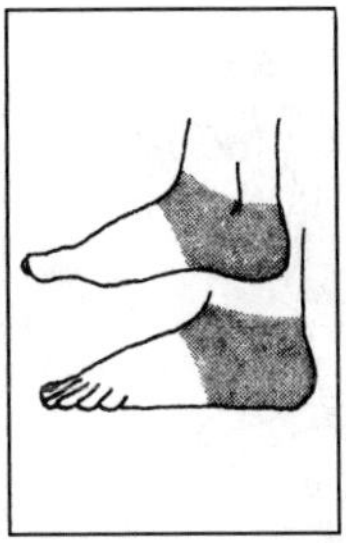

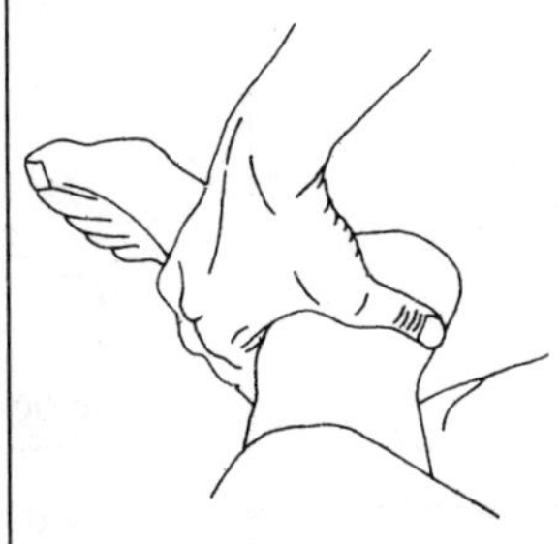

Seite 73

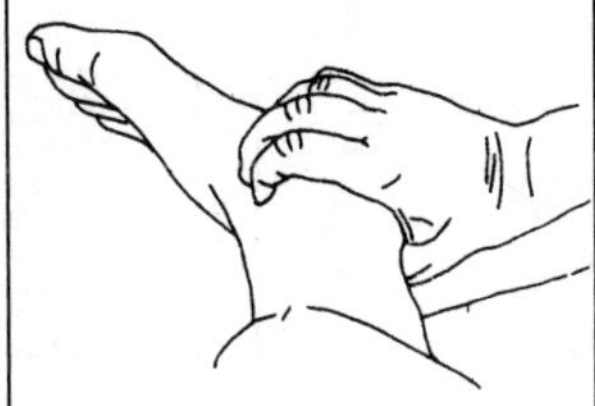

Seite 73

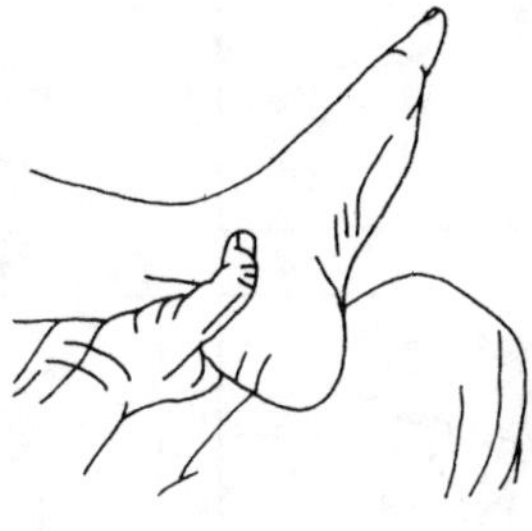

Seite 72

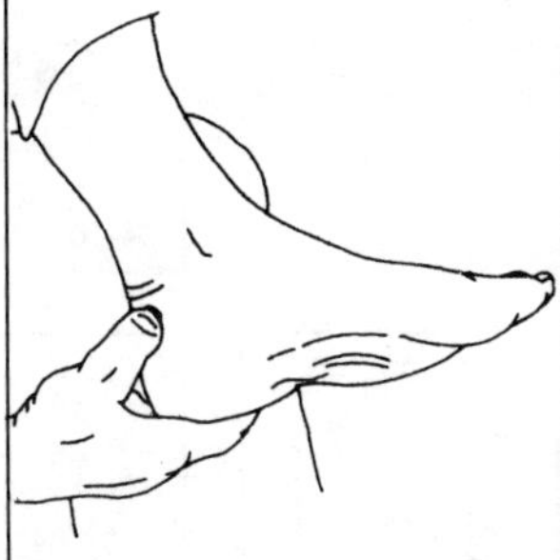

Seite 70

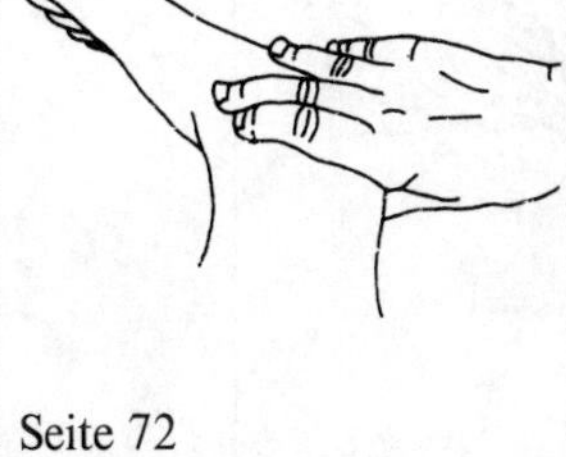

Seite 72

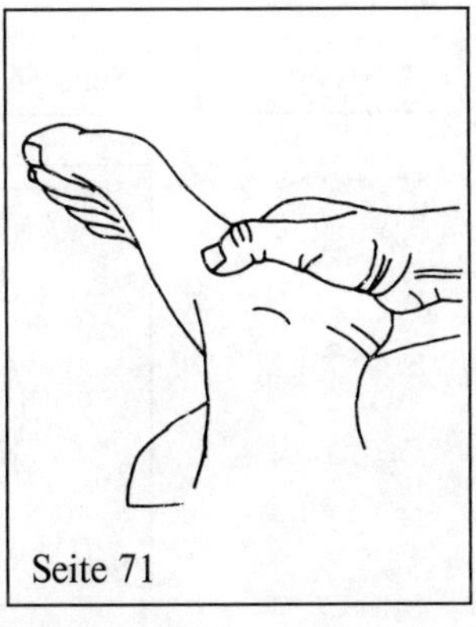

Seite 71

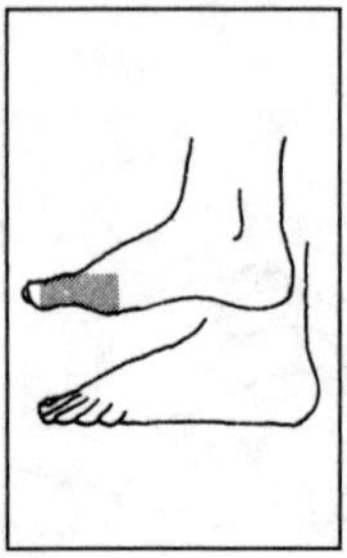

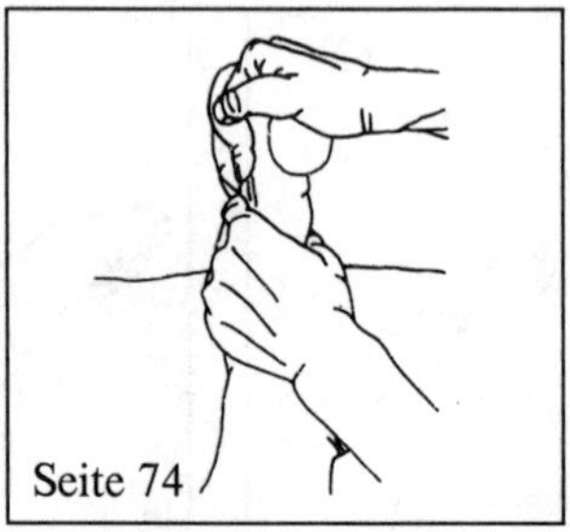

Seite 74

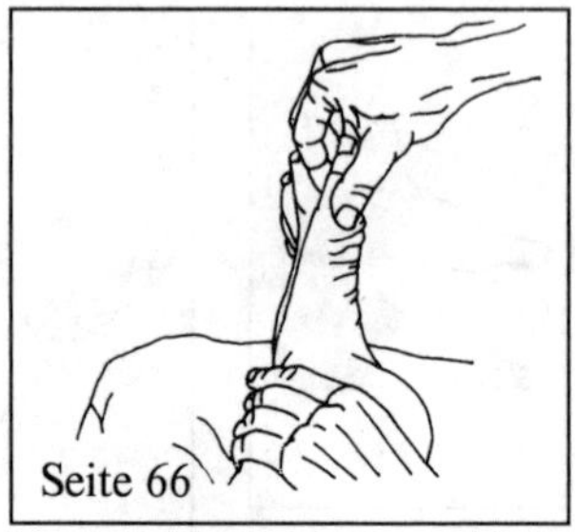

Seite 66

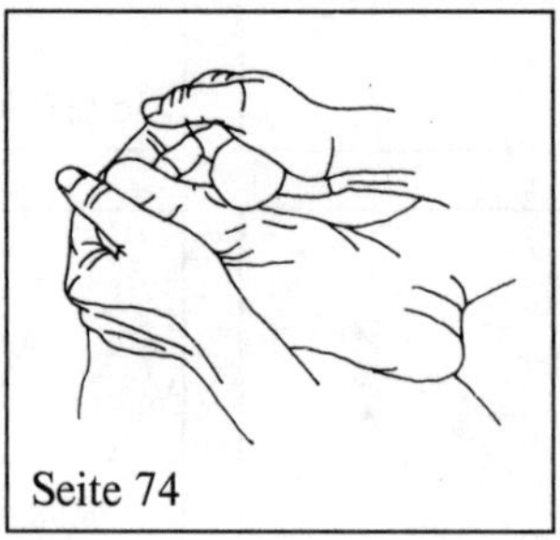

Seite 74

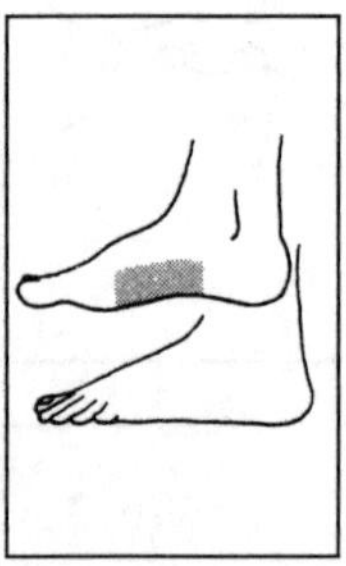

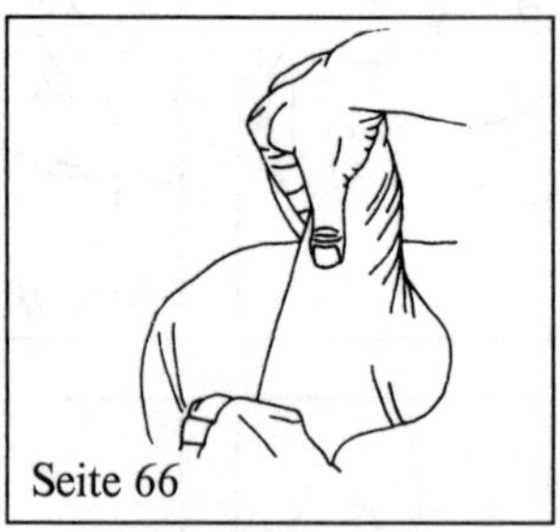

Seite 66

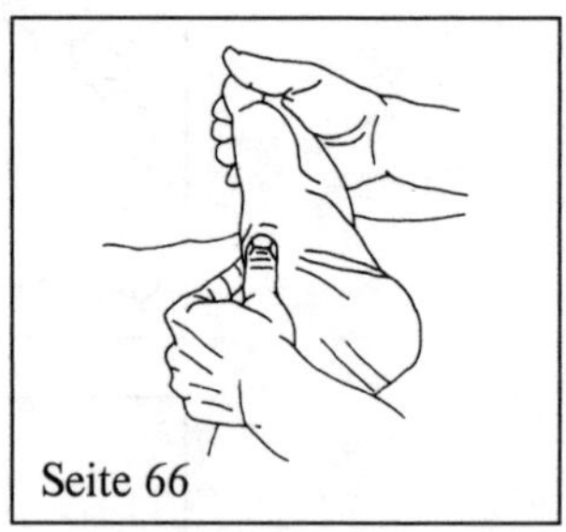

Seite 66

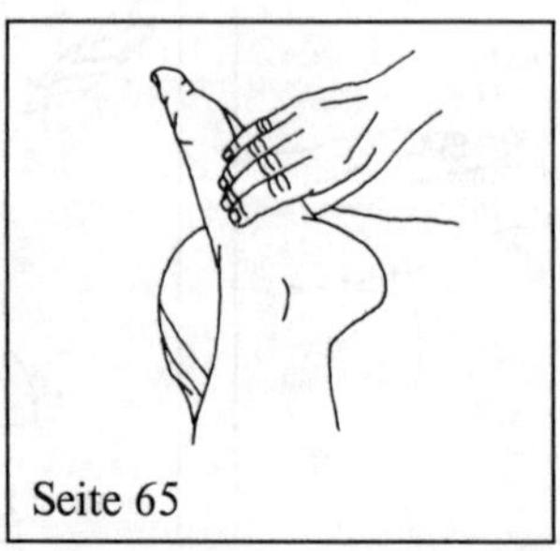

Seite 65

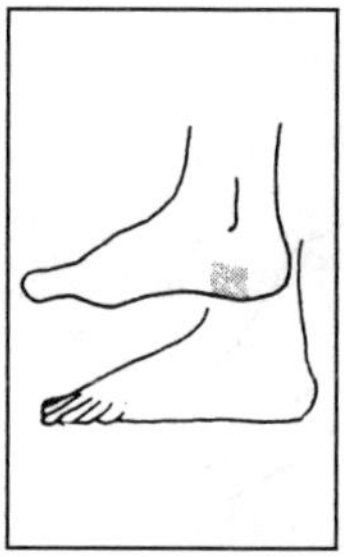

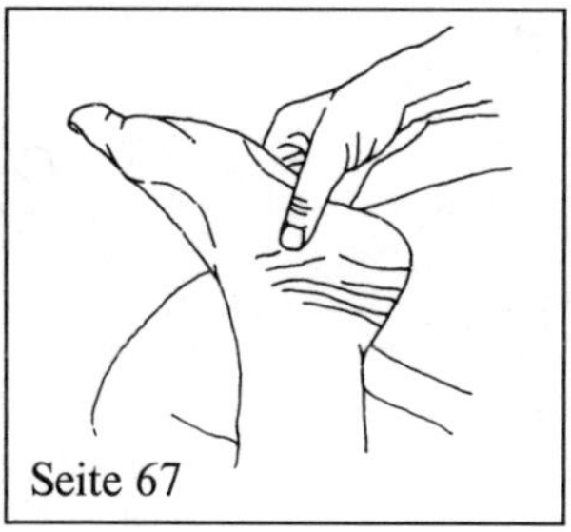

Seite 67

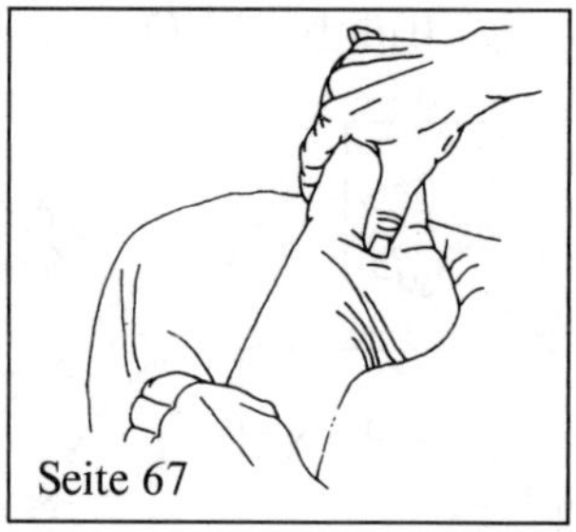

Seite 67

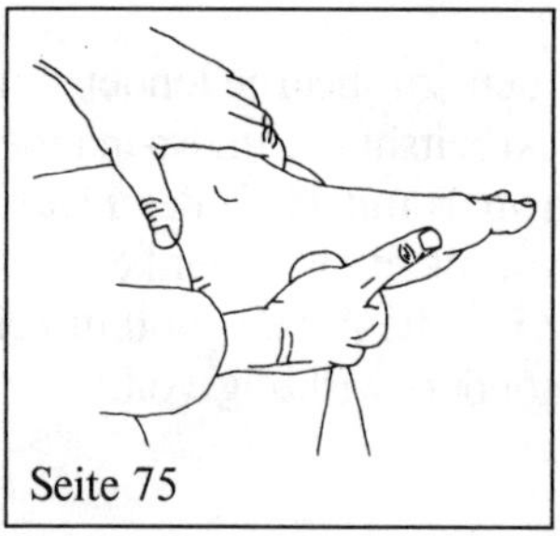

Seite 75

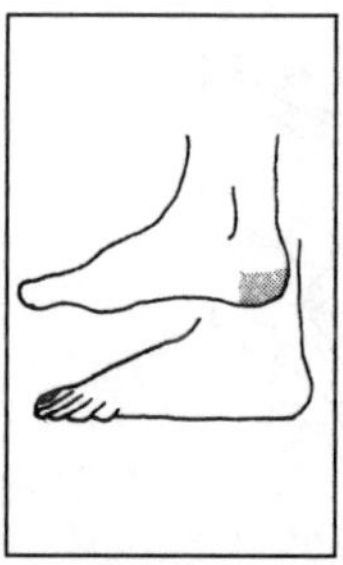

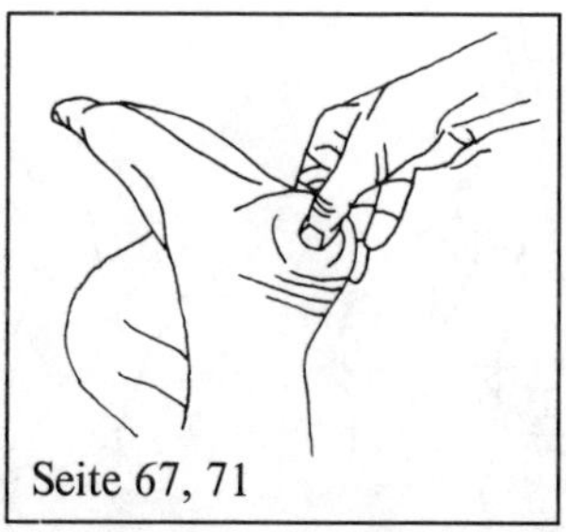

Seite 67, 71

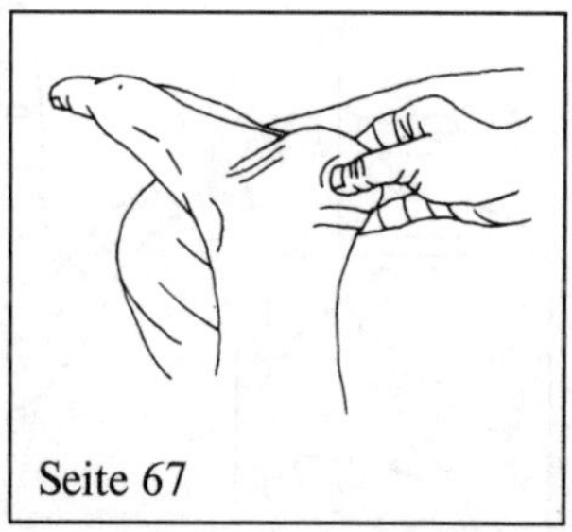

Seite 67

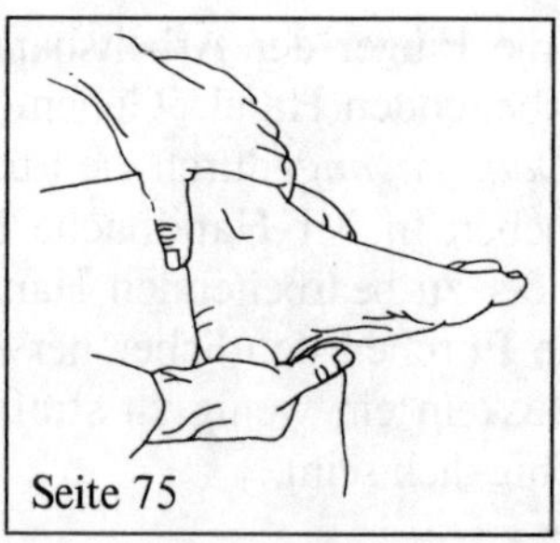

Seite 75

Handreflexzonentherapie – Praktische Anwendung

Handfläche *Daumengang*

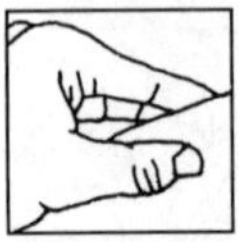

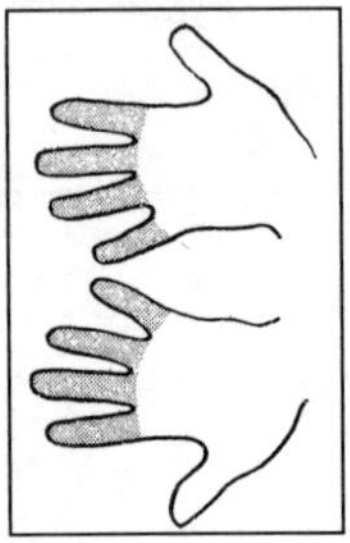

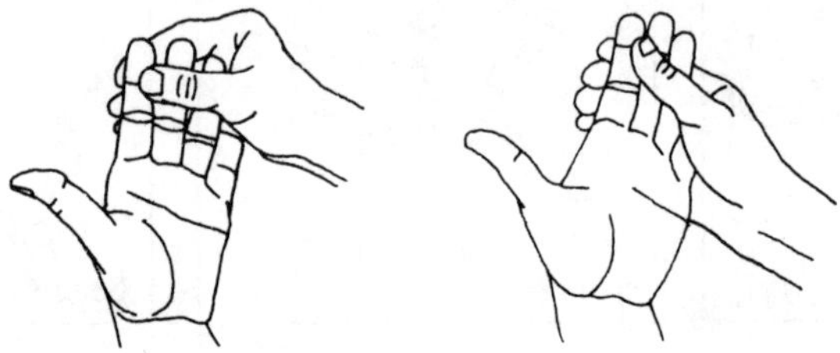

Legen Sie den zu bearbeitenden Finger an die vier Finger der Arbeitshand, und behandeln Sie den ganzen Finger mehrmals mit Hilfe des *Daumengangs*. Wichtig sind dabei vor allem die Gelenke.

Variante: Für die Arbeit rund um ein Gelenk ist diese Technik besonders wirkungsvoll.

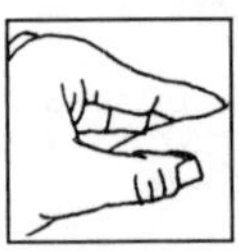

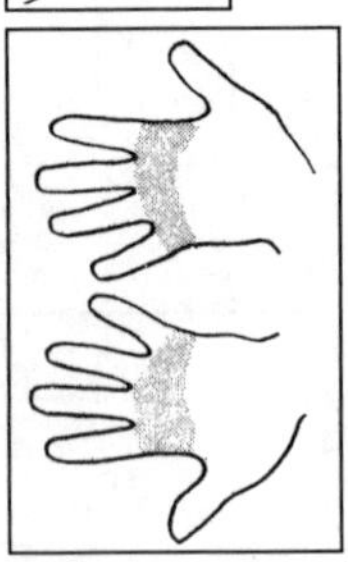

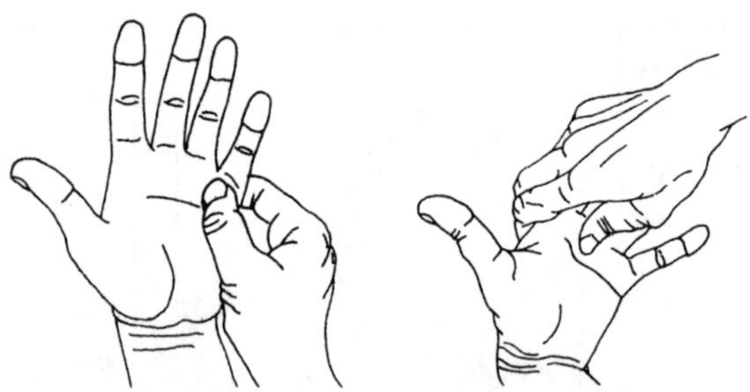

Legen Sie die Finger der Arbeitshand an den Rücken der zu bearbeitenden Hand. ›Gehen‹ Sie dann mit dem Daumen *(Daumengang)* durch die Furchen, die die Mittelhandknochen in der Handfläche bilden. Biegen Sie die Finger der zu bearbeitenden Hand etwas nach hinten, um die Furchen deutlicher hervortreten zu lassen und die Muskeln ein wenig zu straffen (die Hand soll nicht fleischig-dick sein).

Variante: ↓ ←

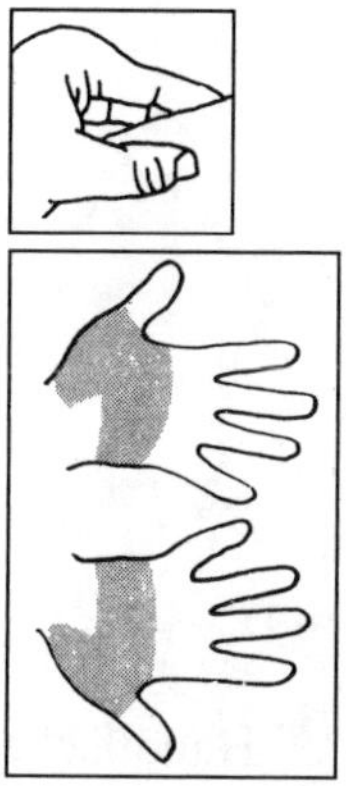

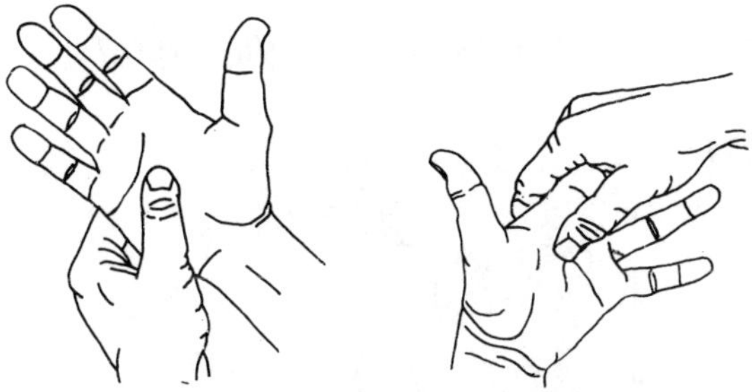

Die Finger der Arbeitshand liegen am Rücken der zu behandelnden Hand. Bearbeiten Sie das Gebiet mit der Technik des *Daumengangs.* Da dieser Bereich der Hand eher fleischig ist, erleichtert es die Anwendung, wenn Sie die Finger etwas zurückbiegen, um eine festere Arbeitsfläche zu erhalten.

Variante: ↓

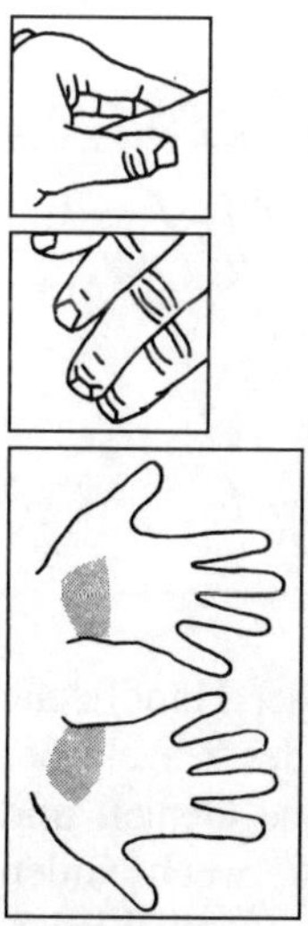

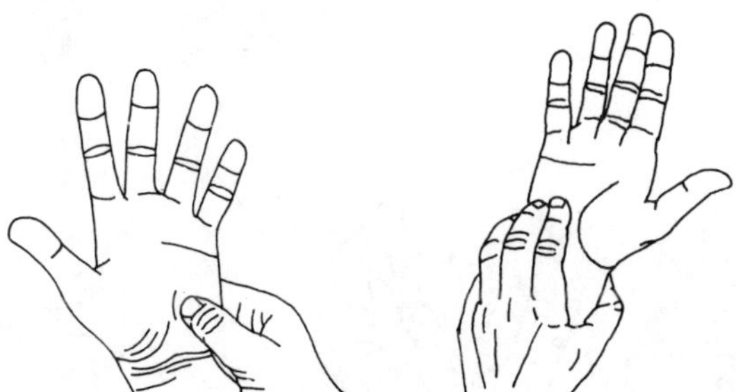

Die Finger der Arbeitshand liegen am unteren Teil des anderen Handrückens. Bearbeiten Sie das gesamte Gebiet mit Hilfe des *Daumengangs.*

Variante: *Fingergang.* Umfassen Sie dabei wegen der Hebelwirkung das Handgelenk.

Fingergang, Einzelfingergriff

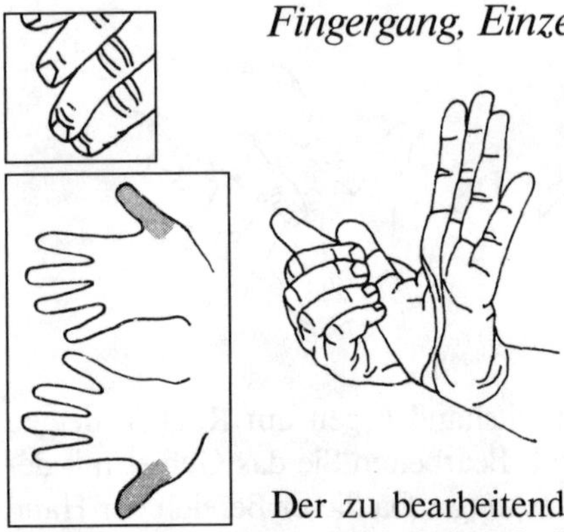

Der zu bearbeitende Daumen ruht in der Handfläche der Arbeitshand. Behandeln Sie seine ganze Handflächenseite mehrmals mit Hilfe des *Fingergangs.*

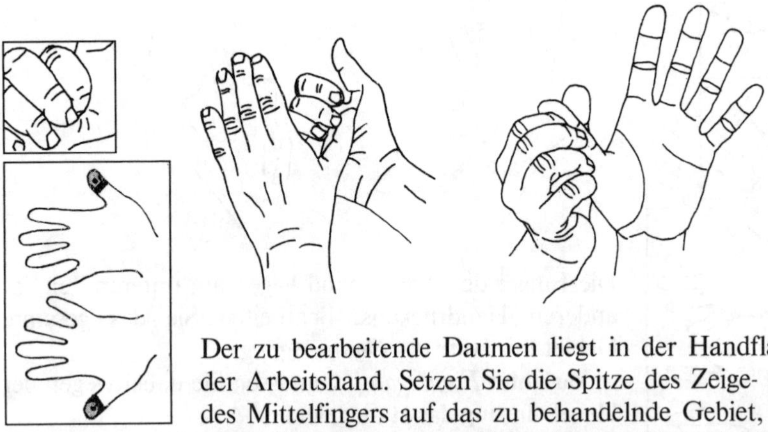

Der zu bearbeitende Daumen liegt in der Handfläche der Arbeitshand. Setzen Sie die Spitze des Zeige- oder des Mittelfingers auf das zu behandelnde Gebiet, und üben Sie durch den *Einzelfingergriff* wechselnden Druck aus. Vorsicht bei längeren Fingernägeln! Wiederholen Sie den Vorgang mehrfach, korrigieren Sie dabei aber jedesmal die Stellung des Arbeitsfingers.

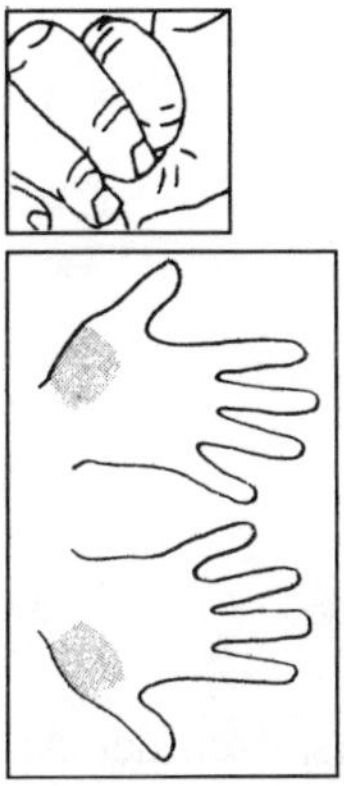

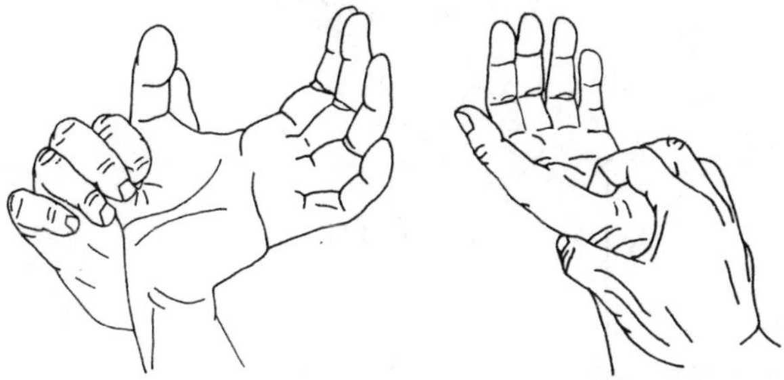

Die zu bearbeitende Hand ruht in der Handfläche der Arbeitshand. Im Sinne der *Einzelfingergrifftechnik* übt die Spitze des Zeigefingers wechselnden Druck aus. Vorsicht mit den Fingernägeln! Setzen Sie den Arbeitsfinger neu an, und wiederholen Sie den Ablauf.

Variante: Greifen Sie die zu bearbeitende Hand am Gelenk.

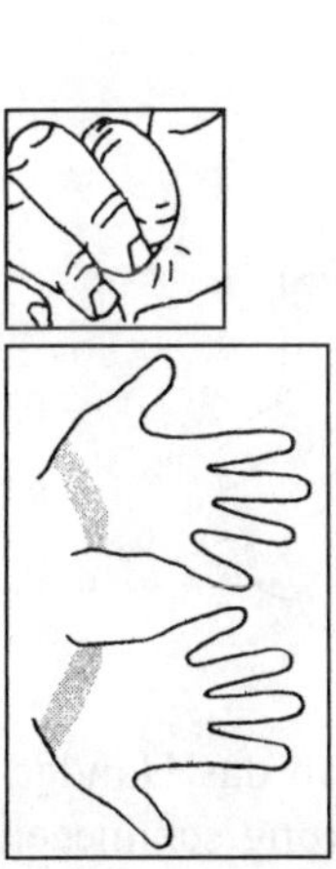

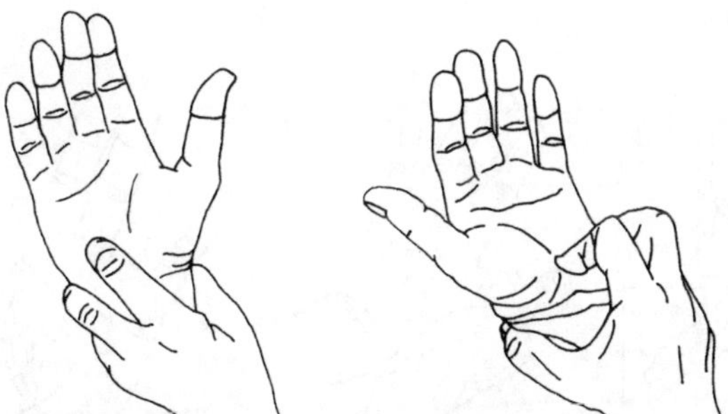

Nehmen Sie das Handgelenk, wie gezeigt, und üben Sie mit der Zeigefingerspitze Druck auf das zu bearbeitende Gebiet. Durch die *Einzelfingergrifftechnik* erzeugen Sie wechselnden Druck. Achtung auf die Fingernägel! Setzen Sie den Arbeitsfinger neu an, und wiederholen Sie dies.

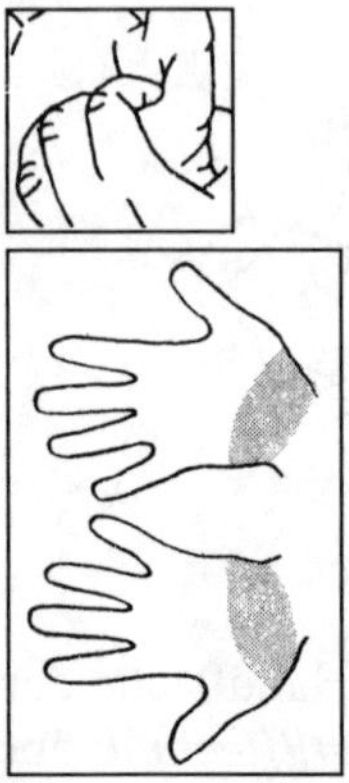

Mehrfingergriff

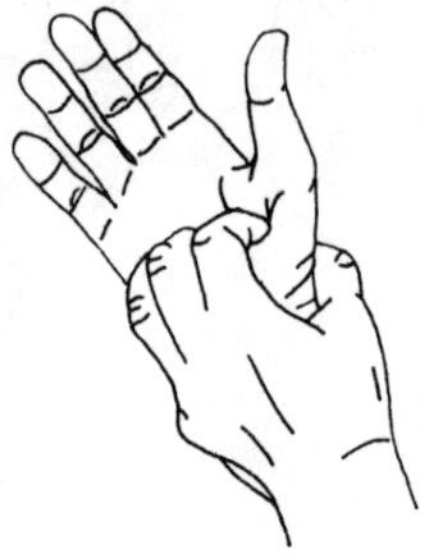

Halten Sie die Hände so, daß die Fingerspitzen der Arbeitshand die Ballenregion unterhalb des Daumens behandeln können. (Der Ballen der Arbeitshand liegt am Handgelenk an und sorgt für die Hebelwirkung.) Bearbeiten Sie nun diese fleischigen Teile der Hand mit Hilfe des *Mehrfingergriffs.* Vorsicht mit den Fingernägeln! Setzen Sie die Arbeitsfinger neu an, und wiederholen Sie den Vorgang.

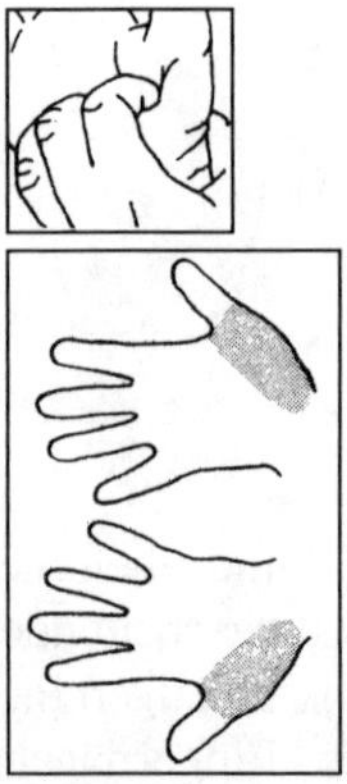

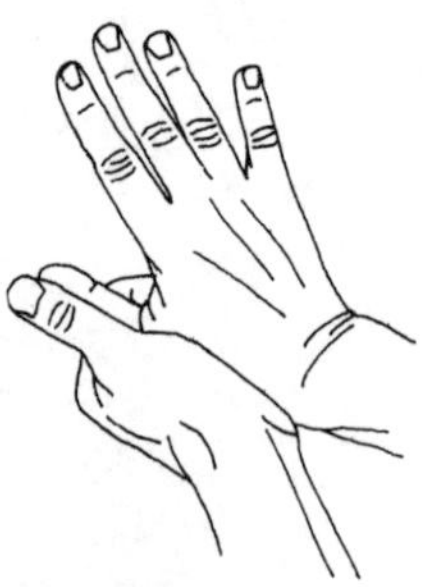

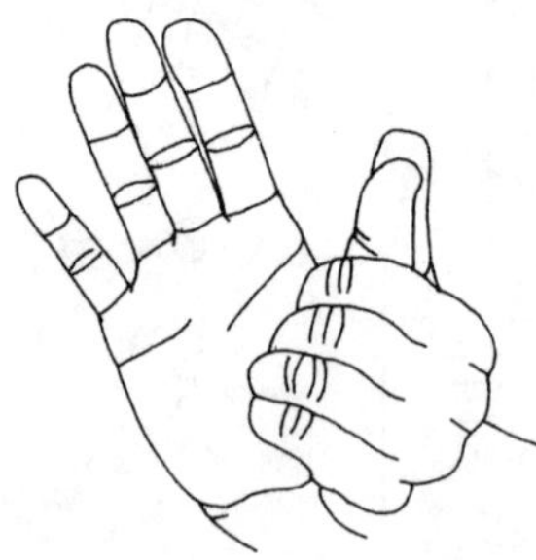

Legen Sie den Ballen der Arbeitshand an das Handgelenk der anderen Hand. Zur Hebelwirkung schmiegen Sie den Daumen um das Gelenk. Bearbeiten Sie nun mit den Fingerspitzen *(Mehrfingergriff)* die Daumenballenregion. Vorsicht mit den Fingernägeln! Setzen Sie die Arbeitsfinger neu an und wiederholen Sie den Ablauf.

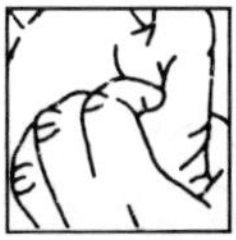

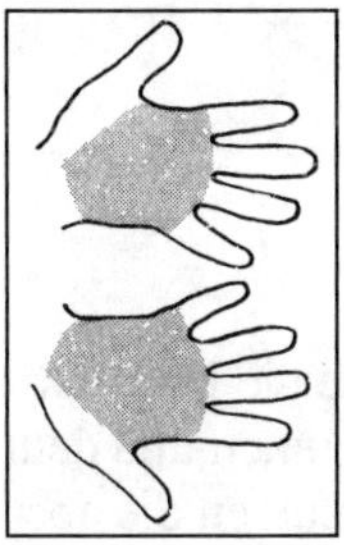

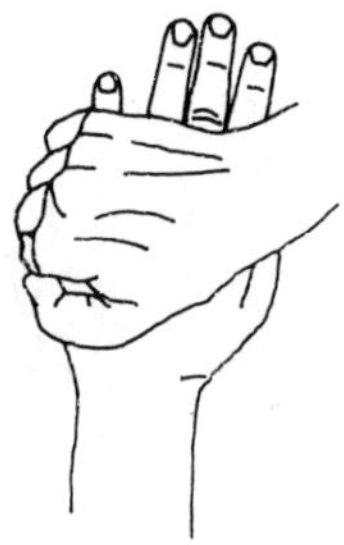

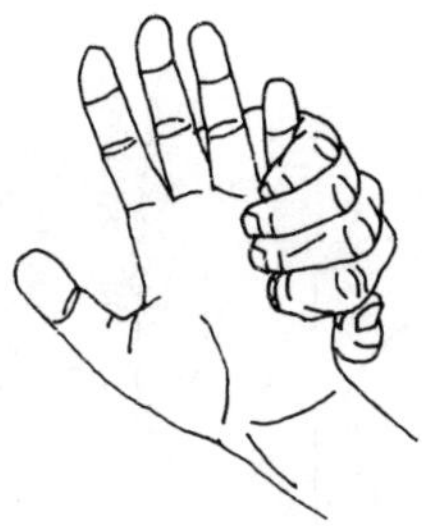

Halten Sie den Ballen der Arbeitshand am Rücken der anderen Hand, unterhalb des kleinen Fingers. Bearbeiten Sie mit den Fingerspitzen die Innenfläche dieser Hand; dazu dient der *Mehrfingergriff*. (Achtung: Fingernägel!) Setzen Sie die Arbeitsfinger neu an, und wiederholen Sie den Vorgang.

Verschiedene Techniken

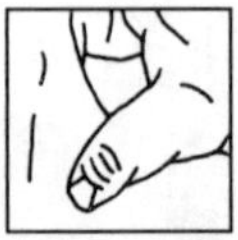
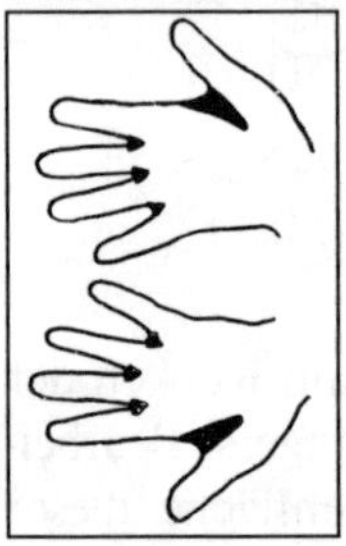
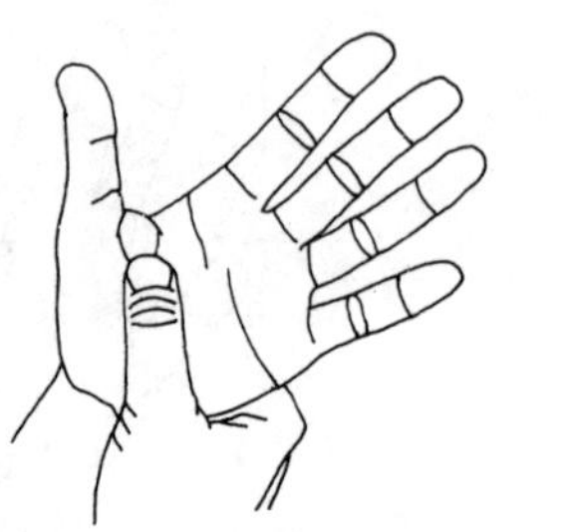
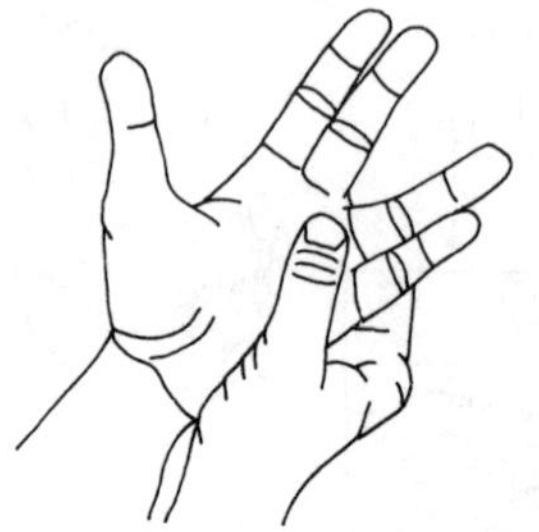

Umfassen Sie die Hand so, als wollten Sie die Haut zwischen den einzelnen Fingern mit dem Daumen und dem Zeigefinger der Arbeitshand kneifen, benutzen Sie aber den *Daumengang*. Wiederholen Sie den gesamten Ablauf mehrmals. (Vorsicht mit den Fingernägeln!)

Variante: *Kneifen.*

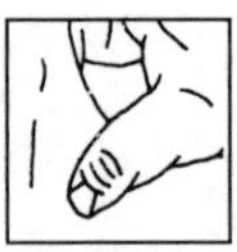
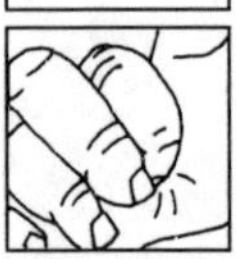
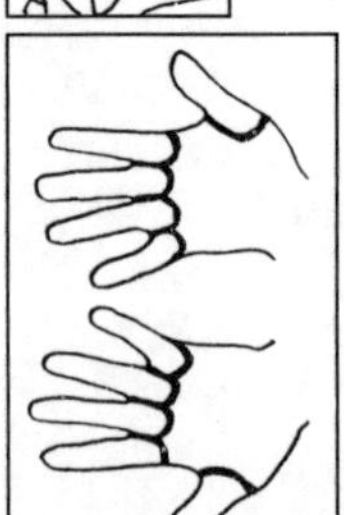
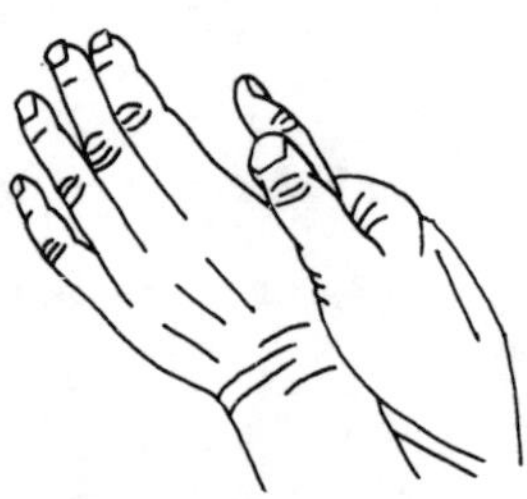
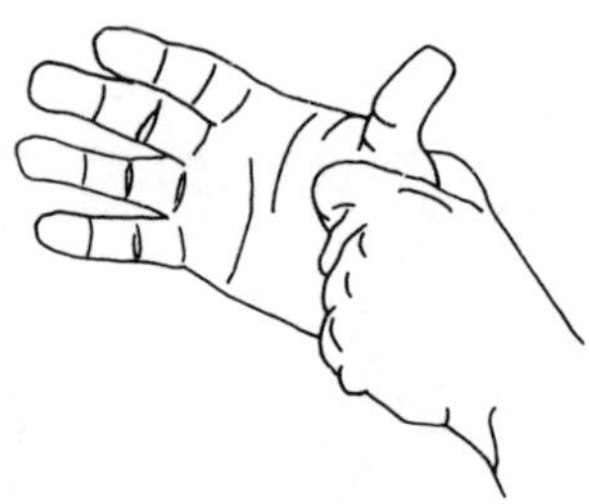

Nehmen Sie die zu bearbeitende Hand zwischen Daumen und Zeigefinger der Arbeitshand. Das zweite Gelenk des Zeigefingers bildet den Kontaktpunkt. Benutzen Sie den Daumen als Stütze und zur Hebelwirkung und das Gelenk des (abgebogenen) Zeigefingers als Arbeitsgelenk. Plazieren Sie den Zeigefinger unterhalb des Daumengelenks. Lassen Sie die Arbeitshand vorwärts und rückwärts kreisen, und bohren Sie den Zeigefinger gleichsam in das Gelenk.

Variante: *Einzelfingergriff.*

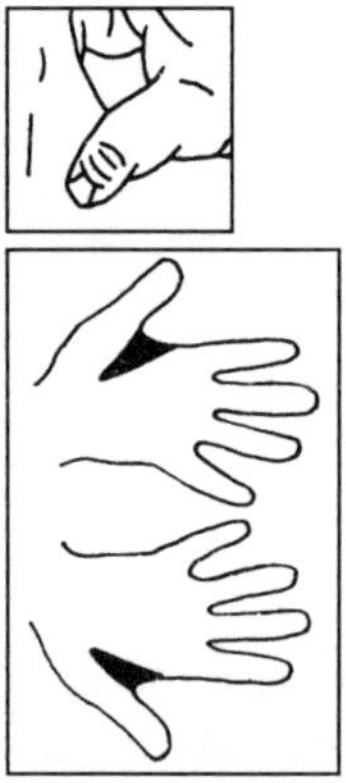

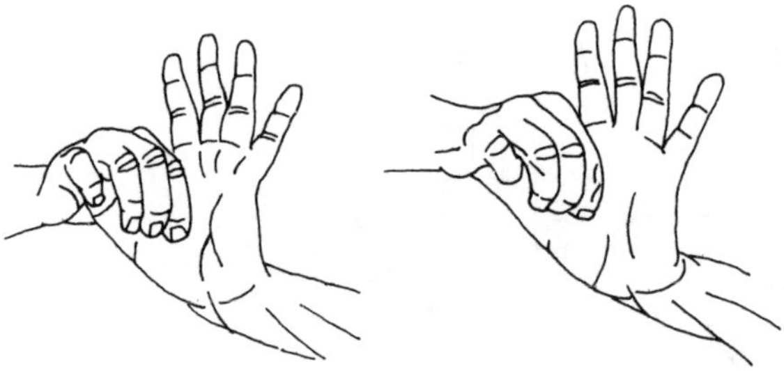

Legen Sie Daumen und Finger der Arbeitshand auf die Haut zwischen dem Daumen und dem Zeigefinger der anderen Hand. *Kneifen* Sie nun den Daumen und einen Finger der Arbeitshand zusammen. Die Spitze des Fingers kann größeren Druck ausüben als die Daumenspitze, die eher als Stütze gedacht ist.

Variante: *Fingergang.*

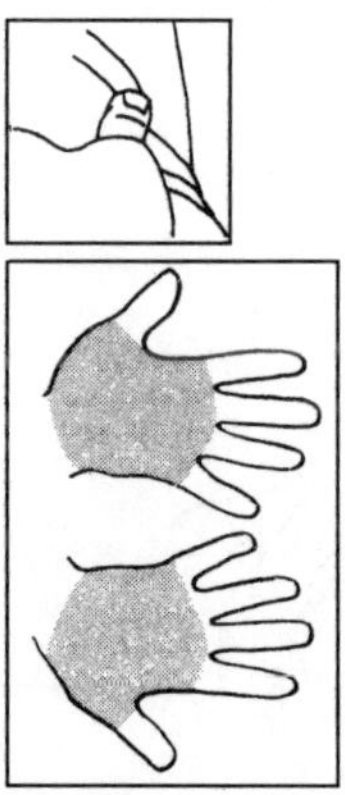

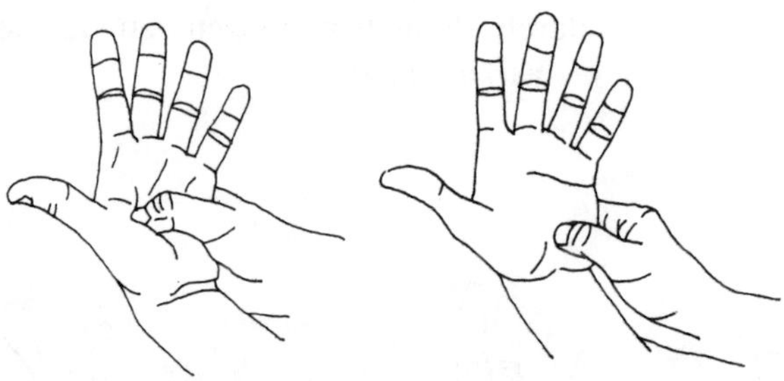

Nehmen Sie die Hand, setzen Sie den Daumen auf die Handfläche und die Finger an den Handrücken (als wollten Sie die Hand kneifen). Versuchen Sie mit Hilfe des *Kneifens* Daumen und Finger zusammenzudrükken. Erzeugen Sie durch ›Pump‹bewegungen wechselnden Druck, wobei der Daumen mehr Druck ausübt als die Finger. Vorsicht mit den Fingernägeln!

Variante: *Daumengang.*

Handrücken

Kneifen

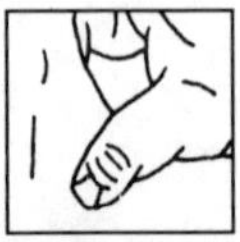

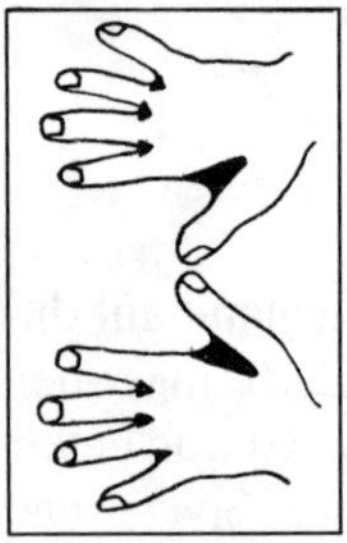

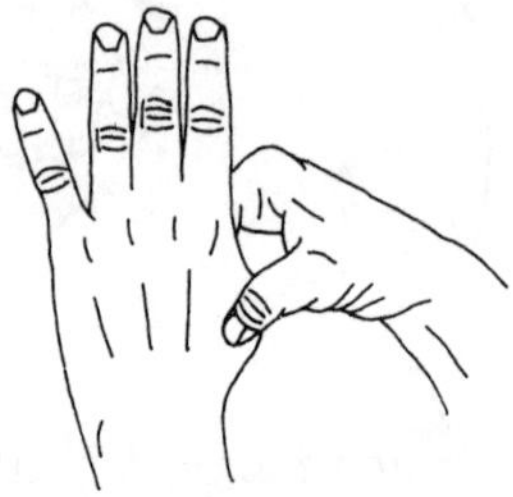

Nehmen Sie die Haut zwischen dem Daumen und dem Zeigefinger der zu behandelnden Hand so, daß Sie mit dem Daumen und einem Finger der Arbeitshand nach der *Kneiftechnik* durch Zusammenpressen der beiden Finger Druck ausüben. Vorsicht mit den Fingernägeln! Die Daumenspitze übt größeren Druck aus als die Fingerspitze, die als Stütze verwendet wird.

Variante: Erzeugen Sie wechselnden Tiefendruck durch ›Pump‹bewegungen von Daumen und Finger.

Variante: *Daumengang.*

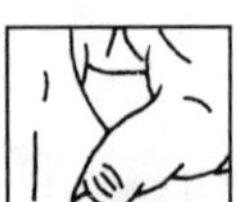

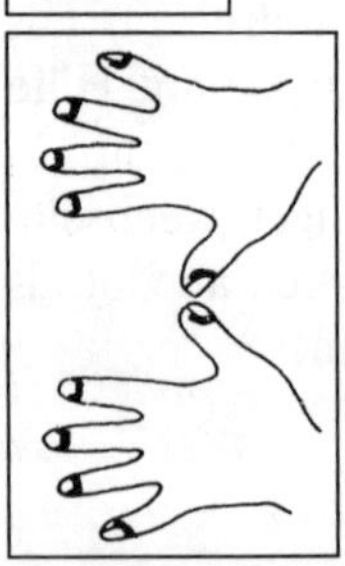

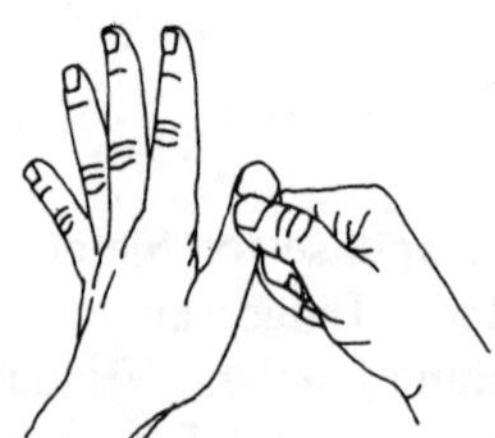

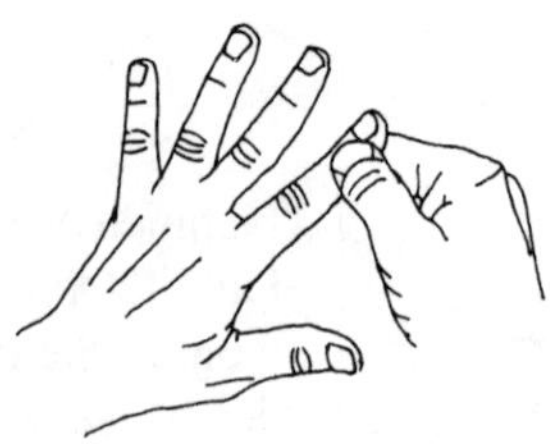

Plazieren Sie den zu bearbeitenden Daumen und danach alle übrigen Finger jeweils zwischen Zeigefinger (zweites Glied) und Daumen. Üben Sie durch das *Kneifen* Druck aus, indem Sie Daumen und Zeigefinger zusammenpressen.

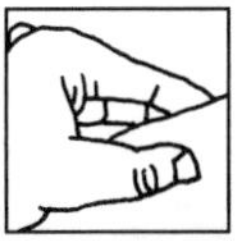

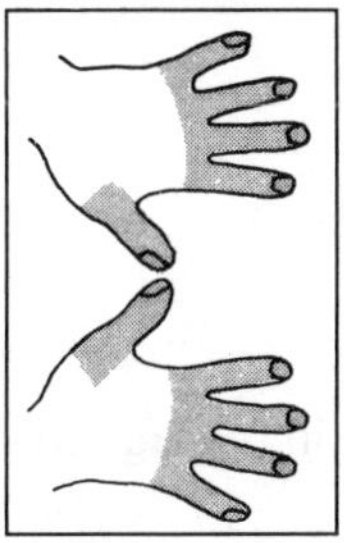

Daumengang

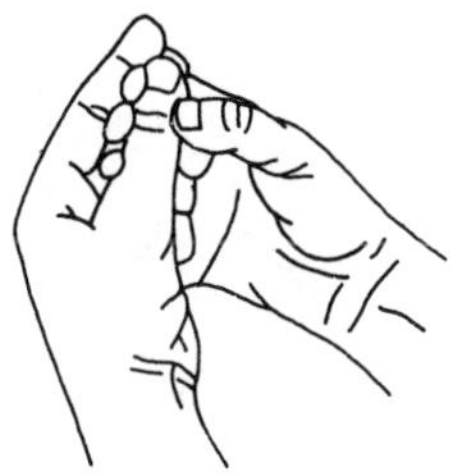

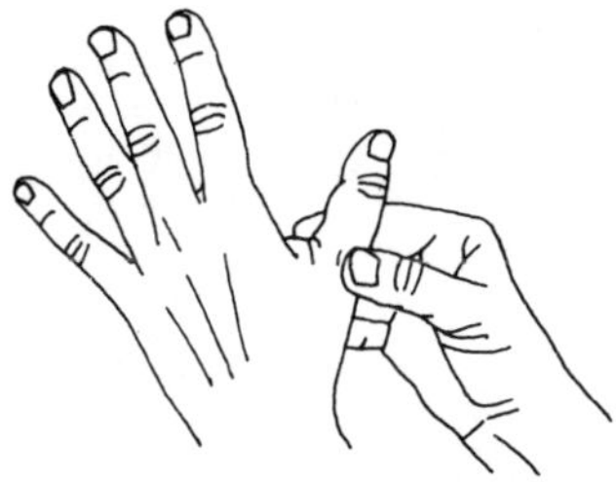

Den *Daumengang* benutzen wir, um die Finger und den Daumen der anderen Hand zu bearbeiten. Die Finger der Arbeitshand bieten Stütze und Hebelwirkung. Zunächst liegt der Daumen der zu bearbeitenden Hand an den vier Fingern der Arbeitshand. Dann bearbeiten wir mit Hilfe des *Daumengangs* mehrmals den ganzen Daumen einschließlich Nagel und Seiten. Den Gelenken widmen wir besondere Aufmerksamkeit. Danach wechseln wir die Hände und bearbeiten den anderen Daumen ebenso. Schließlich kehren wir zur ursprünglichen Hand zurück und wenden die gleiche Methode auf den Zeigefinger an.

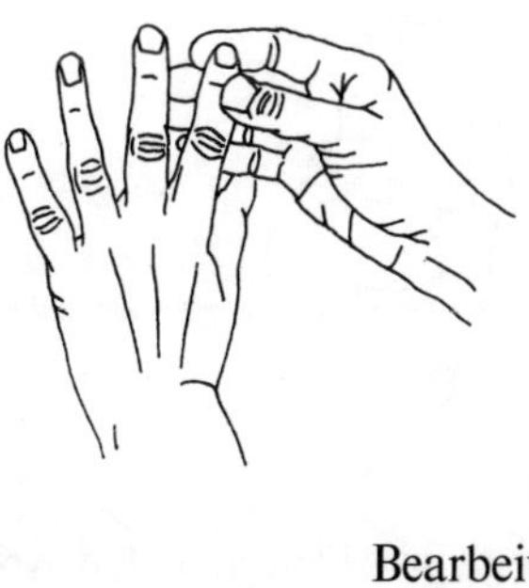

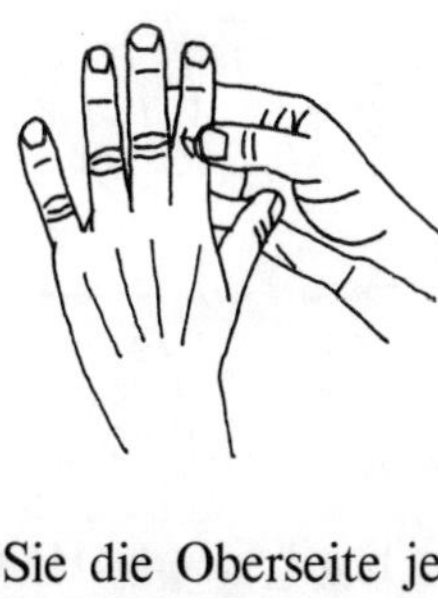

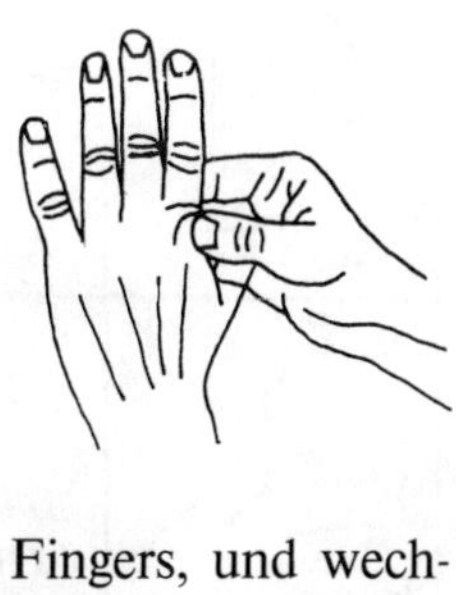

Bearbeiten Sie die Oberseite jedes Fingers, und wechseln Sie dabei immer von einer Hand zur anderen. Durch den ständigen Wechsel ermüdet der Arbeitsdaumen nicht so schnell.

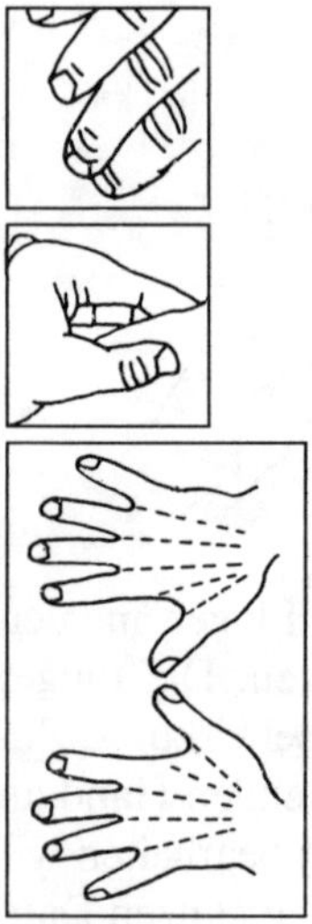

Verschiedene Techniken

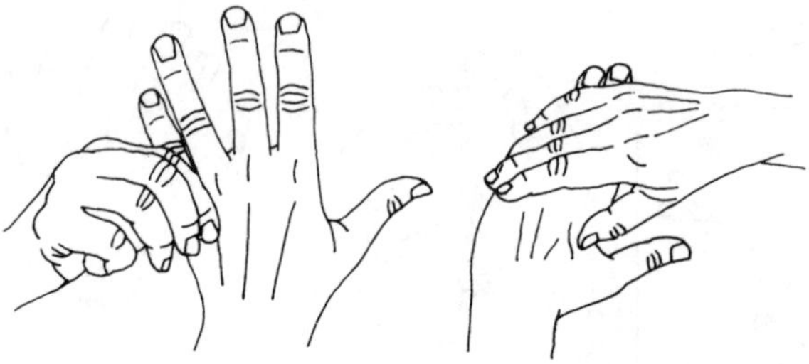

Legen Sie den Daumen der Arbeitshand in die Handfläche der unteren Hand. ›Gehen‹ Sie im *Einzelfingergang* auf dem Handrücken jede der Furchen zwischen zwei Mittelhandknochen auf beiden Seiten hinab: Beginnen Sie an der Fingerbasis, und arbeiten Sie vom dortigen Gelenk bis zum Handgelenk. Die Furche zwischen dem Daumen und dem Zeigefinger ist breiter als die anderen. Führen Sie den *Einzelfingergang* hier daher mehrmals aus, und zwar sowohl an der Zeigefingerseite als auch an der Daumenseite.

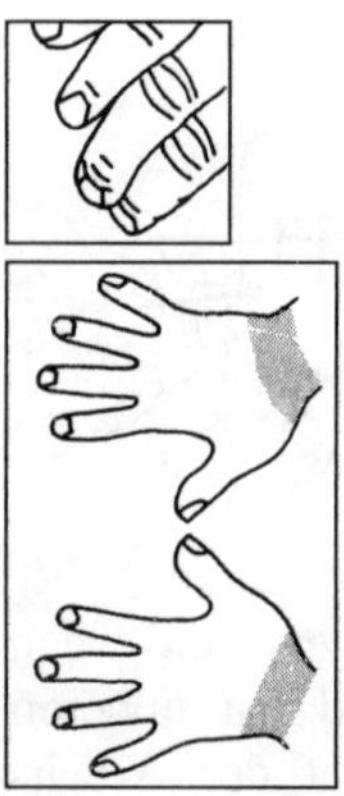

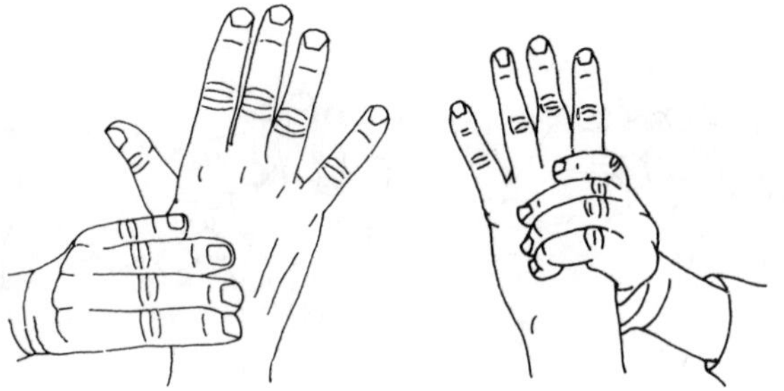

Die zu bearbeitende Hand liegt am Daumen der Arbeitshand an. ›Gehen‹ Sie mit Hilfe des *Einzelfingergangs* mehrmals quer über den Handrücken; das Handgelenk wird ebenfalls mitbehandelt.

Variante: *Mehrfingergang.*

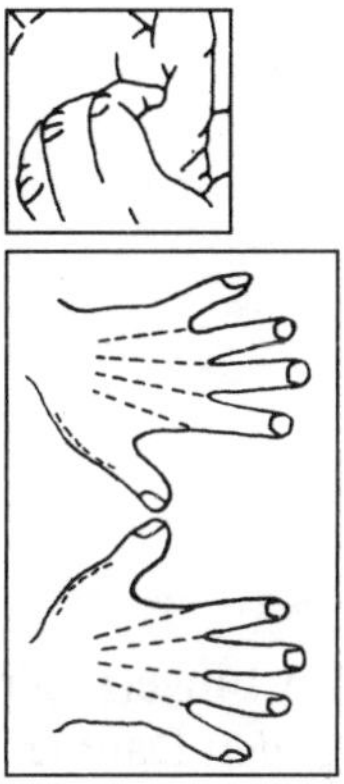

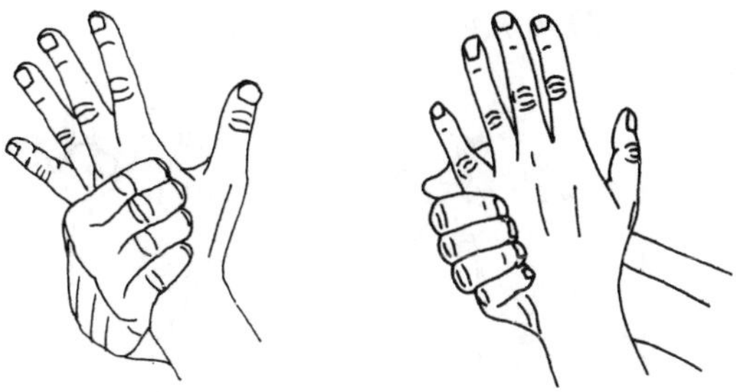

Legen Sie den Ballen der Arbeitshand auf die Handfläche unterhalb des kleinen Fingers. Dadurch entsteht die für diese Technik nötige Hebelwirkung. Setzen Sie die Fingerspitzen in die Furche zwischen dem kleinen und dem Ringfinger. Kreisen Sie mit dem Handgelenk der bearbeiteten Hand, damit die Arbeitsfinger die Furche bearbeiten können. Behandeln Sie die anderen Furchen in gleicher Weise.

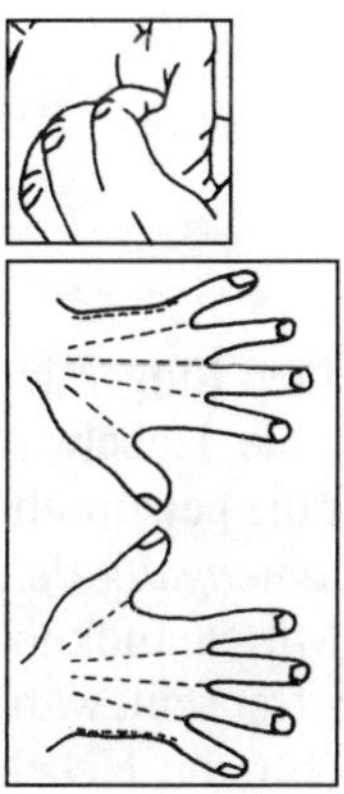

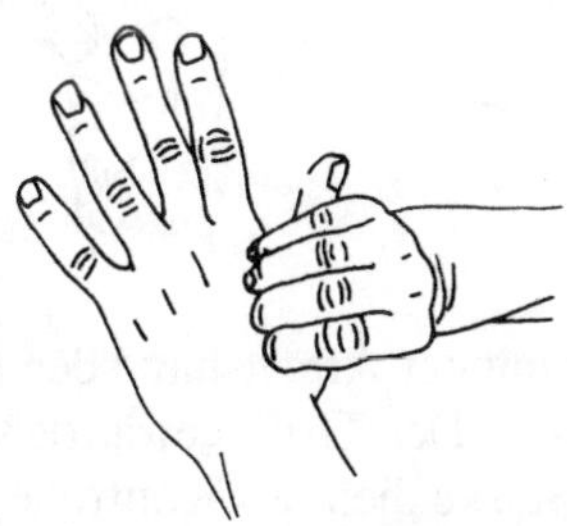

Um auch die andere Seite der Furchen zu bearbeiten, setzen Sie die Arbeitshand neu an, so daß der Handballen jetzt unterhalb des Daumens auf der Handfläche ruht. Sonst wie oben.

Handseiten

Daumengang, Fingergang

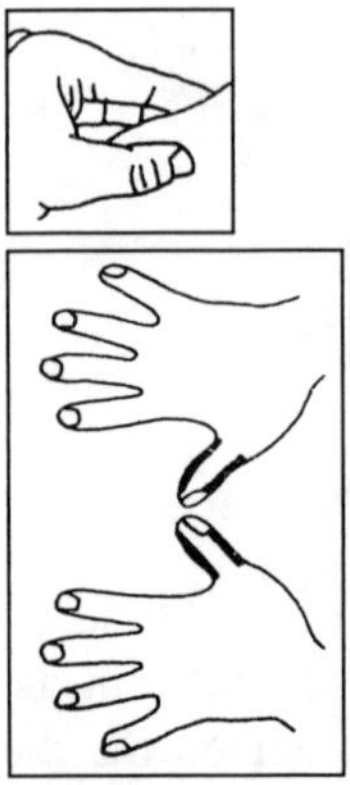

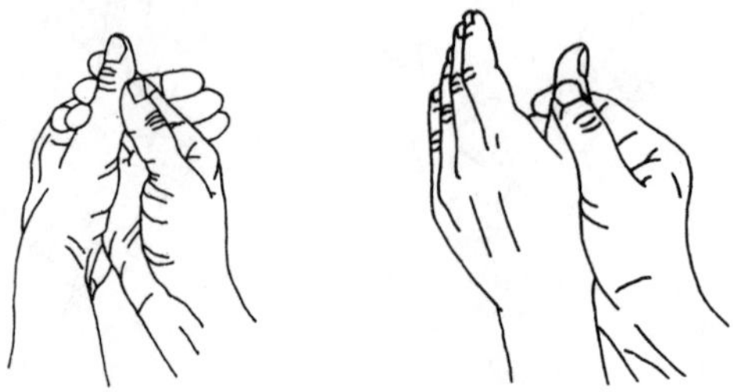

Der zu bearbeitende Daumen liegt an den Fingern der Arbeitshand. ›Gehen‹ Sie im *Daumengang* den Daumen entlang aufwärts. Setzen Sie den Arbeitsdaumen neu an, und wiederholen Sie den Daumengang mehrmals.

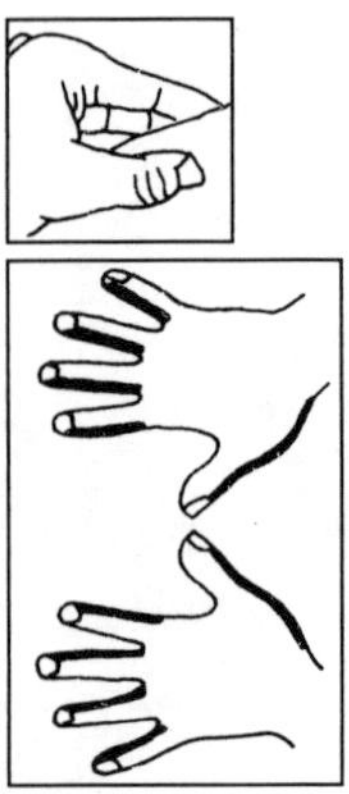

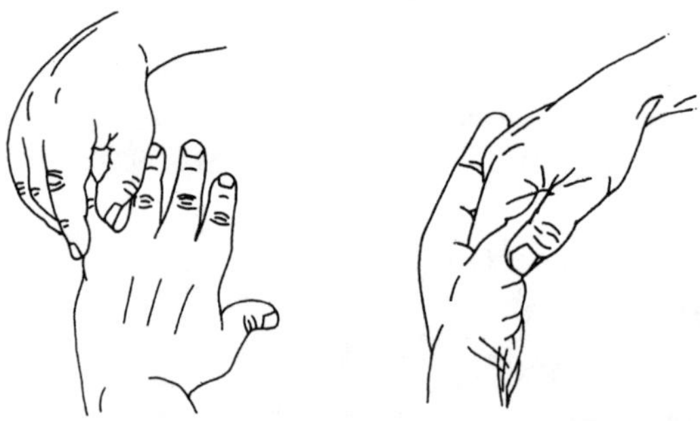

Nehmen Sie mit der Arbeitshand den kleinen Finger der anderen Hand. Der Griff gewährleistet die Hebelwirkung, seine Stärke dient als Kontrolle für die gewünschte Druckintensität. Arbeiten Sie im *Daumengang* den Finger entlang, bis zum Beginn des Mittelhandknochens. (Der Daumen muß für den *Gang* frei sein, während die übrige Hand durch den Griff für die Hebelwirkung sorgt.) Verfahren Sie mit den anderen Fingern ebenso.

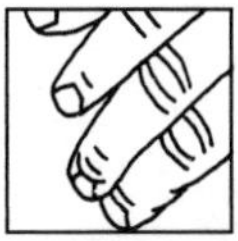

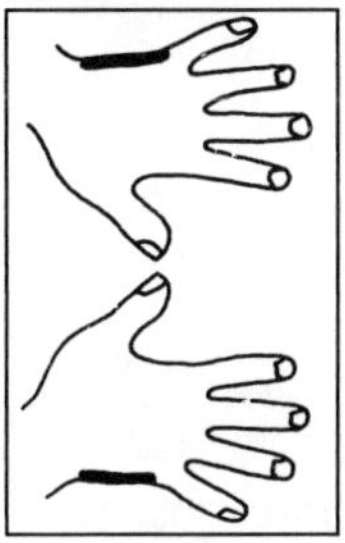

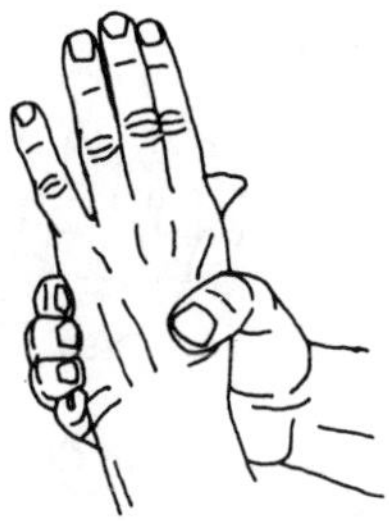

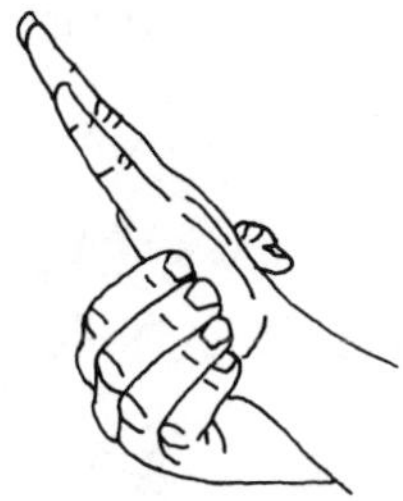

Umfassen Sie die zu bearbeitende Hand. Der Daumen der Arbeitshand sorgt für die Hebelwirkung. Setzen Sie für das angegebene Gebiet den *Mehrfingergang* ein.

Variante: *Einzelfingergang* und *Kreisen um einen Punkt.*

Weitere Techniken

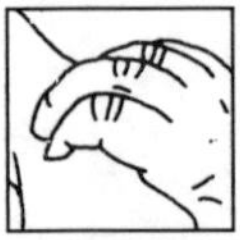

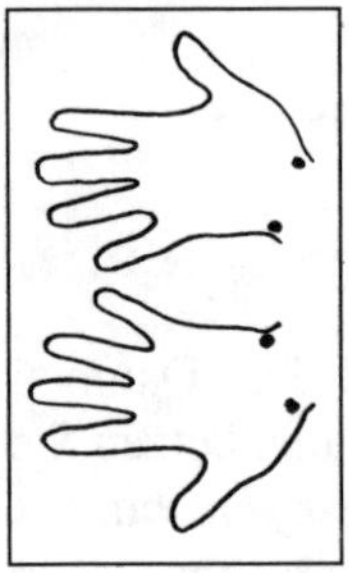

Kreisen um einen Punkt

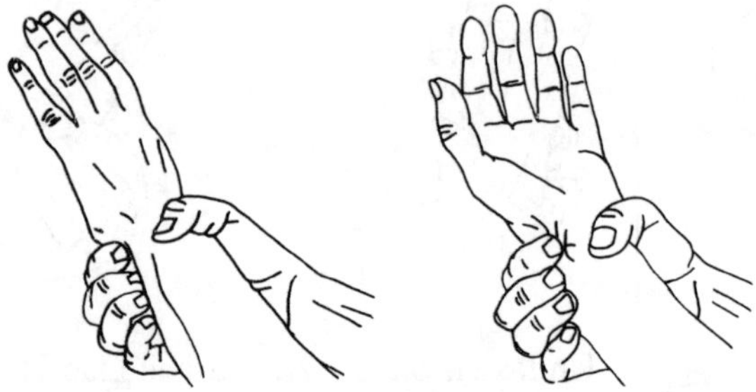

Die Handfläche der zu bearbeitenden Hand weist nach unten; umfassen Sie das Handgelenk so, daß der Daumen der Arbeitshand auf der Handflächenseite liegt. Beim *Kreisen um einen Punkt* lokalisieren Sie den Punkt mit dem Zeigefinger und kreisen mehrere Male mit dem Handgelenk, zuerst im, dann gegen den Uhrzeigersinn. Wenden Sie die Handfläche der zu bearbeitenden Hand darauf nach oben, umfassen Sie das Handgelenk wieder so, daß der Daumen auf der Handflächenseite liegt, und wiederholen Sie den Vorgang.

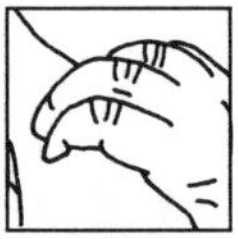

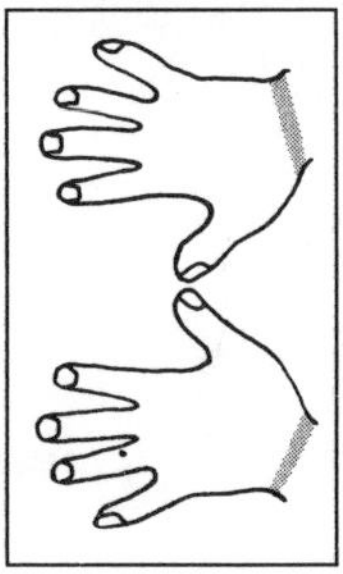

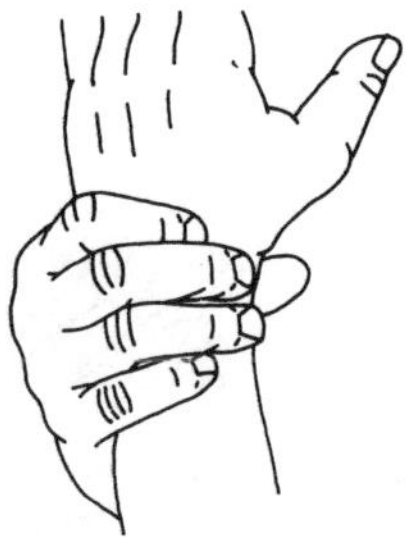

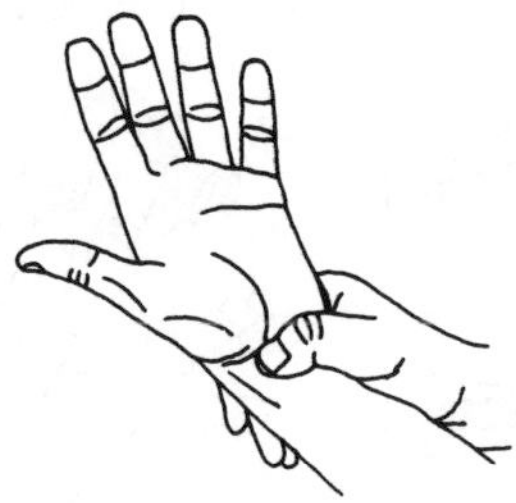

Die Handfläche der zu bearbeitenden Hand weist nach unten. Umfassen Sie das Handgelenk so, daß sich der Daumen der Arbeitshand auf der Seite der Handfläche befindet und die Finger auf der Oberseite des Handgelenks ruhen. Beim *Kreisen um einen Punkt* übt der Zeigefinger auf ein bestimmtes Gebiet einen Nadelstichdruck aus und bleibt feststehend, während das bearbeitete Handgelenk mehrere Male in beide Richtungen gedreht wird. Dies erzeugt wechselnder Druck beim Zeigefinger. Der Daumen und die übrige Arbeitshand sorgen für die Hebelwirkung.

Variante: *Kreisen um einen Punkt* mit dem Daumen.

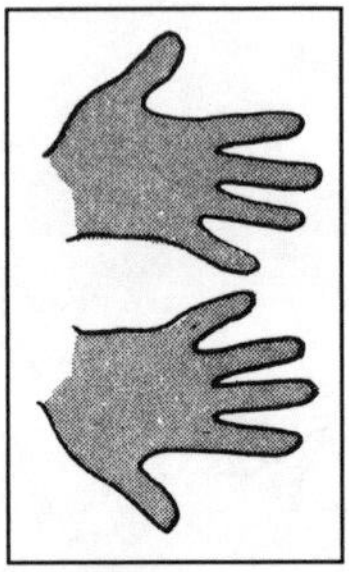

Händereiben

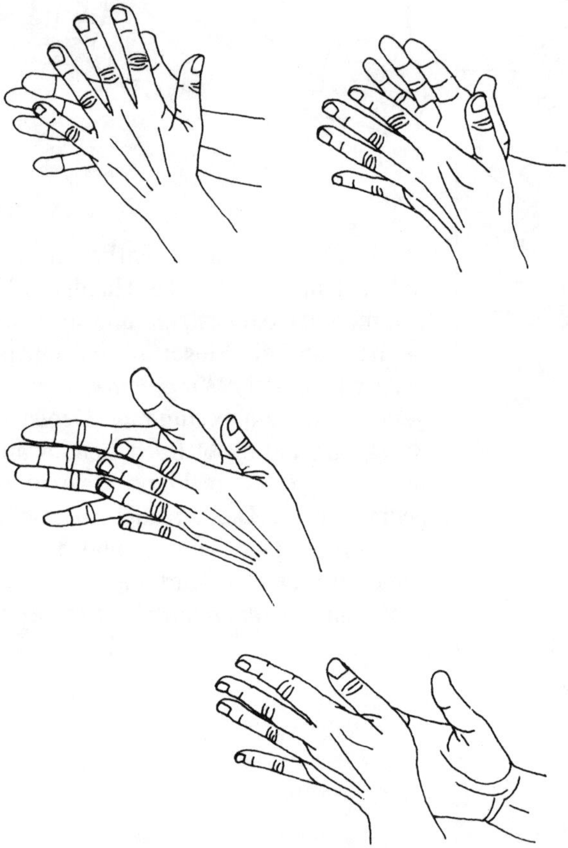

Beim *Händereiben* streichen wir mit einer Hand mehrere Male rasch über die andere. Das *Händereiben* ist eine allgemeine Technik, die wir zur besseren Durchblutung und zur allgemeinen Anregung einsetzen.

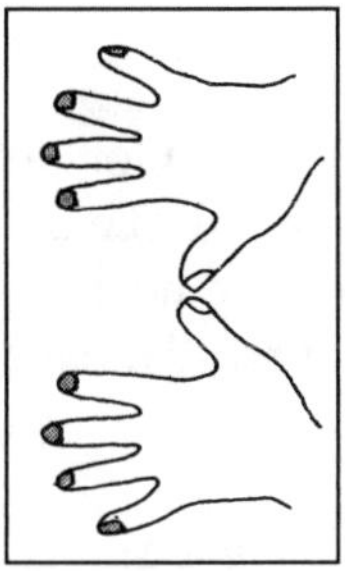

Nägelreiben

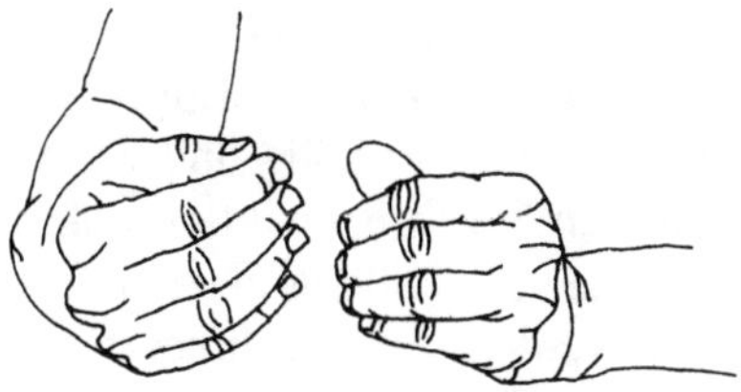

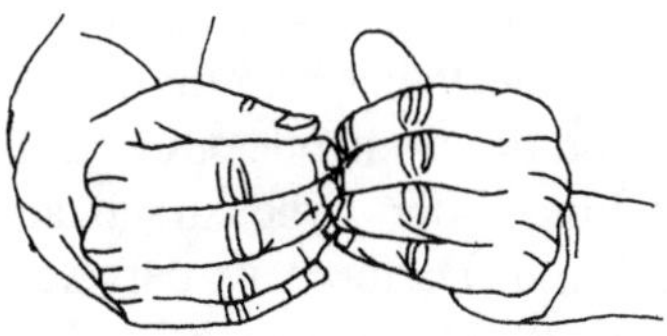

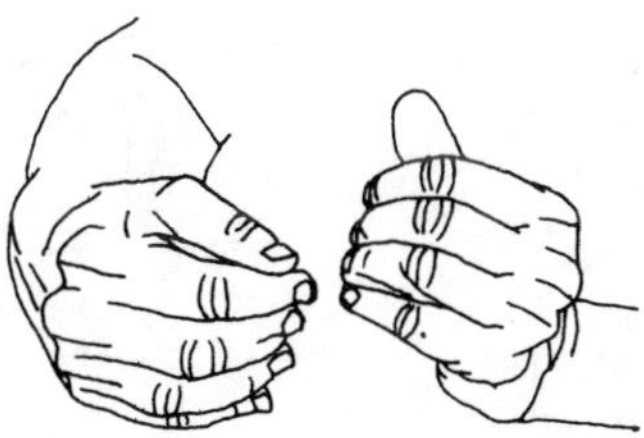

Nägelreiben: Die Fingernägel der einen Hand werden mehrere Male rasch gegen die Nägel der anderen Hand gerieben.

Golfball

Bei der Arbeit an den Händen setzen wir den Golfball einerseits wegen seiner günstigen Form und Größe ein, andererseits weil er billig und einfach anzuwenden ist. Beobachten Sie Ihre Reaktion auf den durch die harte Oberfläche des Golfballs erzeugten Druck – er darf nie so stark werden, daß er schmerzt!

Um einen Golfball wirkungsvoll für die Hände einzusetzen, müssen wir lernen, richtig mit ihm umzugehen, denn wir brauchen eine stabile Arbeitsfläche. Das erreichen wir, indem wir den Ball in die hohle Arbeitshand legen oder ihn fest zwischen beide Hände nehmen. Wichtig für die Beherrschung des Balls, für die Hebelwirkung und die Kontrolle des Drucks ist die Plazierung der vier Finger der Arbeitshand am Handrücken der anderen Hand. Dadurch ist der Golfball zwischen den Flächen beider Hände gleichsam festgeklemmt und die Finger kontrollieren die Druckintensität.

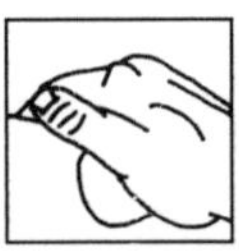

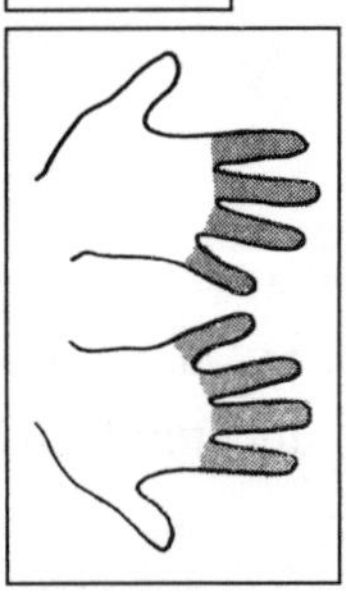

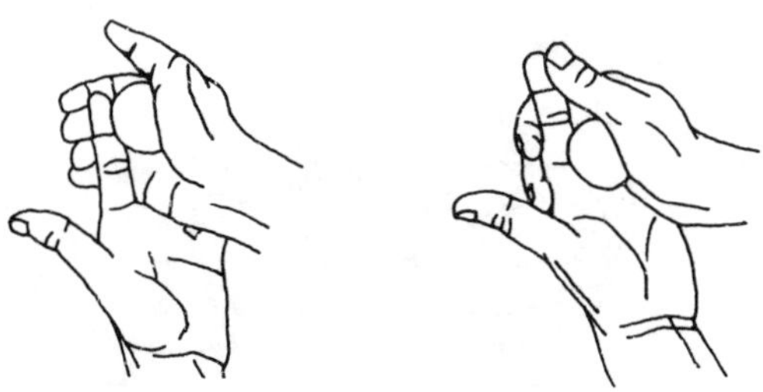

Nehmen Sie den Golfball in die hohle Arbeitshand. Der zu bearbeitende Finger steckt zwischen dem Golfball und den Fingern der Arbeitshand. Rollen Sie nun den Golfball auf dem Finger mehrmals hin und her, so lange, bis der Finger der Länge nach bearbeitet ist. Hebelwirkung und Druck lassen sich durch einen verstärkten Griff der Arbeitshand verändern. Bearbeiten Sie die übrigen Finger ebenso.

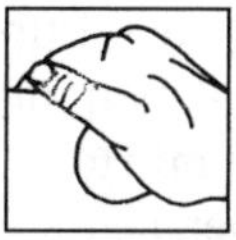

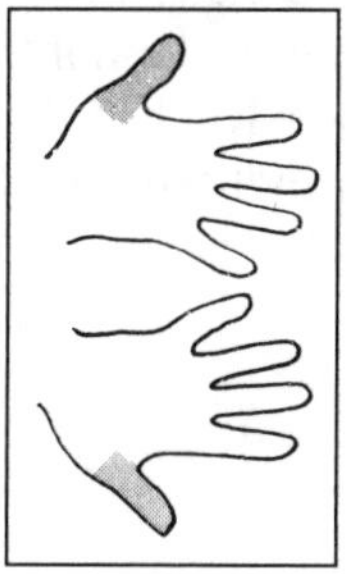

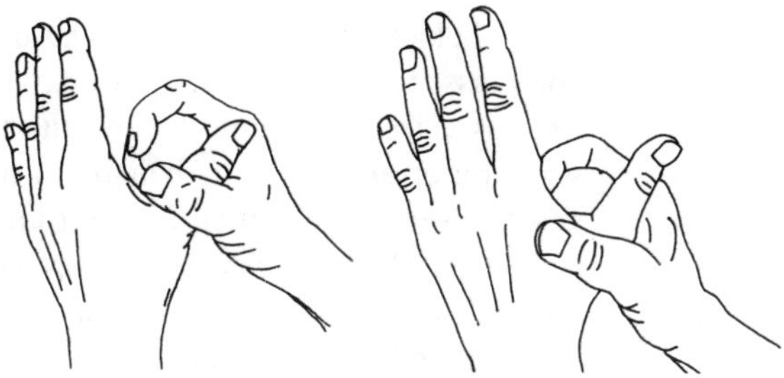

Beim Daumen ist die Situation etwas anders. Halten Sie den Golfball mit dem Zeige- und dem Mittelfinger der Arbeitshand an der Daumeninnenseite der zweiten Hand. Setzen Sie den Daumen der Arbeitshand oben an den zu bearbeitenden Daumen, er dient der Hebelwirkung und der Kontrolle des Drucks. Nun haben Sie eine stabile Arbeitsfläche und können mit der Arbeitshand den Ball am Daumen entlangrollen.

Bearbeiten Sie den Daumen mehrmals der Länge nach, einschließlich Daumenspitze, Ballen und Gelenke.

Variante: Wie oben, nur rollen Sie diesmal mit der zu bearbeitenden Hand den Ball den Daumen entlang.

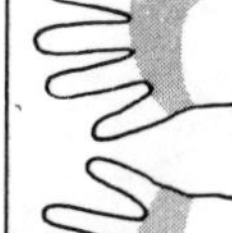

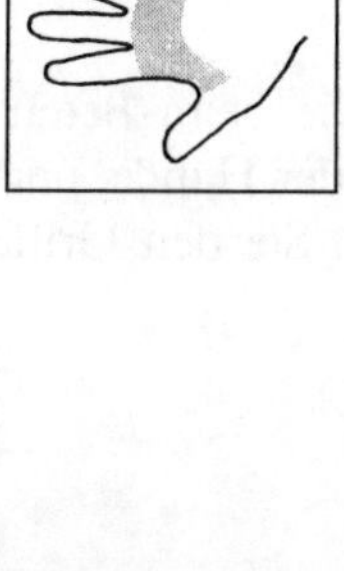

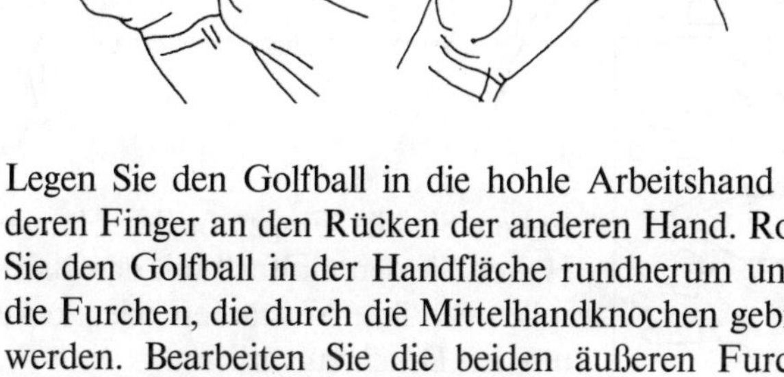

Legen Sie den Golfball in die hohle Arbeitshand und deren Finger an den Rücken der anderen Hand. Rollen Sie den Golfball in der Handfläche rundherum und in die Furchen, die durch die Mittelhandknochen gebildet werden. Bearbeiten Sie die beiden äußeren Furchen ebenso mit dem Golfball.

Die beiden nach innen (zum Daumen) gelegenen Furchen lassen sich so nur schwer bearbeiten, weil man mit der ausgestreckten Hand viel weniger Druck und Hebelwirkung erreicht. Die Arbeitshand muß daher neu angesetzt werden. Nehmen Sie den Golfball in die hohle Arbeitshand, legen Sie die Finger an den Rücken der anderen Hand, und rollen Sie den Ball rundherum und auch in die beiden Furchen.

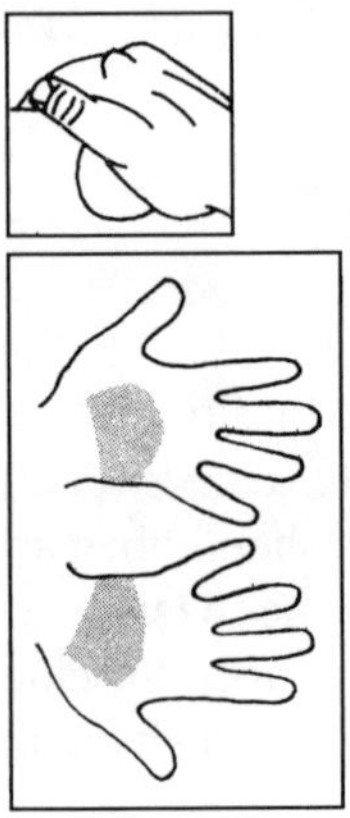

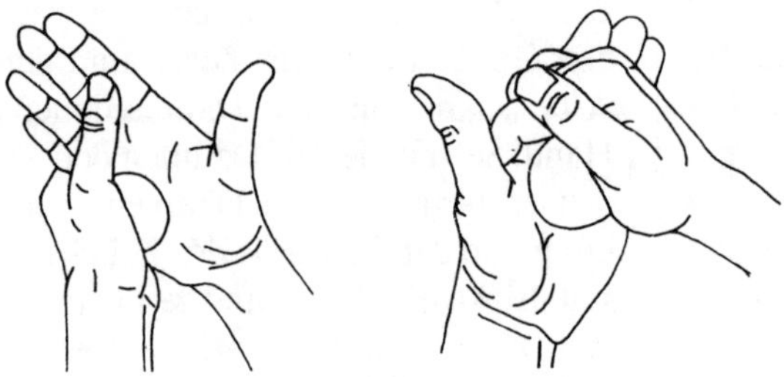

Verstärken oder lockern Sie den Griff der Arbeitshand, um den Druck zu verändern.

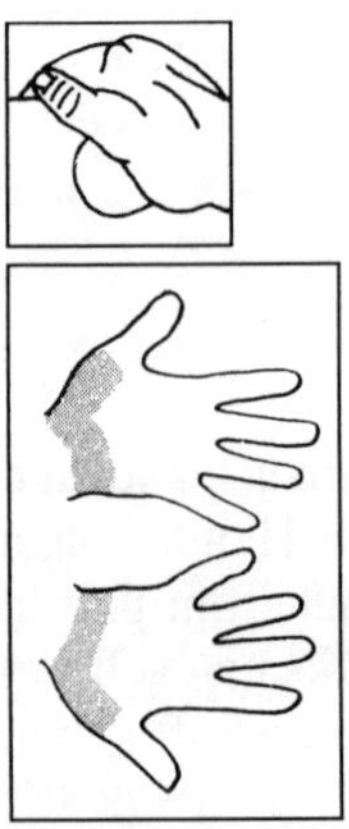

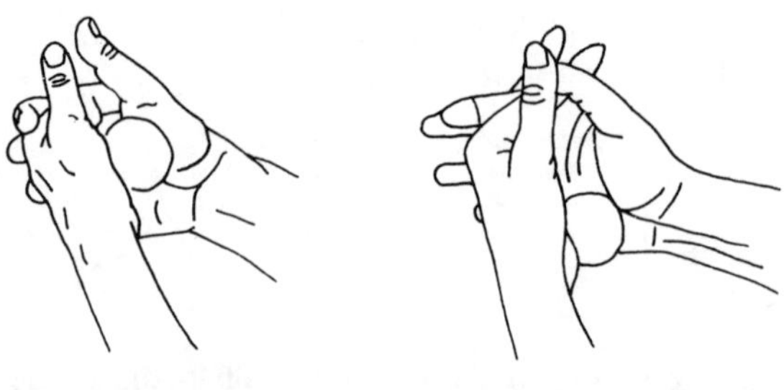

Falten Sie die Finger beider Hände wie beim Beten. Halten Sie den Golfball mit den Ballen der Hände, und rollen Sie ihn. Verstärken oder lockern Sie den Griff, um den Druck zu variieren.

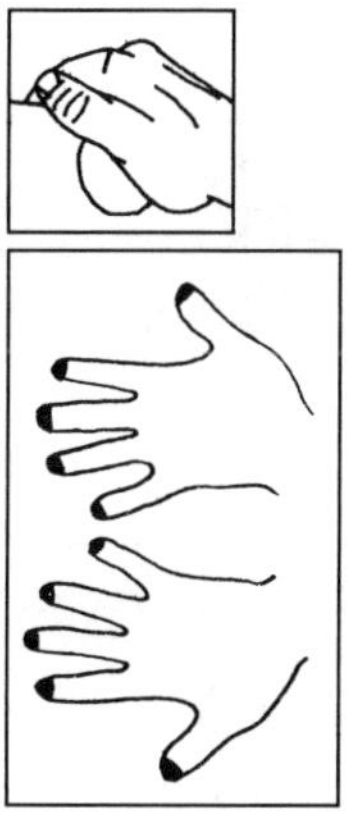

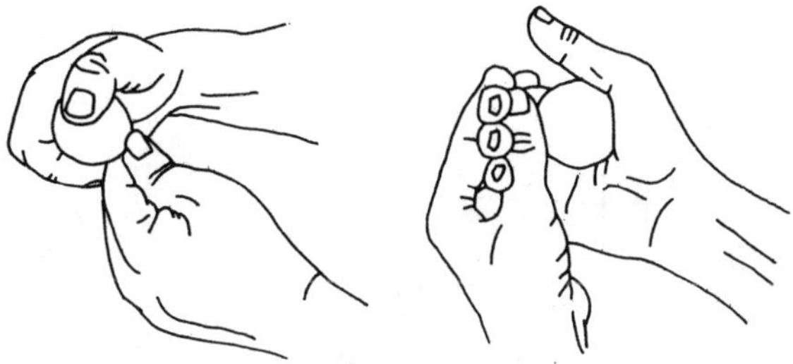

Legen Sie den Golfball in die gekrümmte Handinnenfläche. Umfassen Sie mit den Fingern der Arbeitshand den Daumen der anderen Hand, so daß er zwischen den Fingern und dem Golfball feststeckt. Verstärken oder lockern Sie den Griff der Finger, um den Druck zu verändern.

Nehmen Sie den Golfball mit zwei Fingern, und legen Sie ihn auf einen Fingernagel. Rollen Sie ihn dann von einer Seite auf die andere, und verändern Sie den Druck durch den Fingergriff.

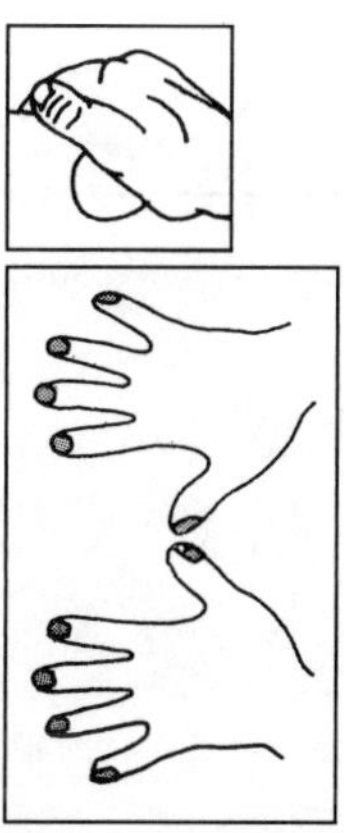

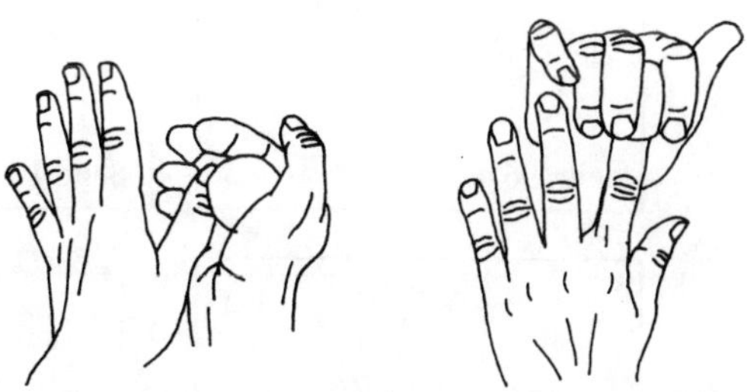

Nehmen Sie den Golfball in die hohle Arbeitshand. Schließen Sie deren Finger um den Daumen der anderen Hand, so daß er zwischen den Fingern und dem Golfball steckt. Verstärken oder lockern Sie den Griff, um den Druck zu variieren.

Zusammenfassung der Techniken

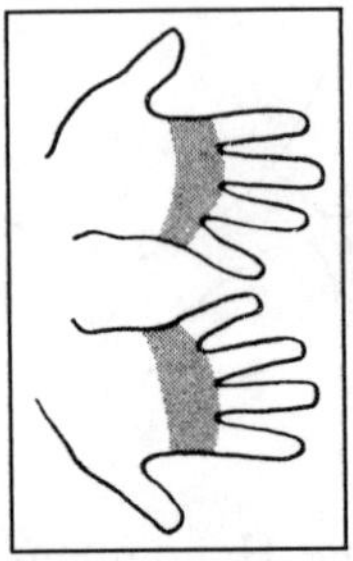

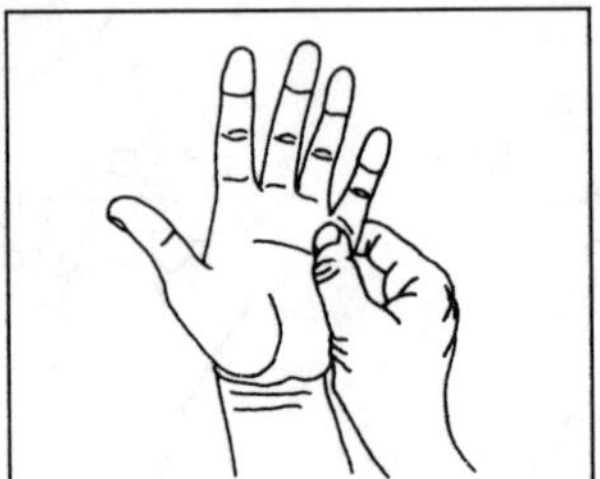

Seite 90

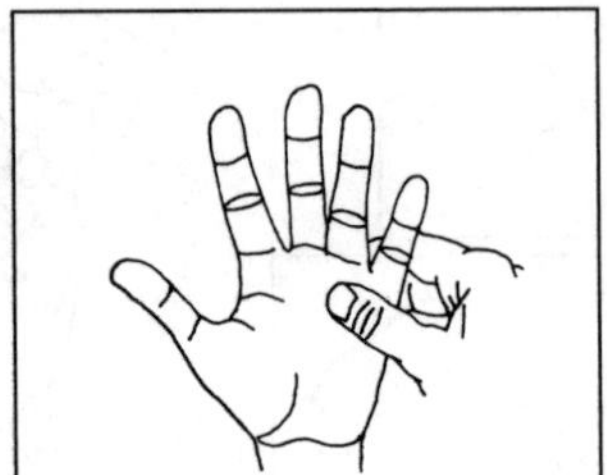

Seite 90

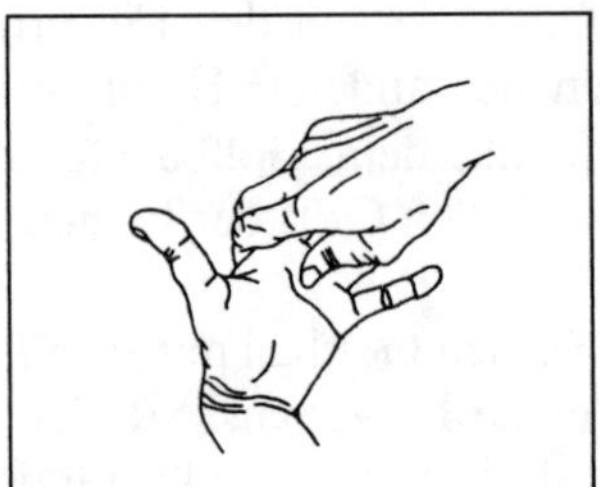

Seite 90

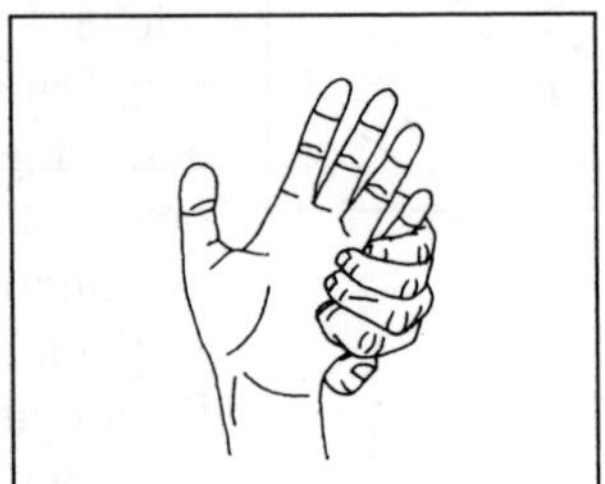

Seite 95

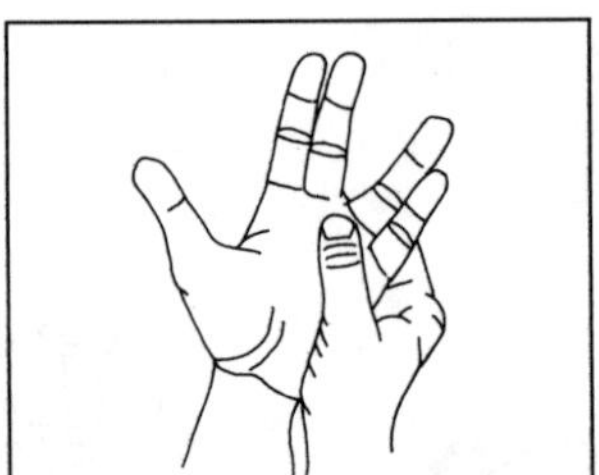

Seite 96

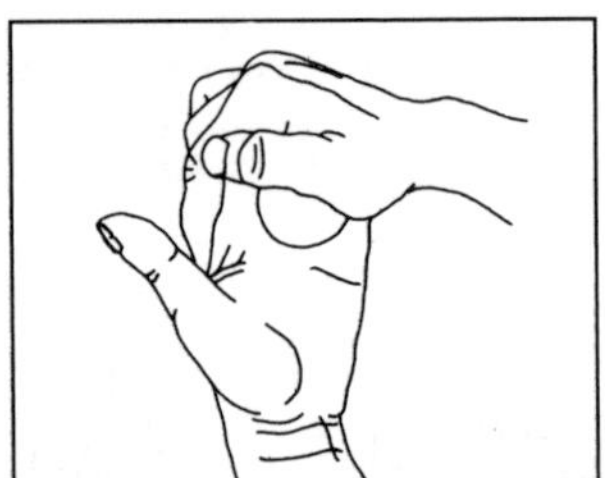

Seite 109

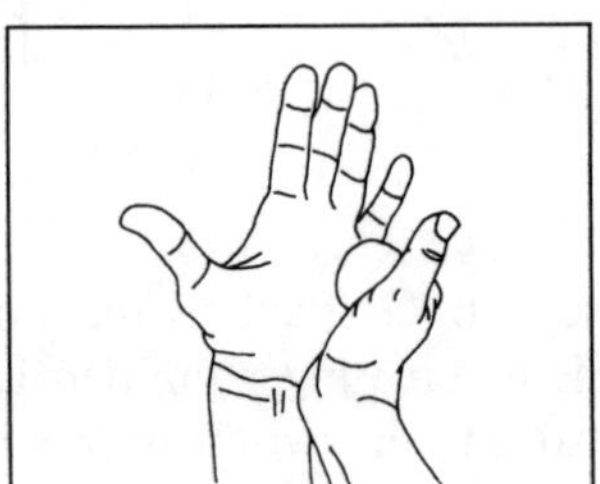

Seite 109

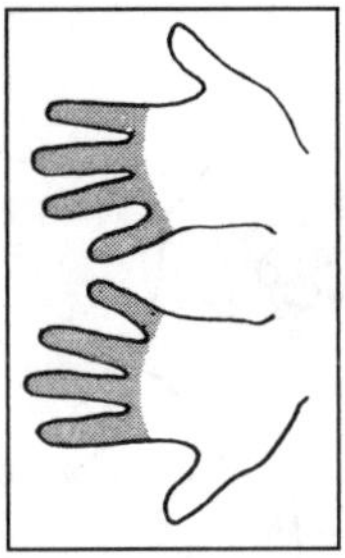

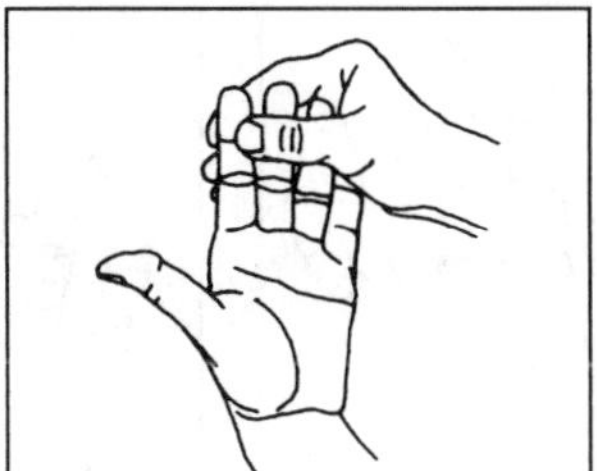

Seite 90

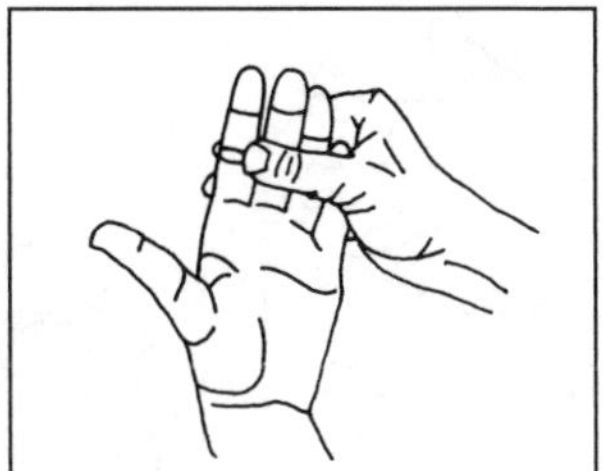

Seite 90

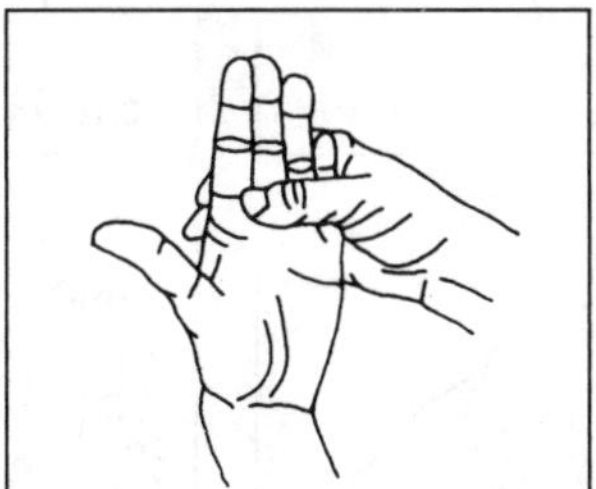

Seite 90

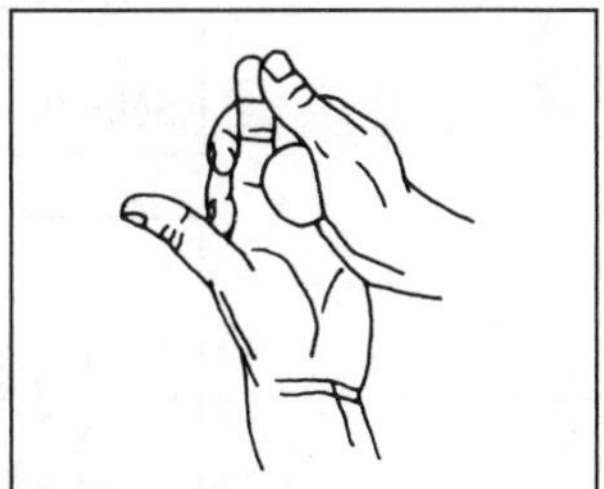

Seite 108

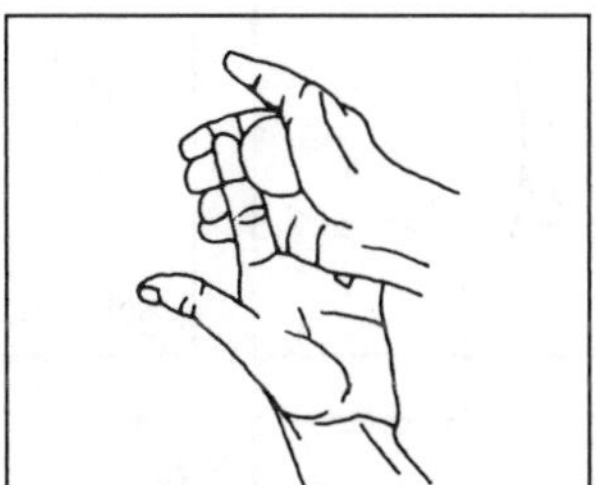

Seite 108

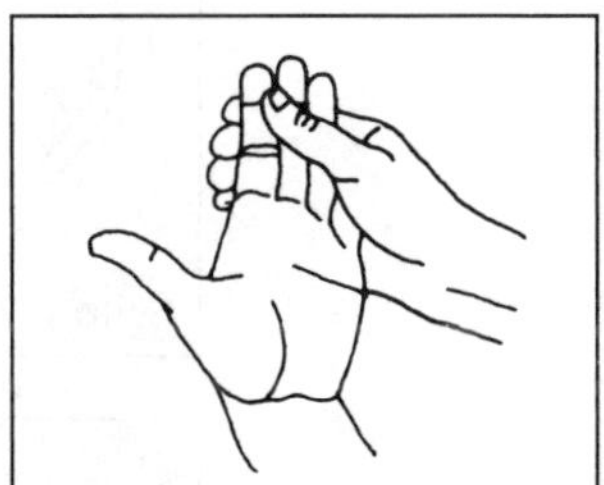

Seite 90

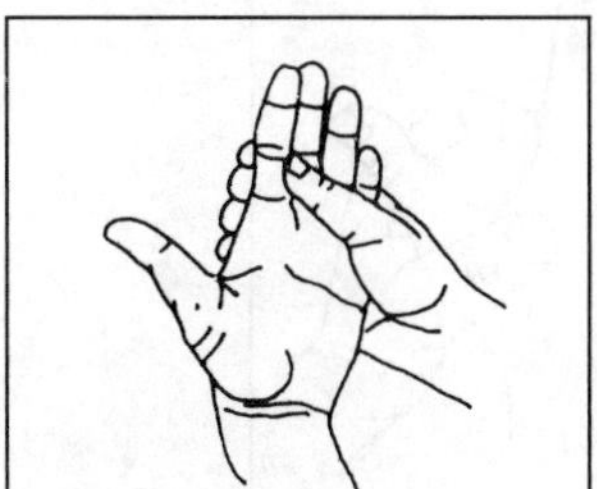

Seite 90

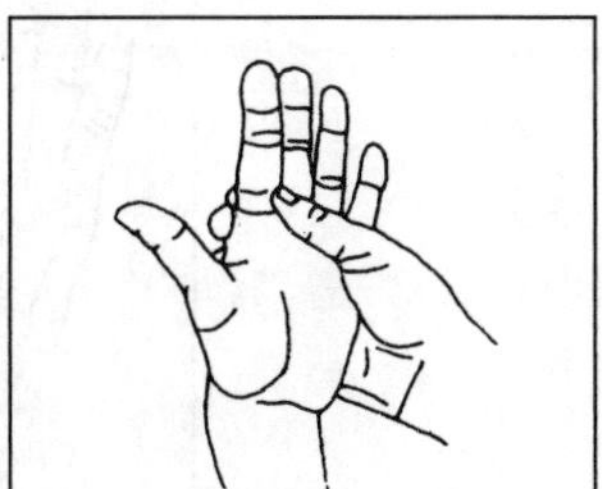

Seite 90

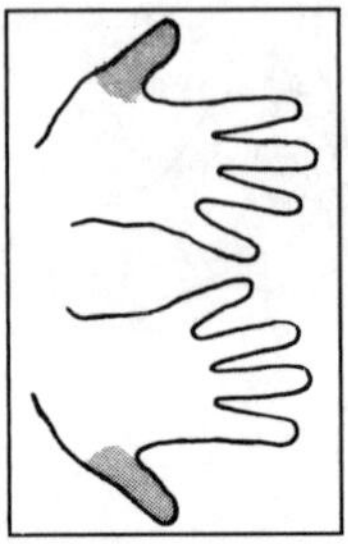

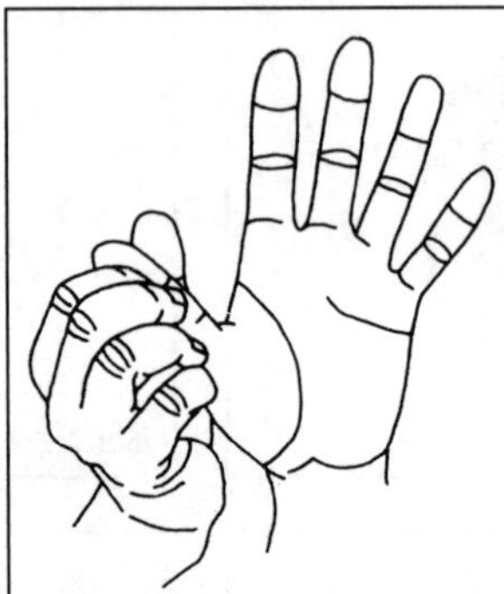

Seite 92

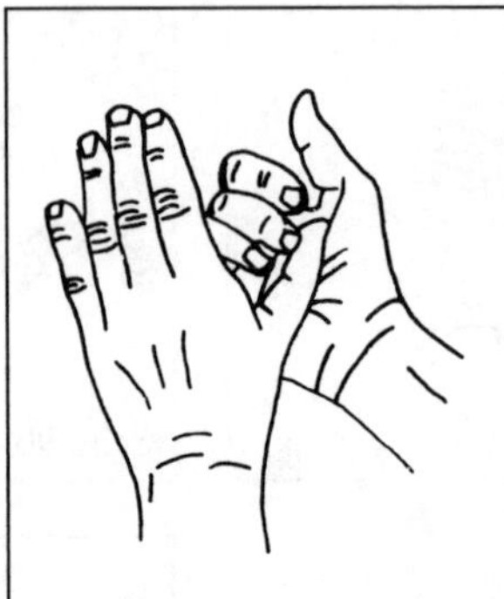

Seite 93

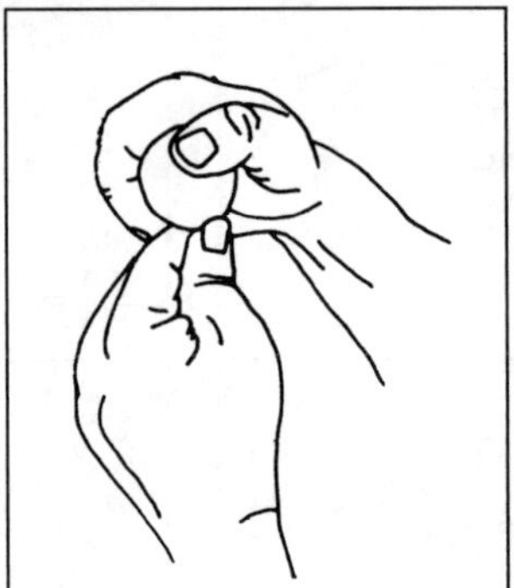

Seite 111

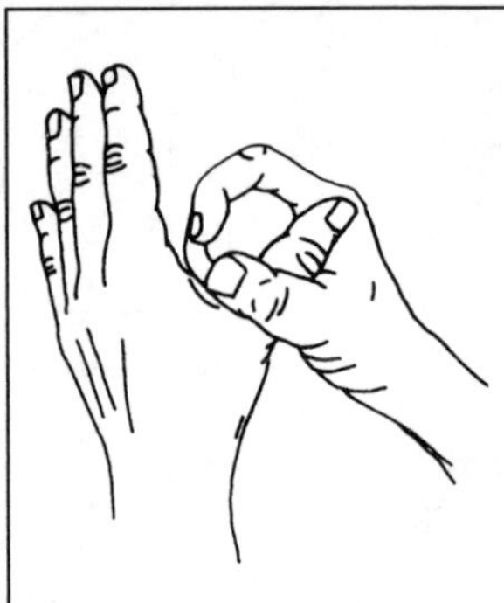

Seite 109

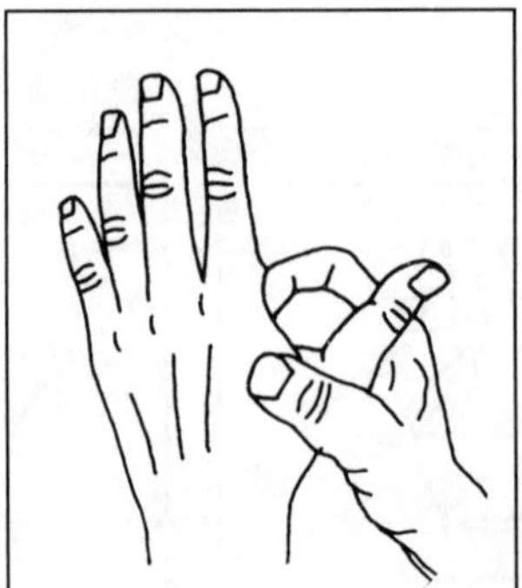

Seite 109

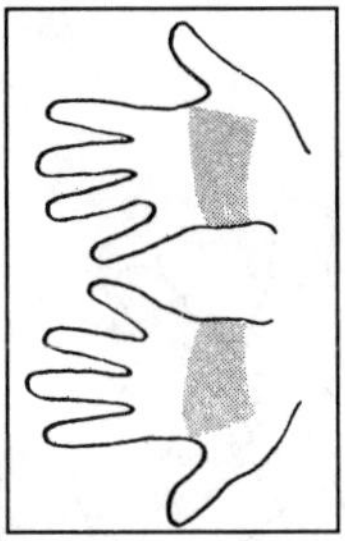

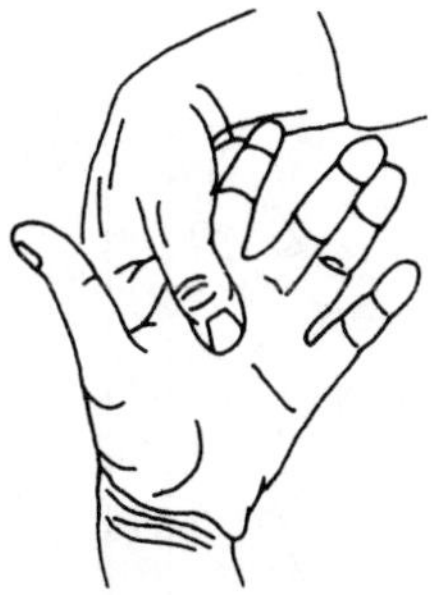

Seite 91

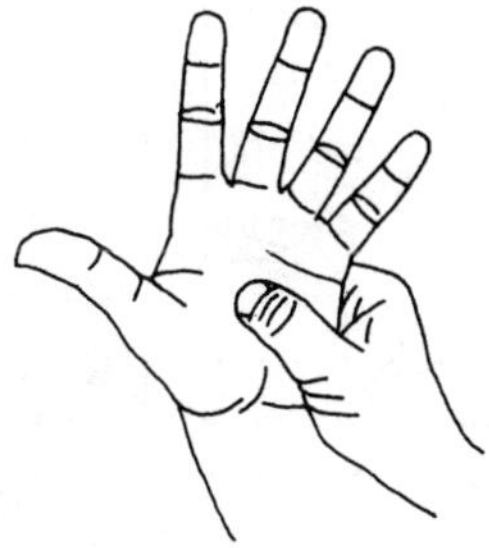

Seite 91

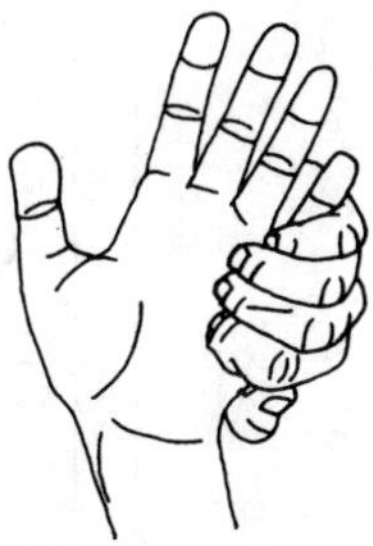

Seite 95

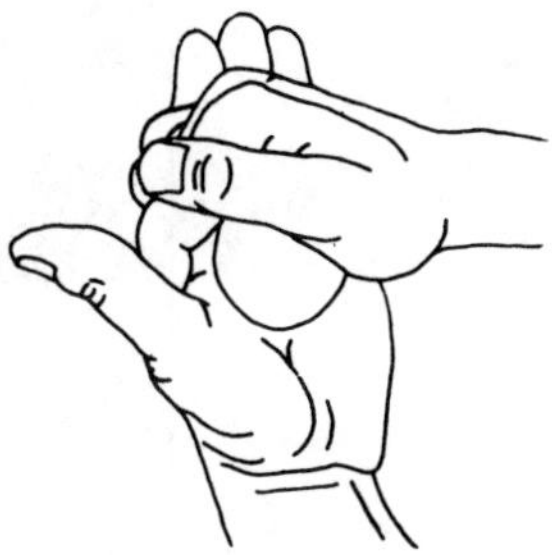

Seite 110

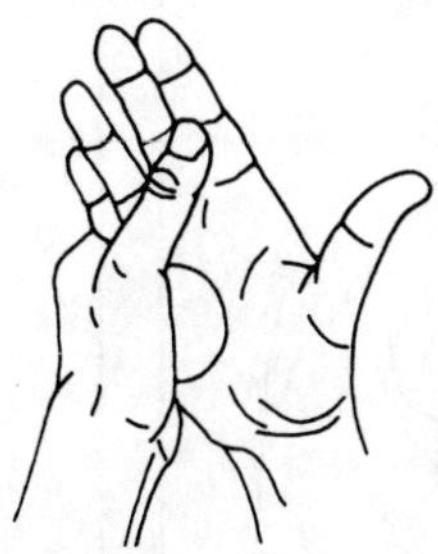

Seite 110

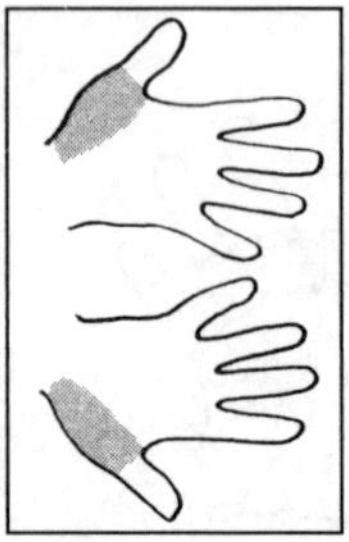

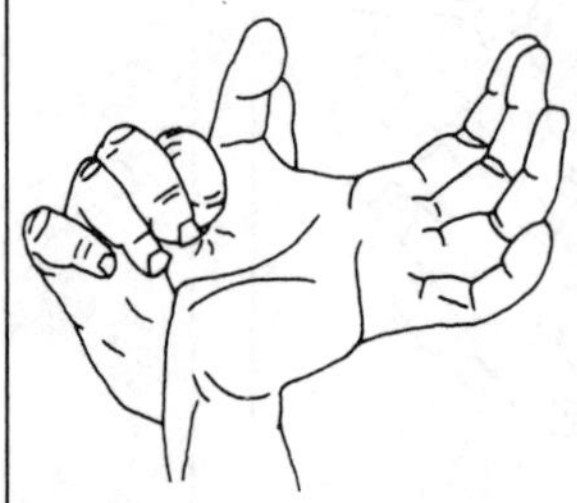

Seite 94

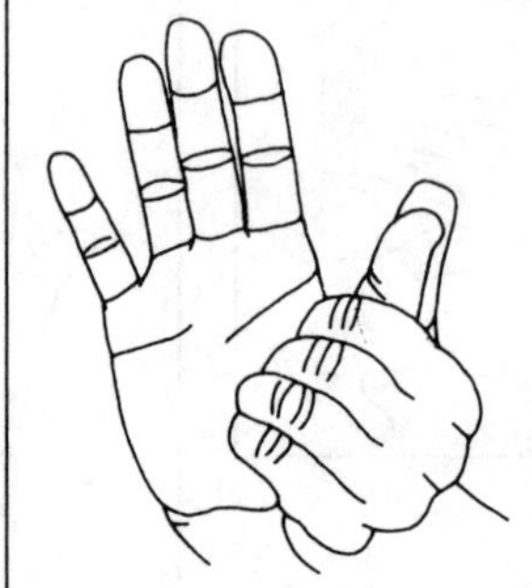

Seite 94

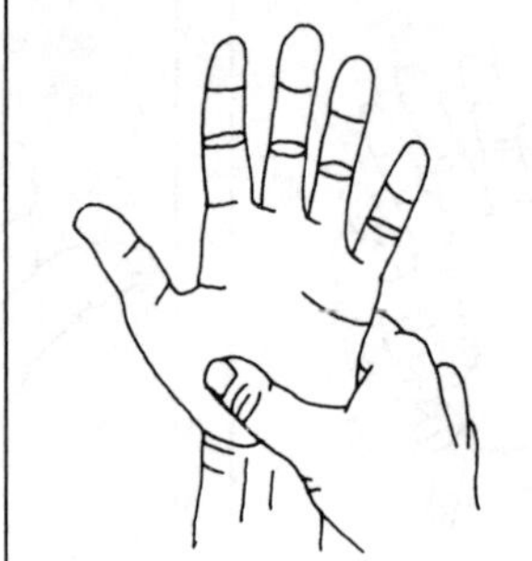

Seite 91

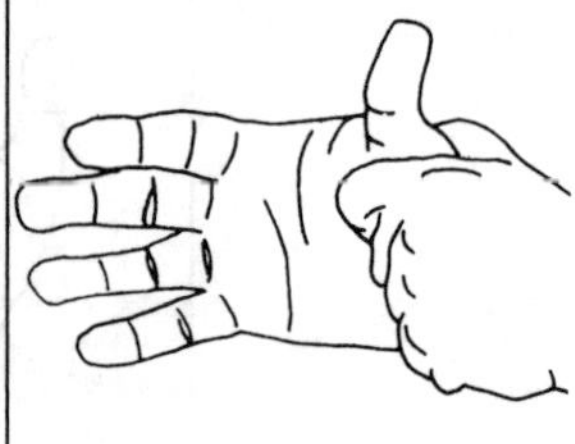

Seite 96

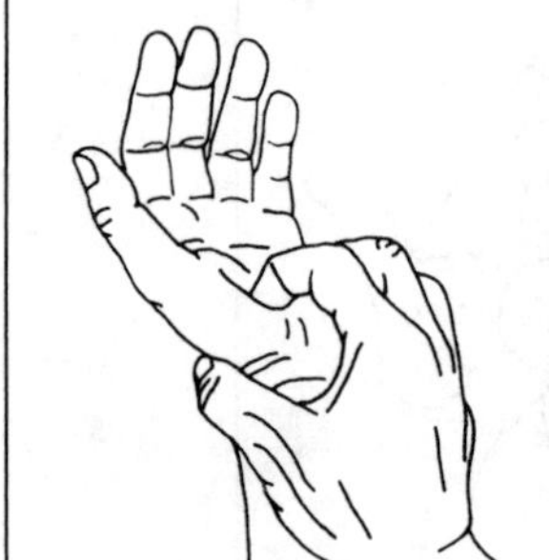

Seite 93

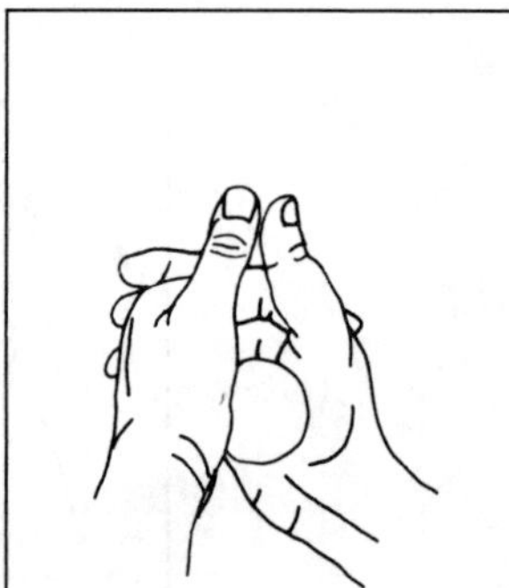

Seite 110

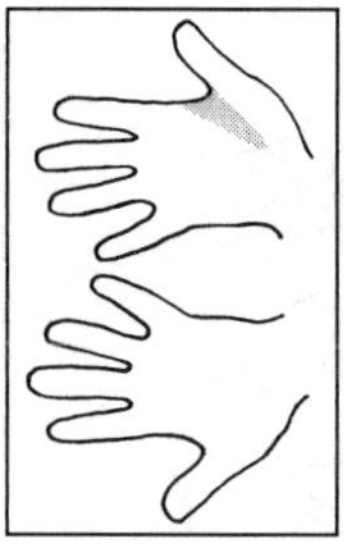

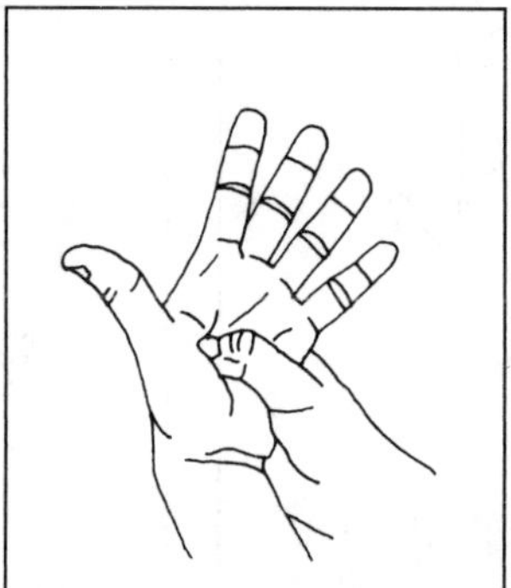

Seite 97

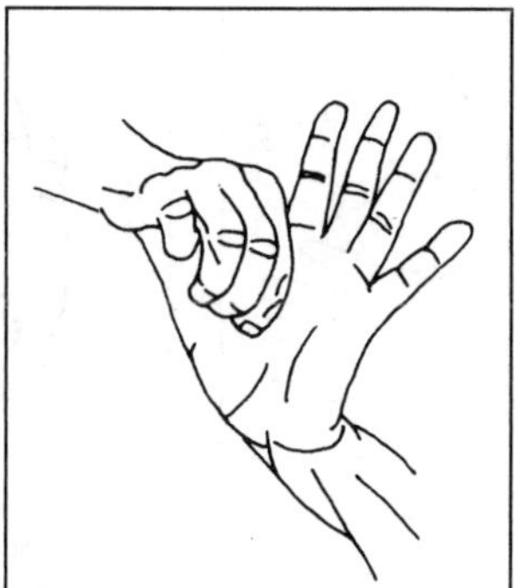

Seite 97

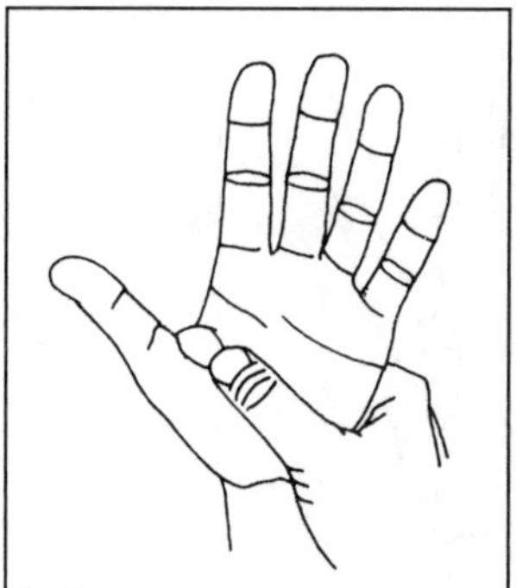

Seite 96

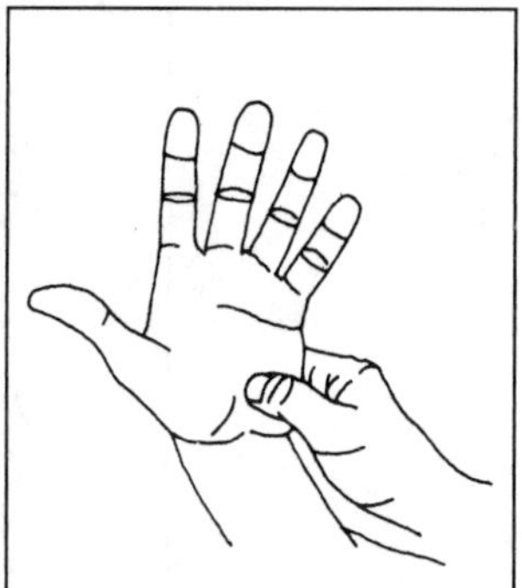

Seite 97

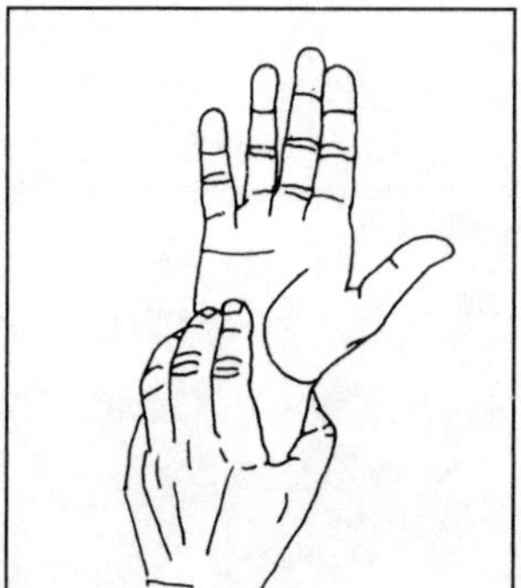

Seite 91

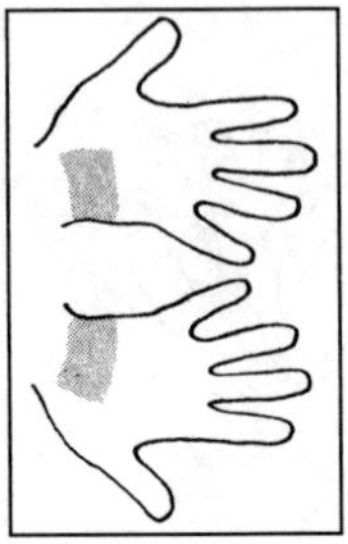

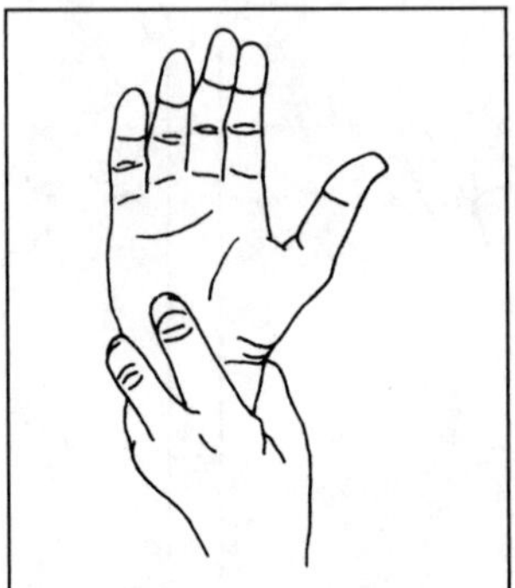

Seite 93

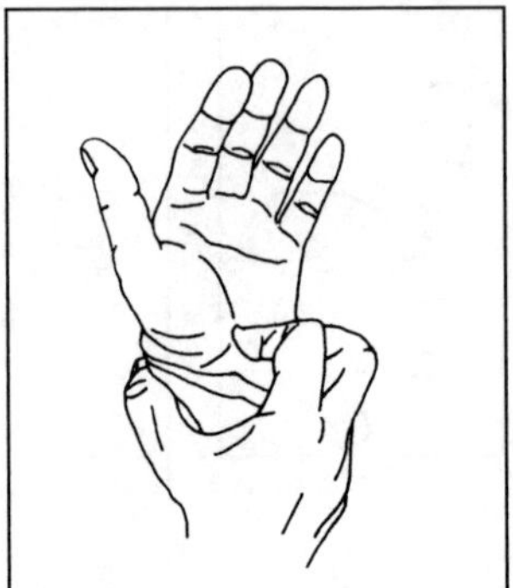

Seite 93

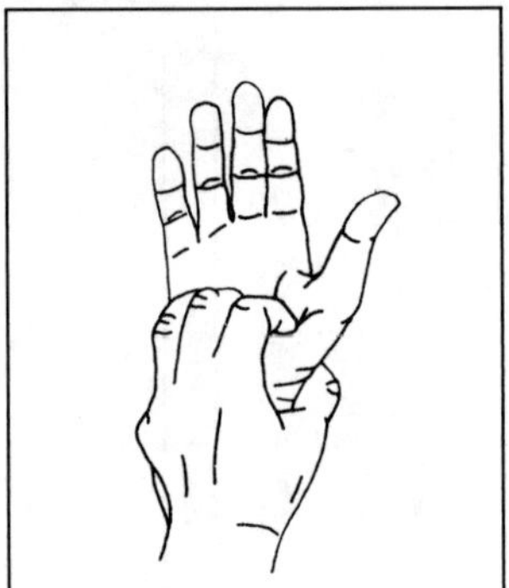

Seite 94

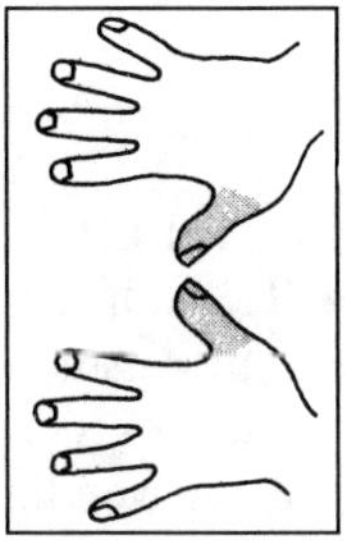

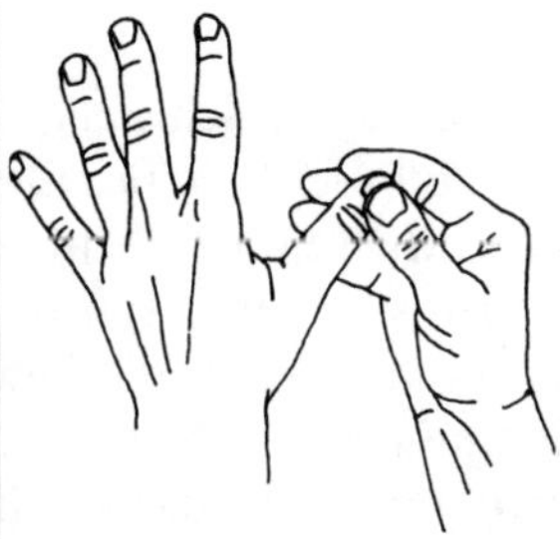

Seite 99

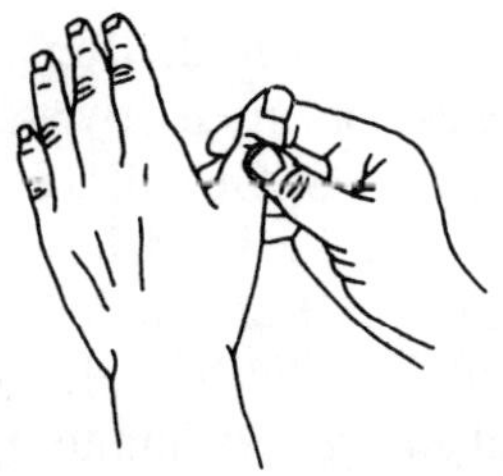

Seite 99

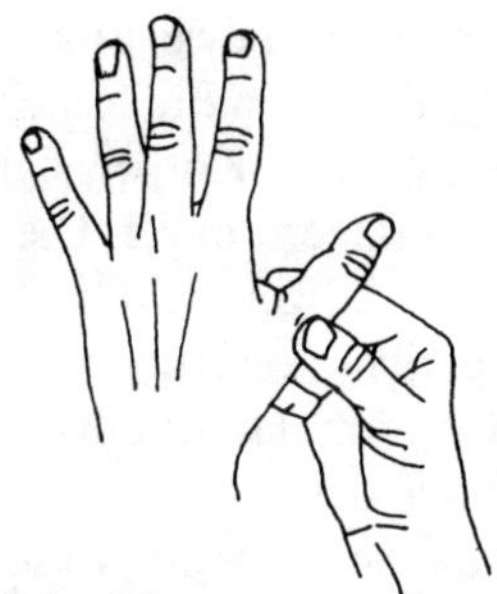

Seite 99

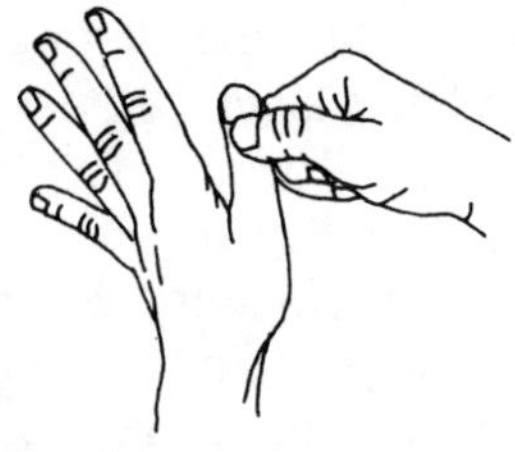

Seite 98

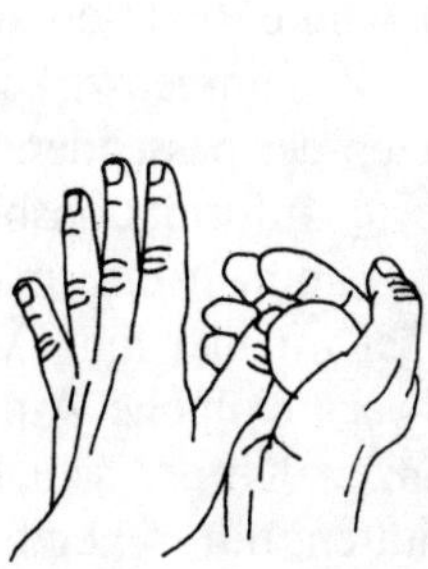

Seite 111

Schrittnachbildung

Einleitung

Die Gültigkeit der Reflexzonentherapie hat sich stets in sinnlichen Erfahrungsmomenten erwiesen, wie etwa in leichter Berührung, Tiefendruck, Beugen der Gelenke, Strecken der Muskeln und Sehnen und im Ausmaß des Streckens. Mit Ausnahme der leichten Berührung handelt es sich dabei um Formen der Kommunikation, die für die Bewegung notwendig sind. Um die Vielfalt dieser Kommunikationsformen noch zu erweitern, haben wir bestimmte Techniken entwickelt, die wir unter der Bezeichnung *Schrittnachbildung* (›stride replication‹) zusammenfassen. Wie dem Ausdruck zu entnehmen ist, verstehen wir jene Techniken darunter, die die für das Stehen und Gehen nötigen Schlüsselsignale imitieren.

Als wichtigste Elemente des Gehens gelten für die Techniken der *Schrittnachbildung* erstens die gerichtete Bewegung des Fußes und zweitens das Tragen des Gewichts. Die Rolle des Fußes beim Gehen besteht in der Richtungsänderung, wodurch er dem Körper signalisiert, daß dieser als Reaktion darauf das Gewicht verlagern möge. Die *Schrittnachbildung* ahmt, wie gesagt, die für das Gehen nötigen Schlüsselsignale nach, indem sie diese Signale übertreibt: die gerichtete Grundbewegung wird in ihrer Extremform durchgeführt, als Reaktion darauf entspannt sich der Fuß.

Wie jedes Sinnesorgan erhält auch der Fuß seine Information durch die sinnliche Erfahrung. Das Auge als Sinnesorgan verarbeitet zum Beispiel das Licht als Informationsteilchen, die es für die Sicht braucht. Der Fuß als Sinnesorgan verarbeitet Strecken und Druck als Informationsteilchen, die er zur Fortbewegung braucht. Im Autofahrer weckt der Anblick eines Stoppschildes die fast schon unbewußte Reaktion, daß er mit dem Fuß auf die Bremse tritt. Dies bedeutet ein Zusammenwirken von Auge (Erblicken des Stoppschildes) und Fuß (Setzen der passenden Reaktion). Jede Bewegung entsteht durch organisierte Informationsblöcke von seiten der Sinnesorgane. Aber auch der Fuß sammelt Informationen, die für eine integrierte Aktion nötig sind; wobei wir hier mit ›Aktion‹ das Stehen und Gehen meinen. Es sind keineswegs einfache Aufgaben. Nur wenn bestimmte Muskelgruppen im ganzen Körper sich kontrahieren und entspannen, können diese Aktivitäten mit scheinbarer Leichtigkeit ausgeführt werden. Um die Fortbewegung zu ermöglichen, reagieren diese Muskelgruppen in Sequenzen. Solche Sequenzen werden von bestimmten sensorischen Erfahrungen in Gang gesetzt: dem Druck der beschrittenen Oberfläche, der geschätzten Neigung des Geländes, dem Strecken der Muskeln als Reaktion auf die Oberfläche und der Schnelligkeit, mit der der Fuß auf die Oberfläche trifft. Die sensorischen Signale und die daraus folgende Aktivität der Muskelgruppen bezeichnen wir als eine Phase des Schrittmechanismus. Die Anpassung an Schuhe und moderne Oberflächen hat einer vollen Verwirklichung des Schrittmechanismus enge Grenzen gesetzt.

Der Anfang einer solchen Phase ist der Fersenschlag. Sobald die Ferse auf den Boden auftrifft, teilt sie dem ganzen Körper mit, was sie über die Haltung des Fußes im Verhältnis zum Körper dabei erfährt. Der Fersenschlag signalisiert einen Moment des Schrittmechanismus, in dem der Fuß das Körpergewicht akzeptieren muß. Diese Information ist bei jedem Schritt notwendig.

Beschreibung eines Schrittes

Ferse auf dem Boden

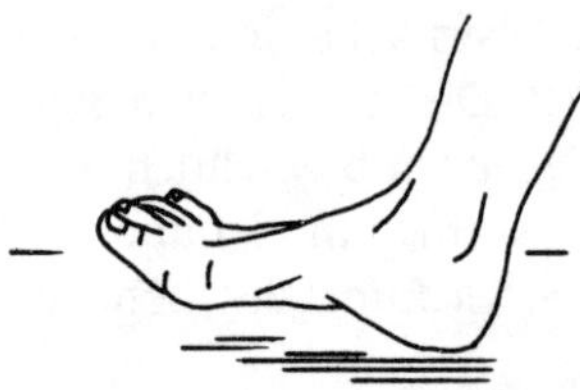

»Jeder Schritt ist ein rechtzeitig aufgefangenes Stolpern.«
Sir Charles Sherrington

Fersenschlag: Beim Fersenschlag gewinnt der Fuß den ersten Kontakt zum Boden. Der Fuß nimmt eine flexible Haltung ein, damit er erkunden kann, wie der Boden beschaffen ist. Im Moment des Fersenschlags muß die Entscheidung darüber getroffen werden, in welchem Winkel der Fuß auf den Boden setzen soll. Auf diese Weise sind jene Anpassungen möglich, die uns zum Beispiel erlauben, bergauf oder bergab zu gehen.

Flache Sohle auf dem Boden

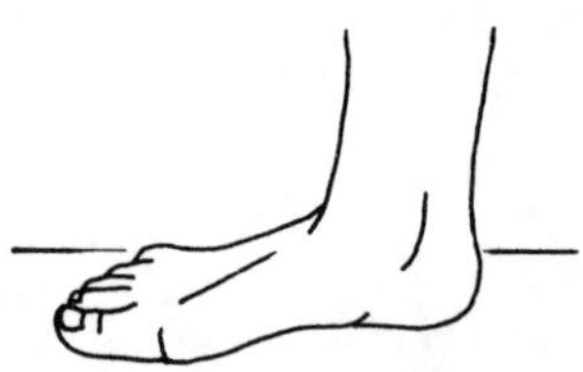

Standphase: Hier geschieht die Verlagerung des Körpergewichts von der Ferse auf den Ballen. Die Standphase heißt deshalb so, weil der Körper an diesem Punkt des Schritts auf einem Fuß steht, der nun das gesamte Körpergewicht trägt.

Ballen auf dem Boden

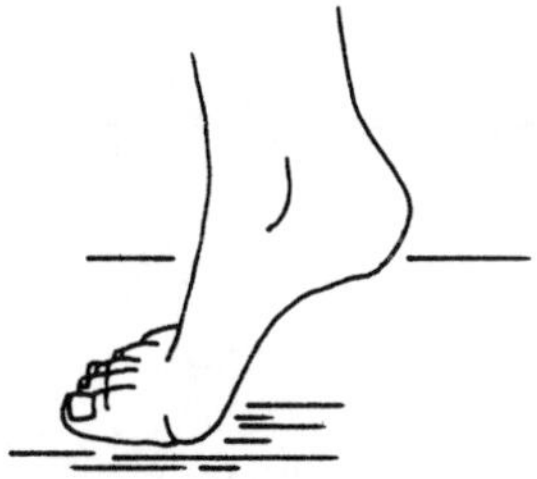

Abheben der Zehen: Von den Zehen abgestoßen, verläßt der Fuß den Boden. In dieser Endphase eines Schritts heben Ballen und Zehen unter Ausnutzung der Hebelwirkung das Körpergewicht vom Boden ab.

Die Richtung und das Tragen des Gewichtes sind wichtige Elemente des Schritts. Die vier gerichteten Bewegungen des Schritts sind die Fußrückenkrümmung, Inversion *(Einwärtsdrehung)*, Eversion *(Auswärtsdrehung)* und Sohlenkrümmung. Bei einem normalen Schritt bewegt sich der Fuß in alle vier Richtungen. Bewegungen wie Zehenstrecken, Knöchelkreisen oder seitliche Fußbewegungen werden beim normalen Gang nicht gefordert.

Schuhe und glatte, ebene Oberflächen verlangen den an der Fortbewegung beteiligten Muskelgruppen nur eine beschränkte Anzahl von Bewegungen ab. Das Ergebnis ist, daß verschiedene Möglichkeiten der ›Feineinstellung‹ des Fußes verkümmern.

Betonung der gerichteten Fußbewegungen

Gelenkte Richtung

Diese Übungen führen den Fuß durch die gerichteten Phasen eines Schritts.

Rückenkrümmung

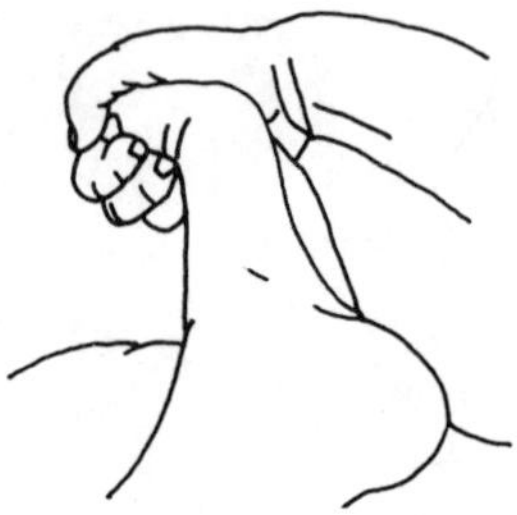

Legen Sie einen Fuß auf den Oberschenkel des anderen Beins. Nehmen Sie den linken Fuß in die rechte Hand (oder umgekehrt), und zwar an Ballen und Zehen, und beugen Sie mit dem Handballen die Zehen und den gesamten Fuß nach hinten.

Eversion

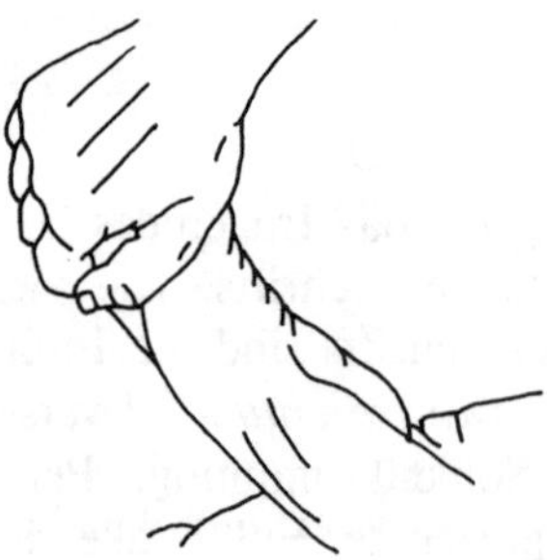

Umfassen Sie die Fußspitze. Die Finger umgreifen die Fußkante bei der kleinen Zehe. Ziehen Sie den äußeren Fußrand mit den Fingern hoch, während Sie den Handballen gleichzeitig nach unten drücken.

Die größte Wirkung wird dann erreicht, wenn Sie mit dem Handballen gegen das Gelenk am großen Zehenballen drücken.

Sohlenkrümmung

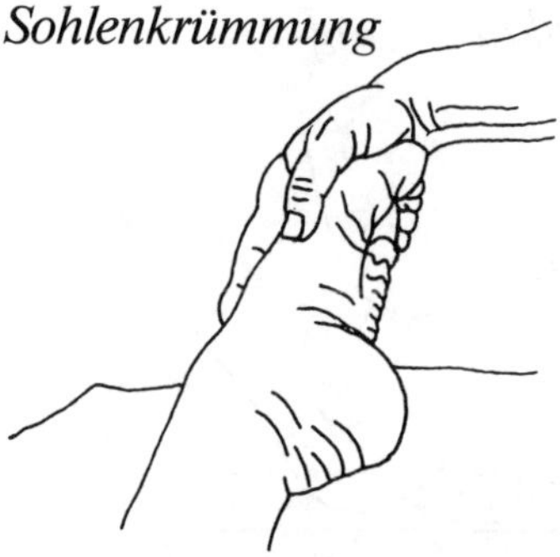

Der Fuß ruht auf dem Oberschenkel des anderen Beins. Fassen Sie den Fuß so, daß die Finger auf dem Fußrükken liegen, während der Handballen in Richtung der großen Zehe gegen den Fuß drückt.

Inversion

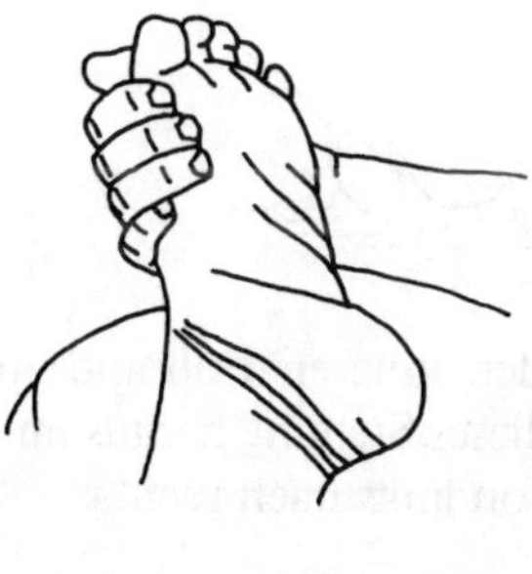

Umfassen Sie den Fuß, und drehen Sie ihn zu sich. Der Handballen übt dabei Druck nach oben aus, während die Finger nach unten ziehen. Drehen Sie den Fuß, bis die Fußsohle stärker zu ihnen gerichtet ist.

Arbeit auf einer Oberfläche

Rückenkrümmung

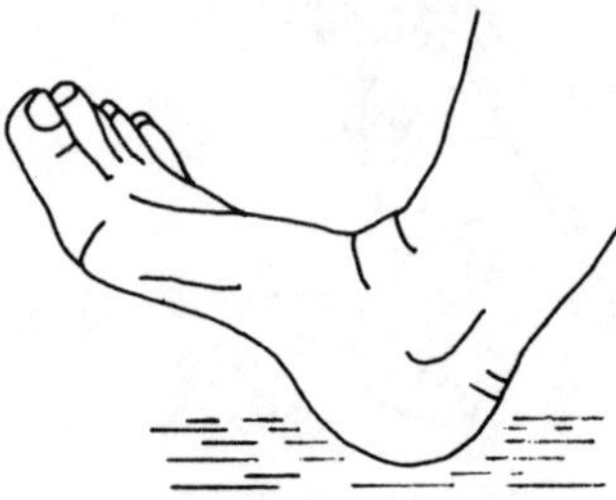

Stellen Sie im Sitzen eine Ferse auf den Boden. Heben Sie den übrigen Fuß, und ziehen Sie ihn gleichsam an den Zehen nach hinten. Schaukeln Sie ihn nun unter Benutzung der Ferse als Drehpunkt vor und zurück und von links nach rechts.

Eversion

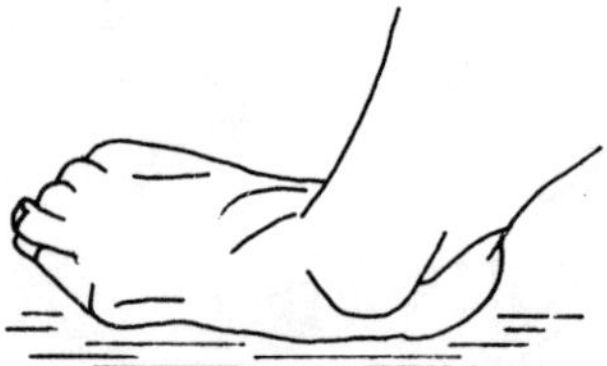

Führen Sie den inneren Fußrand zum Boden. Schaukeln Sie aus dieser Stellung heraus mit dem Fuß vor und zurück und von links nach rechts.

Sohlenkrümmung

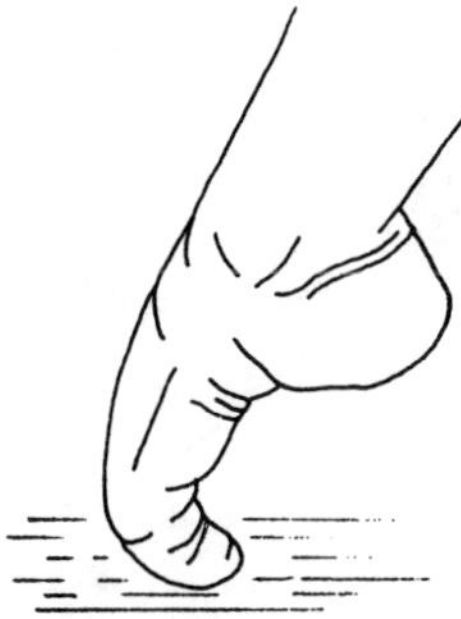

Stellen Sie die Zehenspitzen auf den Boden, und schaukeln Sie vor und zurück und von links nach rechts.

Inversion

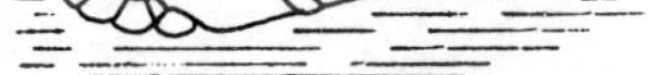

Legen Sie den äußeren Fußrand auf den Boden, und schaukeln Sie ebenfalls mit dem Fuß vor und zurück und von links nach rechts.

Kreisen

Rückenkrümmung

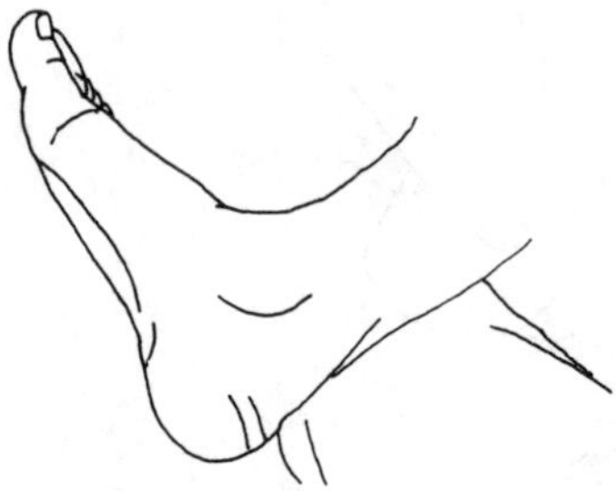

Beschreiben Sie mit der großen Zehe einen Kreis in der Luft. Kreisen Sie mit dem Fuß zuerst in die eine, dann in die andere Richtung. Fällt Ihnen die Drehung mit dem Knöchel schwer? In welcher Richtung geht es leichter? War der Kreis vollständig? Sind bestimmte Teile des Kreises schwieriger als andere?

Eversion

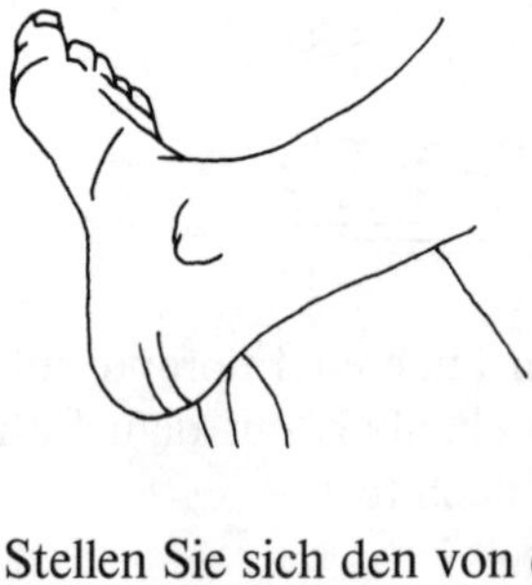

Stellen Sie sich den von der großen Zehe beschriebenen Kreis als Zifferblatt vor, auf dem die Zwölf, die Drei, die Sechs und die Neun die Richtung für die vier grundlegenden Fußbewegungen angeben. Wenn die große Zehe auf zwölf Uhr zeigt, befindet sich der Fuß in Rückenkrümmung. Der rechte Fuß steht bei drei Uhr in Eversion, bei sechs Uhr in Sohlenkrümmung und bei neun Uhr in Inversion.

Beschreiben Sie mit der großen Zehe einen Kreis in der Luft. Achten Sie darauf, welcher Abschnitt des Kreises am schwierigsten war. War es der Abschnitt von zwölf bis drei oder von drei bis sechs Uhr? Von sechs bis neun Uhr? Von neun bis zwölf Uhr?

Der linke Fuß steht um zwölf Uhr in Rückenkrümmung, um drei Uhr in Inversion, um sechs Uhr in Sohlenkrümmung und um neun Uhr in Eversion.

Sohlenkrümmung

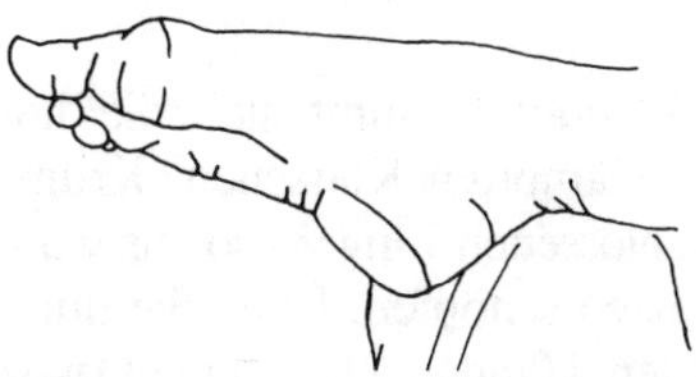

Inversion

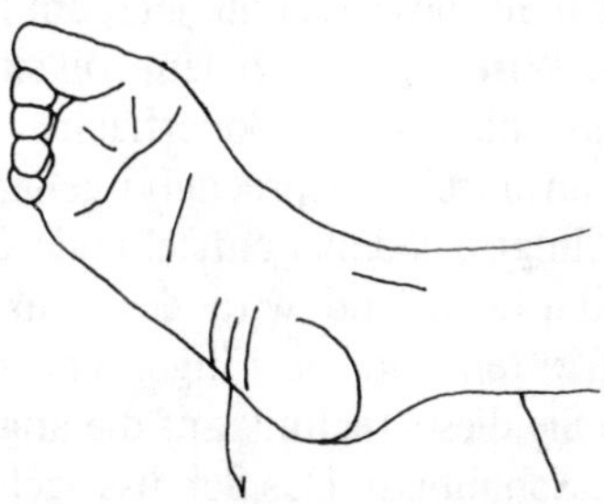

Wollen Sie die Bewegung im Abschnitt von zwölf bis drei Uhr üben, so nehmen Sie den Fuß wie auf Seite 124 für die Rückenkrümmung gezeigt, und beschreiben Sie in der Luft einen Kreis. Die große Zehe beschreibt den Kreis, während die Hand den Fuß bewegt.

Mit anderen Abschnitten des Kreises kann man es ebenso versuchen, indem man die Haltung der führenden Hand so verändert, wie auf Seite 124/125 gezeigt.

Verschiedene sensorische Signale

Klopfen, Hacken und *Perkussion* sind Techniken, die den Füßen verschiedene sensorische Signale vermitteln. Um die Vielfalt der Signale zu erhöhen, hält man den Fuß jeweils in einer der vier gerichteten Stellungen.

Klopfen

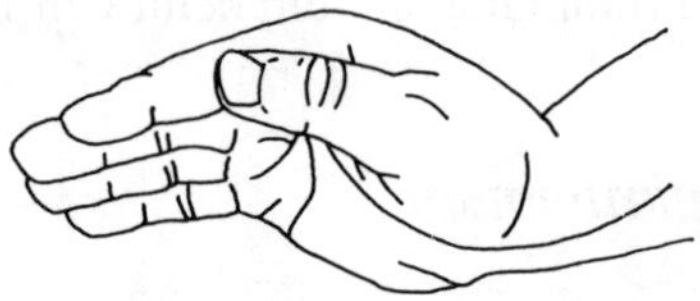

Beim *Klopfen* krümmt sich die hohle Hand wie zu einem gedämpften Klatschen. Krümmen Sie die Hand bei geschlossenen Fingern so, als würden Sie Wasser aus einem Bach schöpfen. Üben Sie nun, indem Sie mit gekrümmten Händen klatschen. Das sollte hohl wie ein dumpfer Schlag klingen.

Wenden Sie diese Technik jetzt am Fuß an. Um größtmögliche Wirkung zu erzielen, soll sich die Krümmung der Hand dabei der Fußoberfläche anpassen. Dies erreicht man durch entsprechend gehaltene Fingerkrümmung. Klingt das dabei entstehende Geräusch wie normales Klatschen und wird der Fuß rot, dann ist die Hand zu offen und die Finger sind nicht rund genug. Wenden Sie diese Technik auf die angegebenen Gebiete an (siehe Schaubild). Das Schlüsselgebiet für diese Technik ist der Knöchel.

Die Technik des *Klopfens* richtet sich auf den Knöchel. Er gibt wichtige Informationen über seine Stellung ab. Als ›Reporter‹ fungieren jene Propriozeptoren, die das Abbiegen der Gelenke und das Strecken der Muskeln und Sehnen erfühlen. Wenn es nichts zu ›berichten‹ gibt, bestimmte Bewegungen also nie ausgeführt werden, bleiben die Fähigkeiten dieser ›Reporter‹ ungenutzt. Ohne Übung sind bestimmte feinere Bewegungen immer schwerer auszuführen.

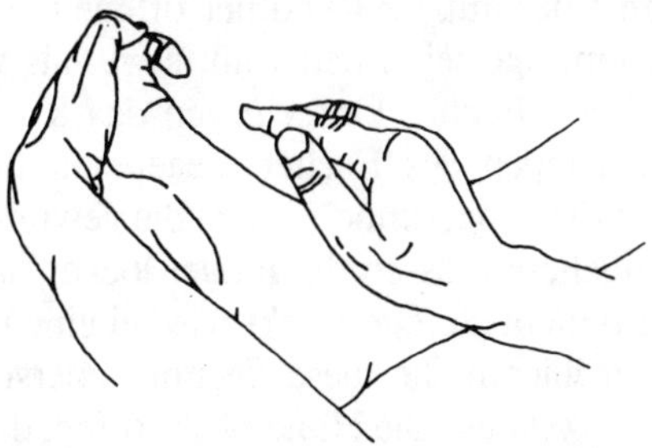

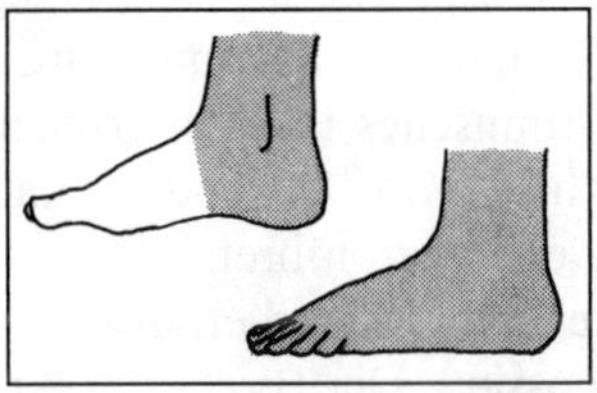

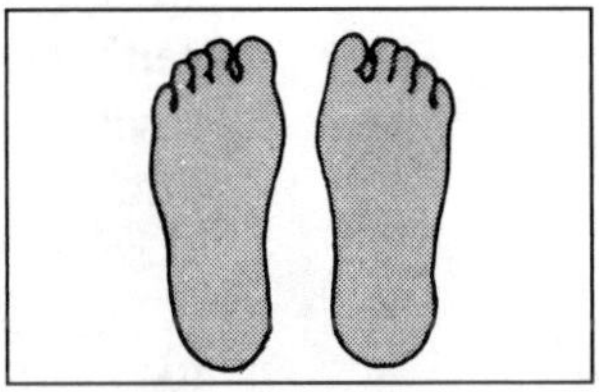

Hacken

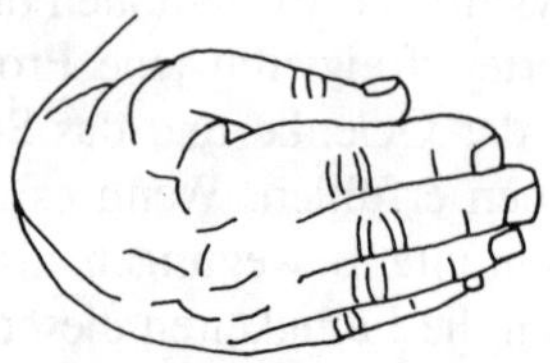

Beim weichen *Hacken* (einer Form des Klopfens) berührt der äußere Rand der offenen, entspannten Hand (Kleinfingerseite) den Fuß, etwa, als würde man einen offenen Fächer locker gegen das Knie schlagen, wobei die Rippen des Fächers gegeneinanderfallen, das sind hier die Fingerknöchel. Um die gewünschte Wirkung zu erreichen, müssen die Finger locker und entspannt sein (also nicht steif gestreckt wie bei einem Karateschlag).

Probieren Sie diese Technik zuerst an Ihrem Oberschenkel aus. Die Hand bleibt offen, die Finger sind entspannt. Hören Sie, wie die Finger gegeneinanderschlagen? Das Ziel dieser Technik wird mehr durch ein rasches, rhythmisches Hacken erreicht als durch einen kräftigen Schlag. Kraftanwendung kann zu Schmerzen, ja sogar Verletzungen führen.

Die Bewegung des Arbeitsarms ist die gleiche wie bei der Perkussion. Der Bizeps des Arms wird gespannt und der Arm so gedreht, daß die äußere Handkante den Fuß berührt. Aber zum Unterschied von der Perkussion bleibt die Hand offen, und den Kontakt mit dem Fuß stellt die äußere Kante des kleinen Fingers her. Der einzige Teil des Arbeitsarms, der sich bewegt, ist der Ellbogen. Der Bizeps bleibt die ganze Zeit hindurch angespannt.

Wenden Sie diese Technik auf die angegebenen Gebiete am Fuß an.

Bei der Technik des *Hackens* wird der Fuß in gestreckter Haltung nach hinten gedrückt. Das Hacken bildet einen wichtigen Moment des Gehens nach. Die Botschaft der Propriozeptoren lautet: äußerste Dehnung. Die Anwendung eines schnellen Klopfsignals bedeutet dem Gehirn, daß eine extreme Dehnung erfolgt. Als Reaktion auf diese Bewegung signalisiert das Gehirn den beteiligten Muskelgruppen, die Reichweite der Bewegung zu erhöhen. Das *Hacken* stellt nun im wesentlichen den Versuch dar, das Muster der beim Gehen auf glatten, ebenen Oberflächen routinemäßig gestellten Anforderungen zu durchbrechen.

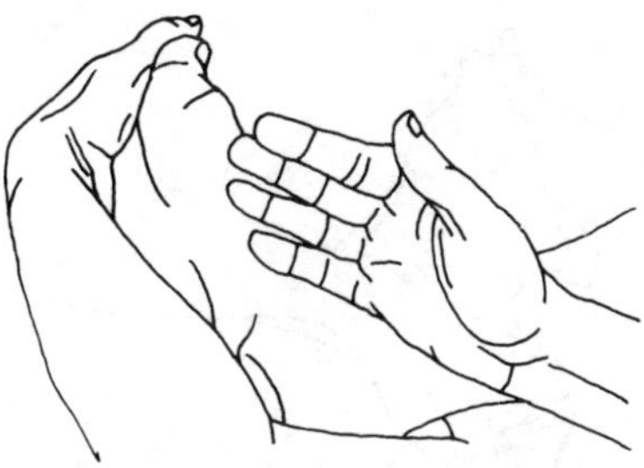

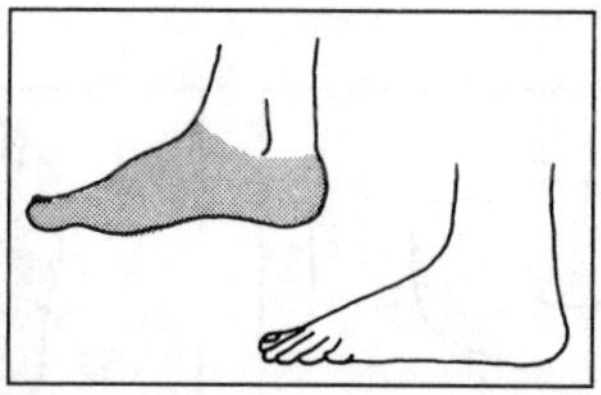

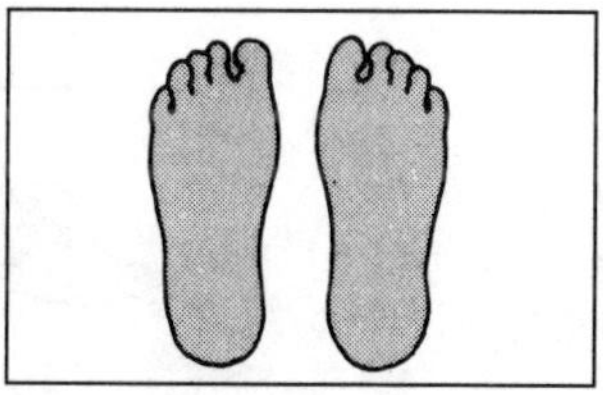

Perkussion

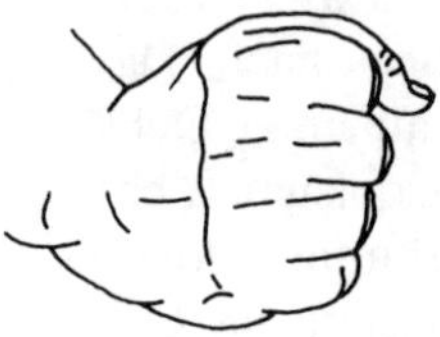

Schließen Sie die Hand zu einer lockeren Faust. Der fleischige äußere Handrand stellt den Kontakt zum Fuß (siehe Schaubild). Nur der Ellbogen des Arbeitsarms bewegt sich, der Bizeps bleibt stets angespannt. Ziehen Sie den rechten Arm zur Brust, schwingen ihn vorwärts und bringen ihn mit dem Fußgebiet in Kontakt. Die Bewegung soll rhythmisch sein. Verzichten Sie auf Kraftanwendung. Kraft ist nicht so wichtig wie schnelles Strecken der Muskeln. Wesentlich bei dieser Technik ist das Tempo, das durch Anspannen des Bizeps gehalten wird.

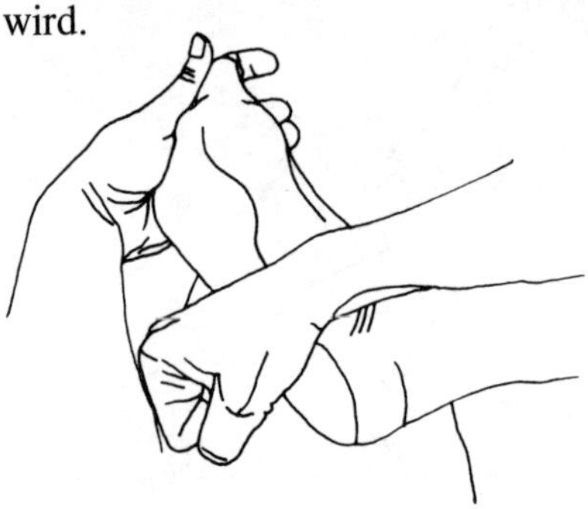

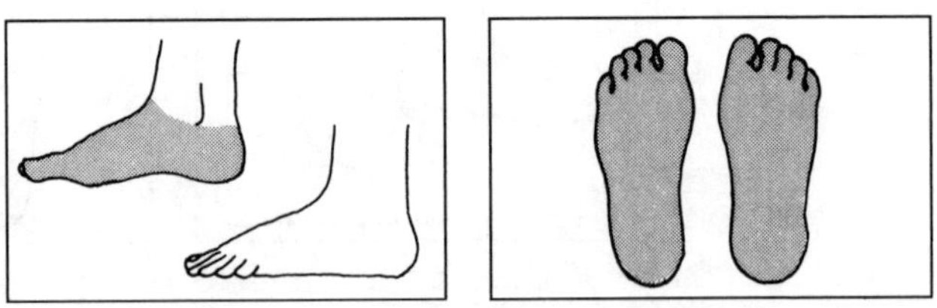

Die *Perkussion* ist die Nachbildung jener sensorischen Information, die der Fuß in dem Augenblick erhält, da die Ferse und andere Stellen des Fußes eine Oberfläche berühren. Genau wie beim Schritt löst auch hier die sensorische Gesamtinformation eine Reaktion des ganzen Körpers aus, die letztlich nichts anderes ist als Entspannung.

Sensorische Signale und die gerichtete Fußbewegung

Bringen Sie den Fuß mit der Haltehand in eine der vier gerichteten Grundstellungen. Wählen Sie eines der drei sensorischen Signale, und führen Sie es mit der Arbeitshand aus.

Erproben Sie anhand des Schaubildes die verschiedenen Kombinationsmöglichkeiten von Richtungen und sensorischen Signalen.

Variante: Nehmen Sie einen Tennisball in die Arbeitshand, und klopfen Sie damit leicht auf den Fuß, um ein sensorisches Signal zu erzeugen.

Rücken-krümmung

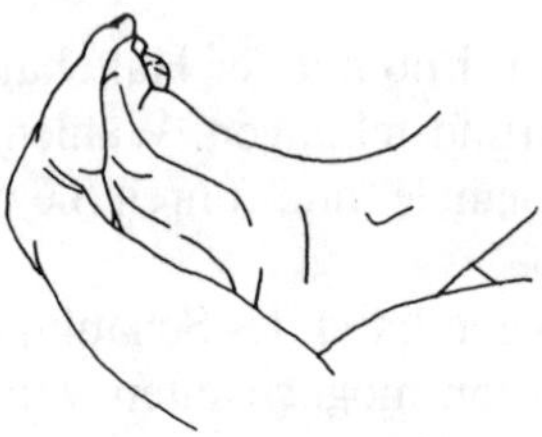

Gerichtete Bewegung

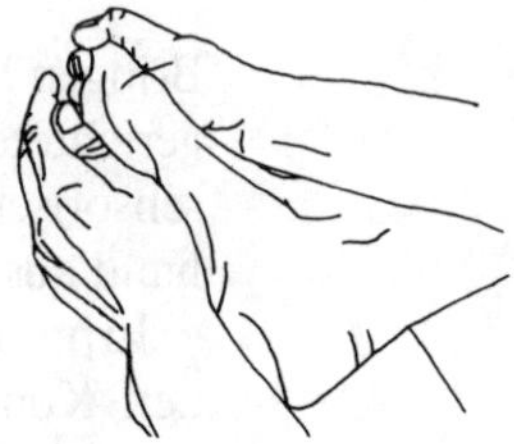

Klopfen

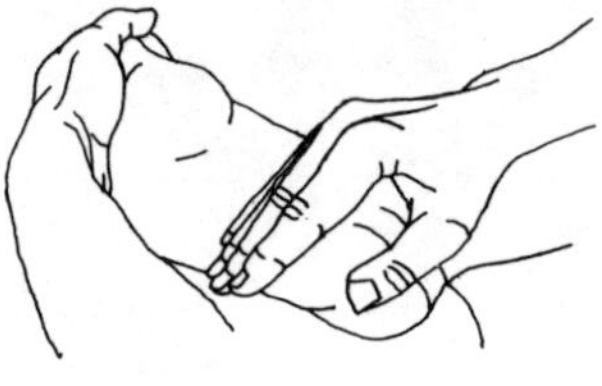

Hacken

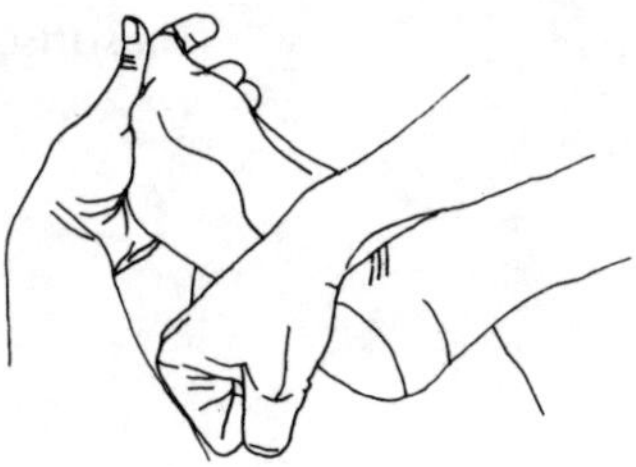

Perkussion

Eversion

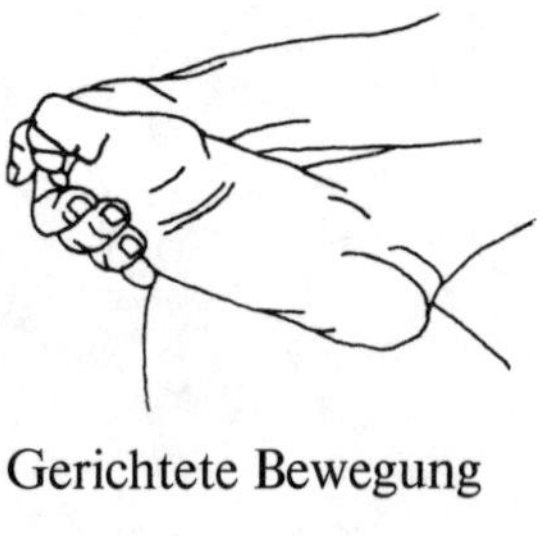

Gerichtete Bewegung

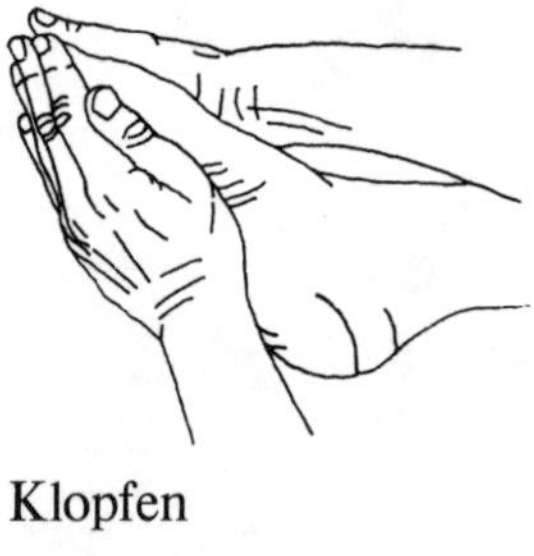

Klopfen

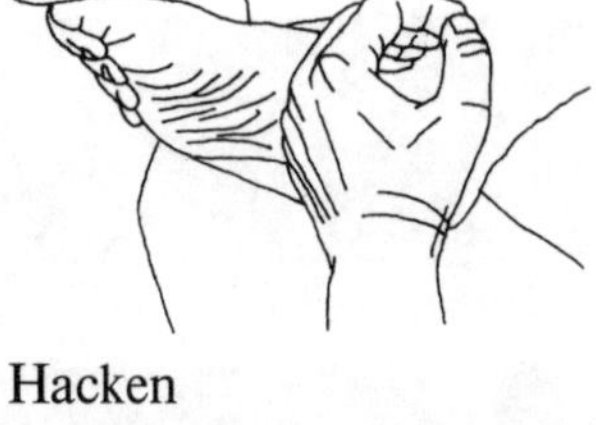

Hacken

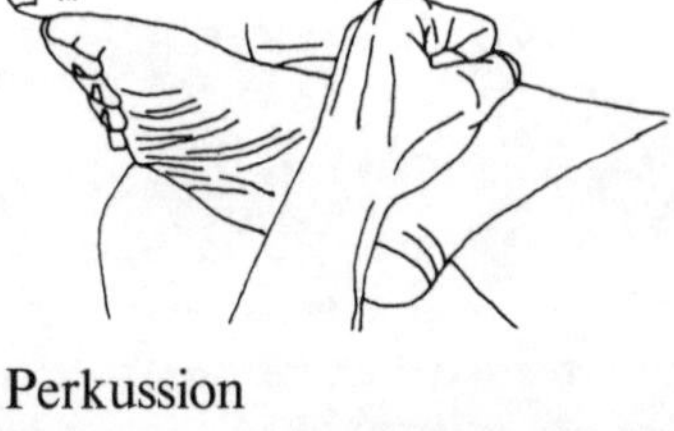

Perkussion

Sohlen-krümmung

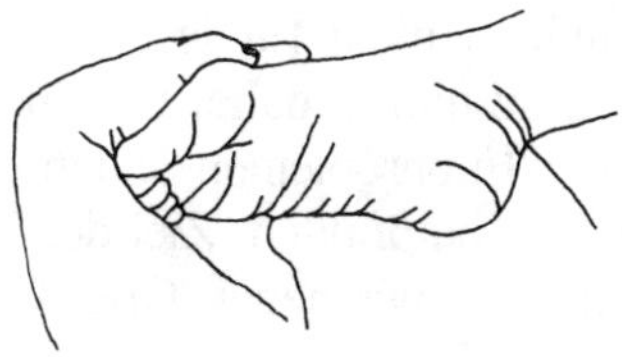

Gerichtete Bewegung

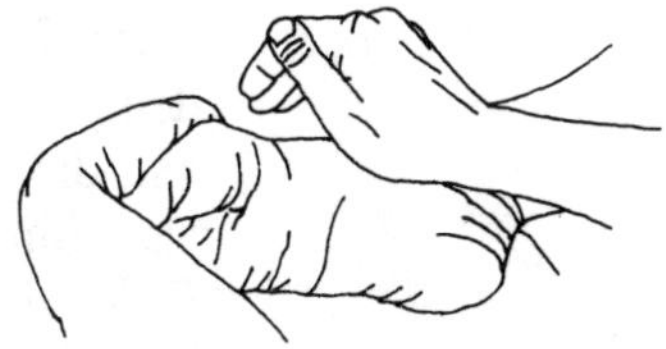

Klopfen

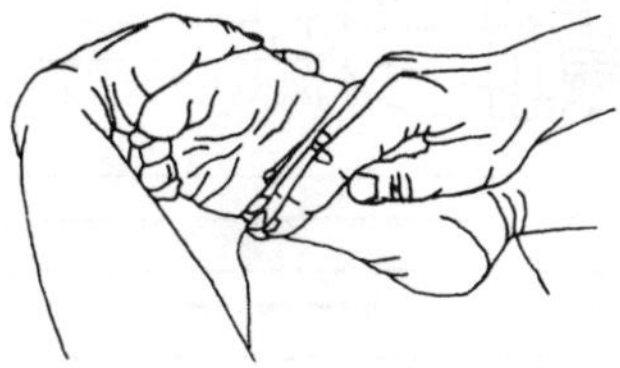

Hacken

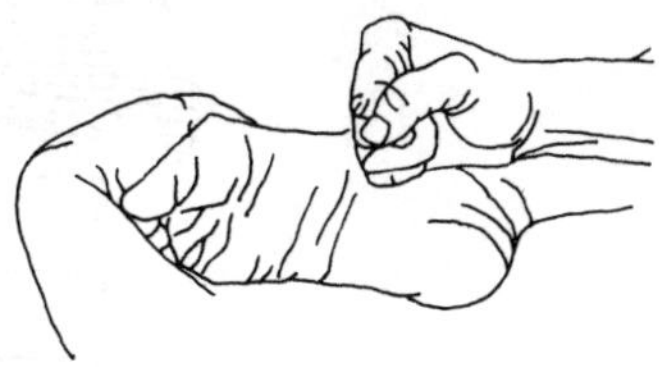

Perkussion

Inversion

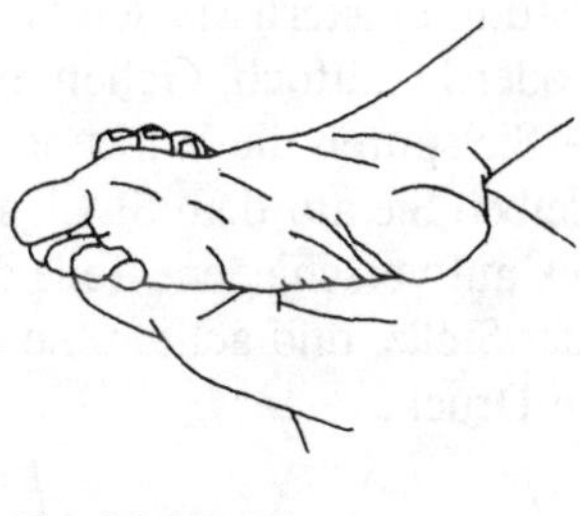

Gerichtete Bewegung

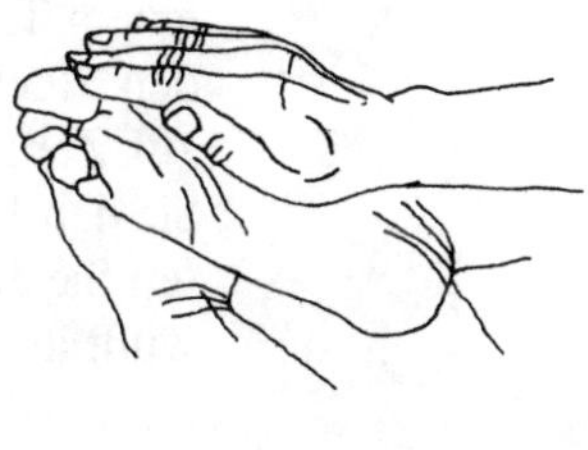

Klopfen

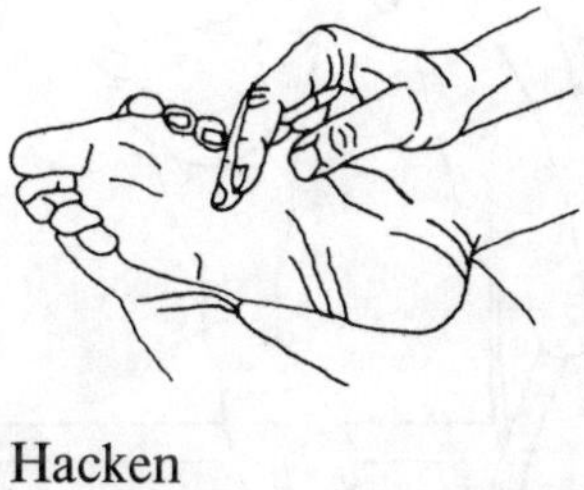

Hacken

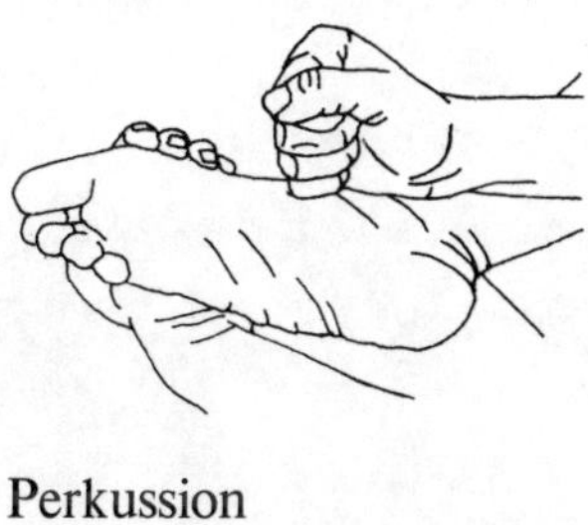

Perkussion

Einsatz des Körpergewichts

Spazierstock

Diese Technik ist nicht für jeden geeignet! Sie strengt den Fuß sehr an und ist daher für jene nicht zu empfehlen, die unter Fußproblemen leiden oder die Methode als schmerzhaft empfinden. Ziel der Übung ist es, dem Fuß den Anreiz einer neuen Oberflächenerfahrung zu bieten. Nehmen Sie einen einfachen Stock oder Besenstiel, um die Muskeln und Sehnen der Fußsohle zu stimulieren.

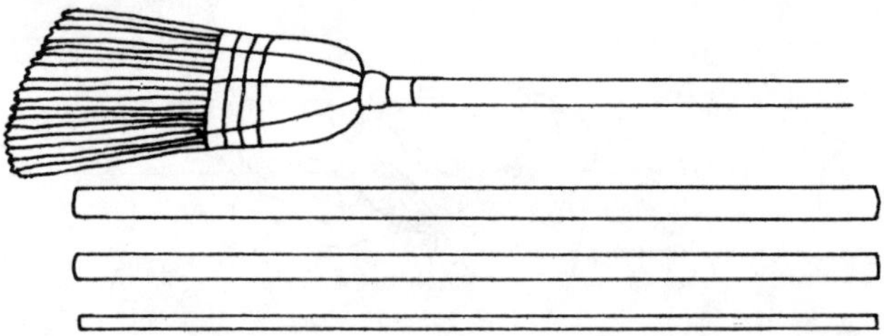

Beginnen Sie zuerst mit einem Stock von geringerem Durchmesser (etwa dreieinhalb Zentimeter), und halten Sie sich dabei an einem feststehenden Gegenstand fest, etwa einem Stuhl. Polstern Sie den Stock bei Bedarf mit einem Tuch oder Handtuch. Gehen Sie nun leicht über den Stock – Sie spüren die Wirkung von der Ferse bis zur Zehe. Bleiben Sie auf dem Stock stehen und fühlen Sie den Druck auf verschiedene Teile der Fußsohle. Treten Sie auf der Stelle, und achten Sie ebenfalls ganz bewußt auf den Druck.

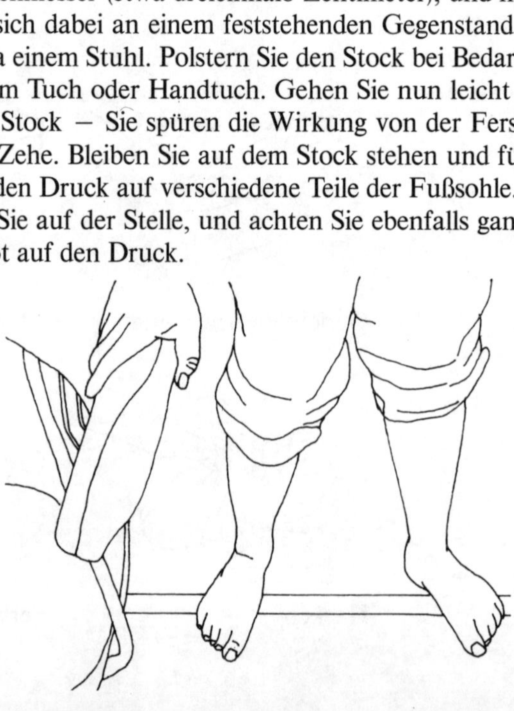

Probieren Sie verschiedene Formen des Gehens aus, zum Beispiel das Gehen mit einwärts gekrümmten Zehen, das Gehen mit auswärts gekrümmten Zehen; gehen Sie auch der Länge nach über den Stock – *aber nie, ohne sich dabei festzuhalten.*

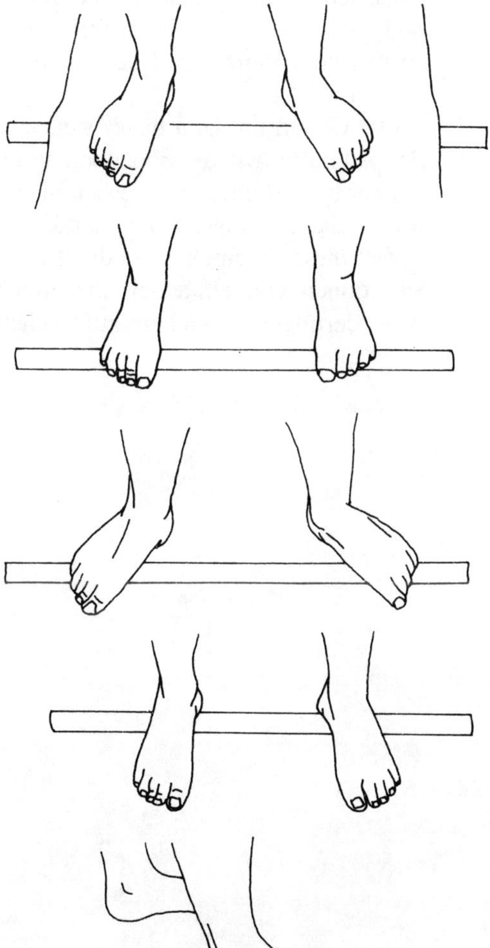

Am Fersenanfang und quer unter dem Rist liegen zwei interessante Gebiete. Das sensorische Signal des Tiefendrucks wirkt über die Fußsohle auf den gesamten Körper. Tiefer Druck signalisiert dem Körper, daß er seine Haltung ändern muß. Wenn man etwa über felsiges Gelände geht, muß der Körper ständig auf den Zustand des Bodens reagieren. Diese Reaktion richtet sich danach, an welchem Punkt der Fußsohle der tiefe Druck empfunden wird.

Das Gehen im Sand bietet vielleicht das bekannteste Beispiel dafür, wie die Bodenbeschaffenheit den ganzen Körper beeinflußt; ähnliches gilt aber auch für das Aufwärtssteigen in hügeligem Gelände.

Ziel dieser Techniken ist das Einüben verschiedener Situationen, vom einfachen, lockeren Stehen bis zu den Anforderungen des Gehens auf wechselnder Oberfläche.

Ruhen

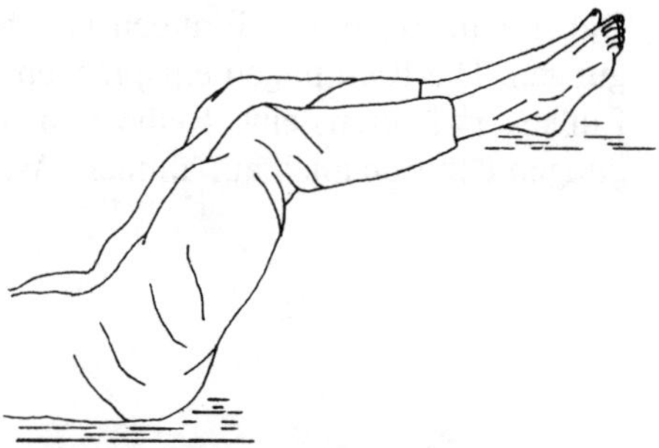

Ruhen Sie mit hochgelegten Beinen, damit sie sich von den Anforderungen der Schwerkraft und langen Perioden des Stehens oder Gehens erholen.

Hochgehen

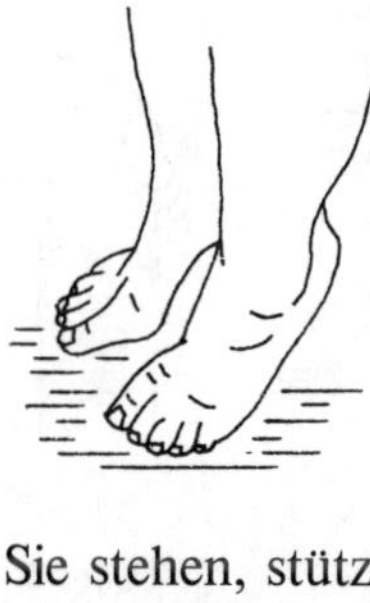

Sie stehen, stützen sich auf einen Stuhl, um nicht das Gleichgewicht zu verlieren, und erheben sich auf die Fußballen.

Drücken

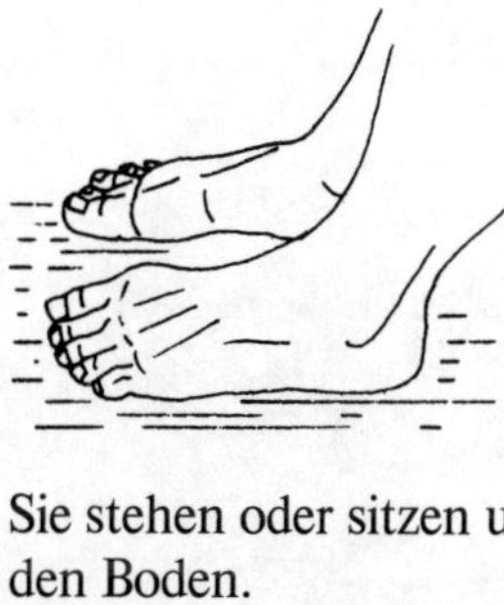

Sie stehen oder sitzen und drücken die Zehen fest gegen den Boden.

Betonung gerichteter Bewegungen der Hand

Dabei geht es um das Einüben gerichteter Handbewegungen. Die Richtungen entsprechen etwa den bei den Füßen erwähnten, eine Reihe von gerichteten Bewegungen läßt sich auch auf ähnliche Weise üben.

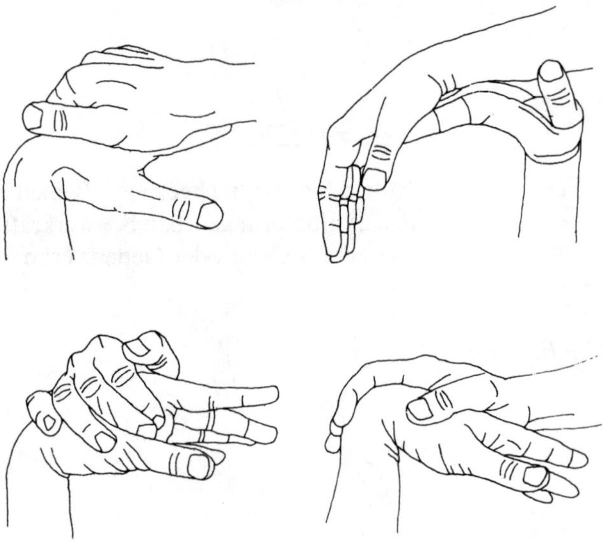

Sensorische Signale für die Hand

Klopfen *Hacken* *Perkussion*

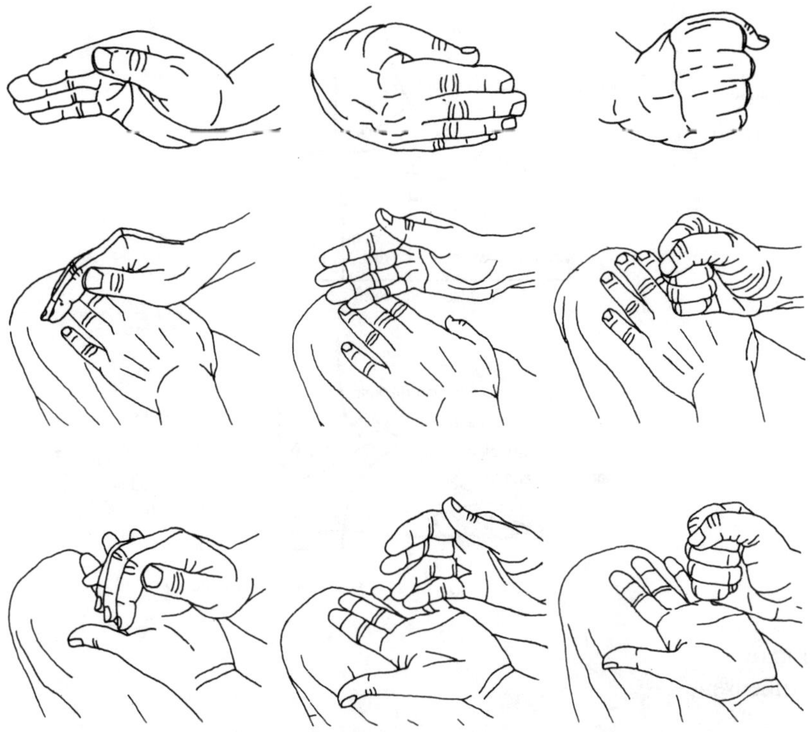

Die zu bearbeitende Hand ruht mit der Handfläche nach oben oder unten auf dem Oberschenkel. Wählen Sie eines der drei sensorischen Signale, und wenden Sie es mit der Arbeitshand an.

Bedienen Sie sich der folgenden Schautafeln, um die sensorischen Signale auf Handfläche und -rücken auszuprobieren.

Variante: Halten Sie die eine Hand in die Luft, und führen Sie mit der Arbeitshand die Hack-Technik darauf aus.

Variante: Nehmen Sie einen Tennisball in die Arbeitshand, und klopfen Sie damit leicht auf die andere Hand.

Schautafeln

Reflexzonen des Fußes

Rechte Innenseite

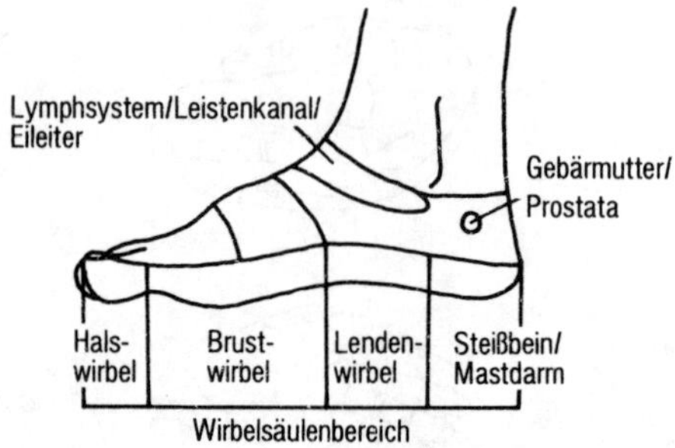

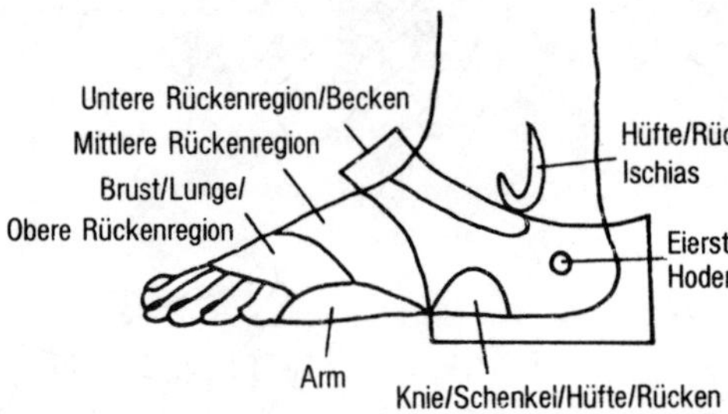

Linke Außenseite

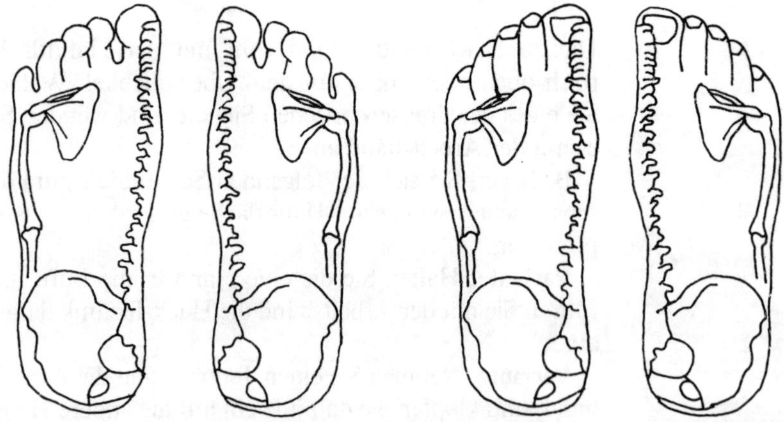

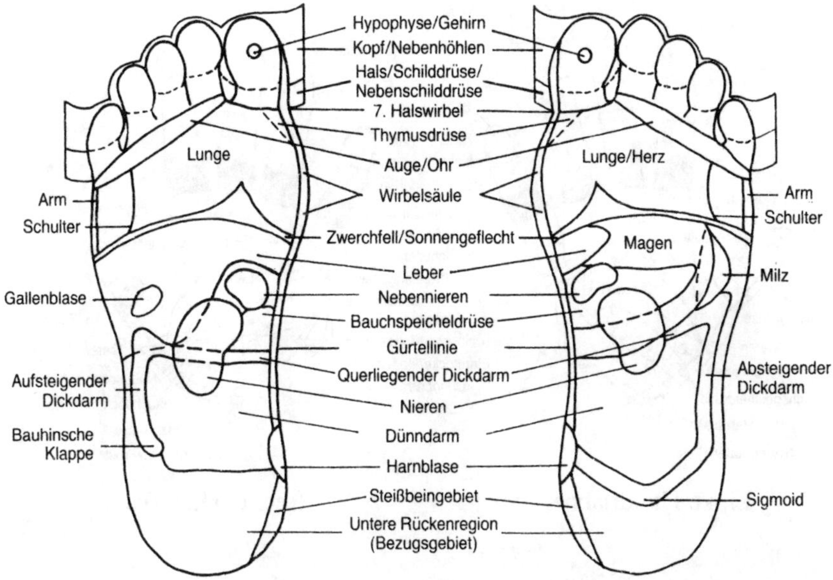

Rechte Fußsohle Linke Fußsohle

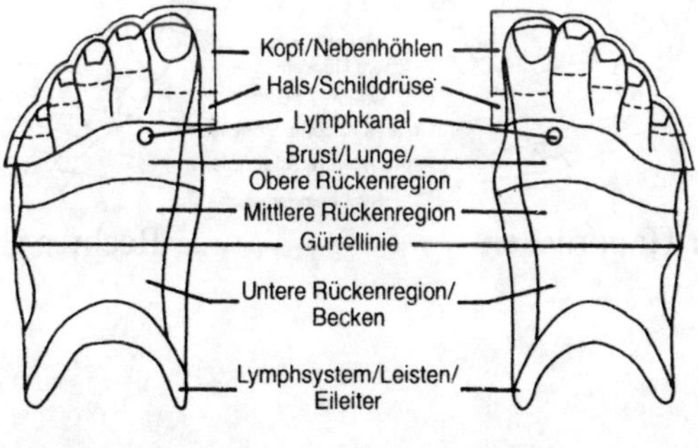

Linker Fußrücken Rechter Fußrücken

Reflexzonen der Hand

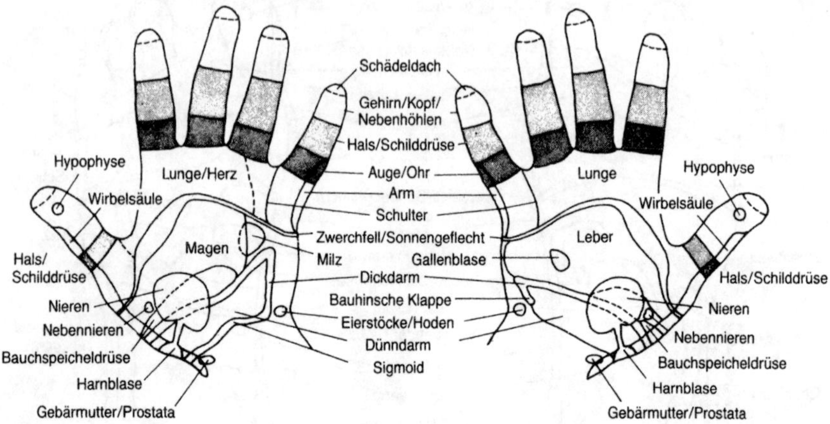

Linke Handfläche

Rechte Handfläche

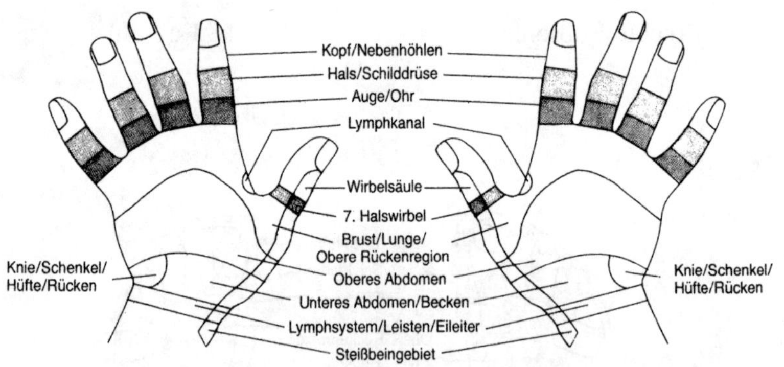

Linker Handrücken

Rechter Handrücken

Zoneneinteilung

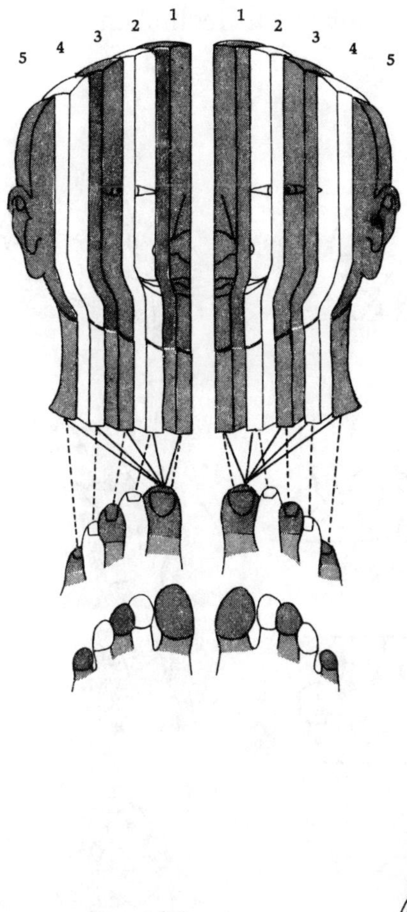

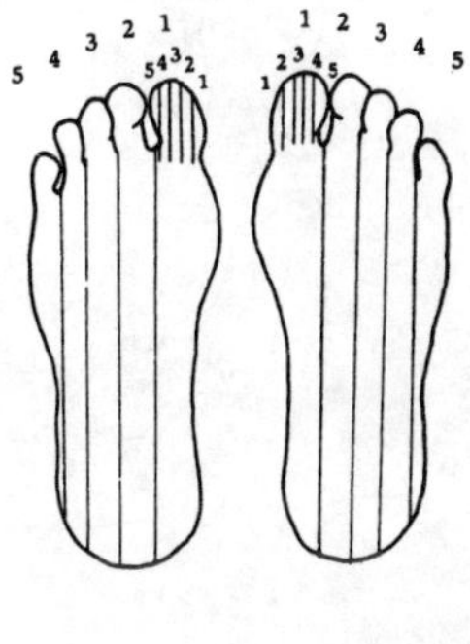

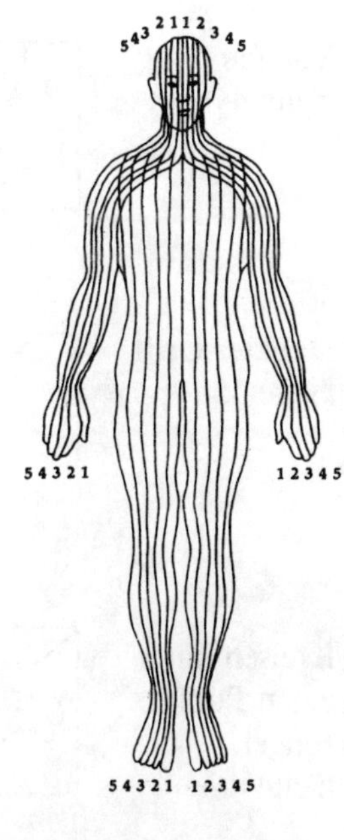

Verzeichnis der Symbole

Grundlegende Techniken

Einzelfinger-
griff
(Seite 42)

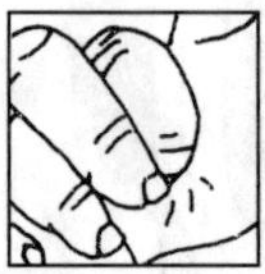
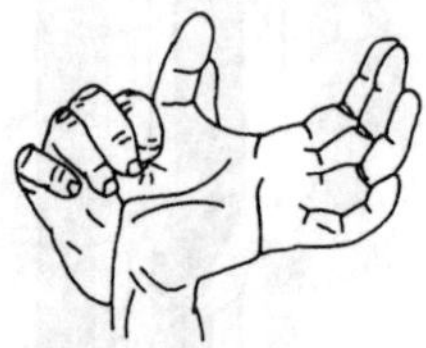
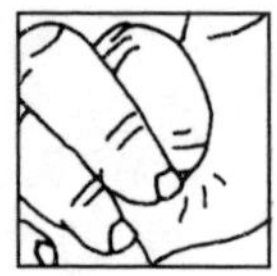

Mehrfinger-
griff
(Seite 43)

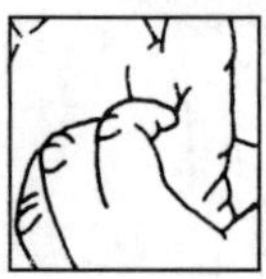
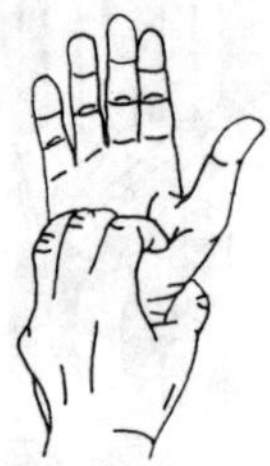
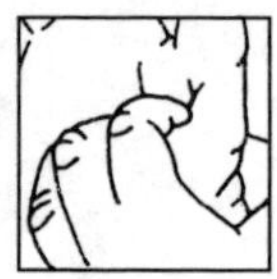

Kneifen
(Seite 44)

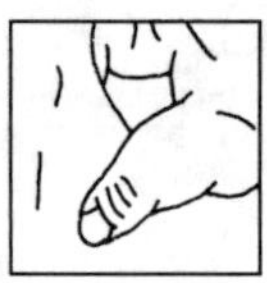
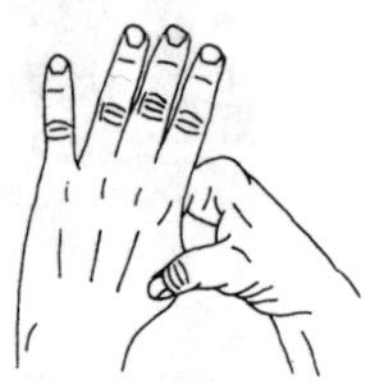
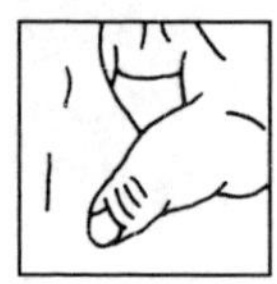

Direkter Griff
(Seite 45)

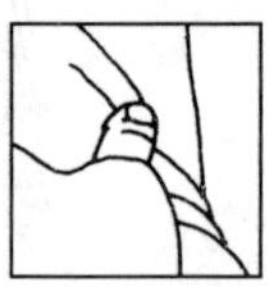
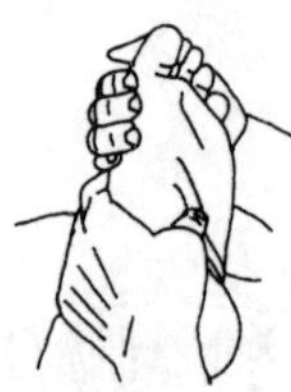
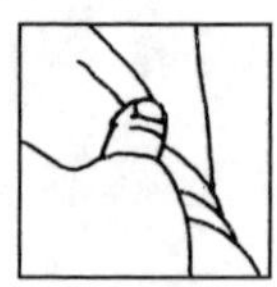

Kreisen um
einen Punkt:
Finger
(Seite 46)

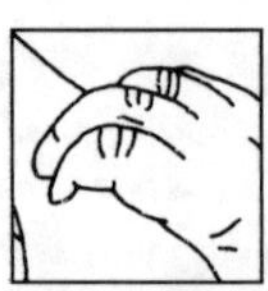
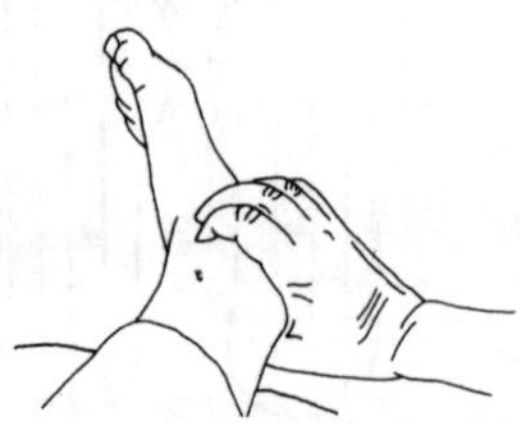
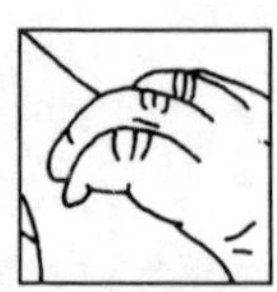

Kreisen um
einen Punkt:
Daumen
(Seite 47)

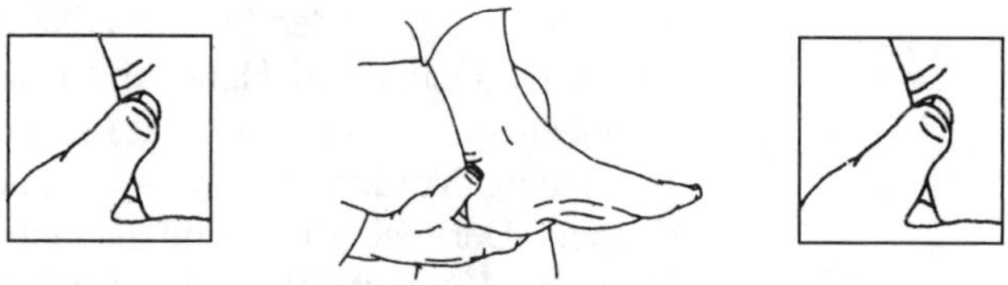

Daumen-
gang
(Seite 47)

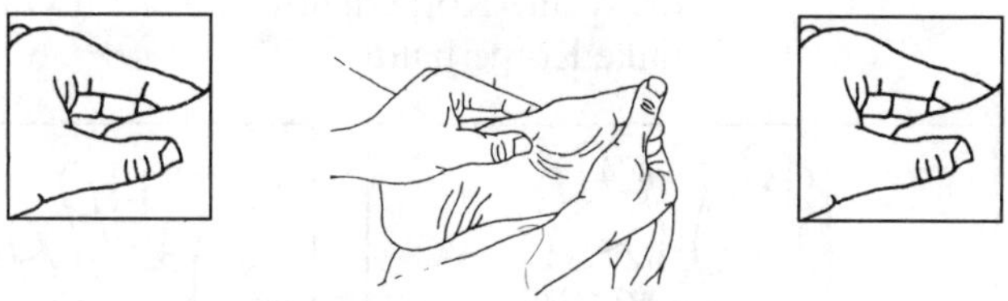

Einzelfinger-
gang
(Seite 51)

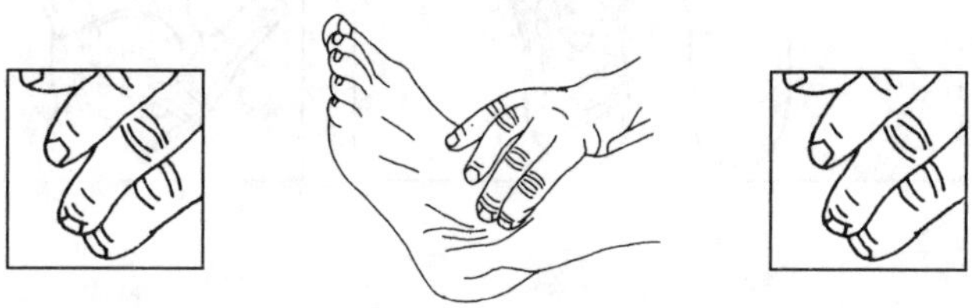

Mehrfinger-
gang
(Seite 51)

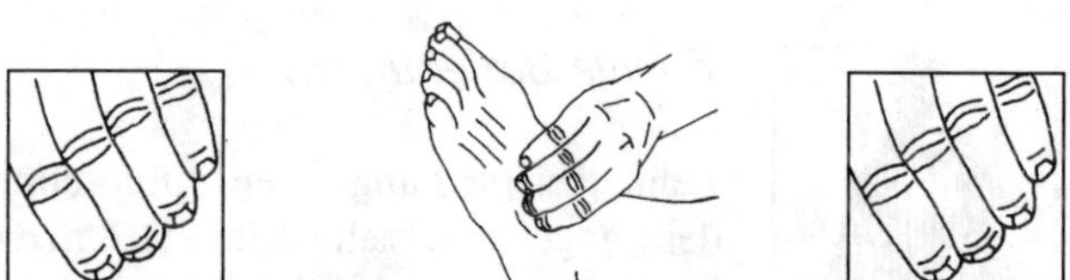

Golfball
(Seite 76)

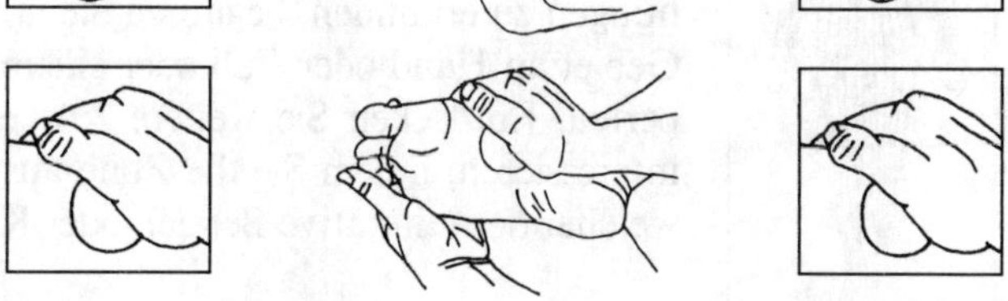

Fußroller
(Seite 79)

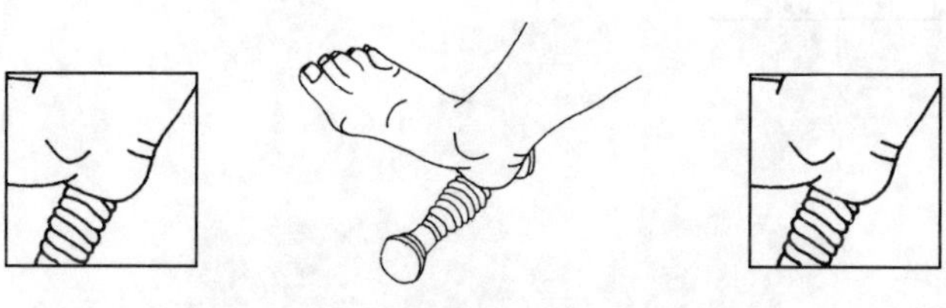

Beziehungen

Reiterative Beziehungen

Das Körperganze spiegelt sich in einem Körperteil wider (siehe Seite 28). Finden Sie mit Hilfe der Schautafel das reiterative Gebiet auf Hand und Fuß, das jedem Körperteil entspricht. Jede Stelle auf Hand und Fuß vertritt gleichzeitig Vorder-, Rückenseite und das Innere des Körpers. Der rechte Fuß und die rechte Hand vertreten die rechte Körperhälfte, linker Fuß und linke Hand die linke Körperhälfte.

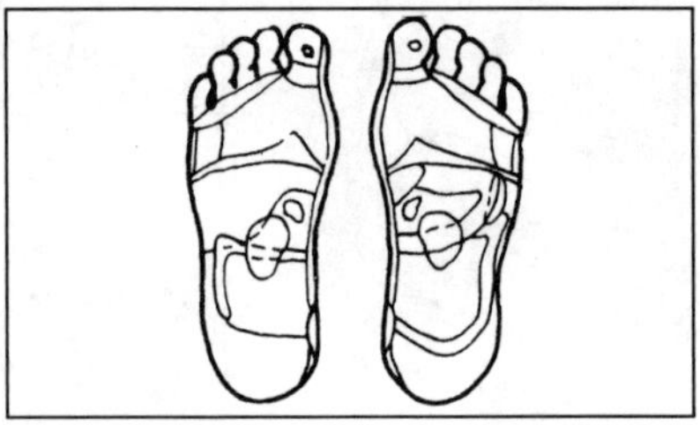

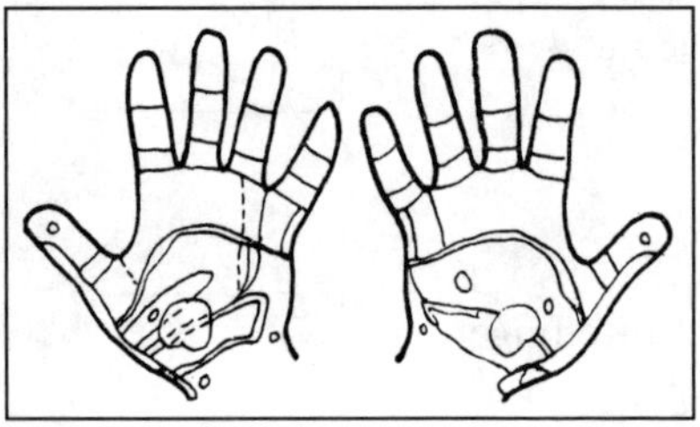

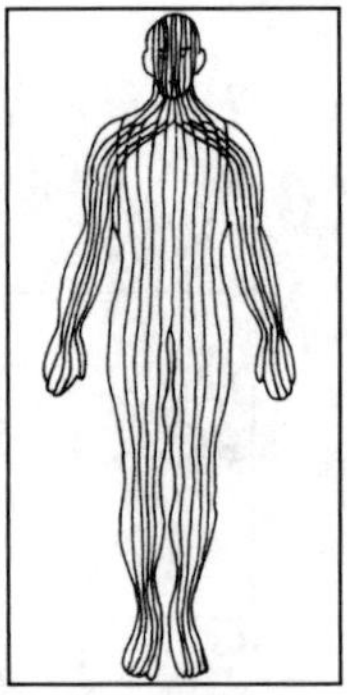

Zonale Beziehungen

Zehn gleiche Längslinien durchschneiden den Körper der Länge nach (siehe Seite 28). Um diese zonalen Beziehungen zu erkunden, beginnen Sie mit dem reiterativen Gebiet an Hand oder Fuß oder einem bestimmten Körperteil. Entdecken Sie weitere Körperbereiche, die Sie interessieren, indem Sie die Zone ausfindig machen, in welcher der reiterative Bereich oder Körperteil liegt.

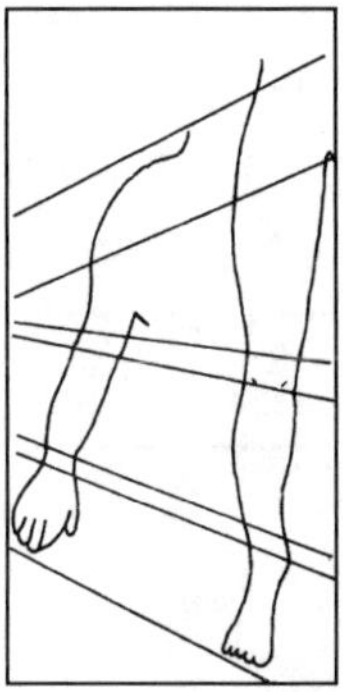

Bezugszonale Beziehungen

Schulter	–	Hüfte
Oberarm	–	Oberschenkel
Ellbogen	–	Knie
Unterarm	–	Wade
Handgelenk	–	Knöchel
Hand	–	Fuß
Finger	–	Zehen

Setzen Sie die Zonen über die Extremitäten zueinander in Bezug (siehe Seite 28). Auf der Schautafel finden Sie das bezugszonale Gebiet auf Hand oder Fuß, das sich auf jenen Körperteil bezieht, den Sie beeinflussen wollen. Das Knie zum Beispiel steht mit dem Ellbogen durch die bezugszonale Beziehung in Verbindung.

Nutzen Sie diese Beziehungen, um reiterative Gebiete zur weiteren Unterstützung heranzuziehen.

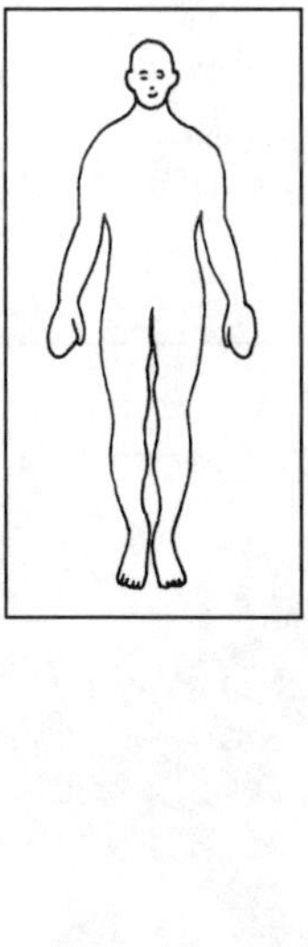

Benachbarte Beziehungen

Der Übergang vom Rumpf zur Extremität hat eine besondere Beziehung zu den einzelnen Teilen der Extremität:
die Schulter zu: Arm, Ellbogen, Handgelenk, Hand;
die Hüfte zu: Oberschenkel, Knie, Knöchel, Fuß.

Entgegengesetzte Beziehungen

Über die Bewegung stehen auch entgegengesetzte Körperteile miteinander in Beziehung:
Genick – Steißbein,
Hüfte – Schulter.

Systemverwandte Beziehungen

Es gibt eine Beziehung zwischen Drüsen und Organen innerhalb eines Systems.

Systeme	Organe oder Drüsen
endokrines System	Hypophyse, Nebennieren, Bauchspeicheldrüse, Eierstöcke / Hoden, Gebärmutter / Prostata
Verdauung	Magen, Gallenblase, Leber, Bauchspeicheldrüse, Dünndarm, Dickdarm
Harn	Nieren, Harnleiter, Blase
Zeugung	Eierstöcke, Gebärmutter, Eileiter (weiblich), Hoden, Prostata (männlich)
Nerven	Rückenmark, Gehirn
Kreislauf	Herz, Arterien, Venen
Lymphsystem	Lymphdrüsen, Milz, Thymus
Atmung	Lunge

Schautafeln der Techniken

Fußreflexzonentherapie, Schrittnachbildung

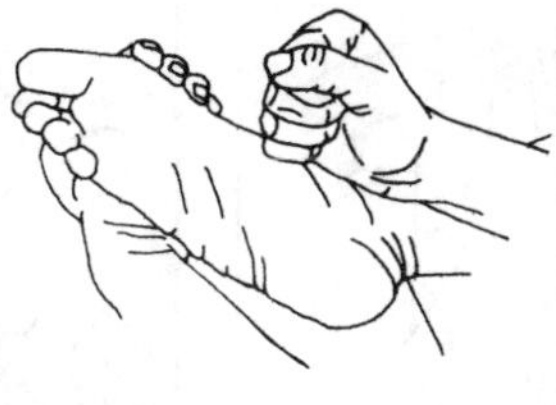
Perkussion
Seite 137

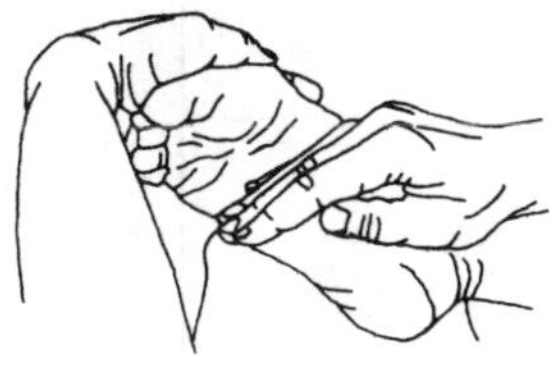
Hacken
Seite 137

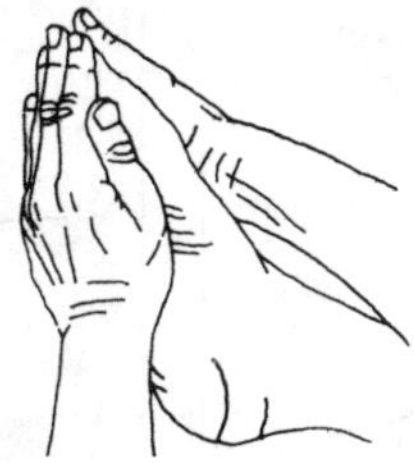
Klopfen
Seite 136

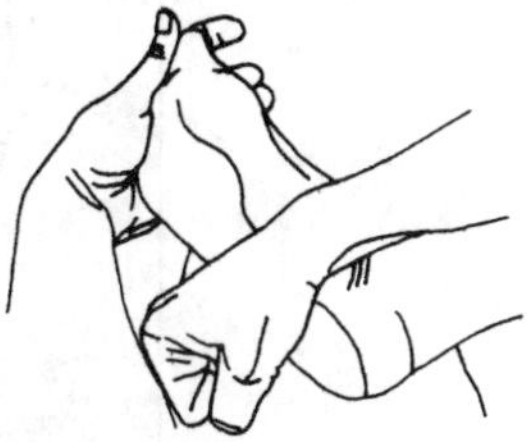
Perkussion
Seite 136

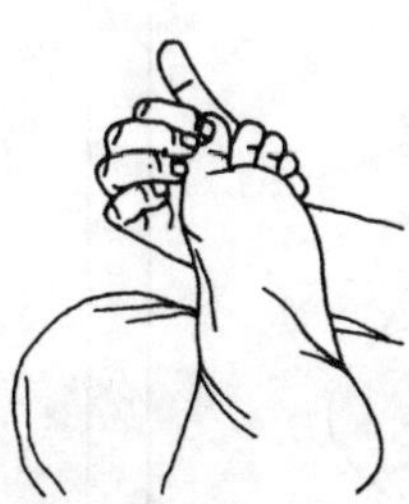
Hypophyse/Gehirn
Seite 60

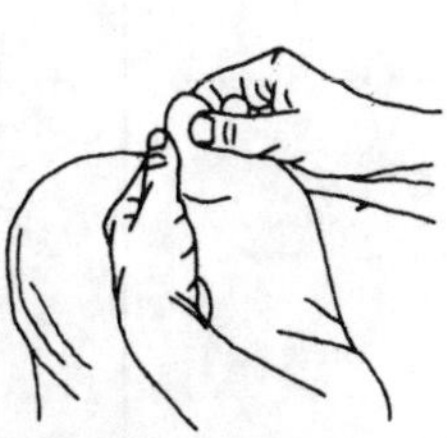
Hals/Schilddrüse
Seite 58

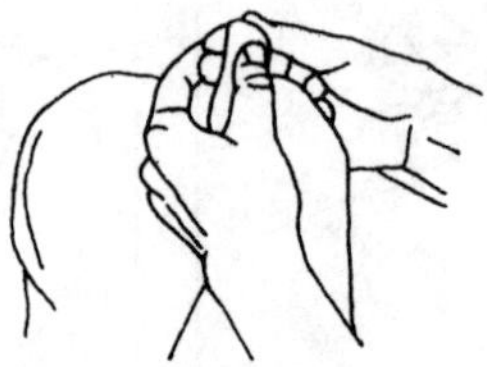

Kopf/Nebenhöhlen
Seite 58

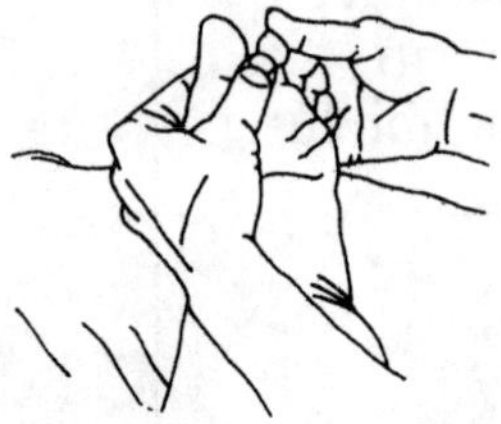

Kopf/Nebenhöhlen
Seite 58

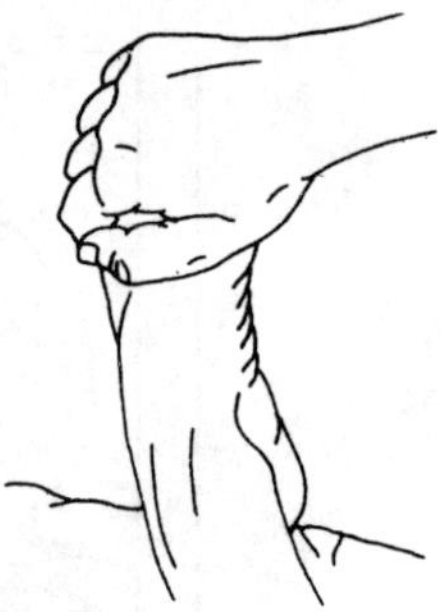

Eversion
Seite 124

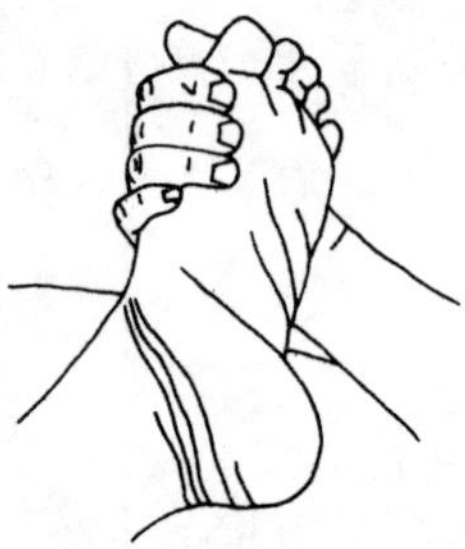

Inversion
Seite 125

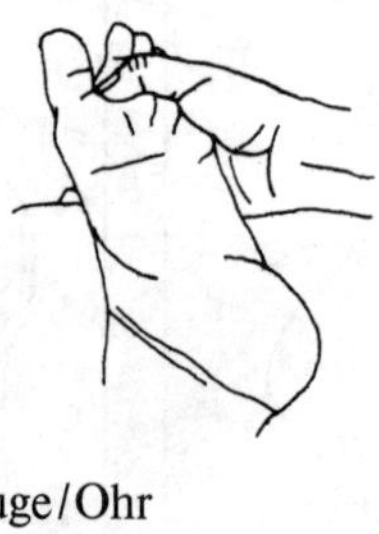

Auge/Ohr
Seite 61

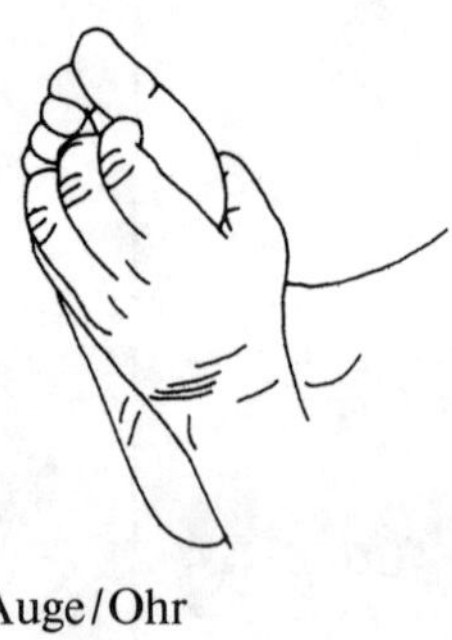

Auge/Ohr
Seite 60

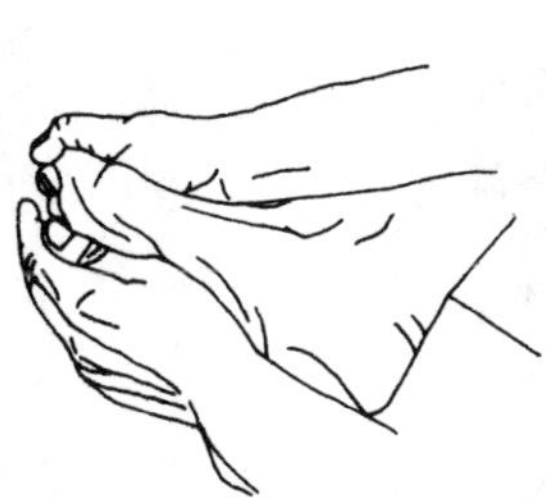

Klopfen
Seite 136

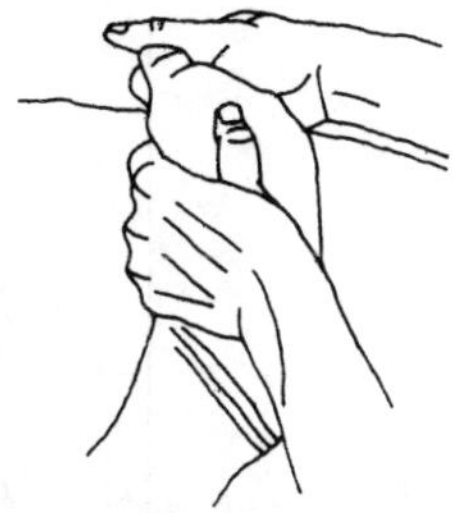

Lunge, Brustkorb/Brust
Seite 59

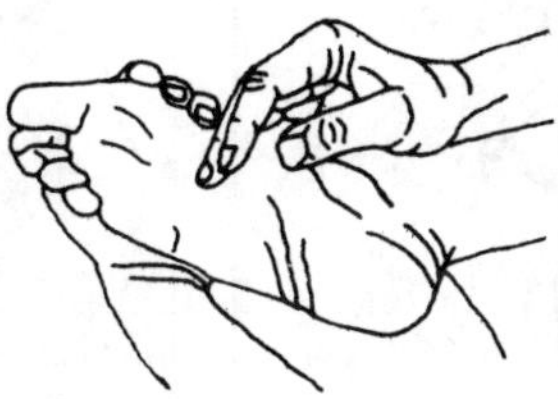

Hacken
Seite 137

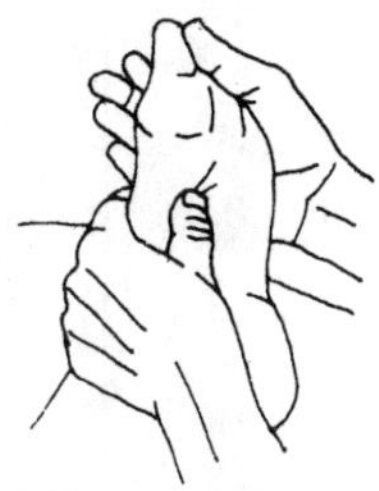

Abdomen
Seite 59

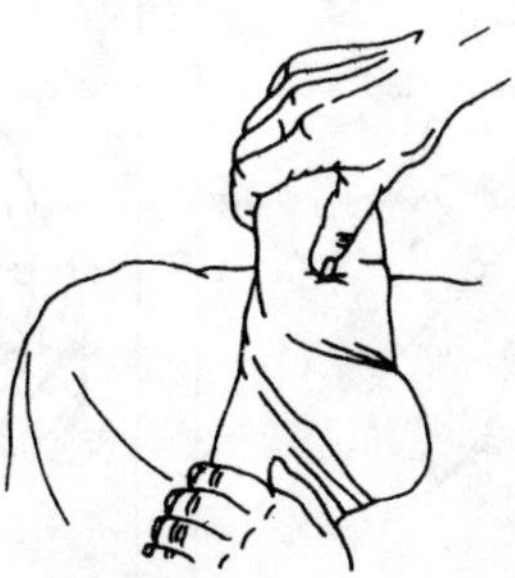

Abdomen
Seite 59

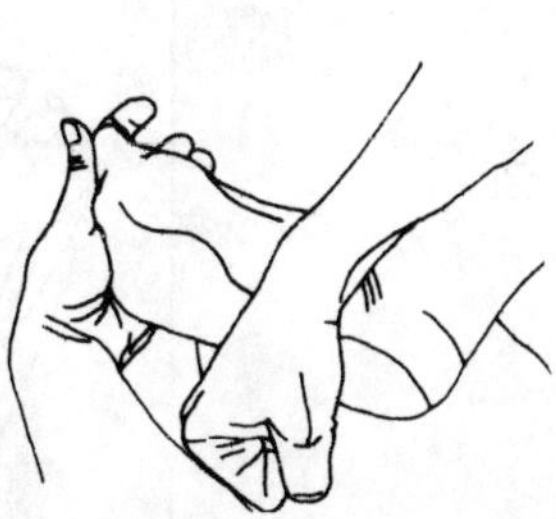

Perkussion
Seite 136

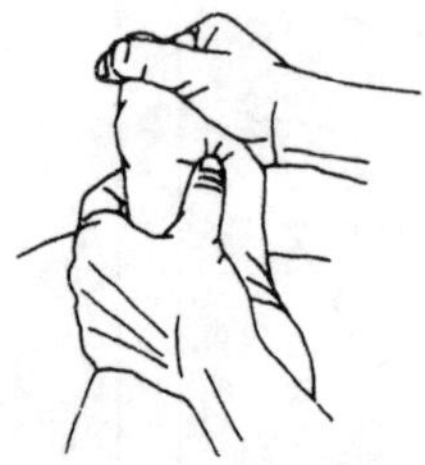

Sonnengeflecht
Seite 61

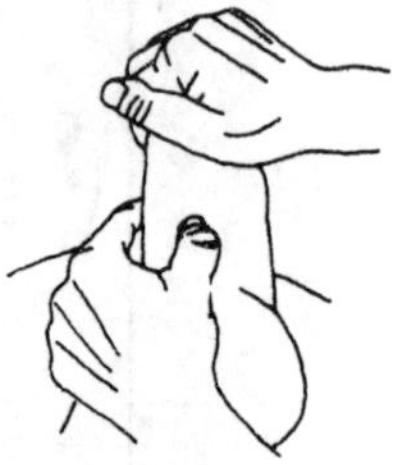

Nebennieren
Seite 62

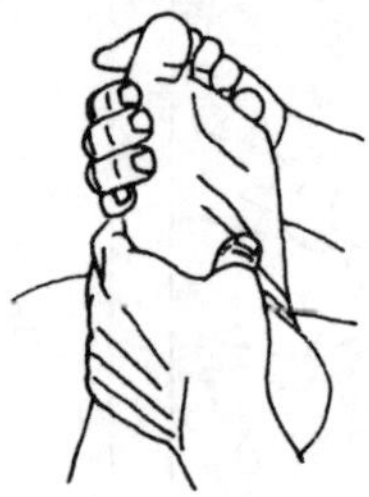

Dickdarm / Abdomen
Seite 62

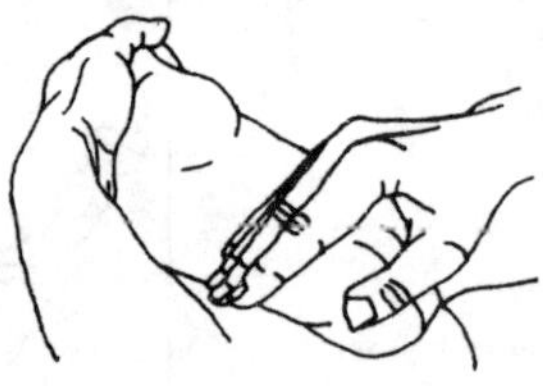

Hacken
Seite 136

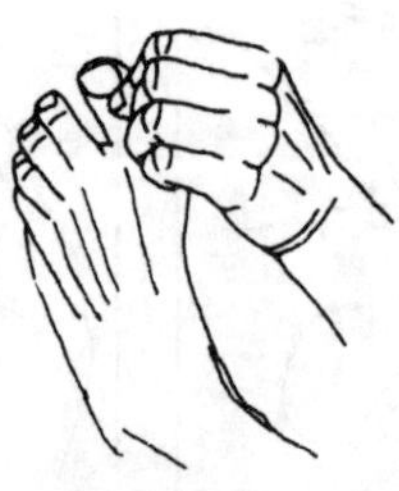

Gesicht / Kopf / Hals
Seite 63

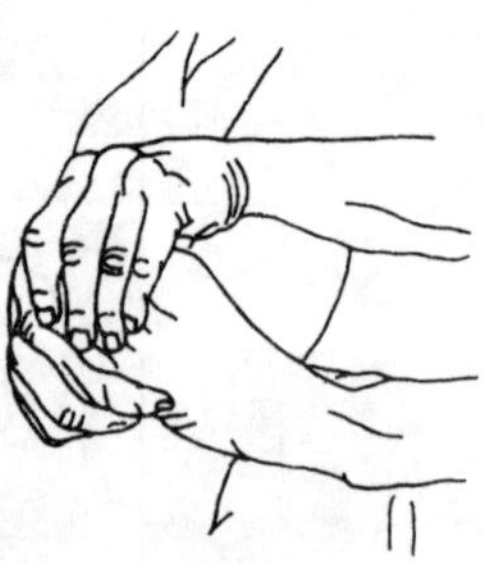

Obere Rückenregion
Seite 64

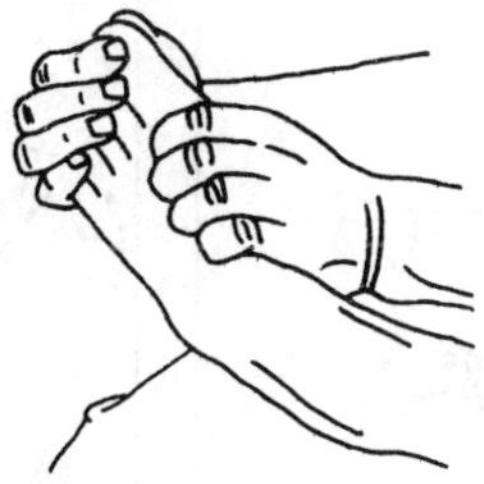

Obere Rückenregion
Seite 64

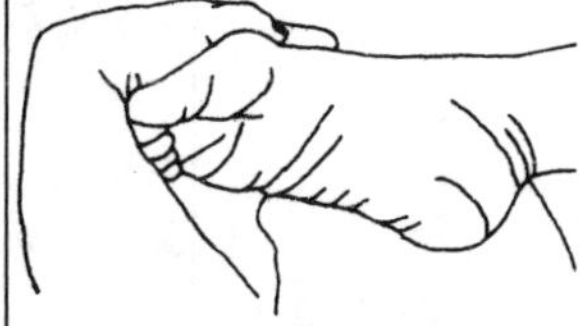

Sohlenkrümmung
Seite 125

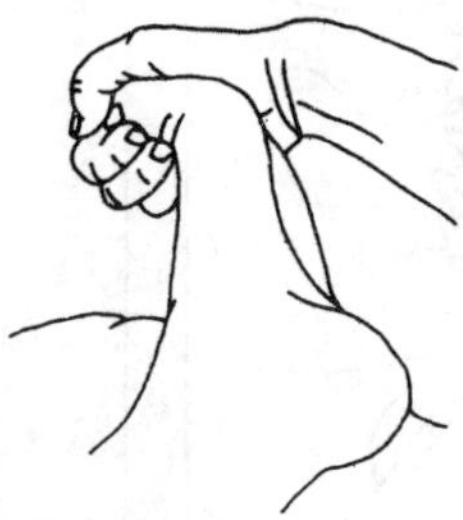

Fußrückenkrümmung
Seite 124

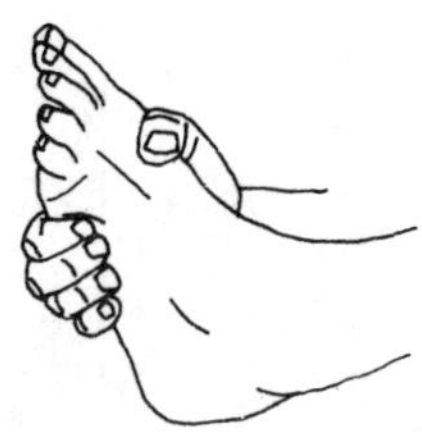

Arm
Seite 69

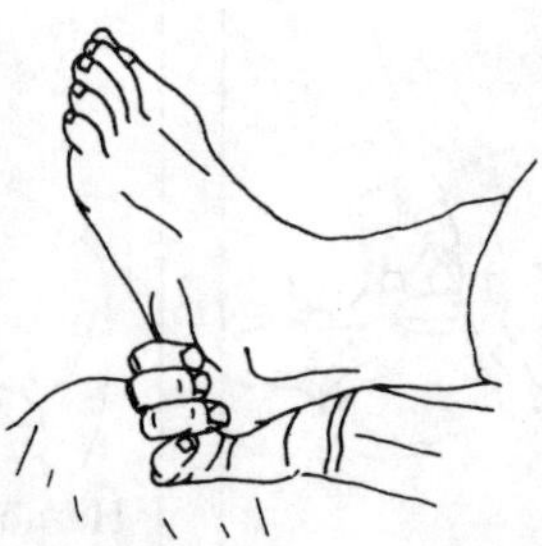

Knie/Bein
Seite 69

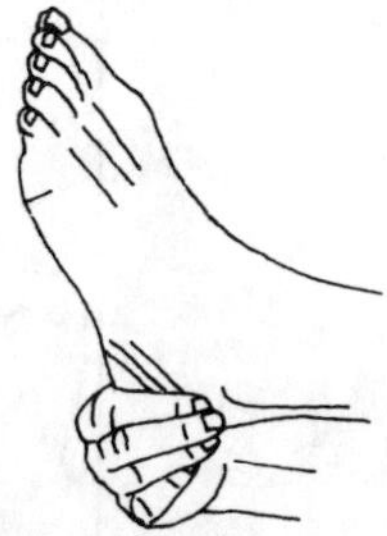

Eierstöcke/Hoden
Seite 69

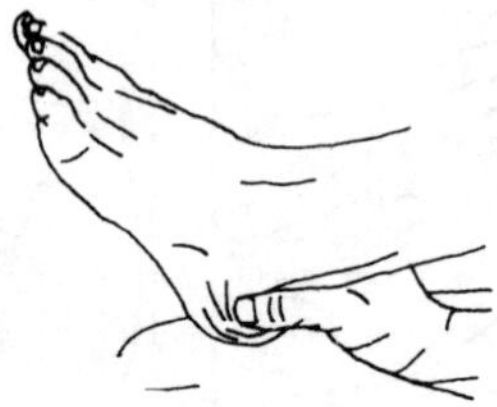

Hüfte/Ischias
Seite 72

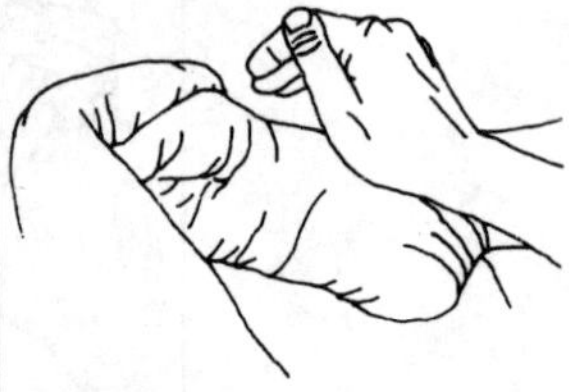

Klopfen
Seite 137

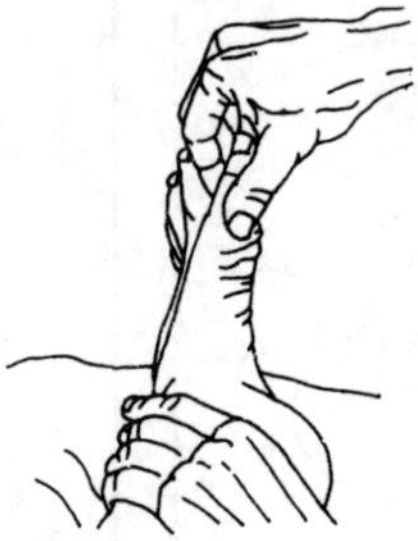

Wirbelsäule
Seite 66

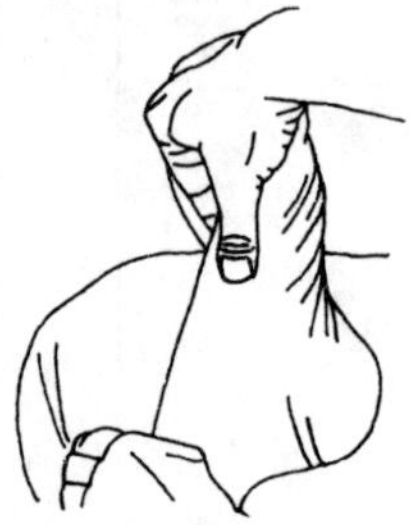

Wirbelsäule
Seite 66

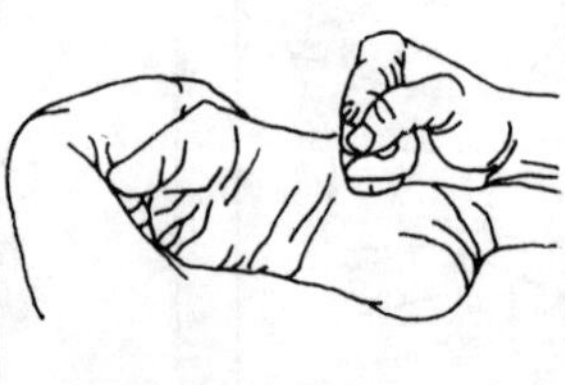

Perkussion
Seite 137

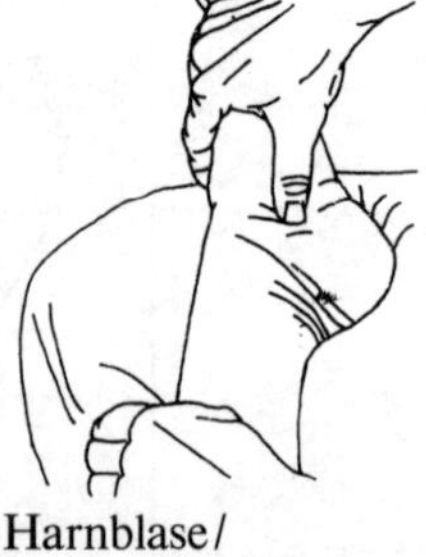

Harnblase/
Untere Rückenregion
Seite 67

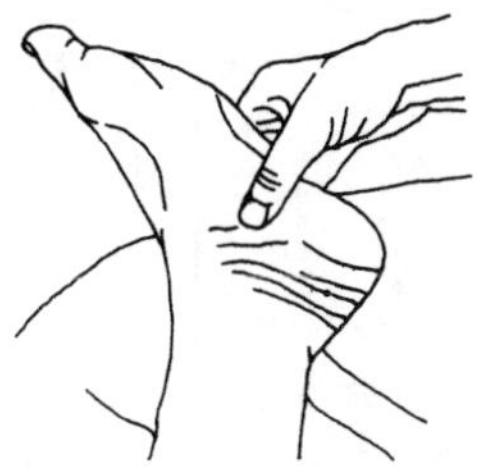

Harnblase/
Untere Rückenregion
Seite 67

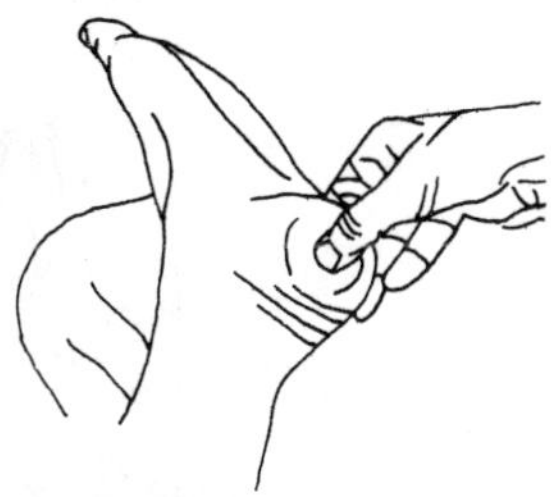

Steißbein
Seite 67

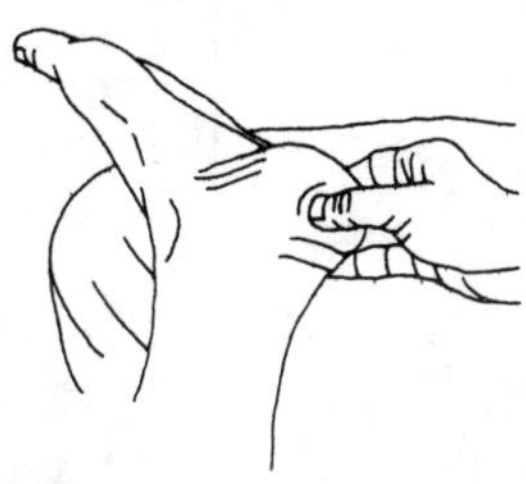

Steißbein
Seite 67

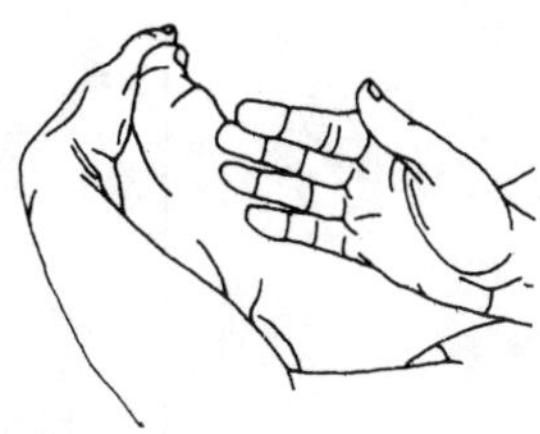

Hacken
Seite 133

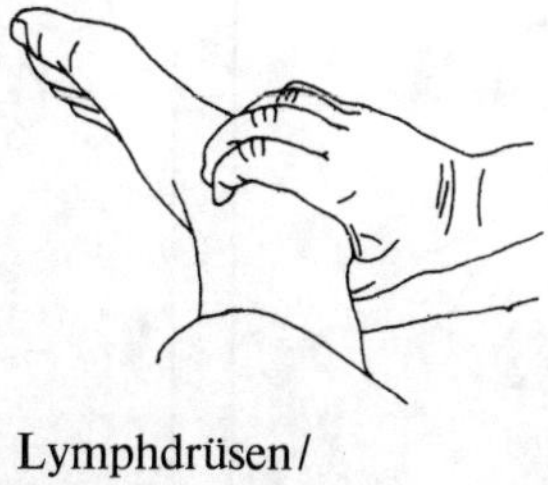

Lymphdrüsen/
Untere Rückenregion
Seite 73

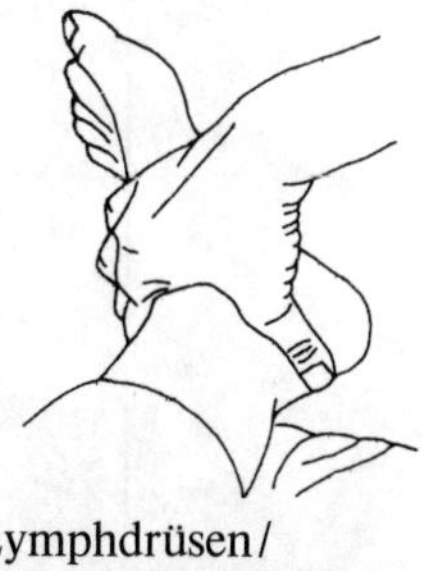

Lymphdrüsen/
Untere Rückenregion
Seite 73

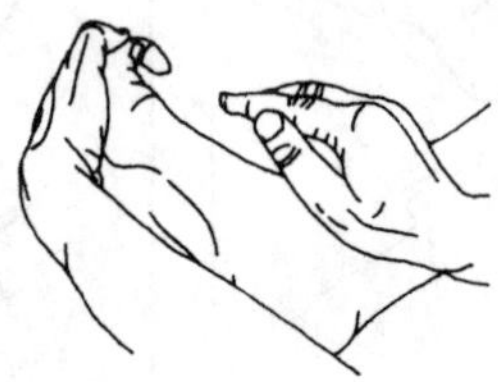

Klopfen
Seite 131

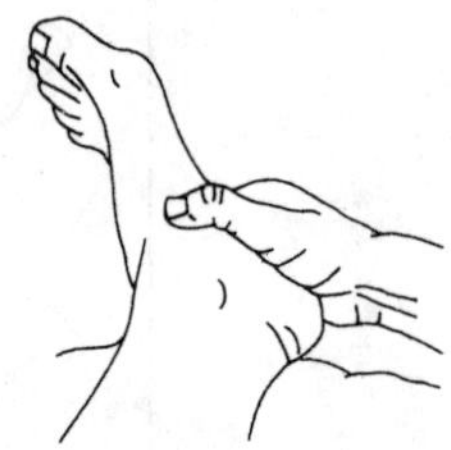

Untere Rückenregion/
Wirbelsäule
Seite 71

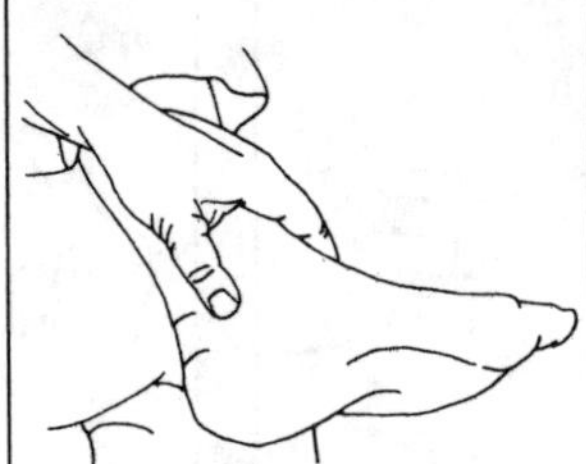

Gebärmutter/Prostata/
Untere Rückenregion
Seite 70

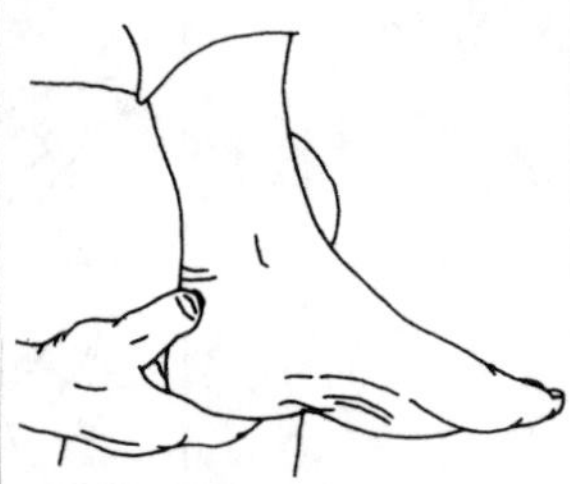

Mastdarm/
Untere Rückenregion
Seite 70

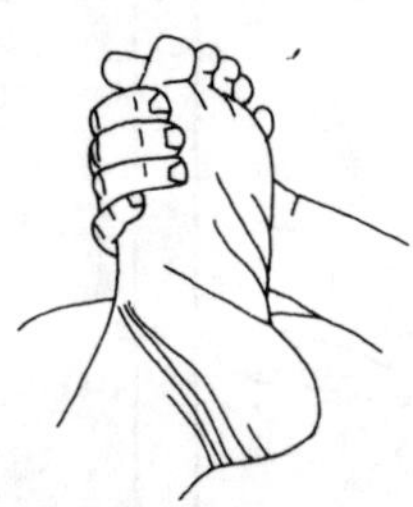

Inversion
Seite 125

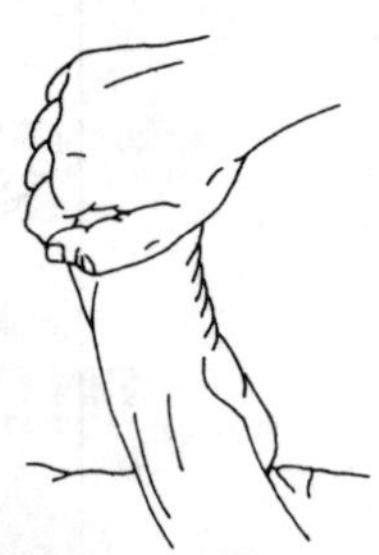

Eversion
Seite 124

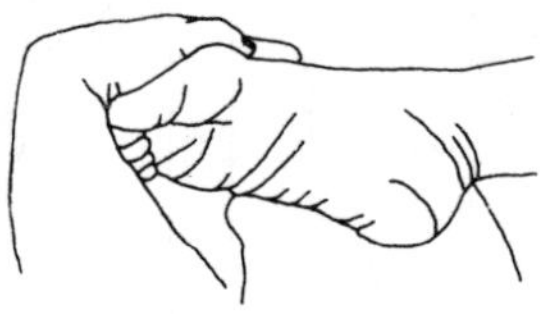

Sohlenkrümmung
Seite 125

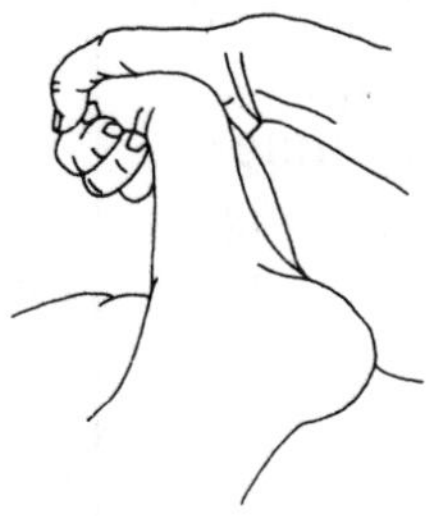

Fußrückenkrümmung
Seite 124

Handreflexzonentherapie, gerichtete Bewegung

Um die Arbeitshand nicht zu ermüden, arbeitet man am besten mit beiden Händen abwechselnd.

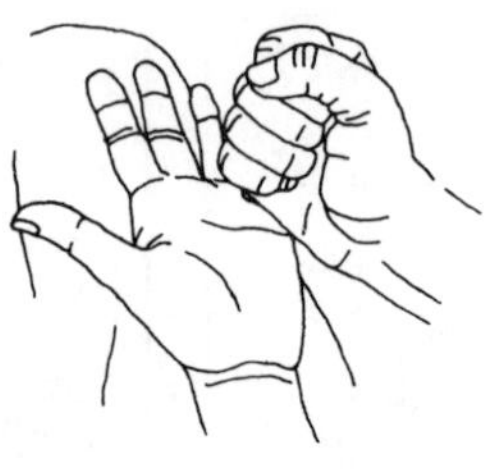

Perkussion
Seite 143

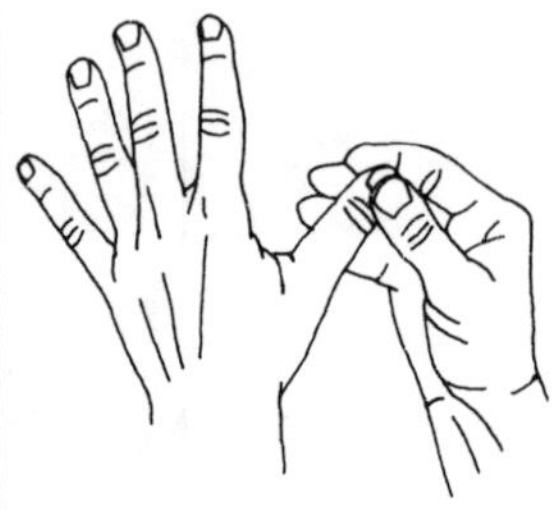

Kopf/Gesicht
Seite 98

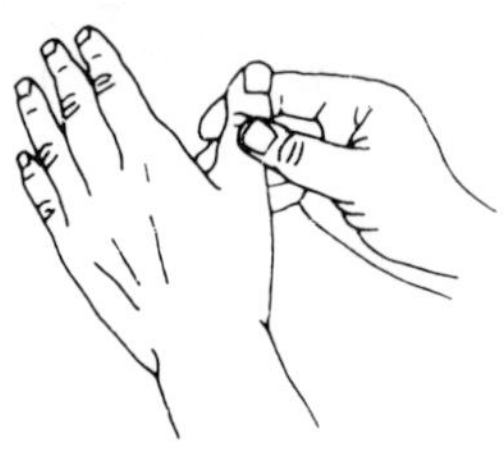

Kopf/Nebenhöhlen
Seite 99

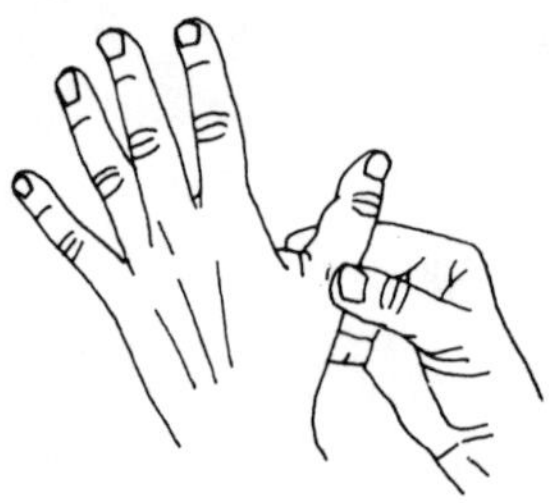

Hals/Schilddrüse
Seite 99

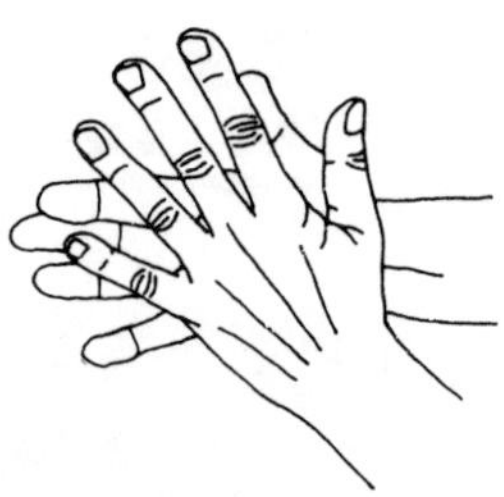

Händereiben
Seite 106

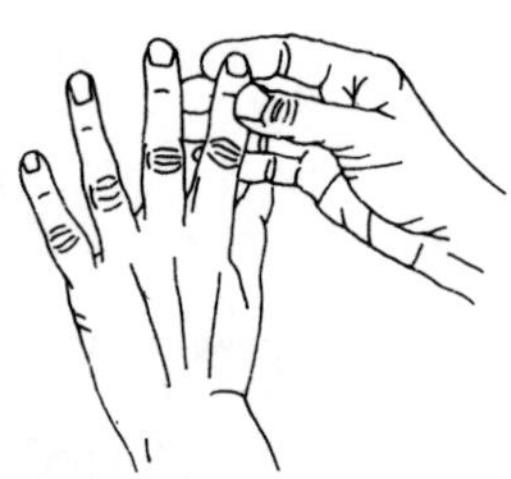

Kopf/Nebenhöhlen
Seite 99

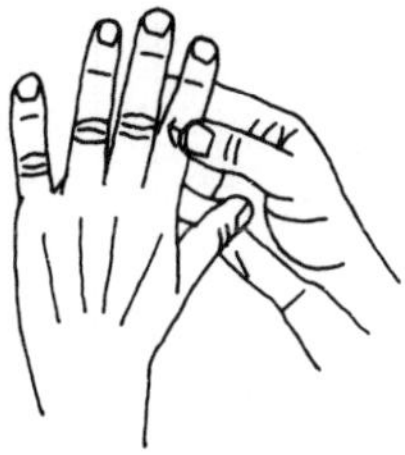

Hals/Schilddrüse
Seite 99

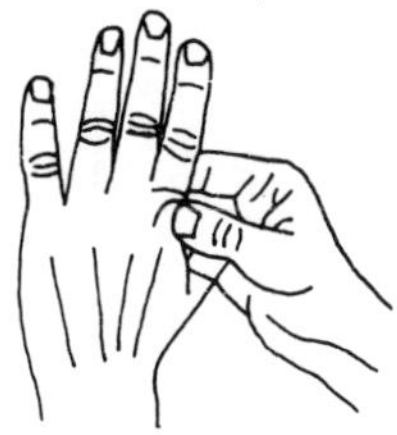

Auge/Ohr
Seite 99

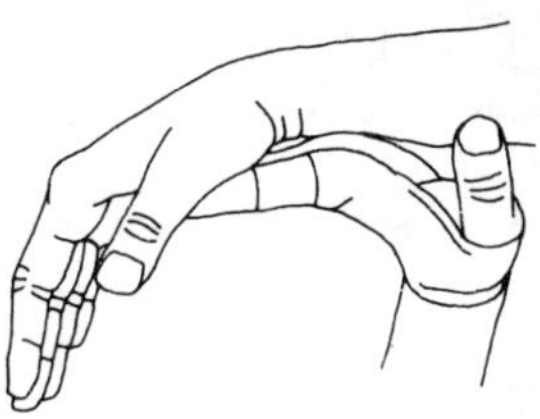

Gerichtete Bewegung
Seite 142

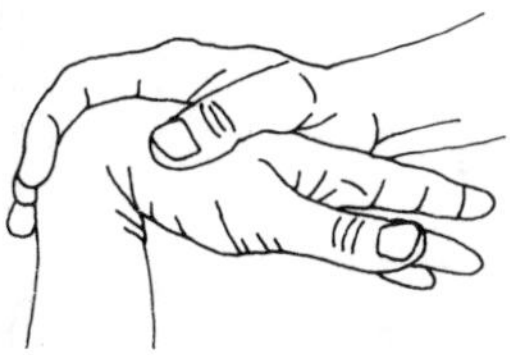

Gerichtete Bewegung
Seite 142

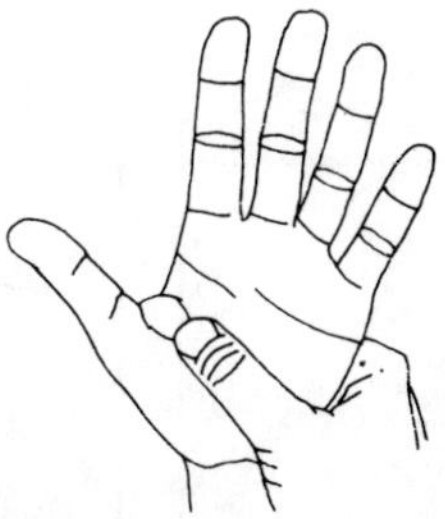

Sonnengeflecht
Seite 96

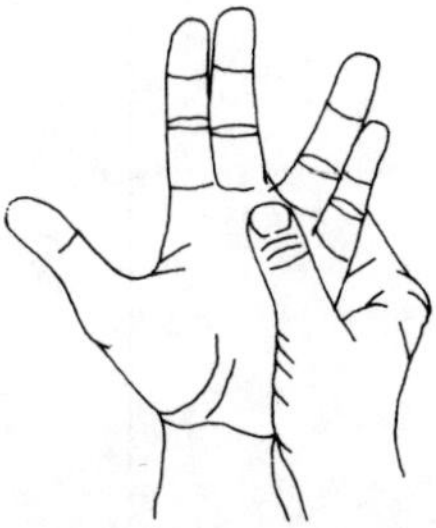

Oberer Schulterbereich
Seite 96

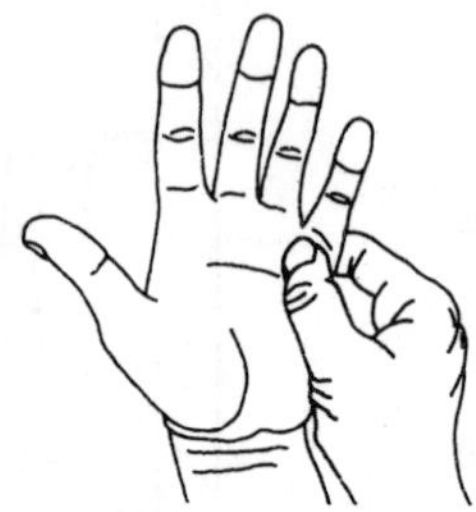

Lunge/Brustkorb/Brust
Seite 90

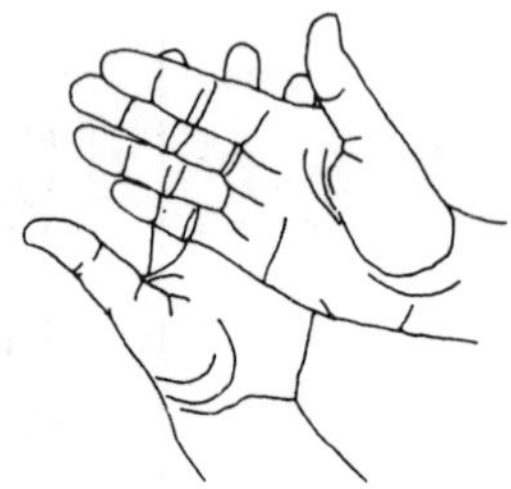

Hacken
Seite 143

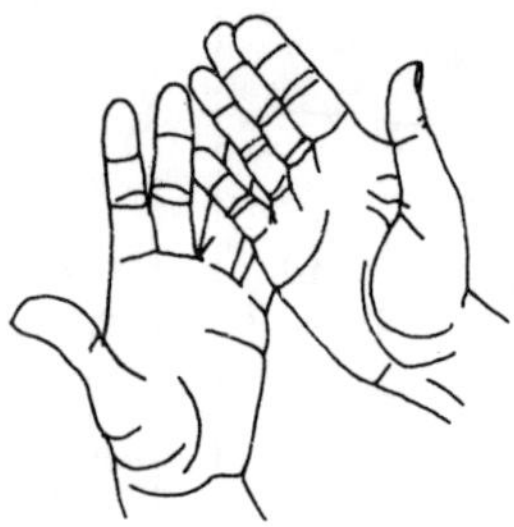

Hacken
Seite 143

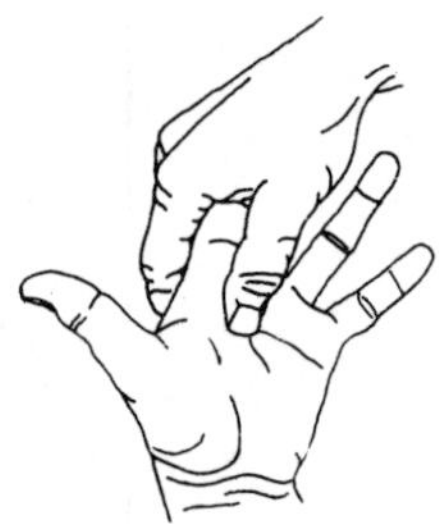

Abdomen
Seite 91

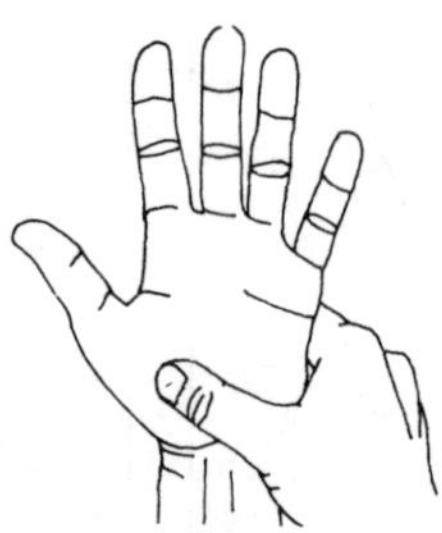

Abdomen
Seite 92

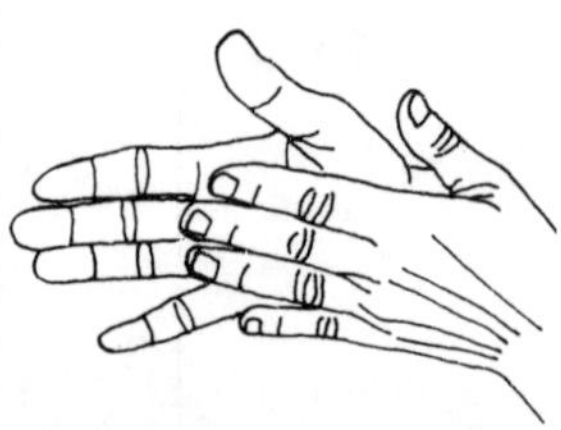

Händereiben
Seite 106

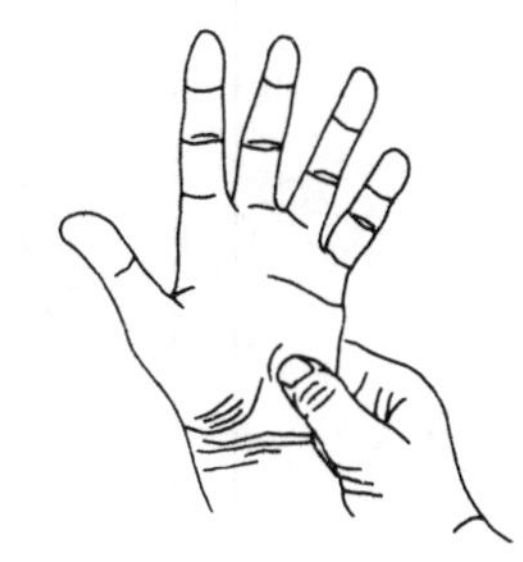

Dickdarm / Eingeweide
Seite 91

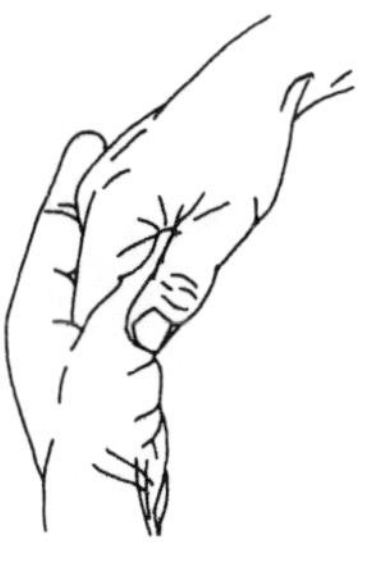

Wirbelsäule
Seite 102

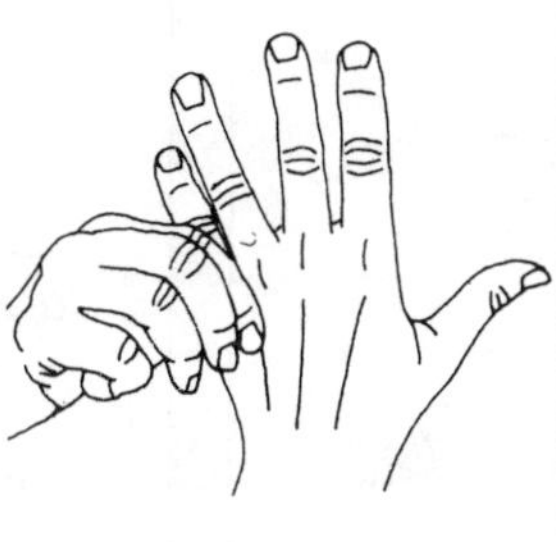

Obere Rückenregion
Seite 100

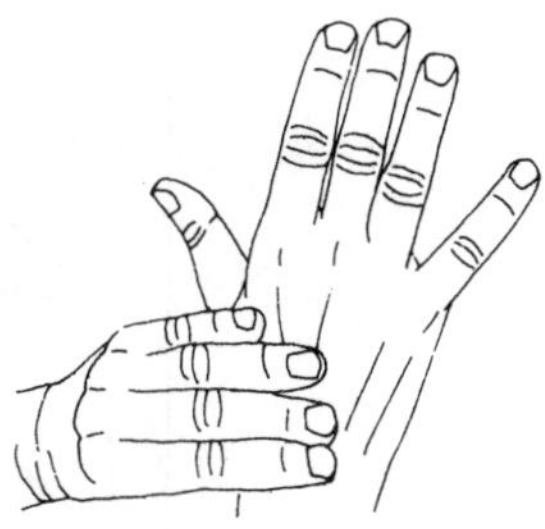

Lymphdrüsen
Seite 100

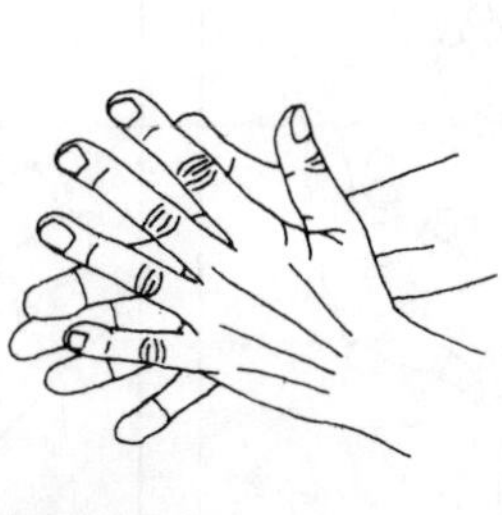

Händereiben
Seite 106

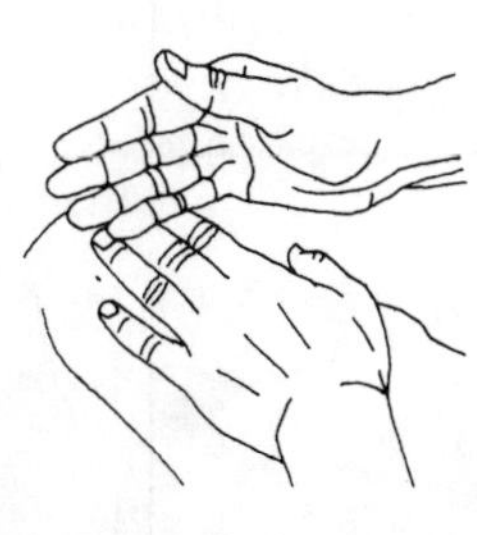

Hacken
Seite 143

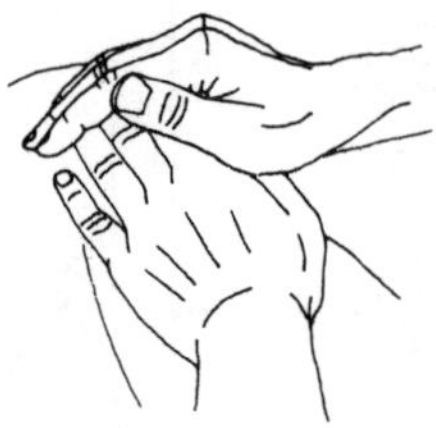

Klopfen
Seite 143

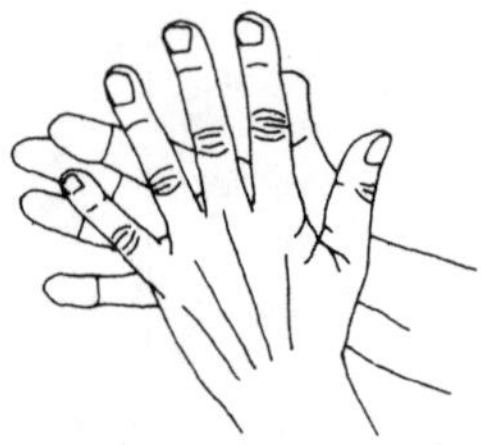

Händereiben
Seite 106

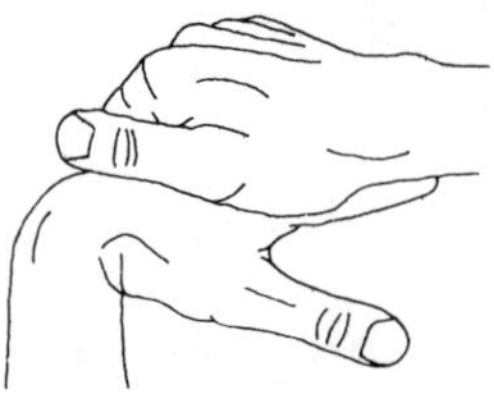

Gerichtete Bewegung
Seite 142

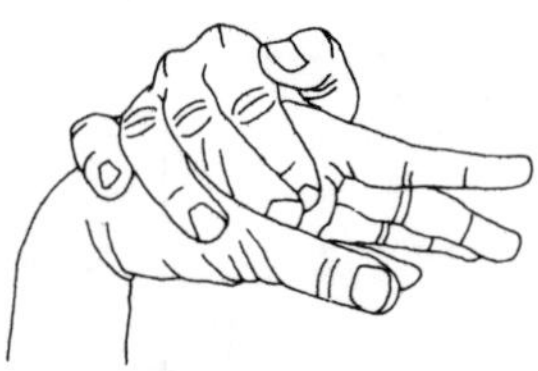

Gerichtete Bewegung
Seite 142

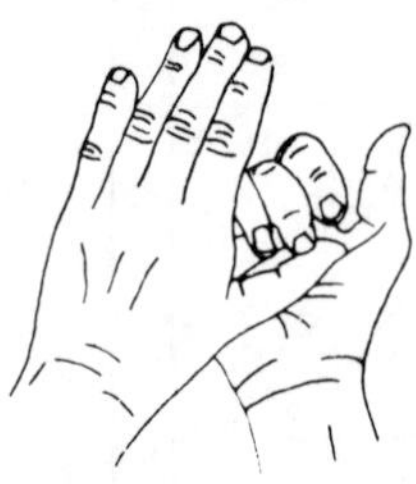

Hypophyse
Seite 92

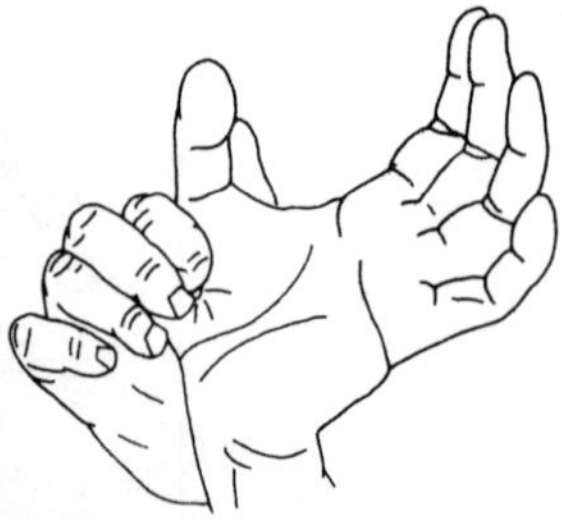

Nebennieren
Seite 93

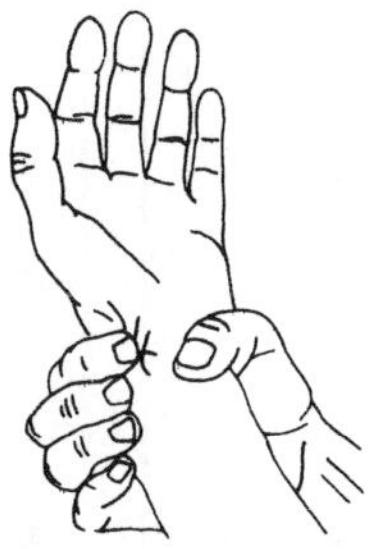

Eierstöcke/Hoden
Seite 104

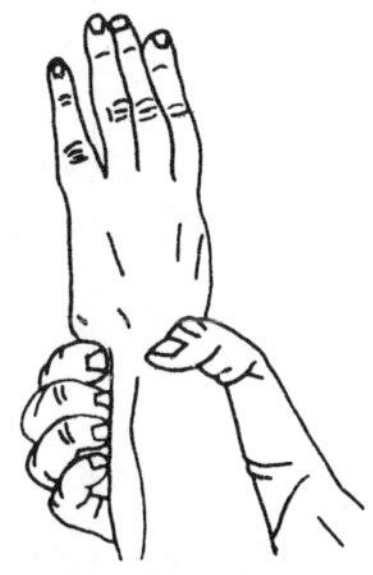

Gebärmutter/Prostata
Seite 104

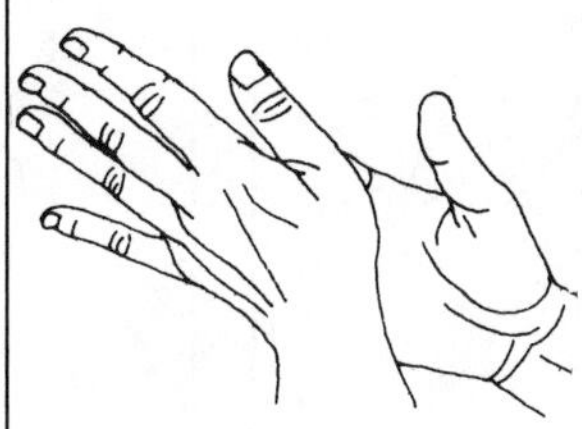

Händereiben
Seite 106

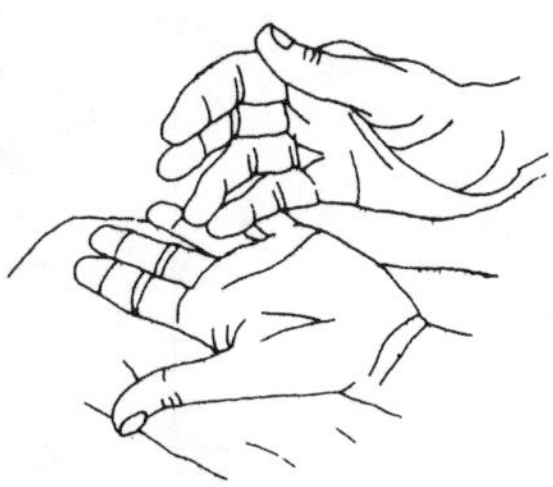

Hacken
Seite 143

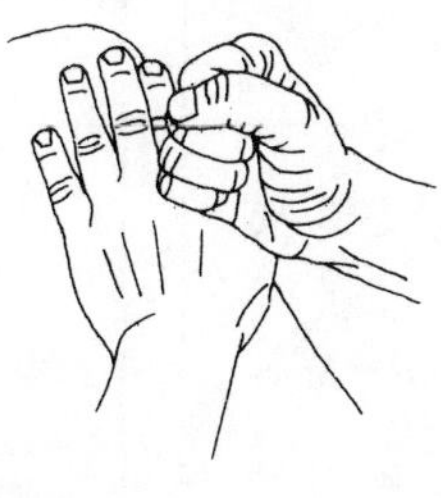

Perkussion
Seite 143

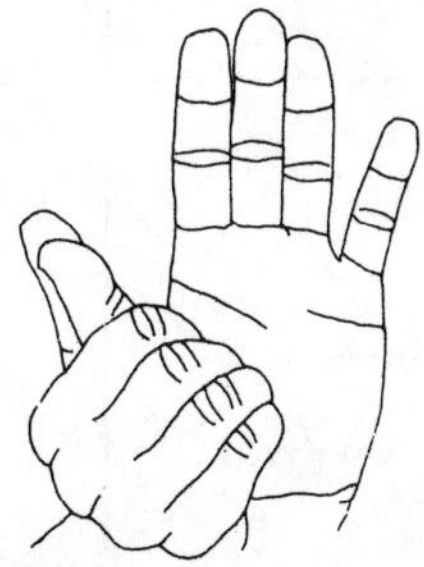

Abdomen
Seite 94

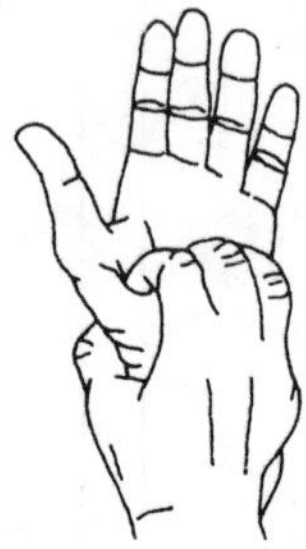

Dickdarm / Eingeweide
Seite 94

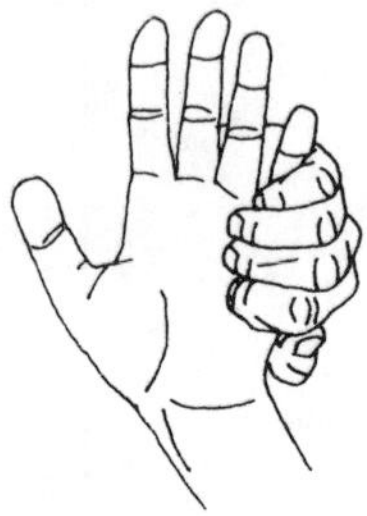

Obere Rückenregion
Seite 95

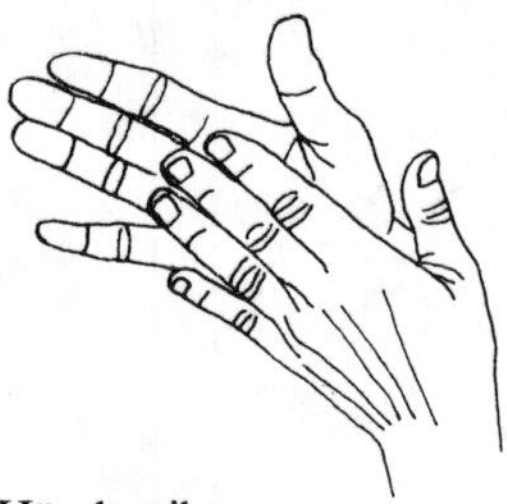

Händereiben
Seite 106

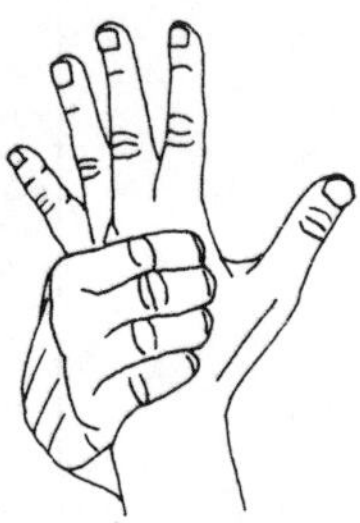

Obere Rückenregion
Seite 101

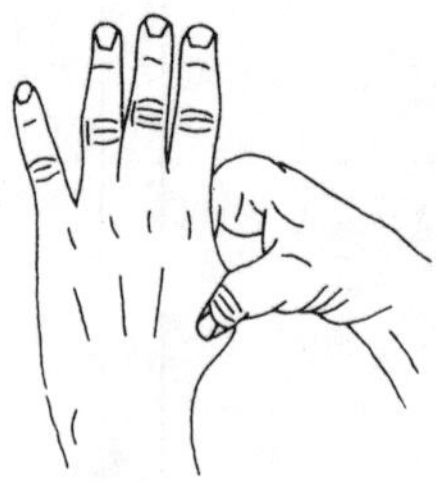

Sonnengeflecht
Seite 98

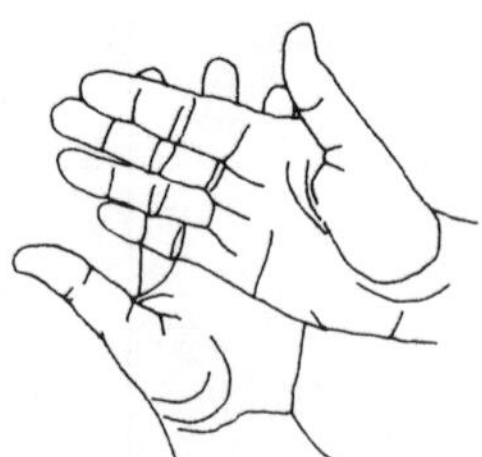

Hacken
Seite 143

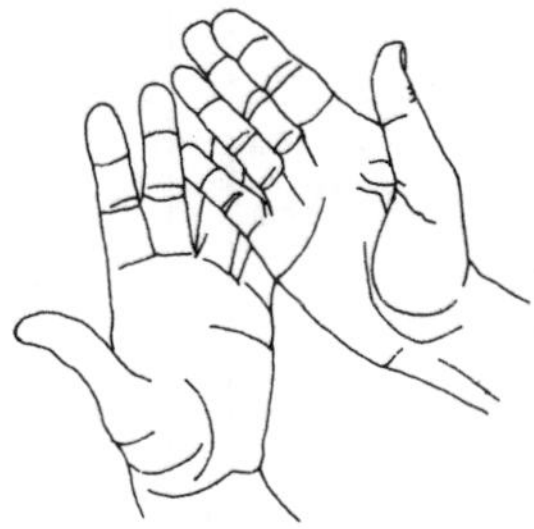

Hacken
Seite 143

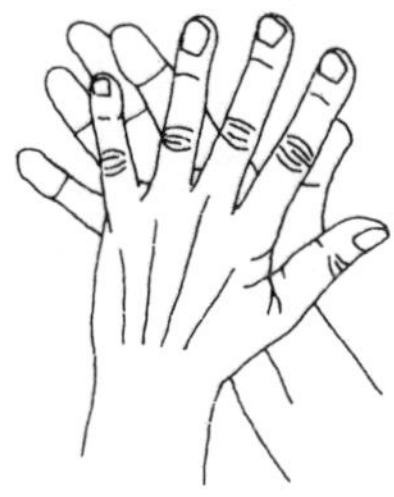

Händereiben
Seite 106

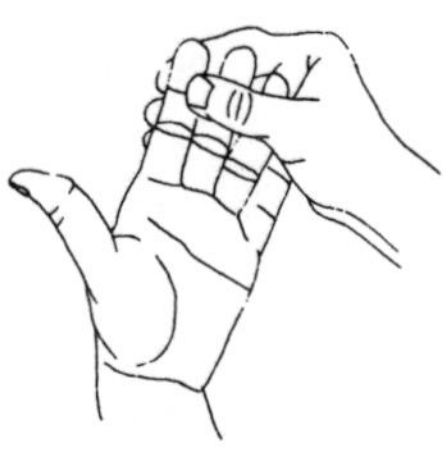

Kopf / Nebenhöhlen
Seite 90

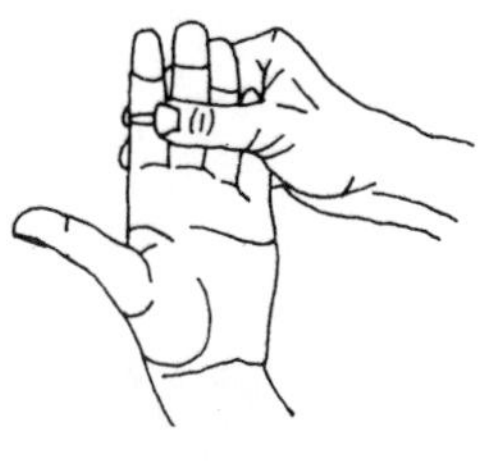

Hals / Schilddrüse
Seite 90

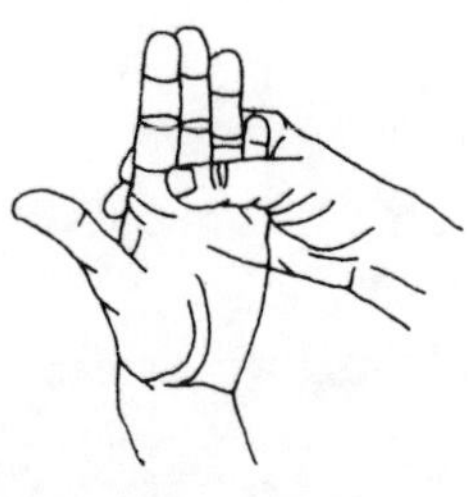

Auge / Ohr
Seite 70

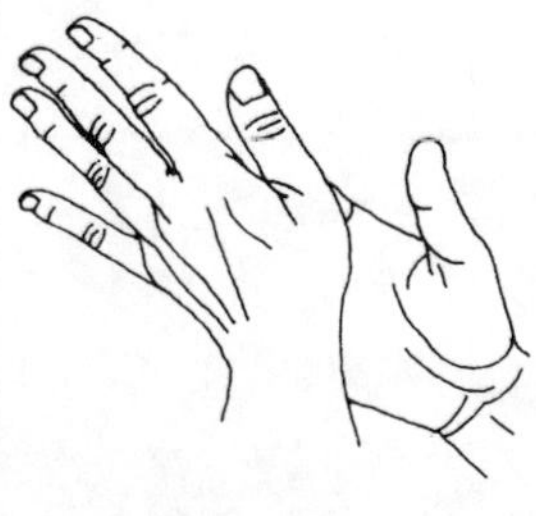

Händereiben
Seite 106

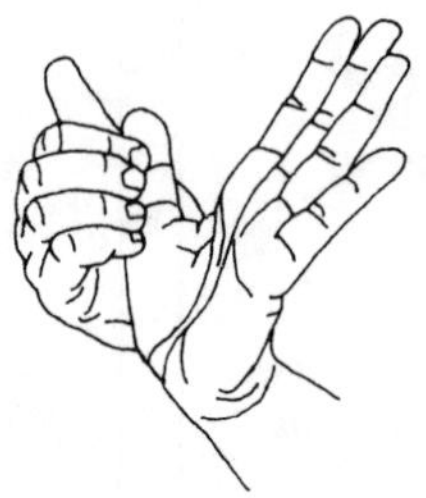

Gehirn
Seite 92

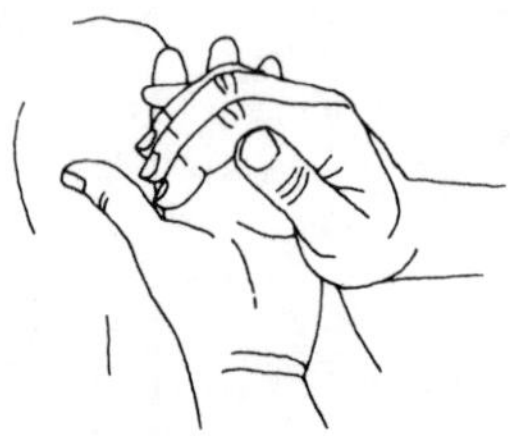

Klopfen
Seite 143

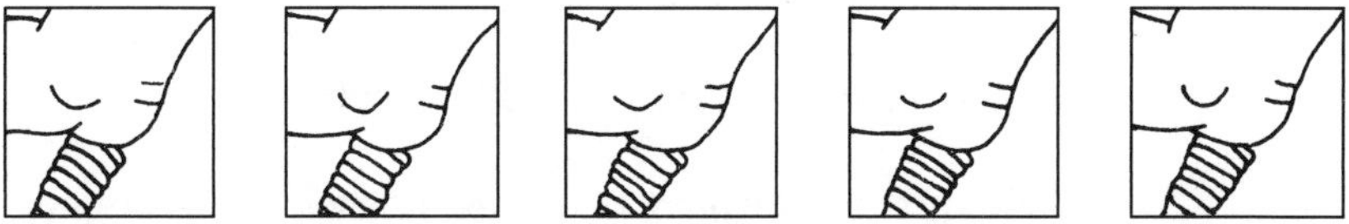

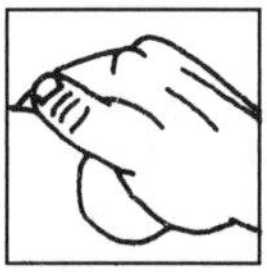

Zum Nachschlagen

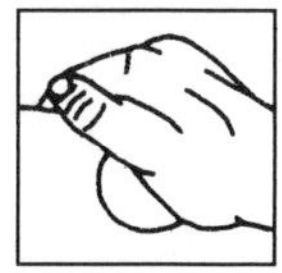

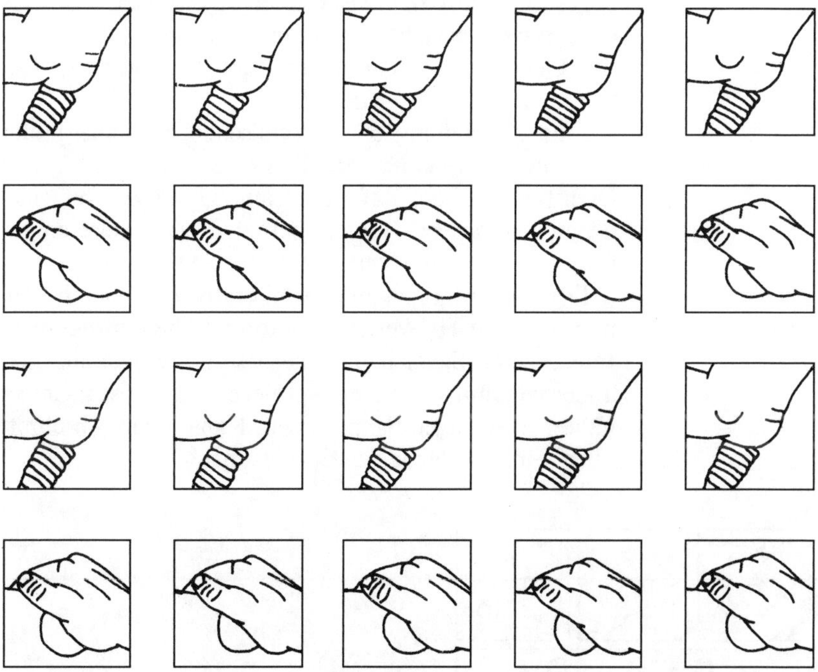

Spezialgebiete und Behandlung bei Störungen

Zur Arbeit an den Spezialgebieten

In diesem Abschnitt finden Sie unter jeder Überschrift zuerst eine allgemeine Beschreibung, dann einen Hinweis auf die reiterativen Gebiete.

Der erste Informationsblock bietet eine rasche, einfache Kurzerklärung. Wollen Sie mehr wissen, dann studieren Sie alles, was unter diesem Punkt zu finden ist. Das technische Symbol zeigt die grundlegende Methode, die auf ein reiteratives Gebiet angewendet wird. Das erste Symbol bezieht sich auf das erste genannte reiterative Gebiet; das zweite Symbol auf das reiterative Gebiet nach dem Schrägstrich /.

Eine Aufstellung aller technischen Symbole findet sich im ›Verzeichnis der Symbole‹, Seite 148 f. Die Orientierungs-Schautafel zeigt an, wo sich die verschiedenen reiterativen Gebiete befinden. Zur weiteren Information siehe die Schautafeln auf Seite 153 ff.

Den Illustrationen zu den reiterativen Gebieten können Sie auch Hinweise auf Informationen entnehmen. Interessieren Sie sich für eine bestimmte Technik oder andere Techniken für ein spezielles reiteratives Gebiet näher, so schlagen Sie in diesem Kapitel den Abschnitt über ›Einzelbereiche des Körpers‹ nach.

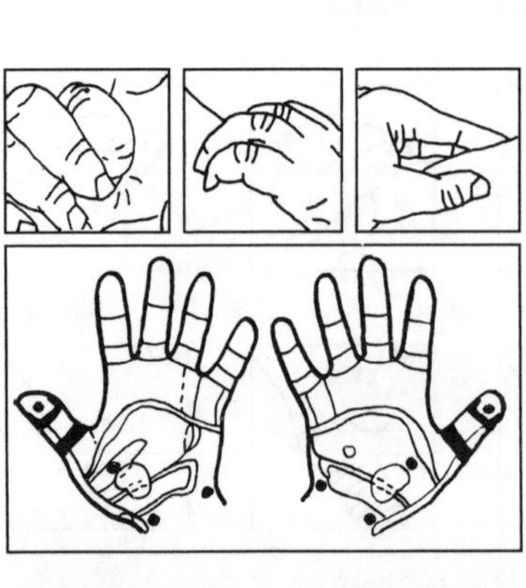

Nebennieren, Hypophyse – Gehirn/
Eierstöcke – Hoden, Gebärmutter –
Prostata/Schilddrüse

Akne
Allergien
Arterienverkalkung
Arthritis
Asthma
Augen

Blähungen
Bronchitis

Diabetes
Divertikulitis

Ekzem
Emphysem
Erkältung
Erschöpfungszustände

Fieber

Gicht
Gürtelrose

Hämorrhoiden
Haut
Heiserkeit
Herzerkrankungen
Heuschnupfen
Hexenschuß
Hühneraugen
Hypoglykämie
Hysterektomie

Impotenz
Ischias

Knöchel (geschwollene)
Kolitis
Kopfschmerz
Krampfadern
Kreislaufstörungen

Lähmungen
Lungenentzündung

Magengeschwür
Mandelentzündung
Menopause
Menstruationsbeschwerden
Multiple Sklerose

Nebenhöhlen
Niereninfektion

Ohnmacht
Ohrenschmerz
Osteoporose

Phlebitis
Psoriasis

Schlaganfall
Schleimbeutelentzündung
Schmerzen (diffuse), Druckgefühl, Steifheit
Schwangerschaft
Sehnenscheiden-entzündung
Sodbrennen

Taubheit in den Fingerspitzen
Tumor

Unfruchtbarkeit

Verdauungsstörungen
Verspannungen
Verstopfung
Vertigo (Schwindel)

Zehen (große: Entzündung)
Zwerchfellbruch

Akne
Eine Reaktion auf Streß und hormonale Veränderungen während der Pubertät

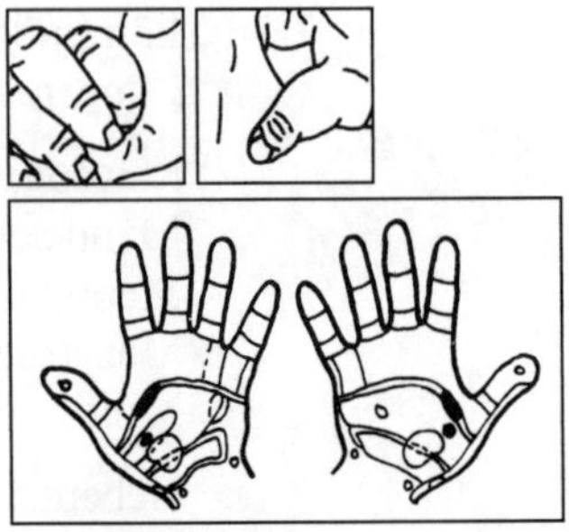

Nebennieren, Sonnengeflecht

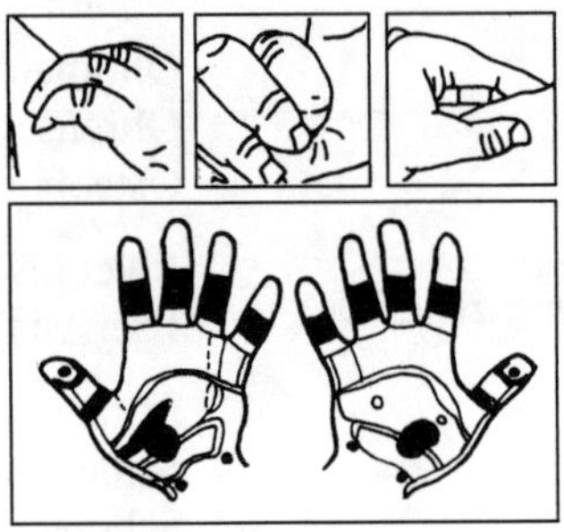

Gebärmutter/Prostata, Eierstöcke/Hoden/ Hypophyse, Gehirn, Bauchspeicheldrüse/ Schilddrüse, Nieren

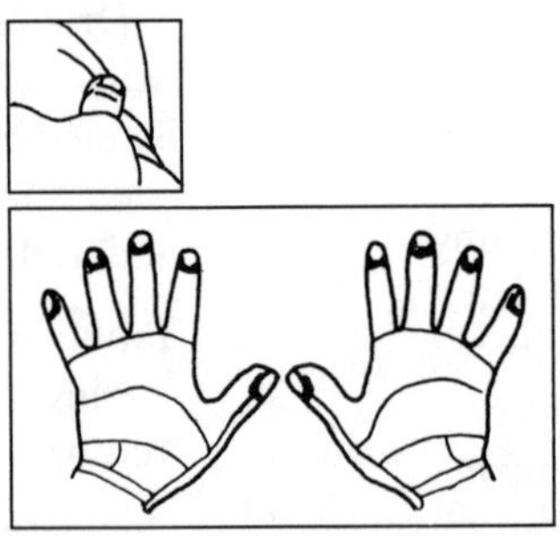

Gesicht

Allergien
Überempfindliche Reaktion des Organismus auf bestimmte Nahrungsmittel, aber auch auf Pollen und andere Stoffe als potentielle ›Bedrohung‹ des Körpers

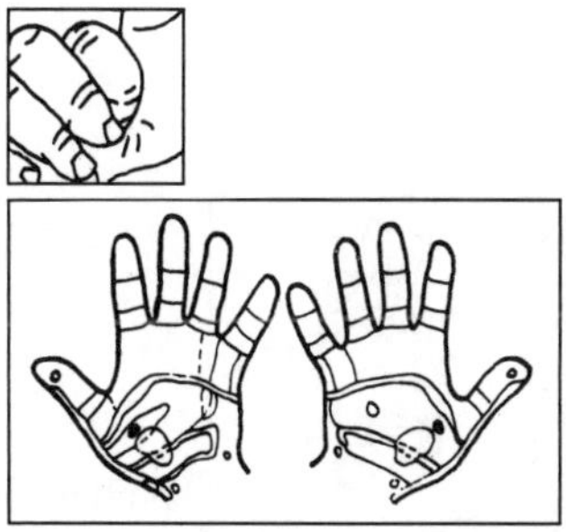

Nebennieren

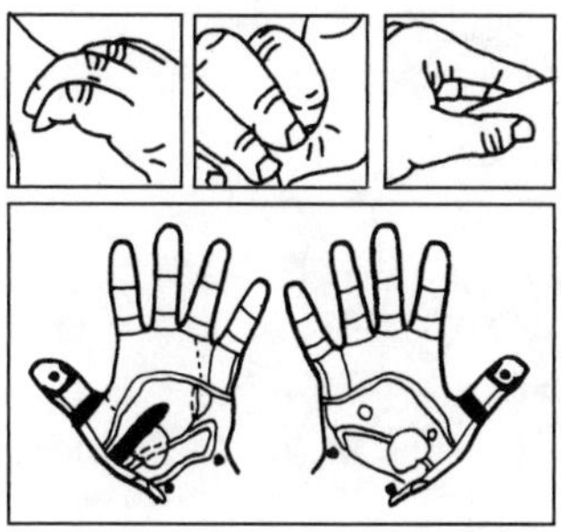

Gebärmutter/Prostata, Eierstöcke/Hoden/ Hypophyse, Gehirn, Bauchspeicheldrüse/ Schilddrüse

Arterienverkalkung
Blockierung der Arterien

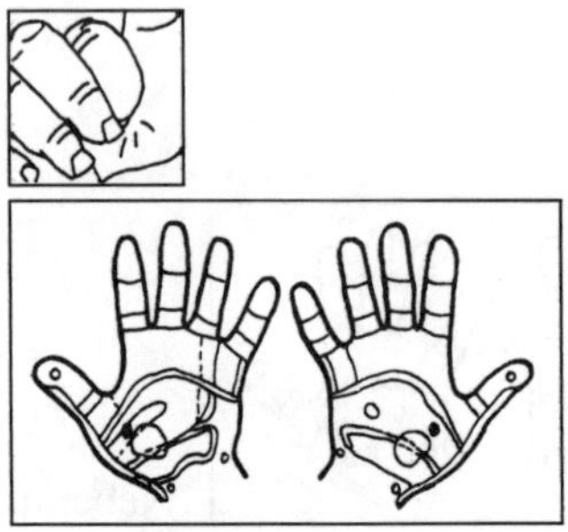

Nebennieren

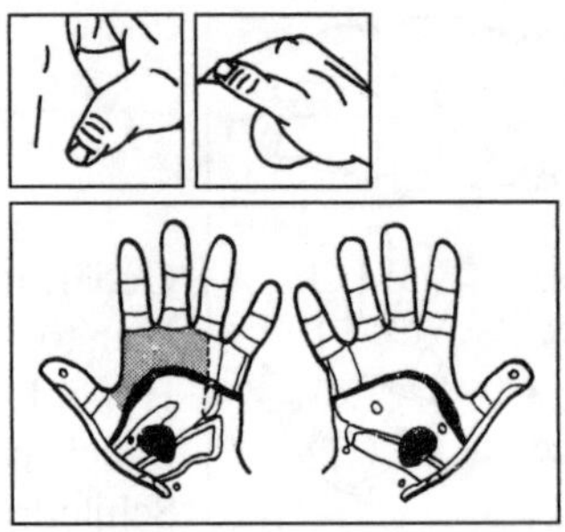

Sonnengeflecht, Nieren / Herz

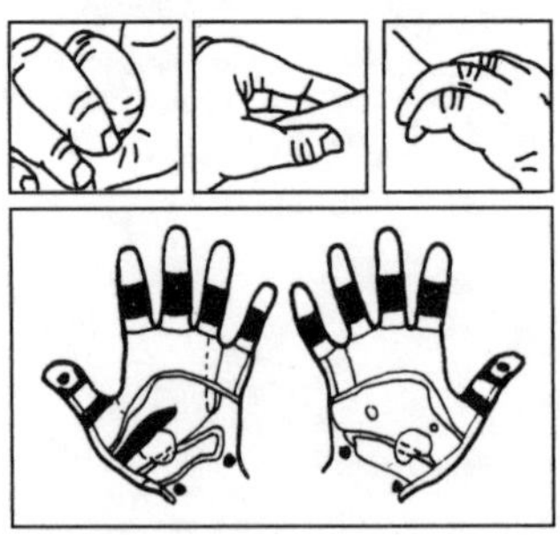

Gehirn, Hypophyse, Bauchspeicheldrüse / Schilddrüse / Gebärmutter / Prostata, Eierstöcke / Hoden

Arthritis
Eine allgemeine Körperverfassung, meist mit der Entzündung eines Gelenks verbunden

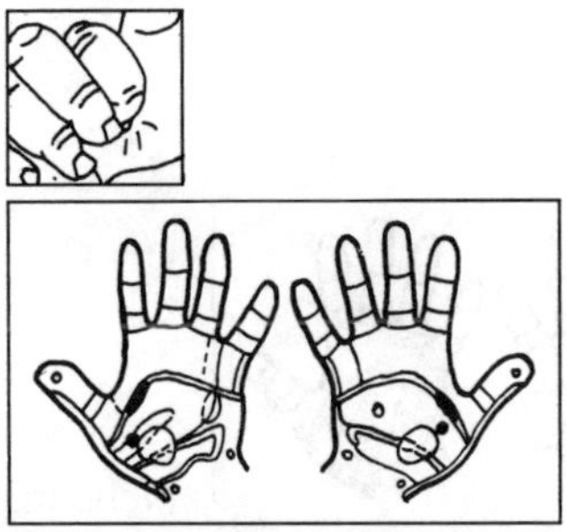

Nebennieren, Sonnengeflecht

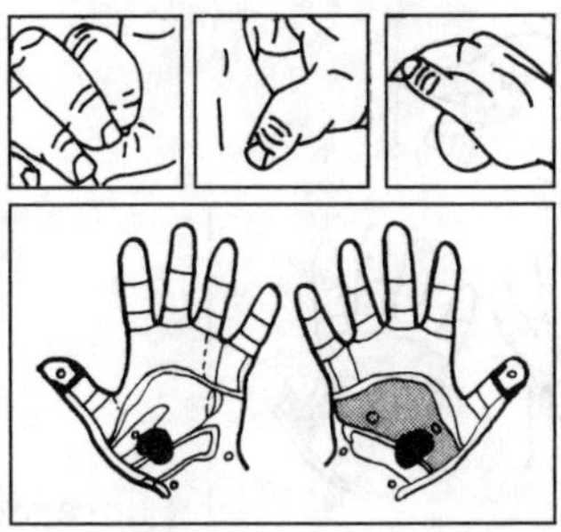

Gehirn / Nieren / Leber

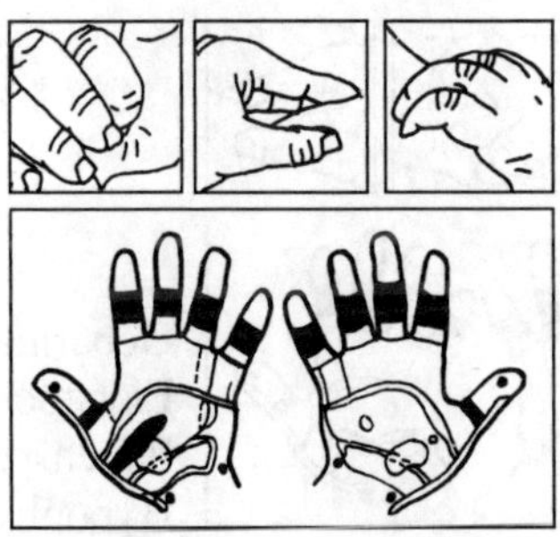

Hypophyse, Bauchspeicheldrüse / Schilddrüse / Gebärmutter, Prostata, Eierstöcke / Hoden

Asthma
Allergischer Zustand, verbunden mit Atembeschwerden

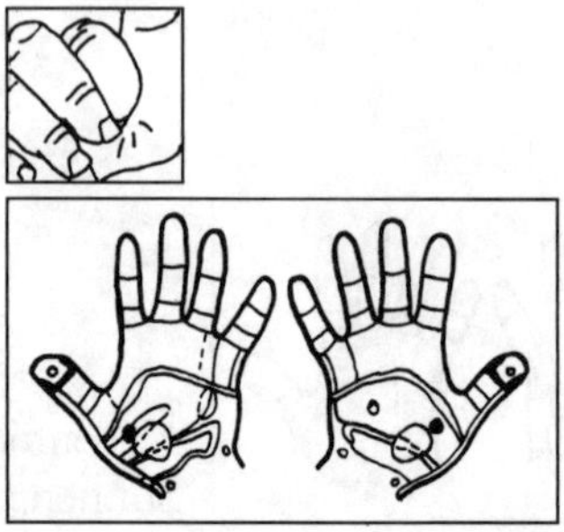

Nebennieren, Gehirn

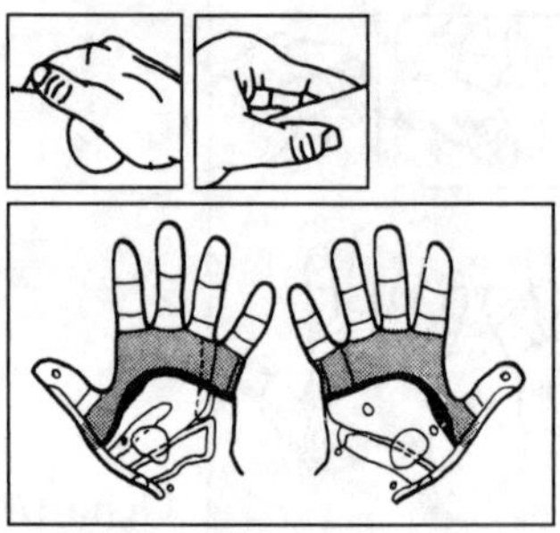

Lunge, Sonnengeflecht

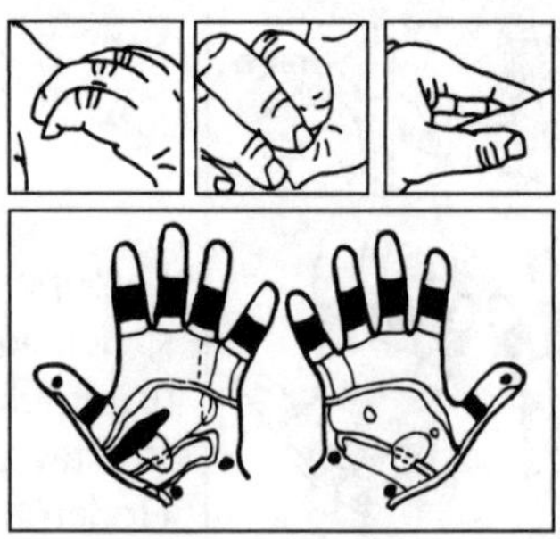

Gebärmutter / Prostata, Eierstöcke / Hoden / Bauchspeicheldrüse, Hypophyse / Schilddrüse

Augen (Ermüdungserscheinungen)
Reaktion auf Schädigungen durch Beruf, Freizeit oder Umgebung

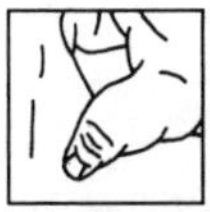

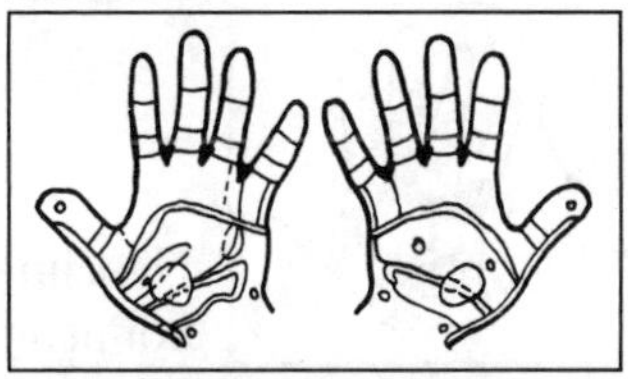

Auge/Ohr

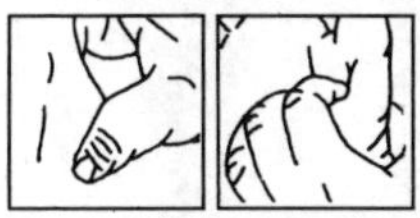

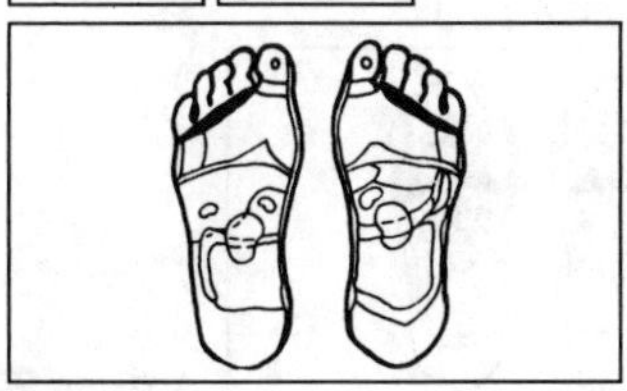

Auge/Ohr

Blähungen
Übermäßige Anhäufung von Gasen

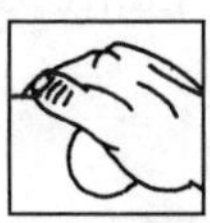

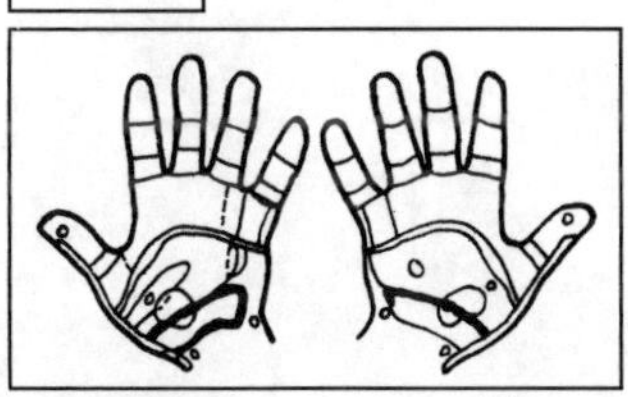

Dickdarm

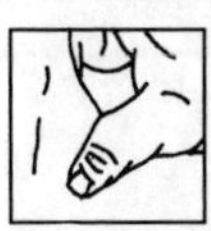

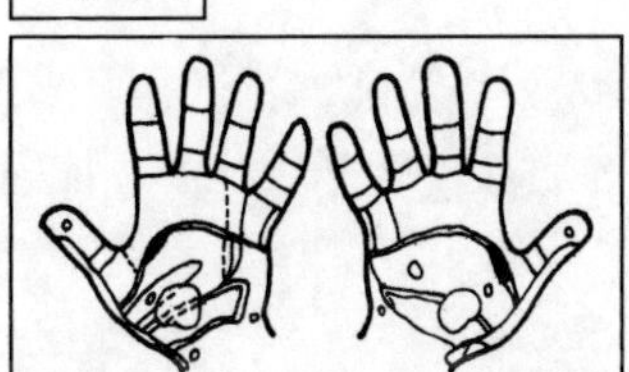

Sonnengeflecht

Bronchitis
Entzündung der Lungenbronchien

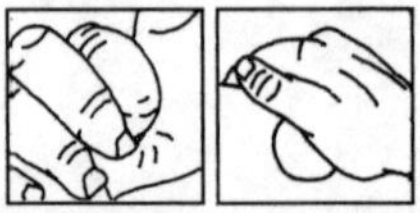

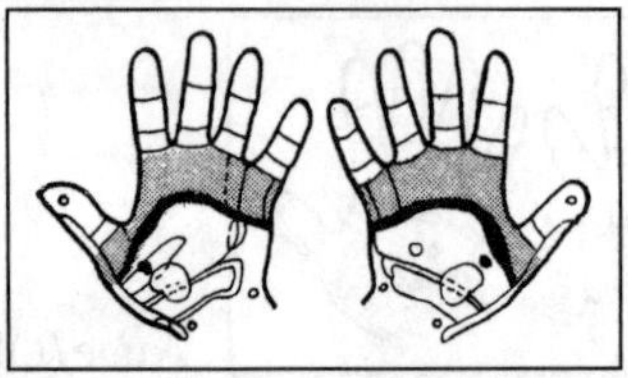

Nebennieren / Lunge, Sonnengeflecht

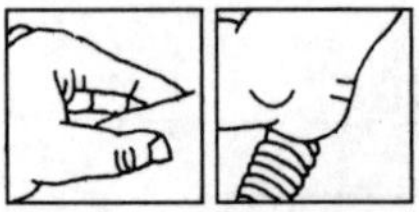

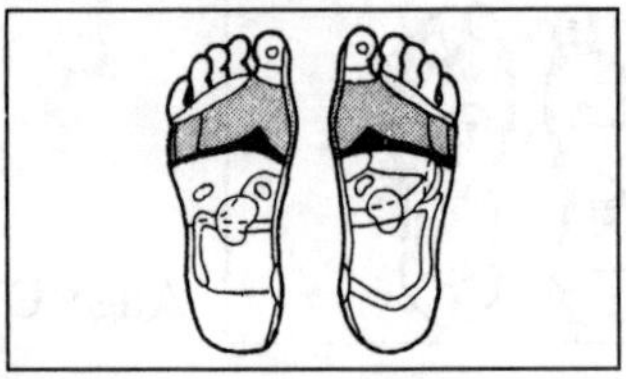

Lunge, Sonnengeflecht

Diabetes
Unfähigkeit, den aufgenommenen Zucker (Kohlenhydrate) zu verbrennen

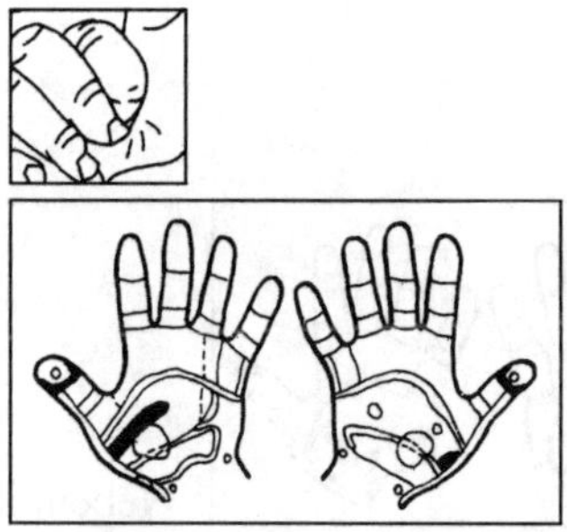

Bauchspeicheldrüse, Gehirn

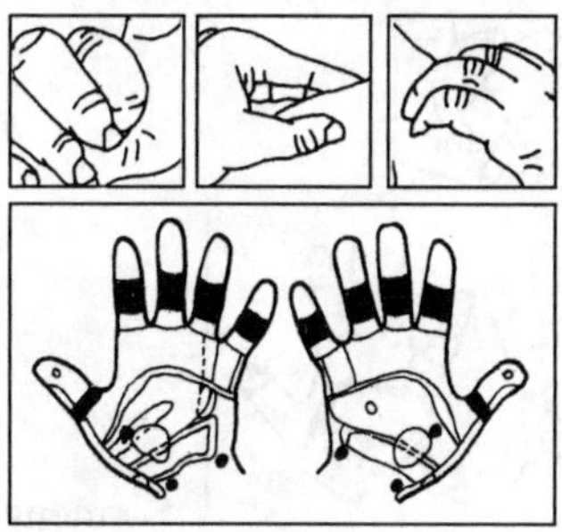

Nebennieren / Schilddrüse / Eierstöcke / Hoden, Gebärmutter / Prostata

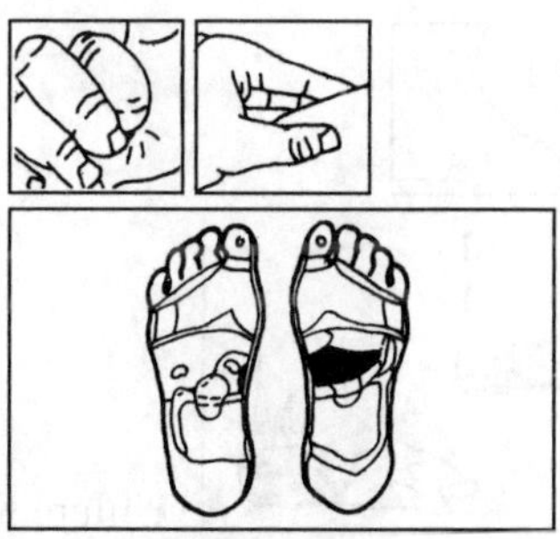

Bauchspeicheldrüse

Divertikulitis
Entzündung des Dickdarms

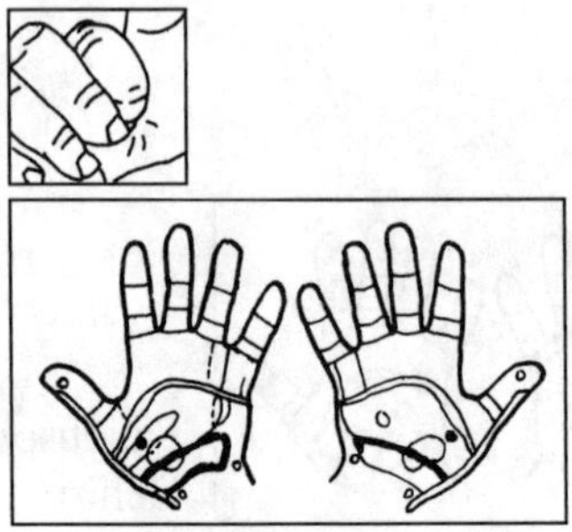

Nebennieren, Dickdarm

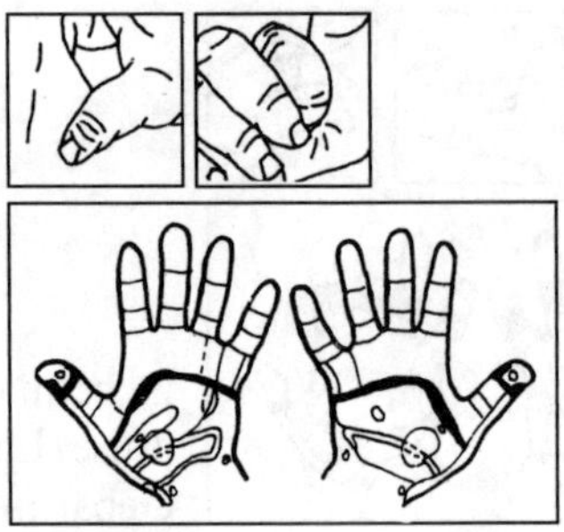

Sonnengeflecht / Gehirn

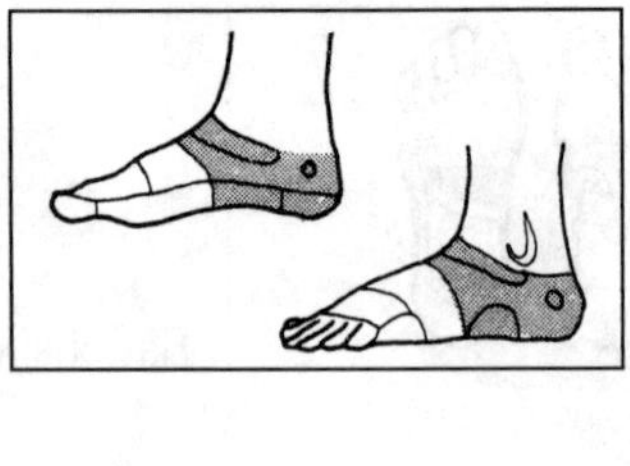

Untere Rückenregion

Ekzem
Überempfindlichkeit der Haut, häufig durch deren Trockenheit begünstigt

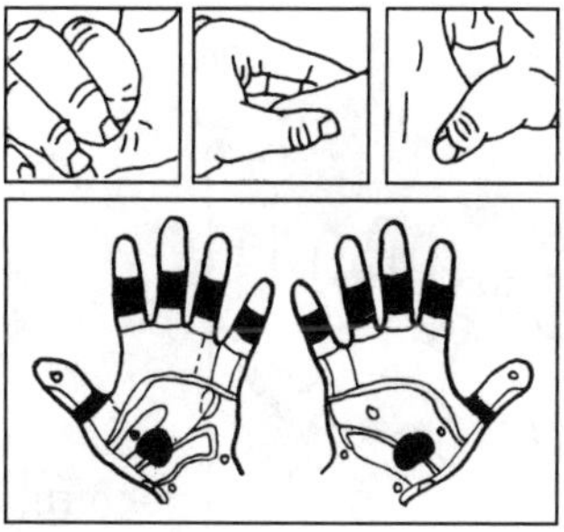

Nebennieren / Schilddrüse
Nieren

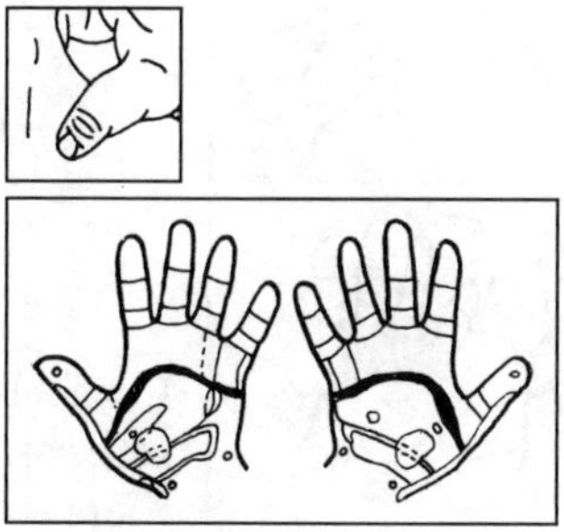

Sonnengeflecht

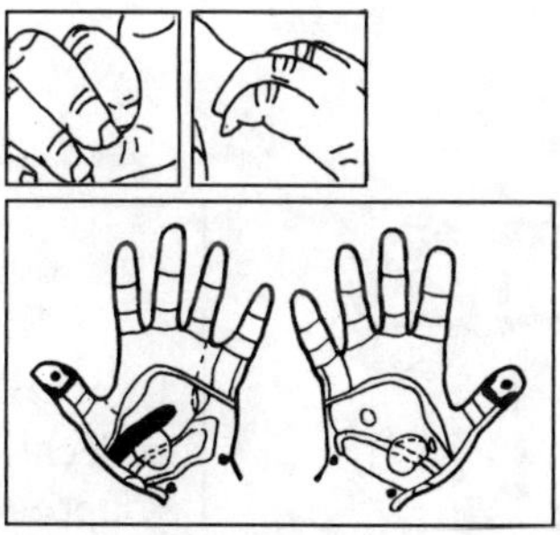

Gehirn, Hypophyse,
Bauchspeicheldrüse /
Gebärmutter / Prostata,
Eierstöcke / Hoden

Emphysem (Lungen-emphysem)
Zeigt sich durch Atemnot, verursacht durch chronische Lungenprobleme

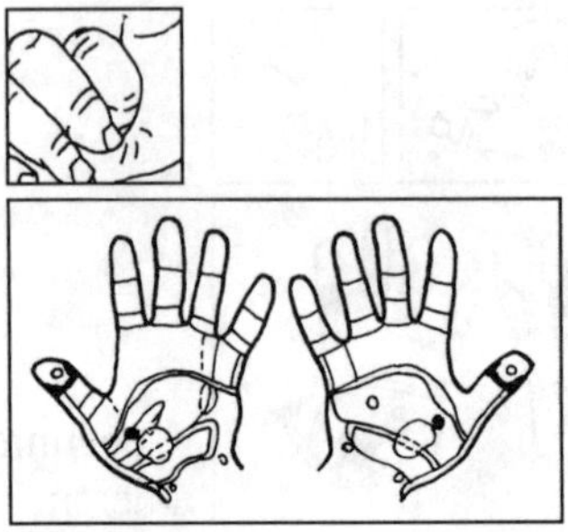

Gehirn, Nebennieren

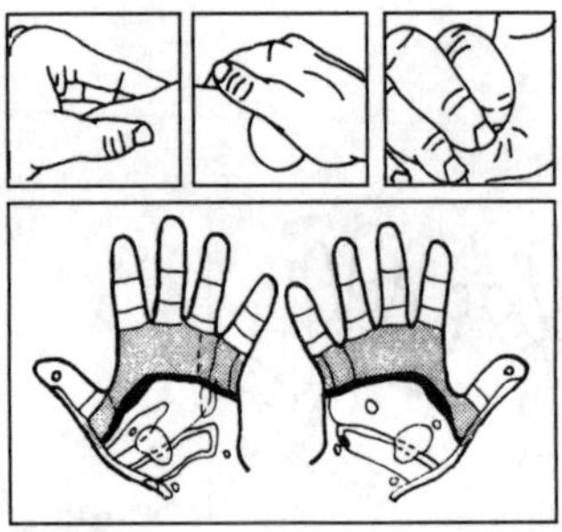

Lunge/Brust/Sonnengeflecht/Bauhinsche Klappe

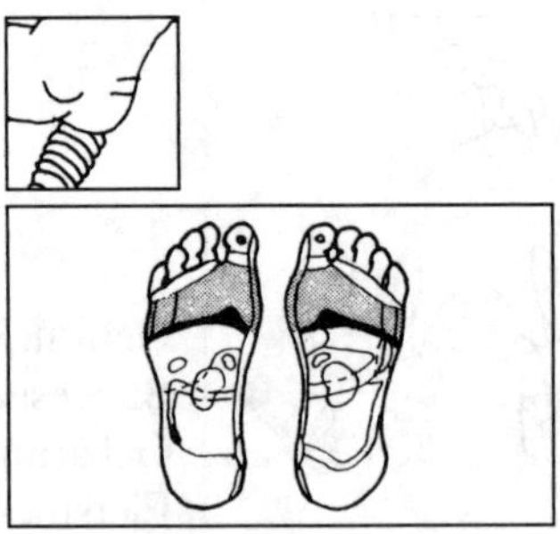

Lunge/Brust/Sonnengeflecht, Bauhinsche Klappe

Erkältung
Entzündung der Schleimhäute in Nase und Hals

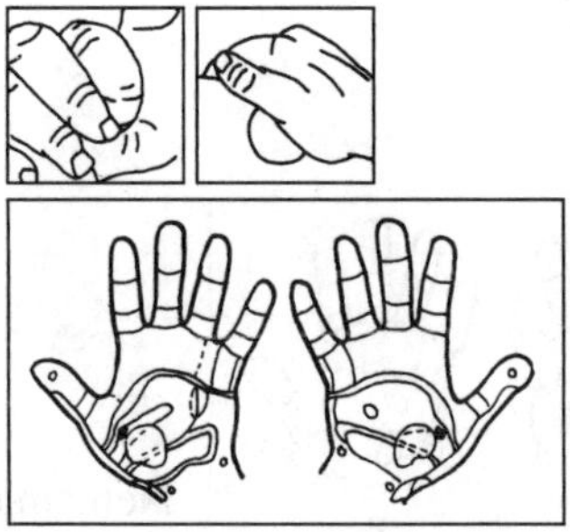

Nebennieren

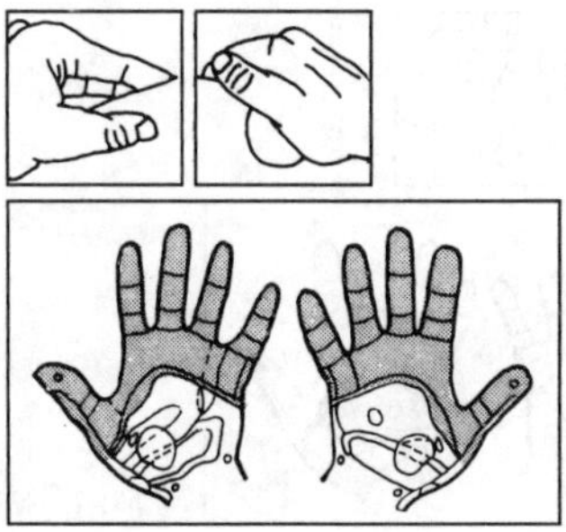

Kopf, Rachen oder Brustraum

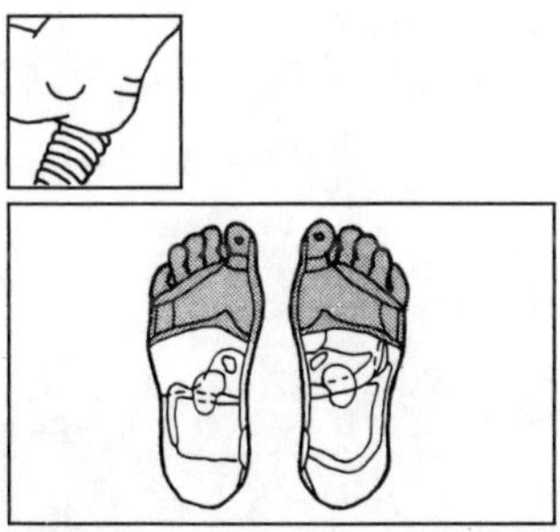

Kopf, Rachen oder Brustraum

Erschöpfungs-zustände
Entstanden durch Überarbeitung

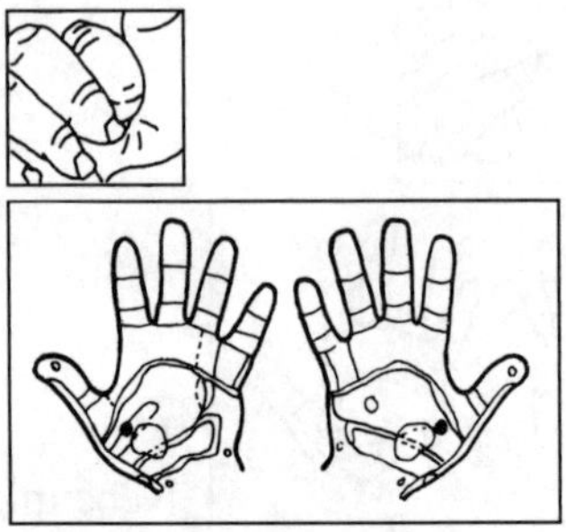

Nebennieren

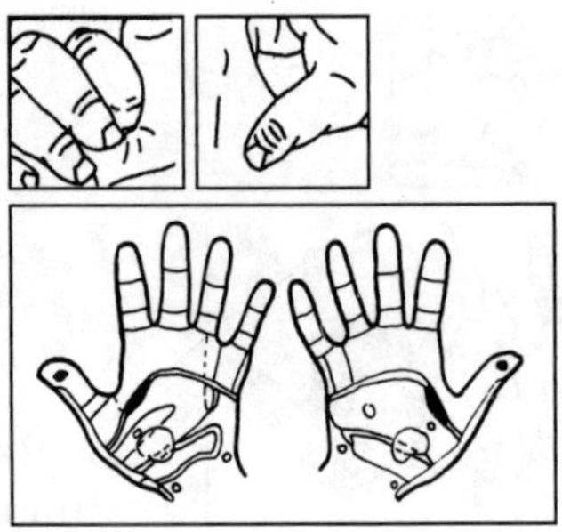

Gehirn/Sonnengeflecht

Fieber
Erhöhte Körpertemperatur in Zusammenhang mit einer Infektion

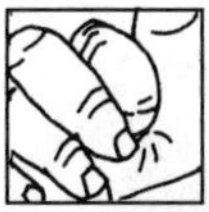

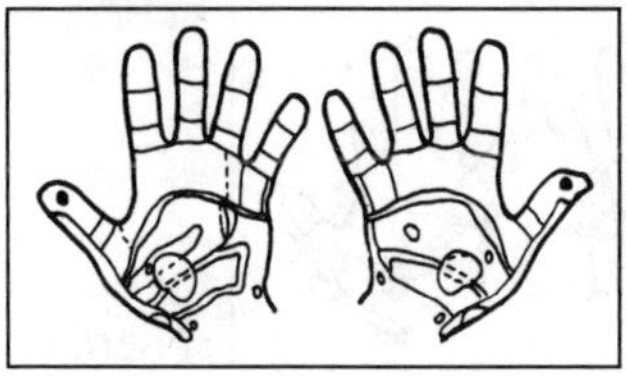

Gehirn

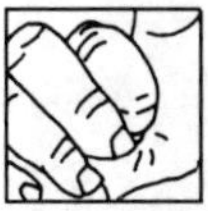

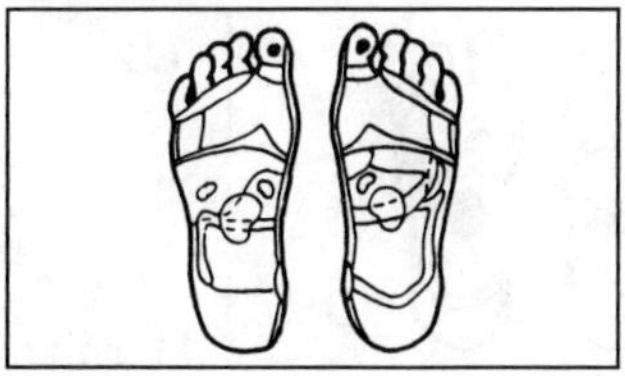

Gehirn

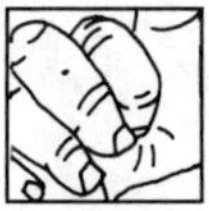

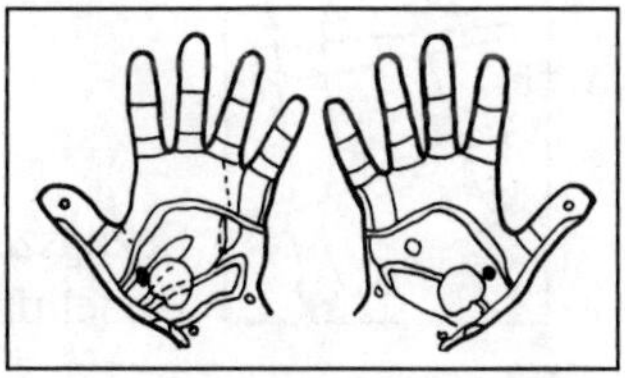

Nebennieren

Gicht
Entzündung im Gelenkbereich, verursacht durch einen Überschuß an Harnsäure

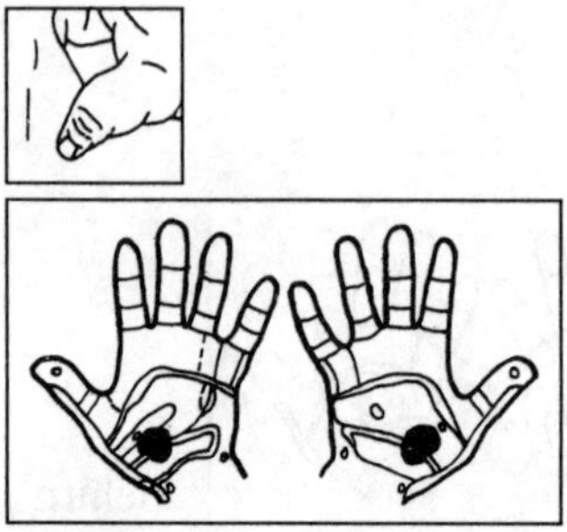

Nieren

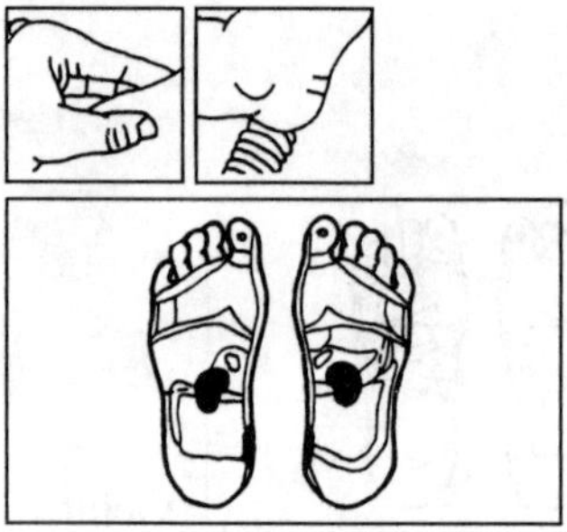

Harnblase, Nieren

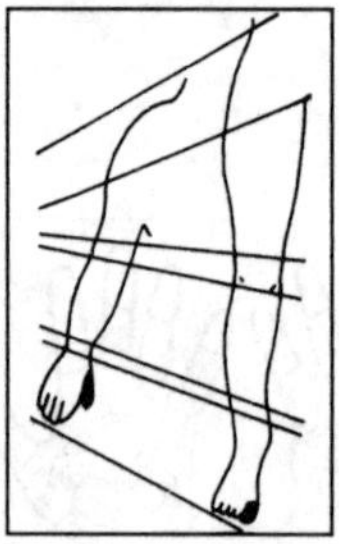

Bezugszonale Beziehungen

Gürtelrose
Viruserkrankung eines sensorischen Nervs, die zu einer Entzündung im entsprechenden Nervenbereich führt

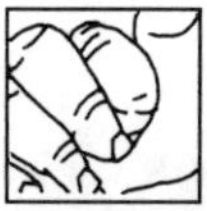

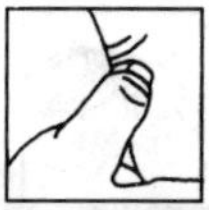

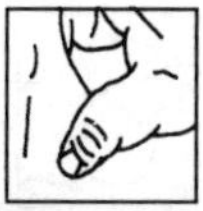

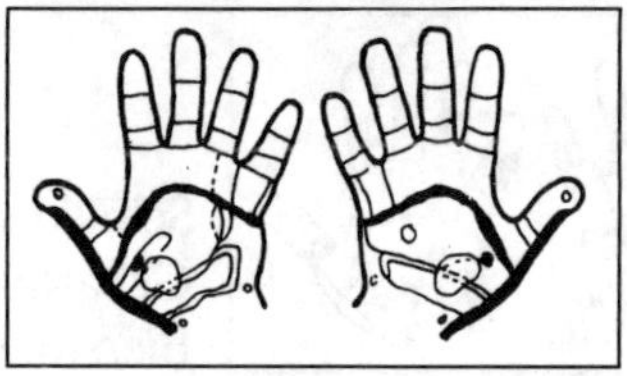

Nebennieren/Wirbelsäule/Sonnengeflecht

Hämorrhoiden
Krampfadern im After

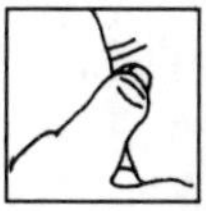

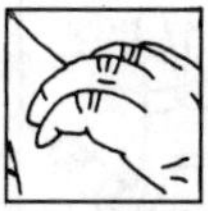

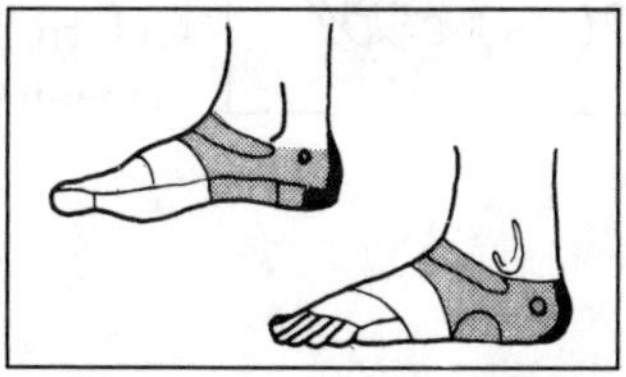

Mastdarm,
Untere Rückenregion

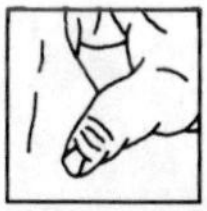

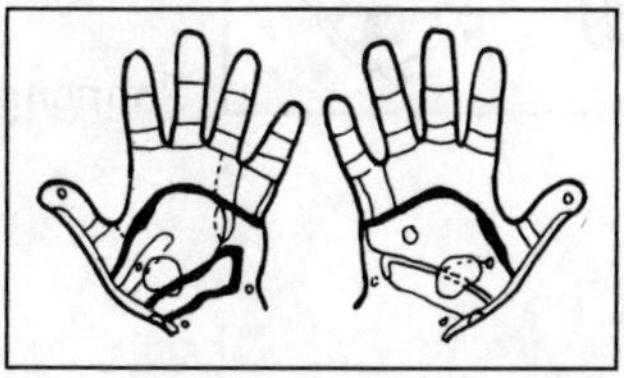

Dickdarm/
Sonnengeflecht

Haut
Das größte
Organ des
Körpers

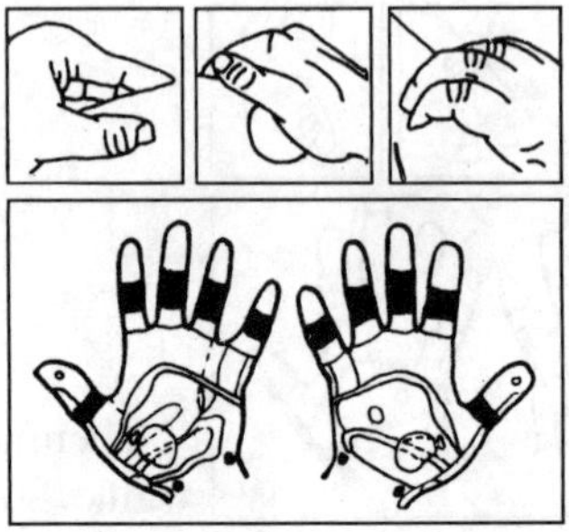

Schilddrüse/
Gebärmutter/Prostata,
Eierstöcke/Hoden

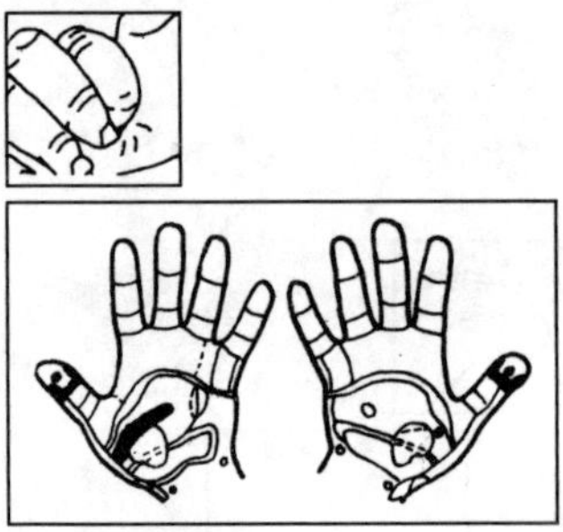

Gehirn, Hypophyse,
Nebennieren

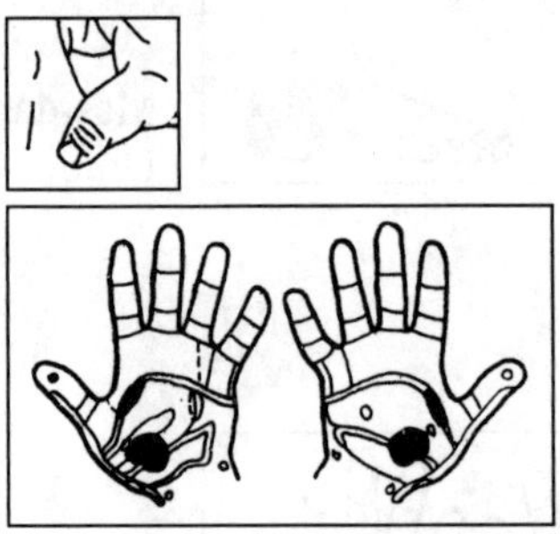

Sonnengeflecht, Nieren

Heiserkeit
Entzündung
im Kehlkopf-
bereich

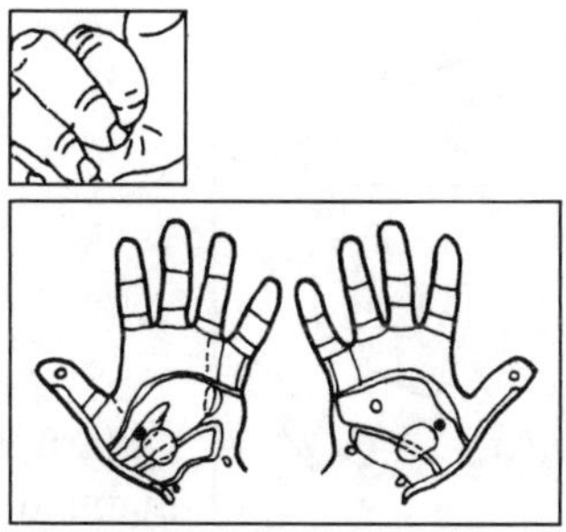

Nebennieren

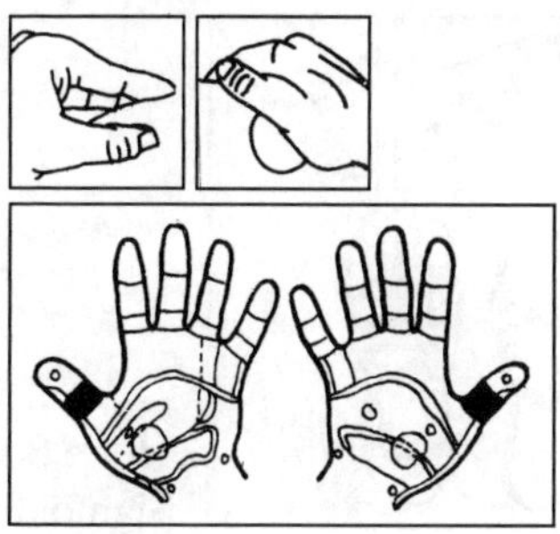

Rachen

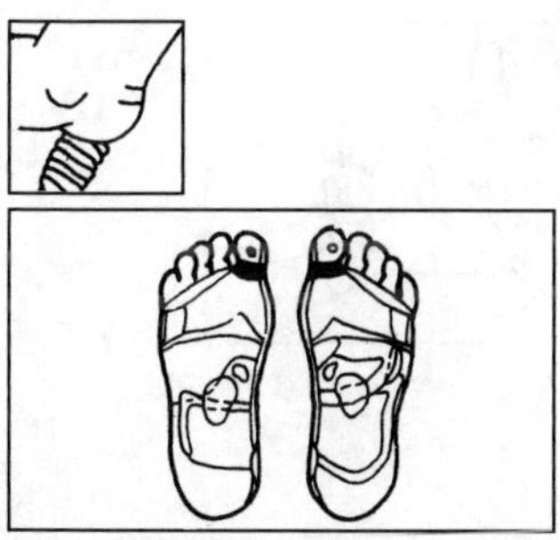

Rachen

Herzerkrankungen
Verschiedene Probleme des Herzmuskels

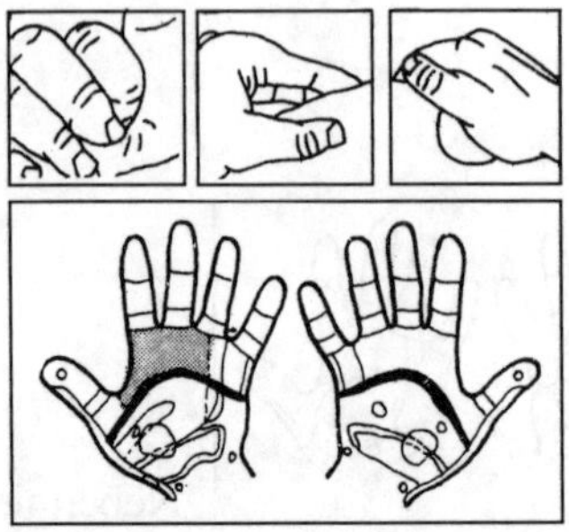

Herz, Sonnengeflecht/Gehirn, Nebennieren, Sigmoid

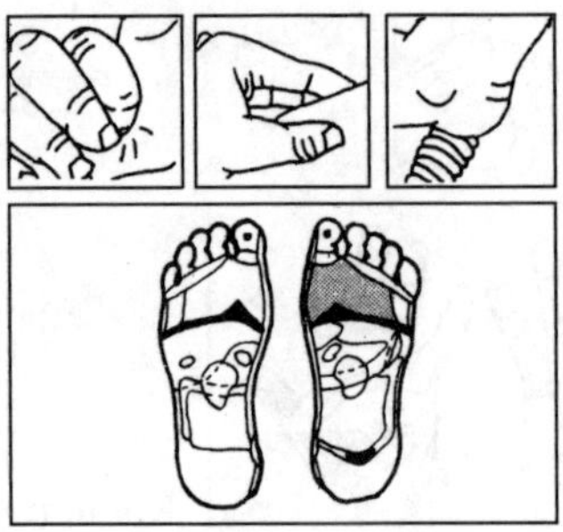

Herz, Sonnengeflecht, Sigmoid

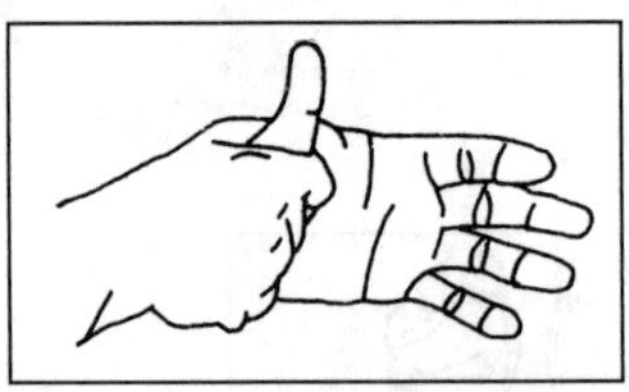

Heuschnupfen
Jahreszeitlich bedingte Allergie, vor allem durch Pollen verursacht

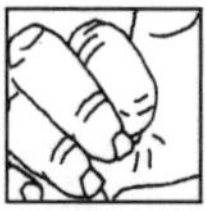

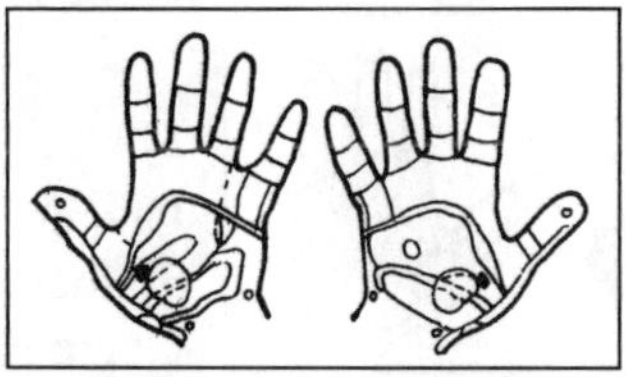

Nebennieren

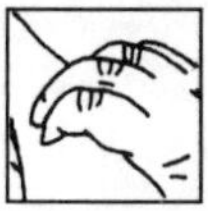

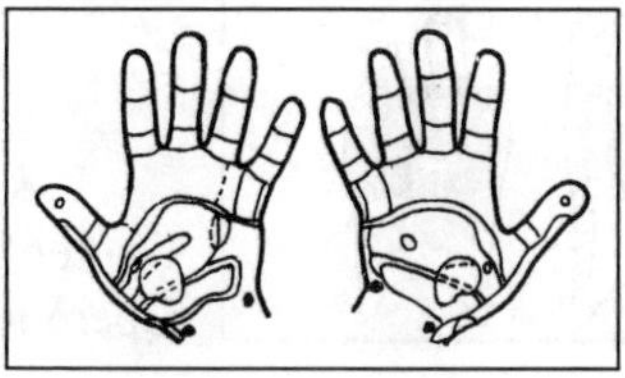

Gebärmutter / Prostata, Eierstöcke / Hoden

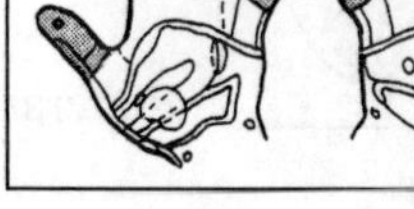

Kopf / Nacken / Nebenhöhlen

Hexenschuß
Durch ein Trauma verursachte Zerrung der Sehnen und Muskeln des Rückens

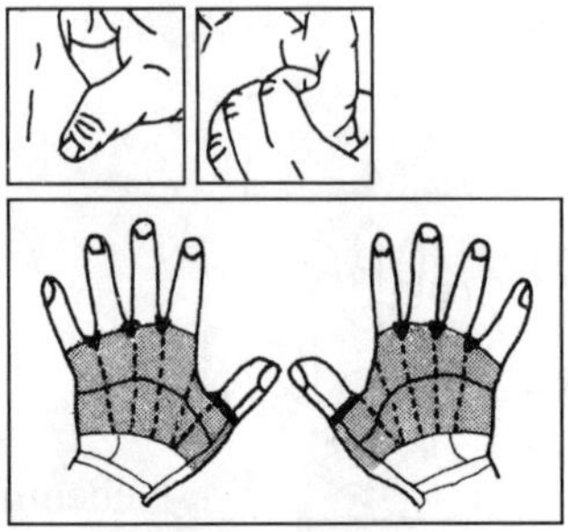

Oberer Schulterbereich, Sonnengeflecht / Obere Rückenregion

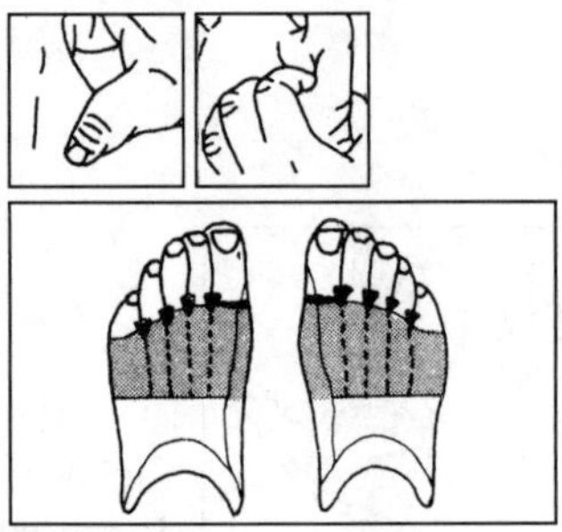

Oberer Schulterbereich / Obere Rückenregion

Hühneraugen, Schwielen
Reaktion auf Druck oder Reibung; Hühneraugen bedeuten außerdem eine Irritation der Nerven-endigungen

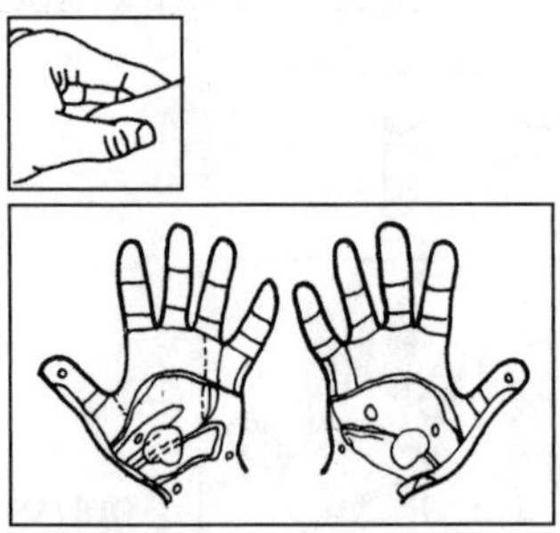

Reiterative Beziehungen

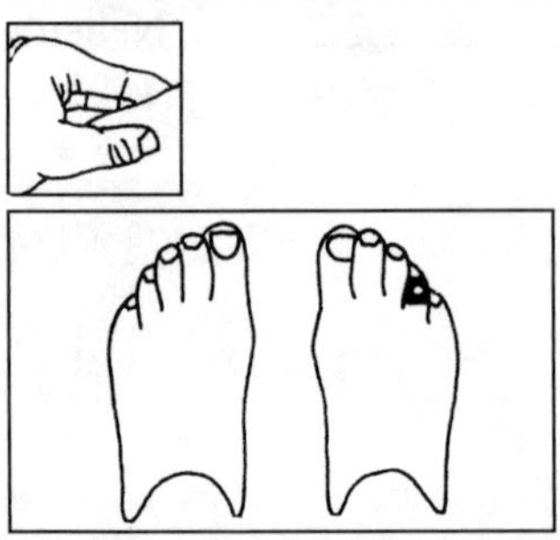

Hypoglykämie
Zu geringer Blutzuckergehalt

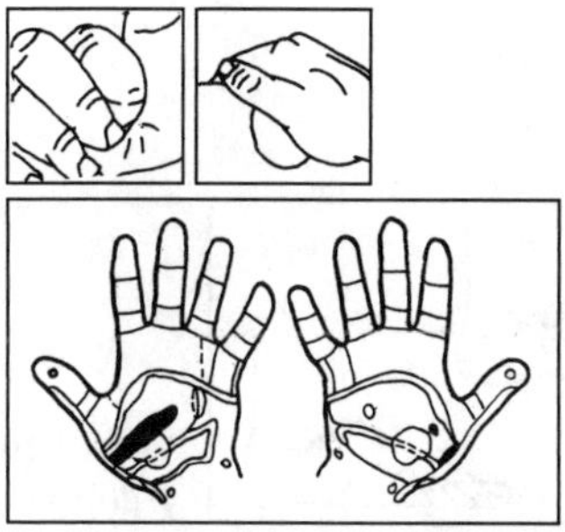

Bauchspeicheldrüse, Nebennieren

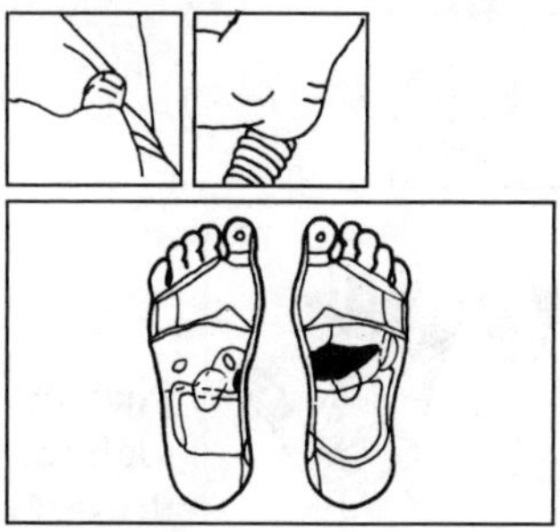

Bauchspeicheldrüse

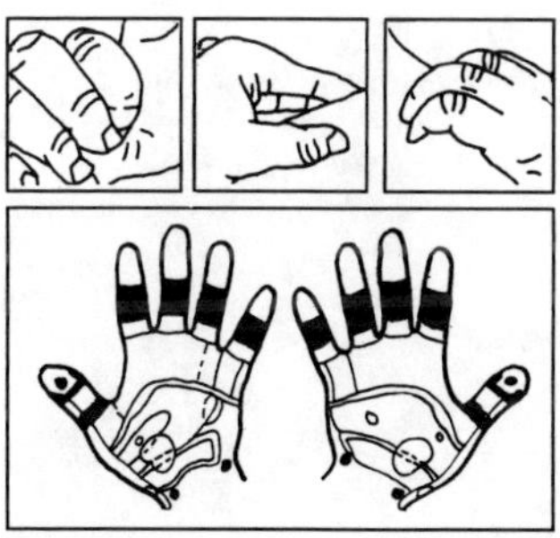

Gehirn, Hypophyse / Schilddrüse / Eierstöcke / Hoden, Gebärmutter / Prostata

Hysterektomie
Operative Entfernung der Gebärmutter

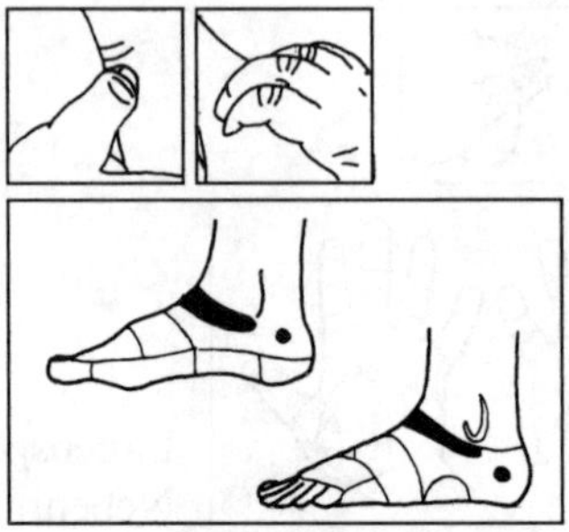

Gebärmutter, Eierstöcke/Eileiter

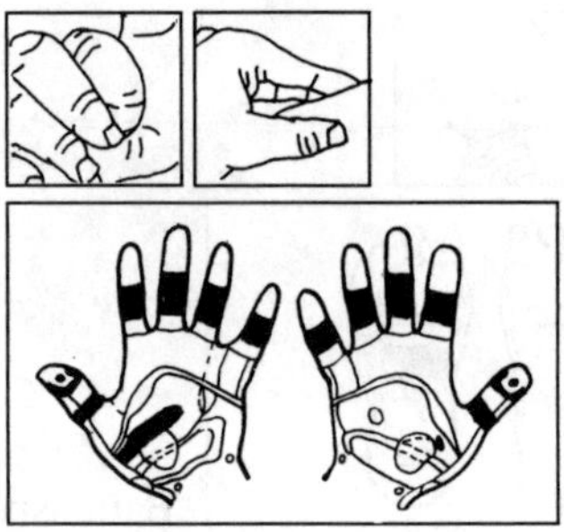

Nebennieren, Hypophyse, Gehirn, Bauchspeicheldrüse/Gehirn

Impotenz
Unfähigkeit zum Vollzug des Geschlechtsaktes

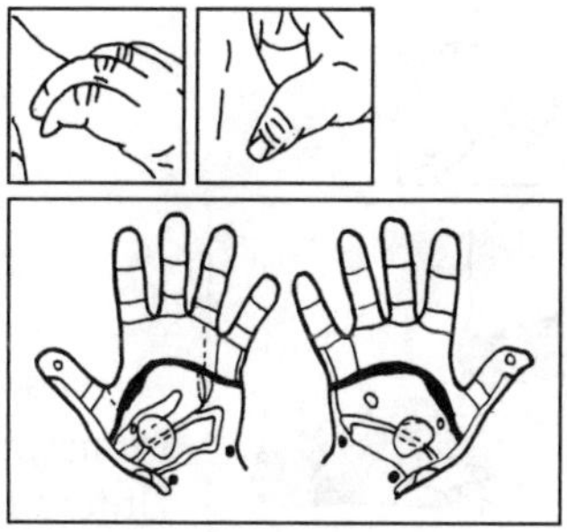

Eierstöcke/Hoden, Gebärmutter/Prostata/Sonnengeflecht

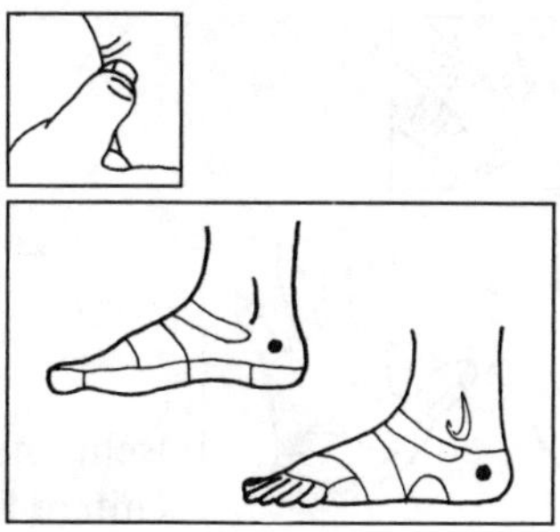

Eierstöcke/Hoden, Gebärmutter/Prostata

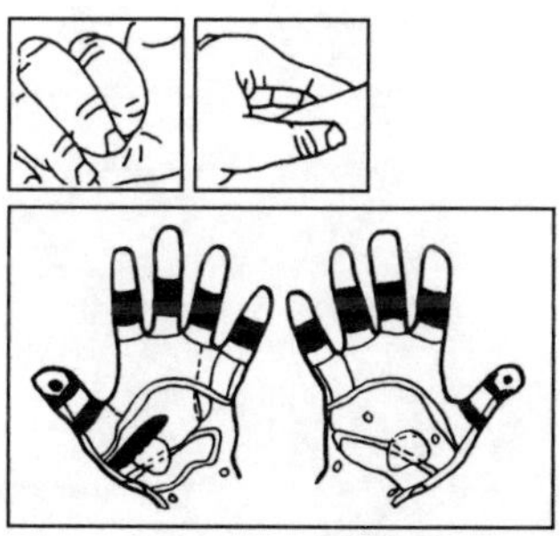

Gehirn, Hypophyse, Bauchspeicheldrüse/Schilddrüse

Ischias
Hartnäckiger Schmerz in der Gegend des Ischiasnervs, des größten Nervs im ganzen Körper

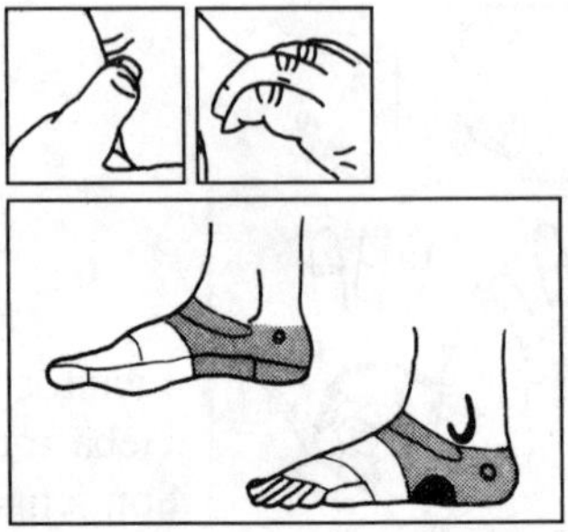

Ischiasnerv,
Untere Rückenregion

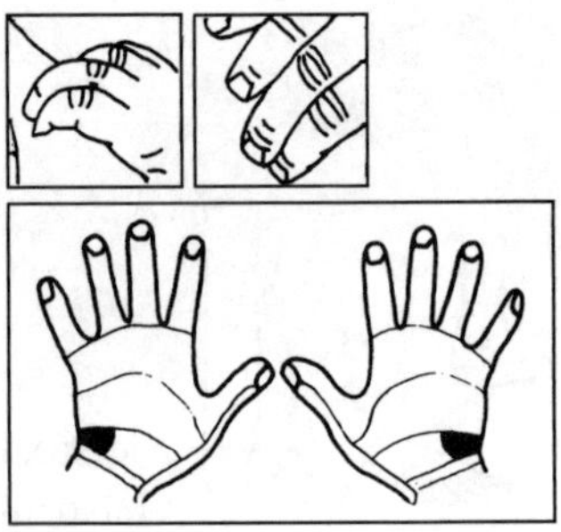

Ischiasnerv,
Untere Rückenregion

Knöchel (Schwellungen, die nicht auf Verletzung zurückgehen)
Der Körper ist – aus verschiedenen Gründen – nicht imstande, ausreichend zu entwässern

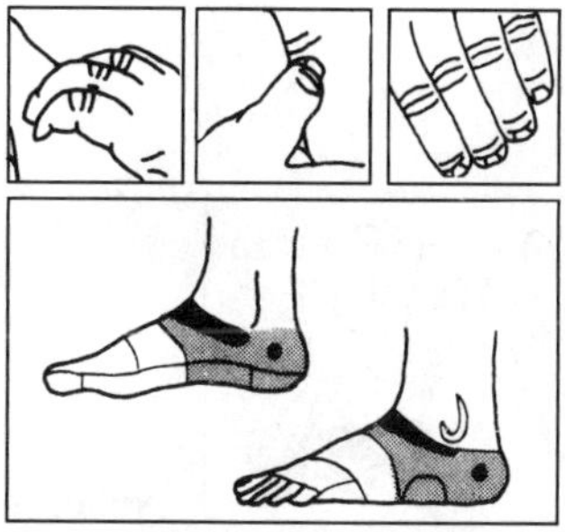

Lymphsystem,
Untere Rückenregion,
Eierstöcke / Hoden,
Gebärmutter / Prostata

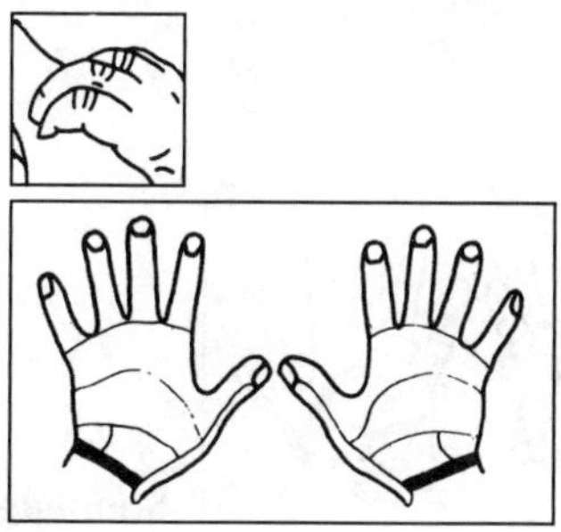

Lymphsystem

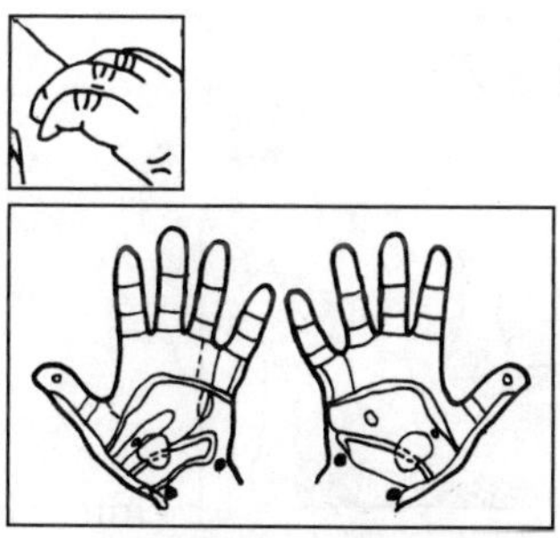

Eierstöcke / Hoden,
Gebärmutter / Prostata

Kolitis
Entzündung des Dickdarms

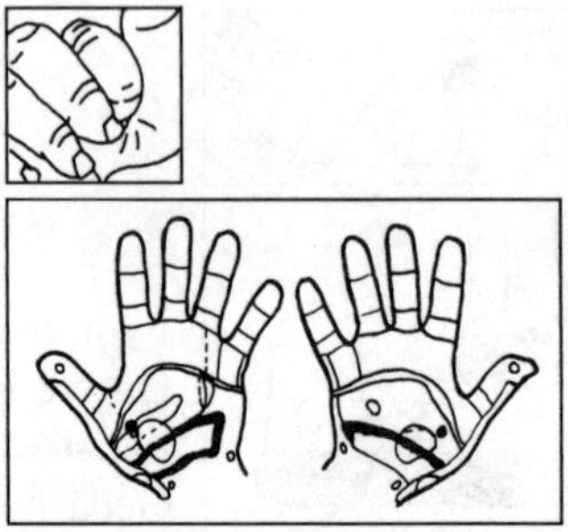

Nebennieren, Dickdarm

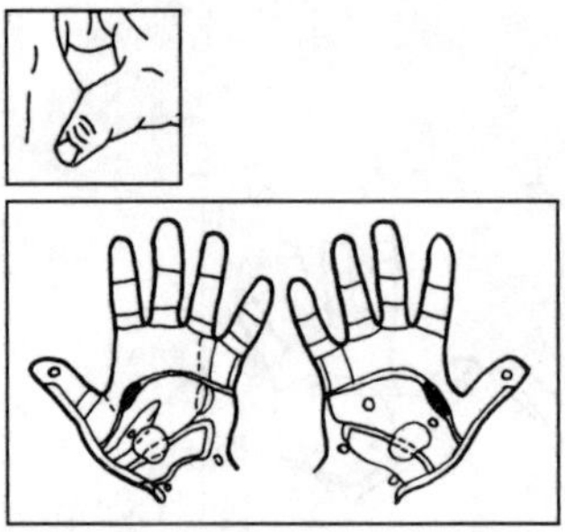

Sonnengeflecht

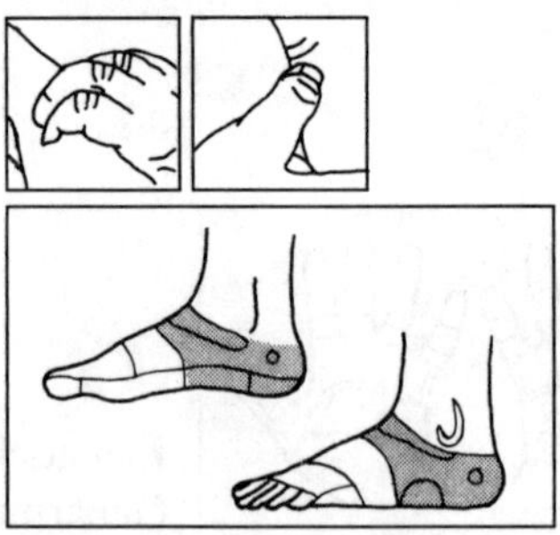

Untere Rückenregion

Kopfschmerz
Eine Reaktion auf physische Zustände, Streß und/oder bestimmte Drogen oder Medikamente

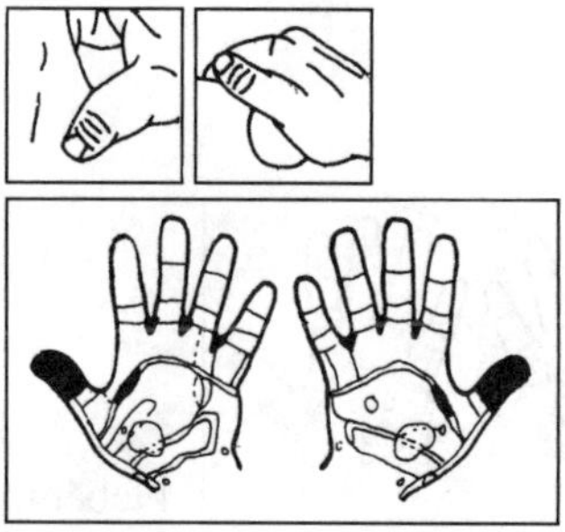

Sonnengeflecht, Auge/Ohr, Kopf

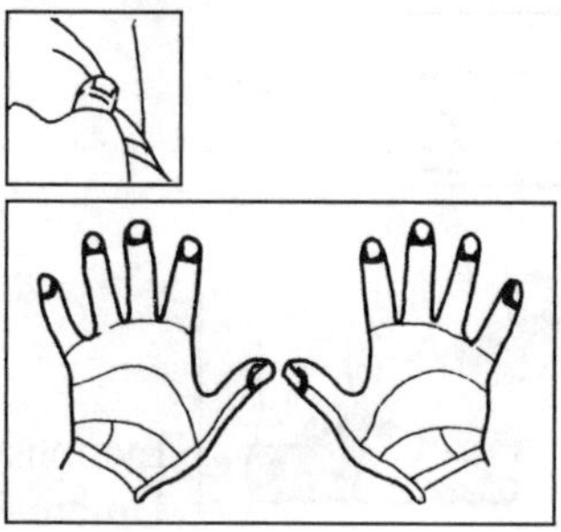

Gesicht

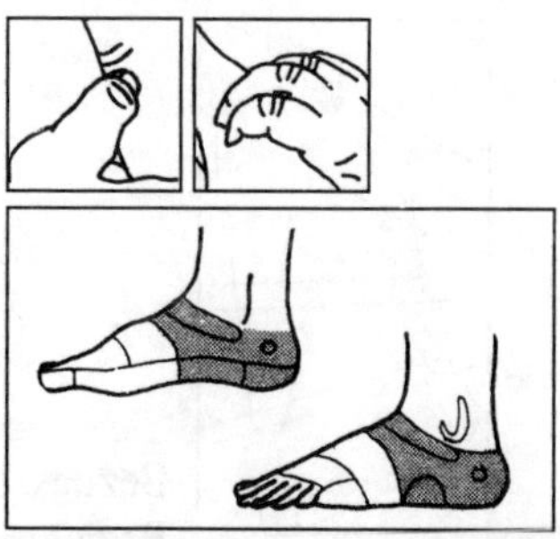

Untere Rückenregion

Krampfadern
Krankhafte Schwellung der Venen, meistens an den Beinen

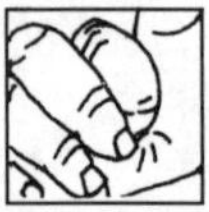

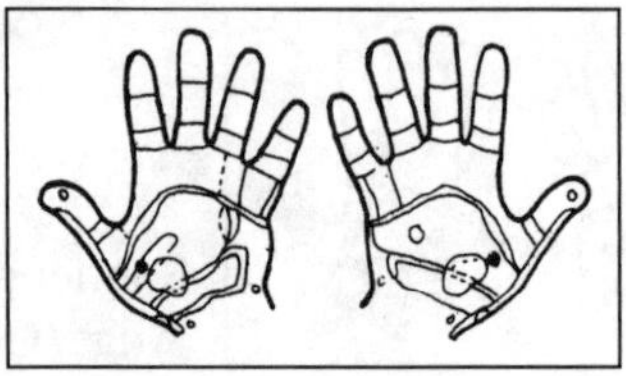

Nebennieren

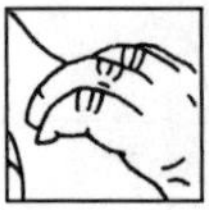

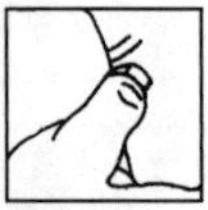

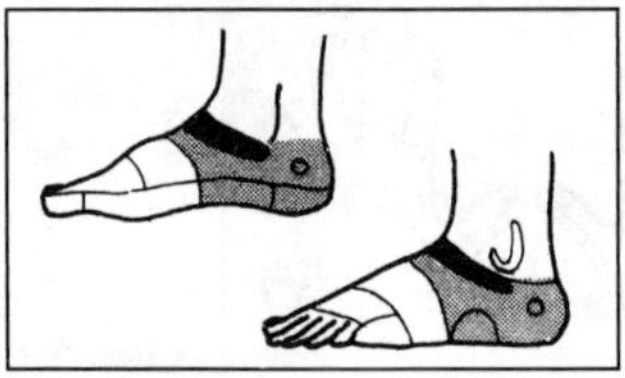

Lymphsystem/
Untere Rückenregion

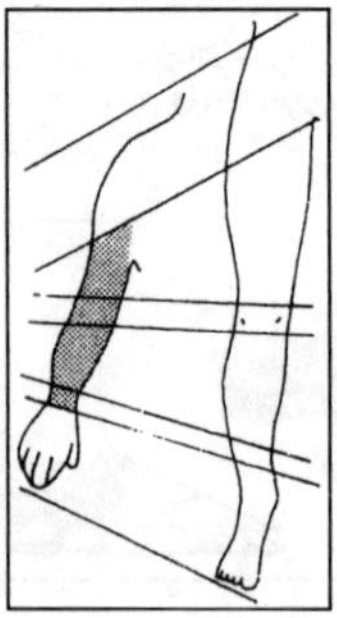

Bezugszonale
Beziehung

Kreislauf-störungen
Unterbrechung des Blutkreislaufs (oder des Kreislaufs anderer Körperflüssig-keiten)

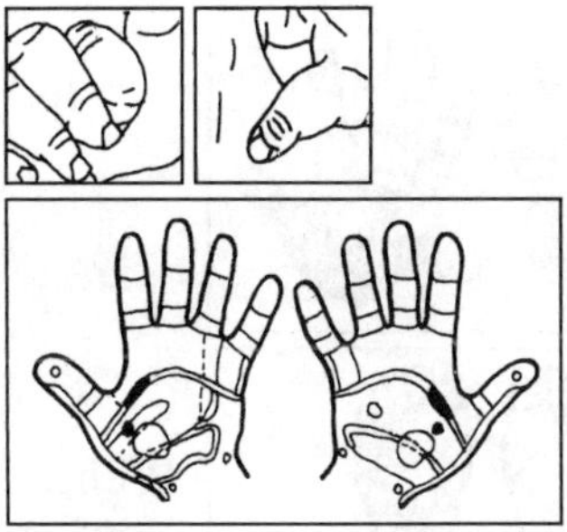

Nebennieren/
Sonnengeflecht

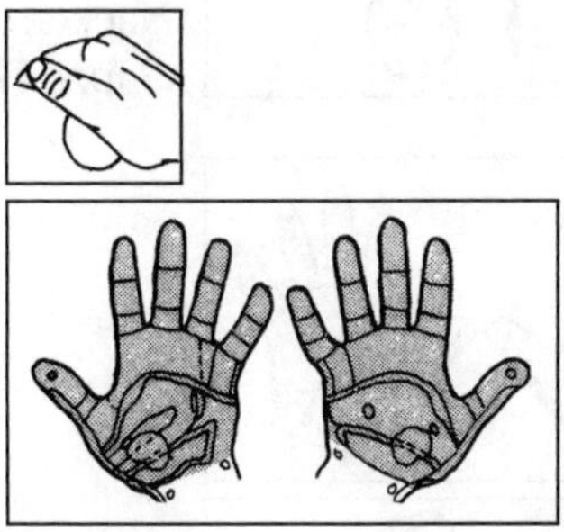

Ganze Hand

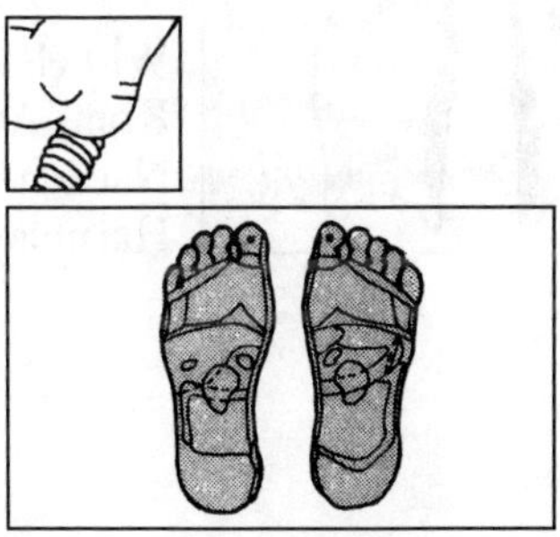

Ganzer Fuß

Lähmungen
Verlust der spontanen Bewegungsfähigkeit

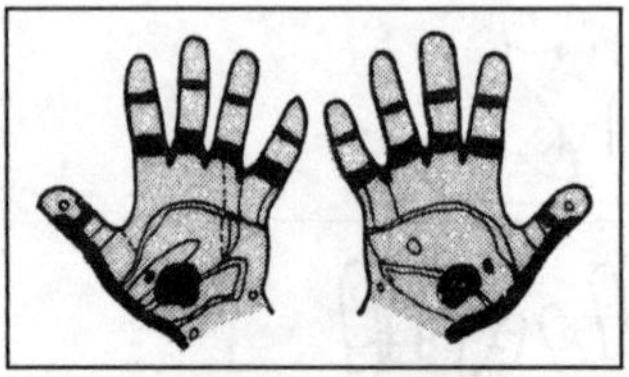

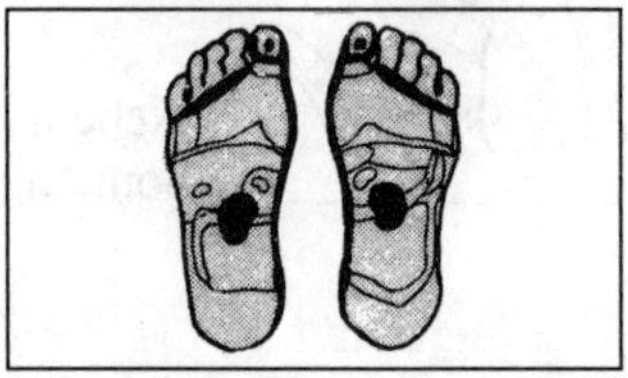

Wirbelsäule,
Kopf, Auge/Ohr, Gehirn,
Nacken/Nieren, Harnblase,
Ganze Hand

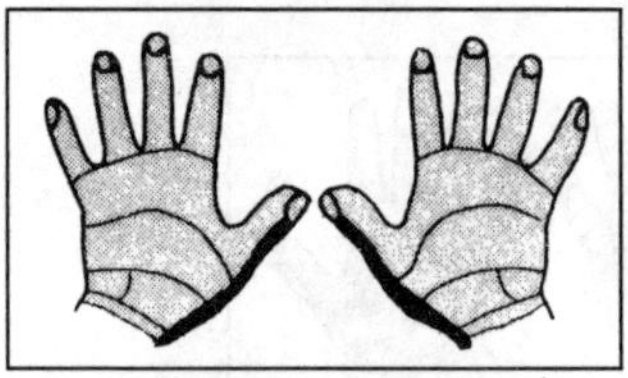

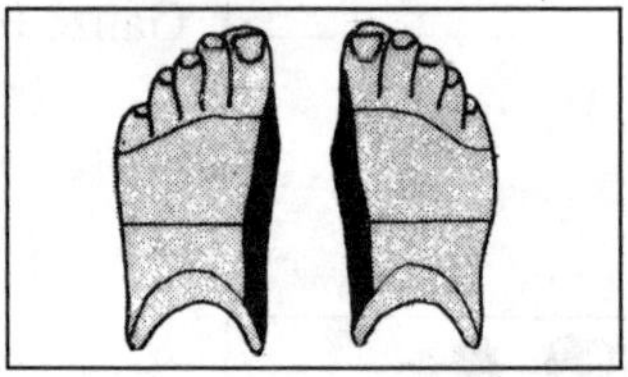

Wirbelsäule,
Kopf, Auge/Ohr, Gehirn,
Nacken/Nieren,
Harnblase, Ganzer Fuß

Lungen-entzündung
Sammelbegriff für je nach Ursache verschiedene Entzündungen der Lunge

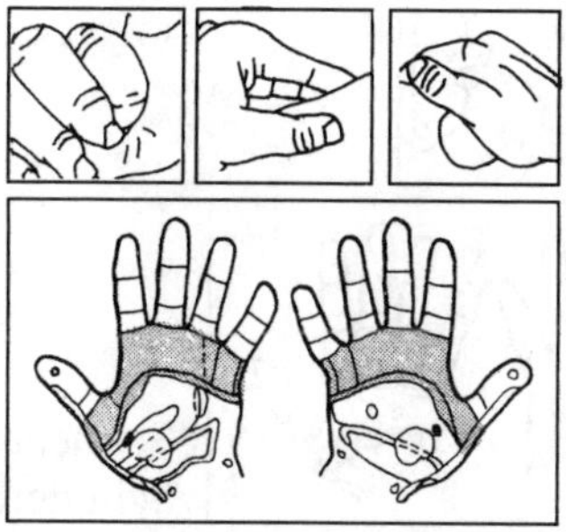

Nebennieren/Lunge

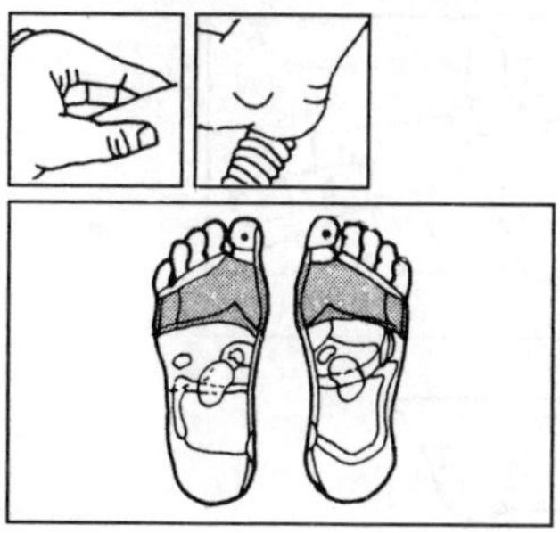

Lunge

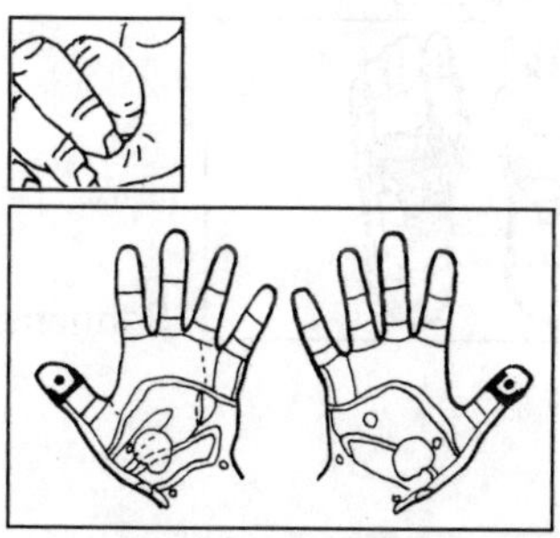

Gehirn, Hypophyse

Magen-
geschwür
Geht mit entzündlicher Veränderung der Magenschleimhaut einher

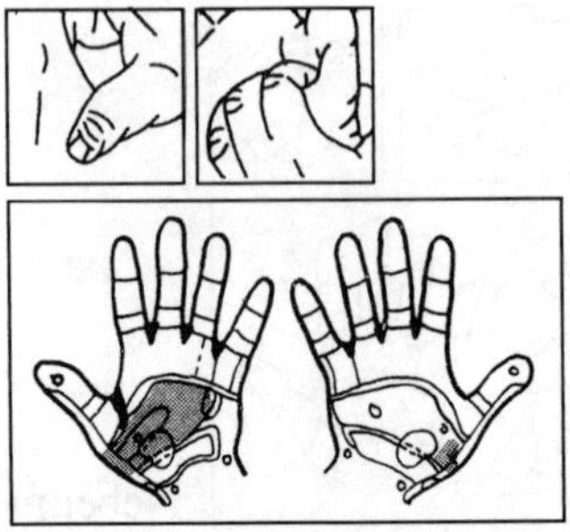

Sonnengeflecht, Oberer Schulterbereich / Magen

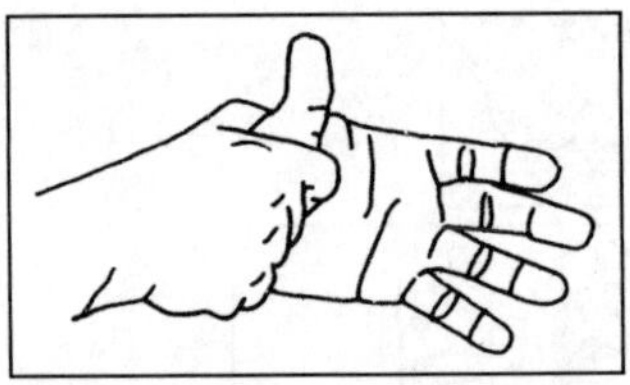

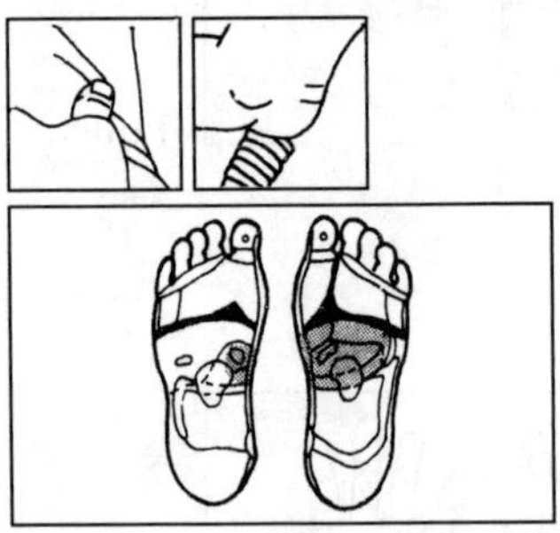

Sonnengeflecht, Magen

Mandel-entzündung
Entzündung am Lymphgewebe des Rachens

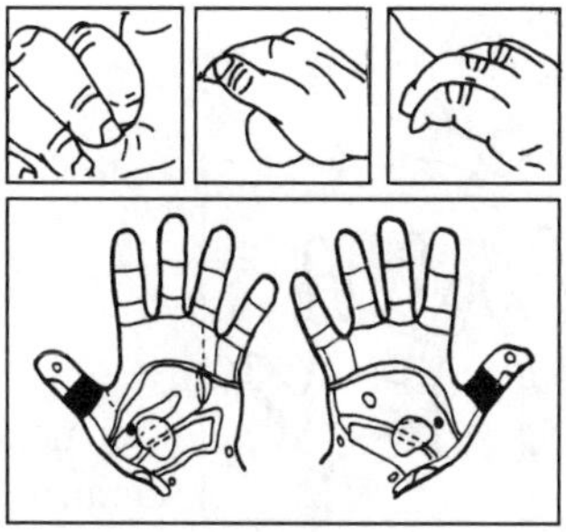

Nebennieren/Rachen

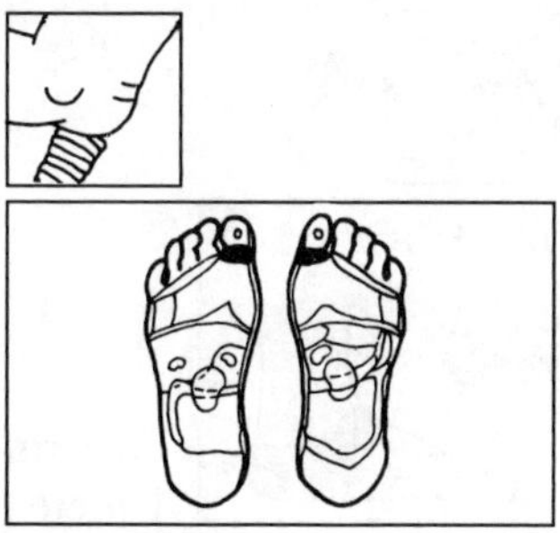

Rachen

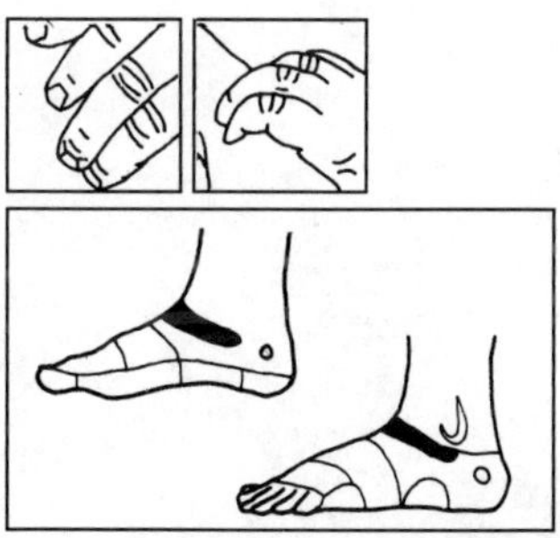

Lymphsystem

Menopause (Wechsel)
Aufhören der monatlichen Regelblutung der Frau

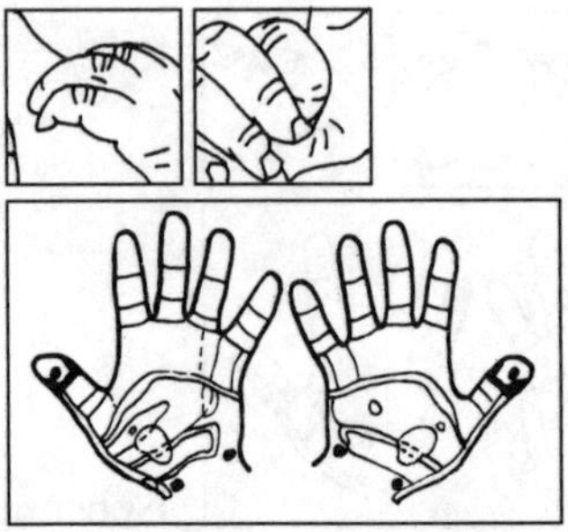

Gebärmutter, Eierstöcke / Gehirn

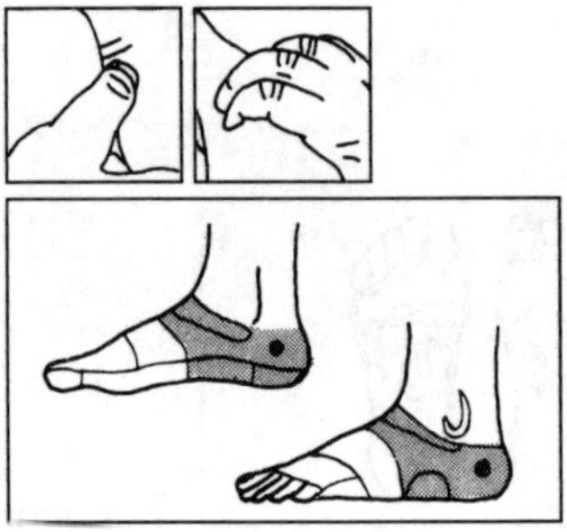

Gebärmutter, Eierstöcke / Untere Rückenregion

Menstruations-beschwerden
Unregelmäßige oder schmerzhafte Monatsregel

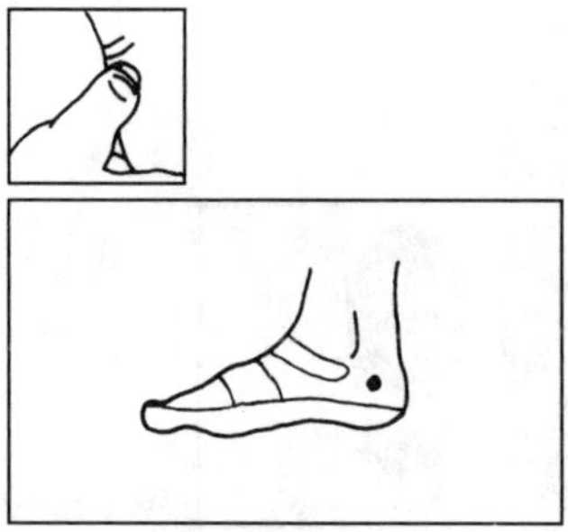

Gebärmutter

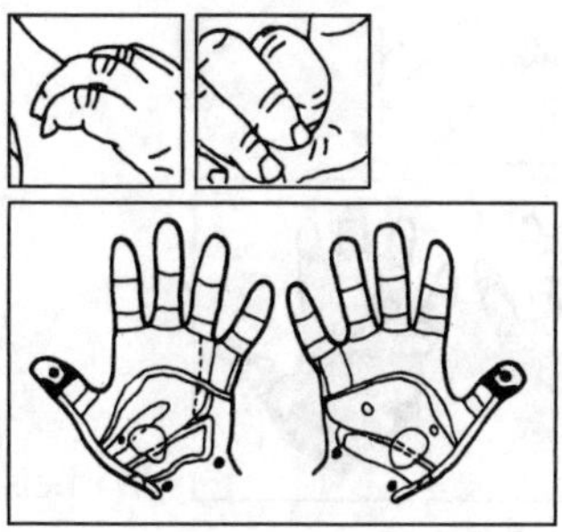

Gebärmutter, Eierstöcke / Gehirn, Hypophyse

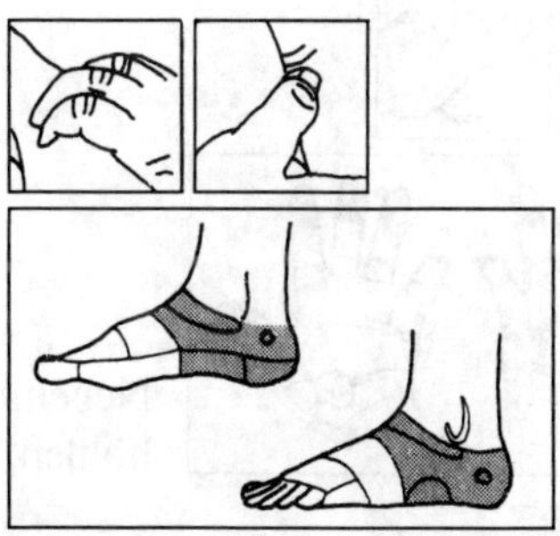

Untere Rückenregion

Multiple Sklerose
Chronische Erkrankung des Zentralnervensystems

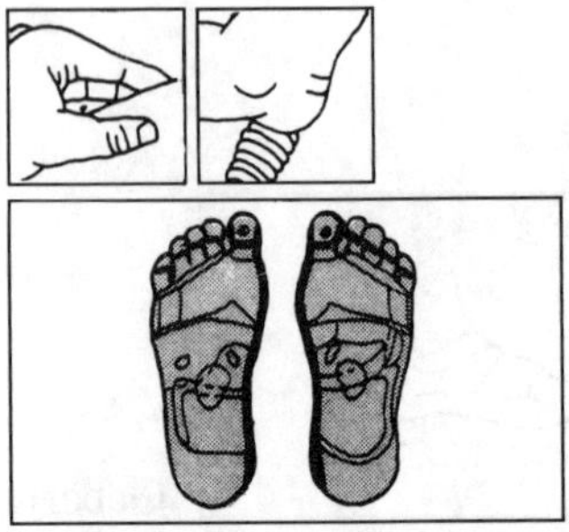

Wirbelsäule, Gehirn

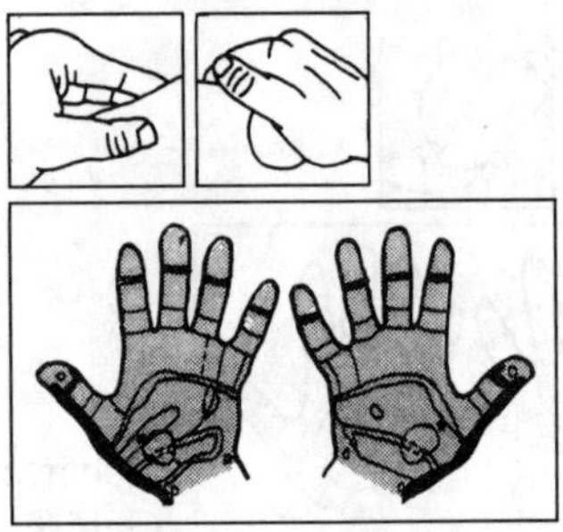

Wirbelsäule, Gehirn

Nebenhöhlen
Hohlräume im Kopf, die durch gesteigerte Schleimabsonderung verstopft werden können

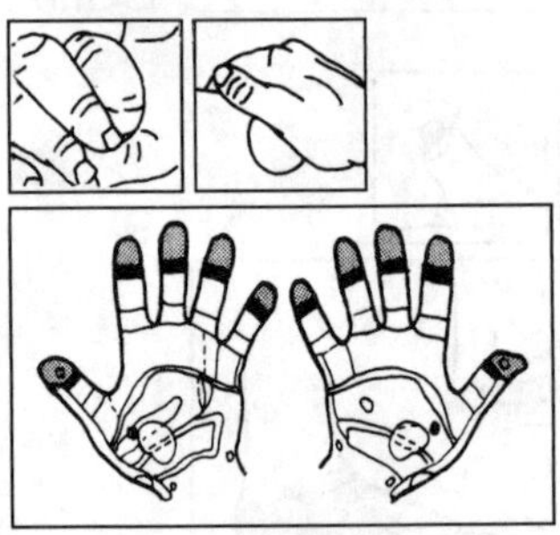

Nebennieren / Nebenhöhlen, Kopf, Gesicht

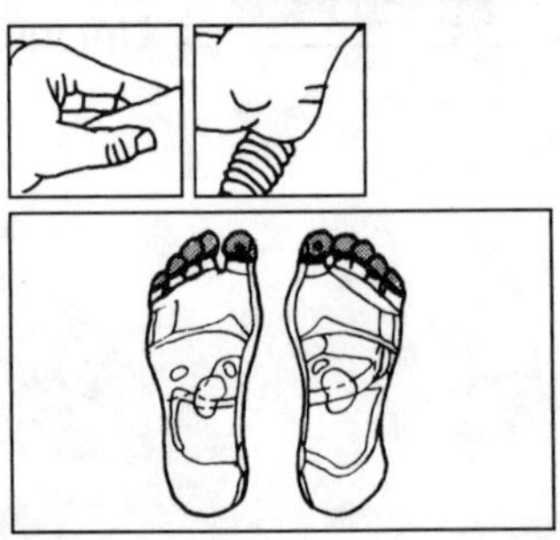

Nebenhöhlen, Kopf, Gesicht

Niereninfektion
Infektion der
Nieren und
Harnwege

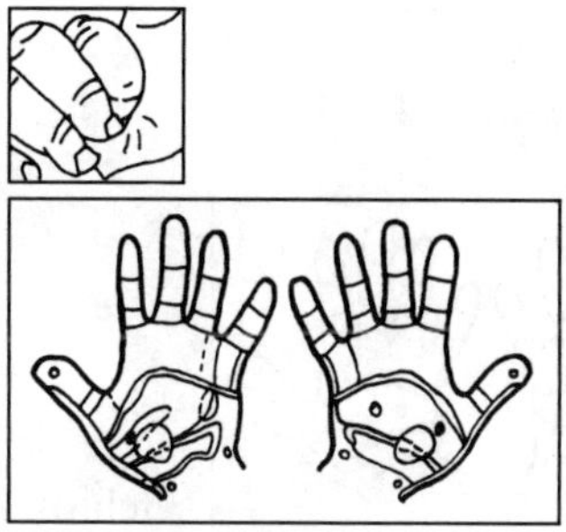

Nebennieren

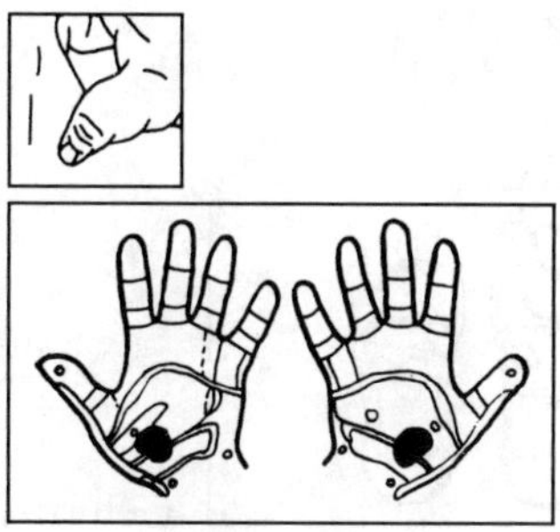

Nieren

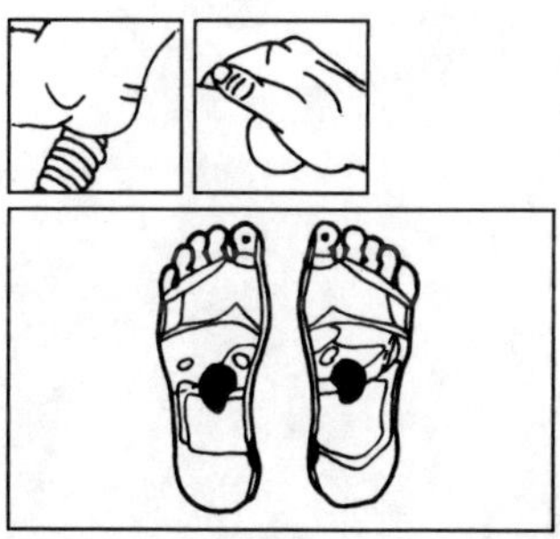

Harnblase/Nieren

Ohnmacht
Vorübergehender Verlust des Bewußtseins

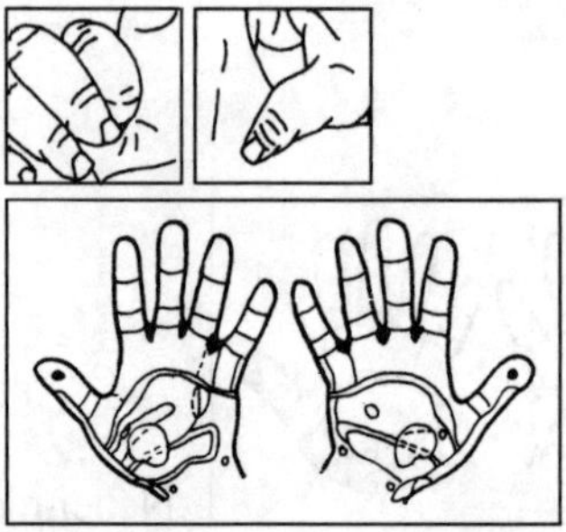

Gehirn / Auge / Ohr

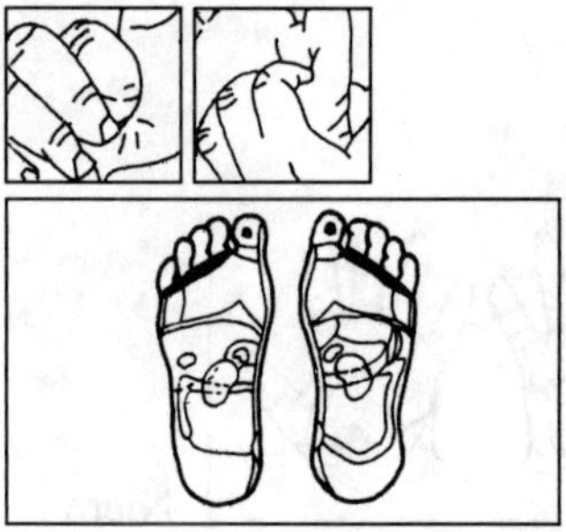

Gehirn / Auge / Ohr

Ohrenschmerz
Infektion des
Innenohrs

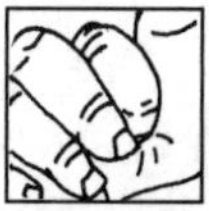

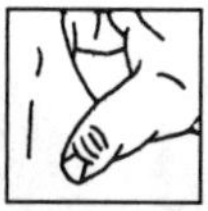

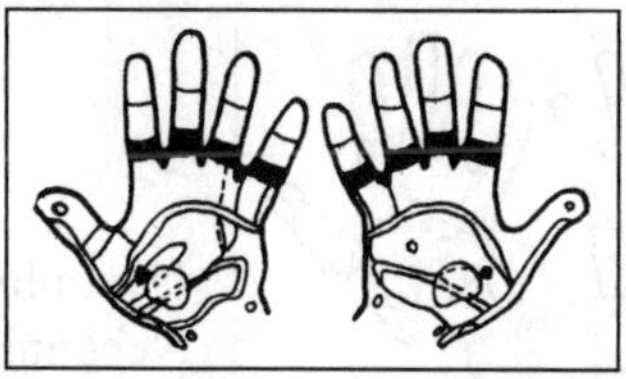

Nebennieren/Auge/Ohr

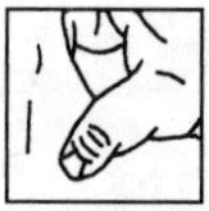

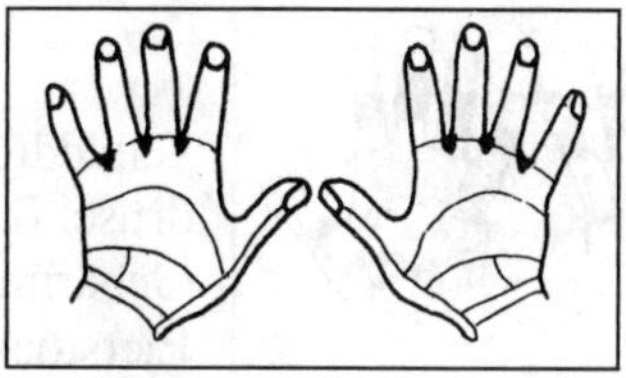

Auge/Ohr

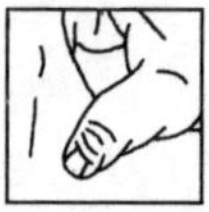

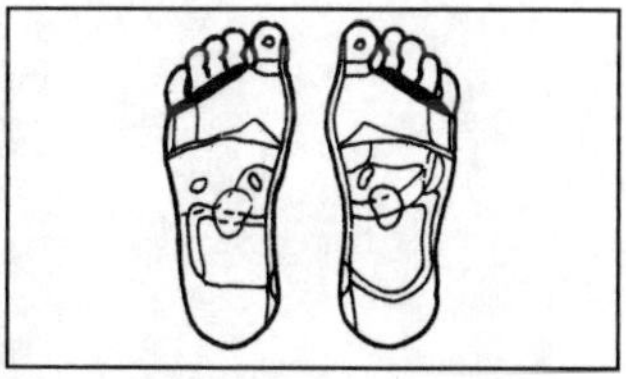

Auge/Ohr

Osteoporose
Ausdünnung und Schwächung der Knochen

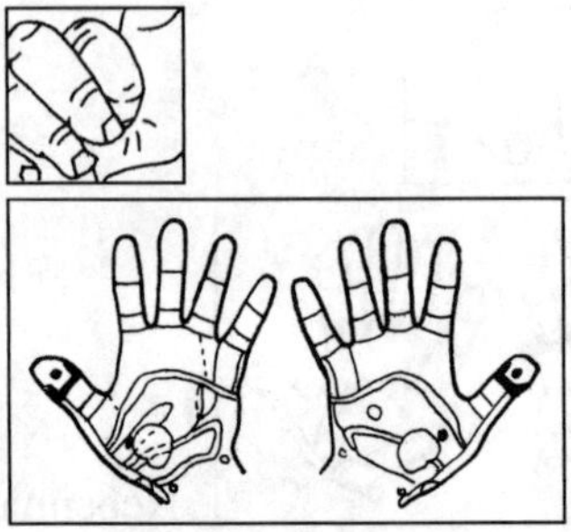

Hypophyse, Gehirn, Nebennieren

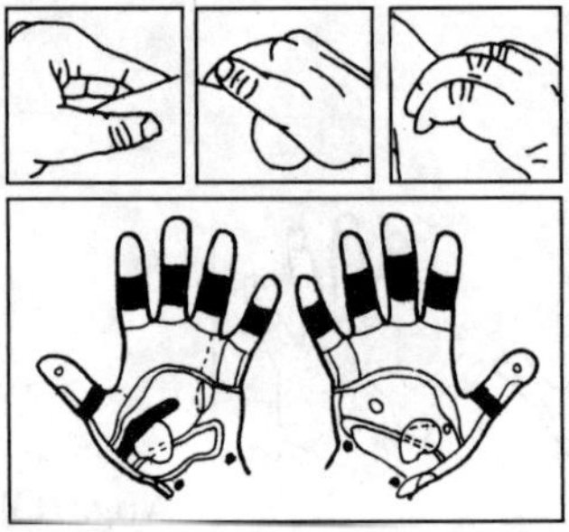

Schilddrüse / Nebenschilddrüse, Bauchspeicheldrüse / Gebärmutter / Prostata, Eierstöcke / Hoden

Phlebitis
Entzündung, die meist auf die Blockierung einer Vene zurückgeht

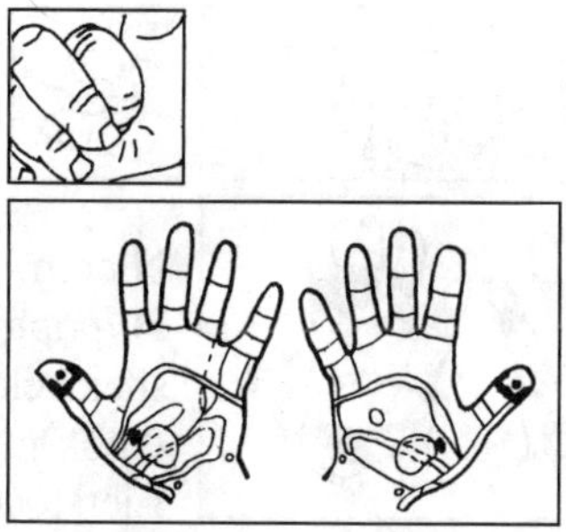

Nebennieren, Gehirn

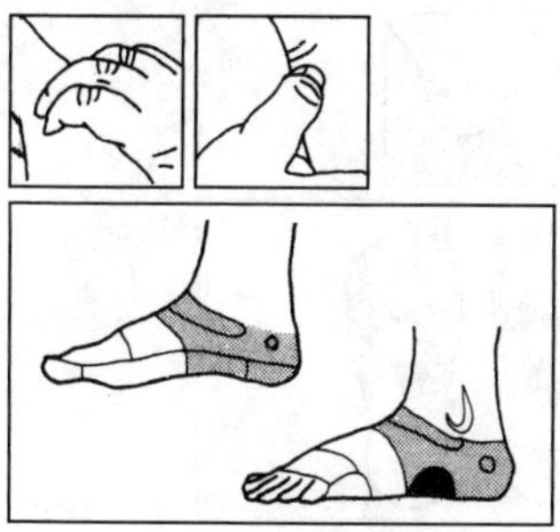

Knie/Oberschenkel, Untere Rückenregion

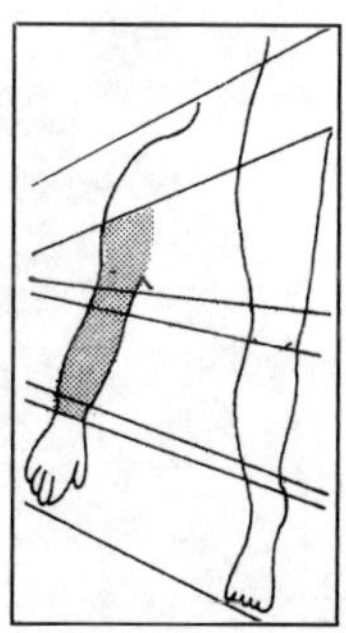

Bezugszonale Beziehung

Psoriasis
Krankhafte Veränderung der äußeren Hautschicht

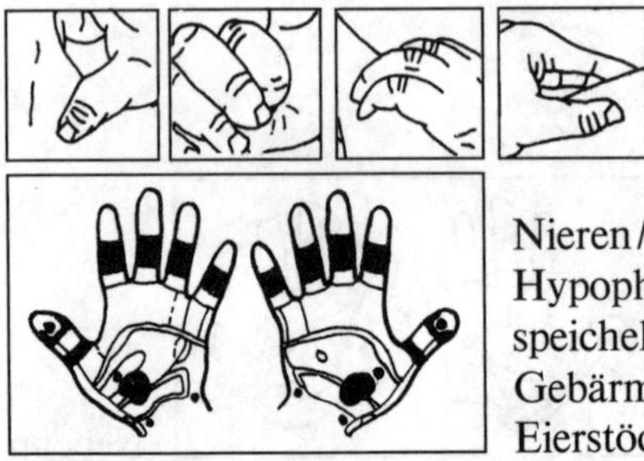

Nieren / Gehirn, Hypophyse, Bauchspeicheldrüse / Schilddrüse / Gebärmutter / Prostata, Eierstöcke / Hoden

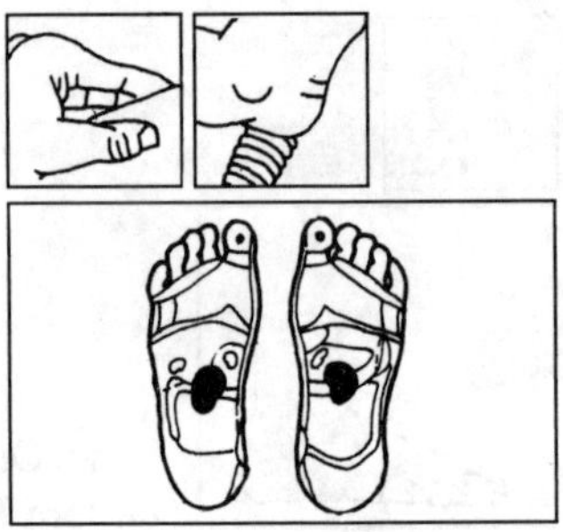

Nieren

Schlaganfall
Durchblutungsstörungen oder Unterbrechung der Blutversorgung des Gehirns

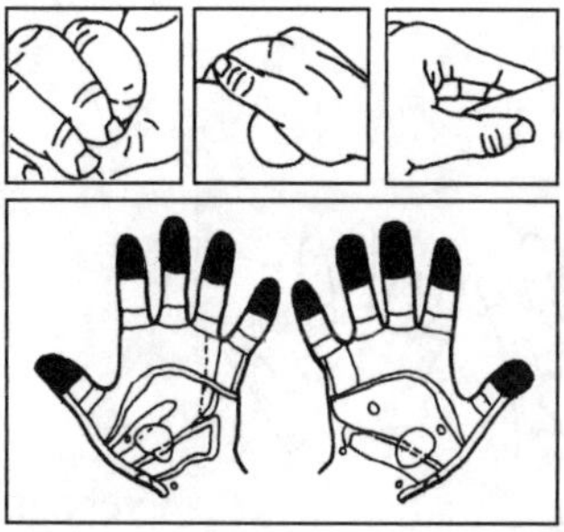

Gehirn, Kopf

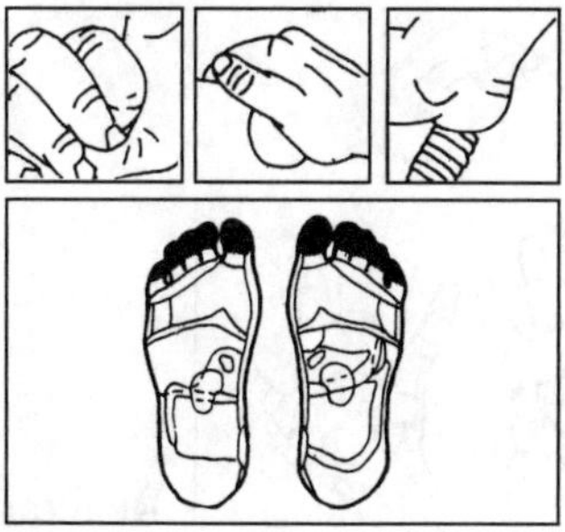

Gehirn, Kopf

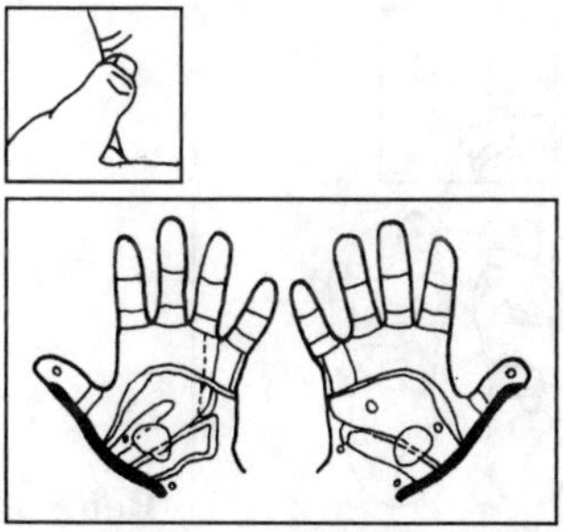

Wirbelsäule

Schleimbeutel-entzündung
Entzündung des Gewebsbeutels zwischen den Gelenken

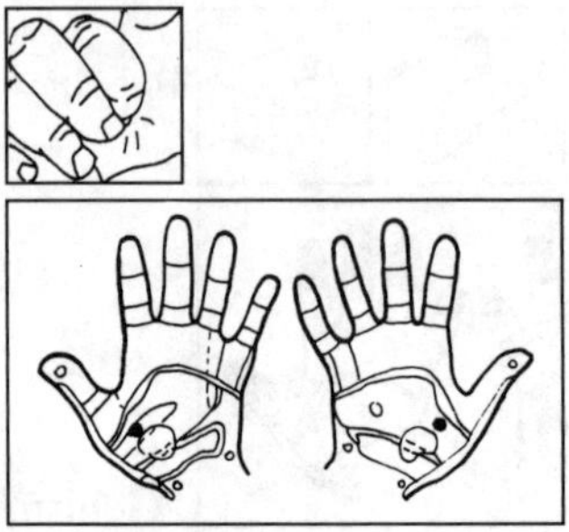

Nebennieren

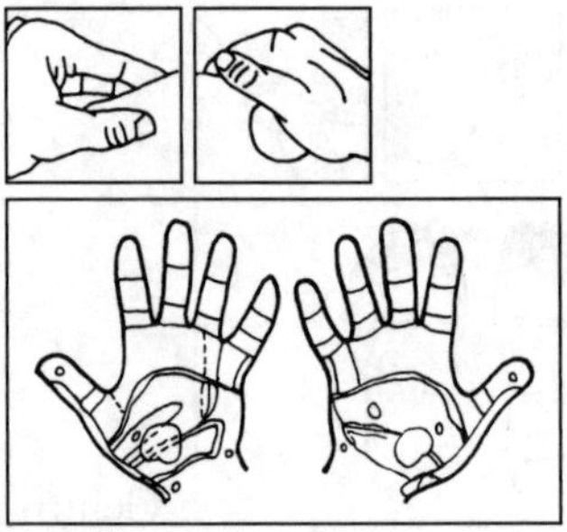

Reiterative Beziehung

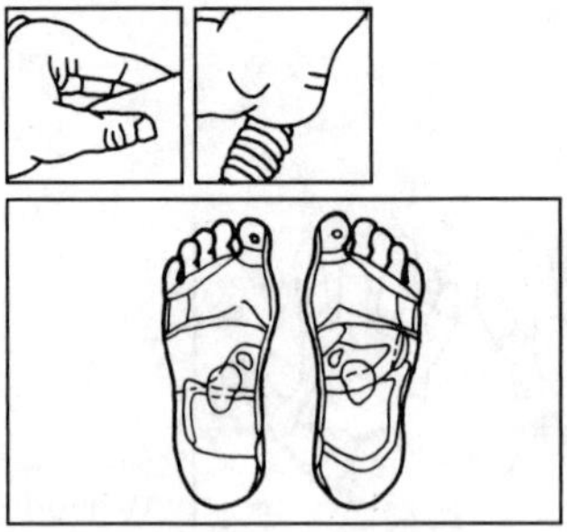

Reiterative Beziehung

Schmerzen
(diffuse),
Druckgefühl,
Steifheit
Nicht genau lokalisierbare Beschwerden des Körpers

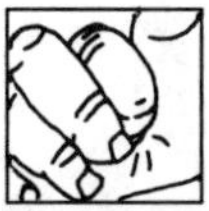

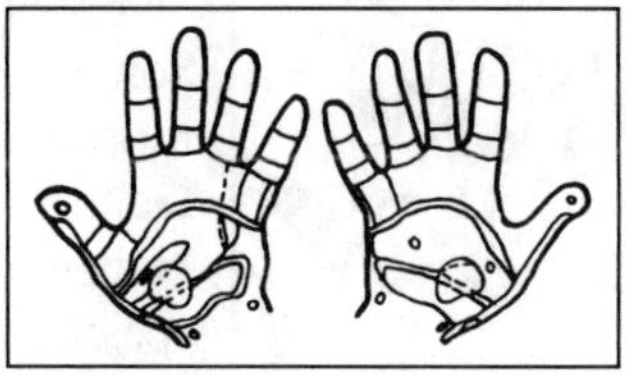

Reiterative Beziehung

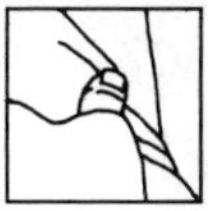

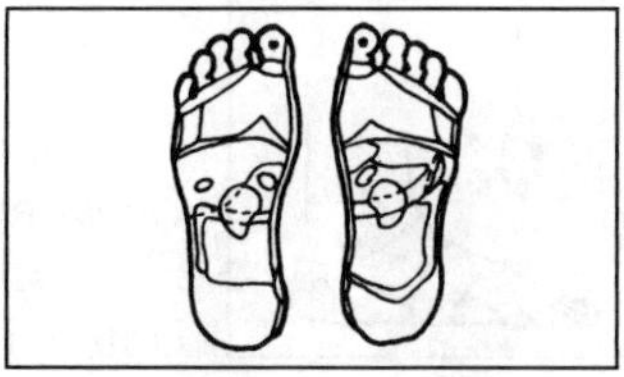

Reiterative Beziehung

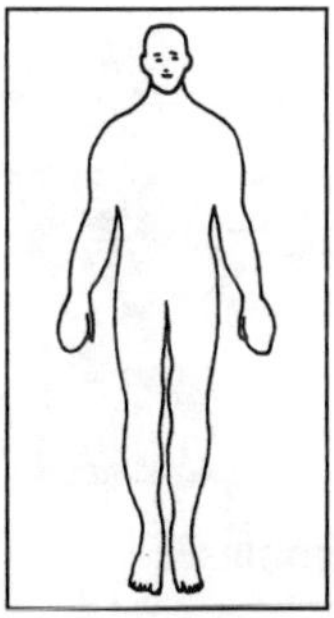

Bezugszonale Beziehung

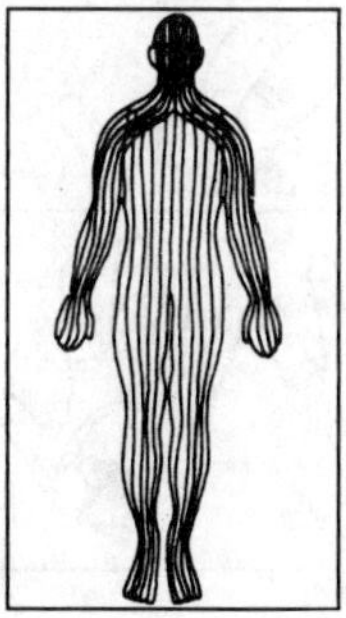

Zonale Beziehung

Schwangerschaft

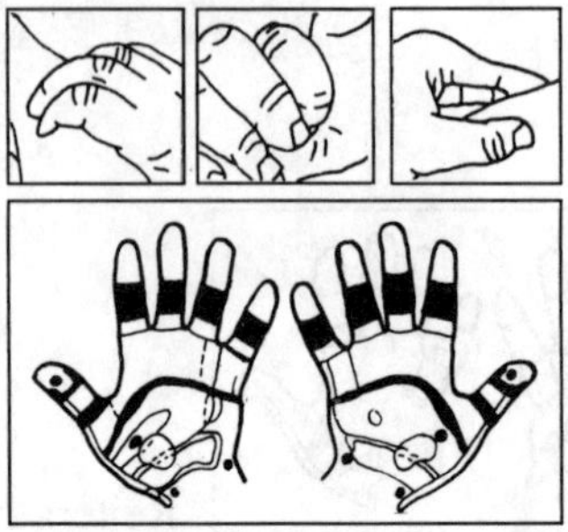

Sonnengeflecht/Gebärmutter, Eierstöcke/Gehirn, Hypophyse, Nebennieren, Bauchspeicheldrüse/Schilddrüse

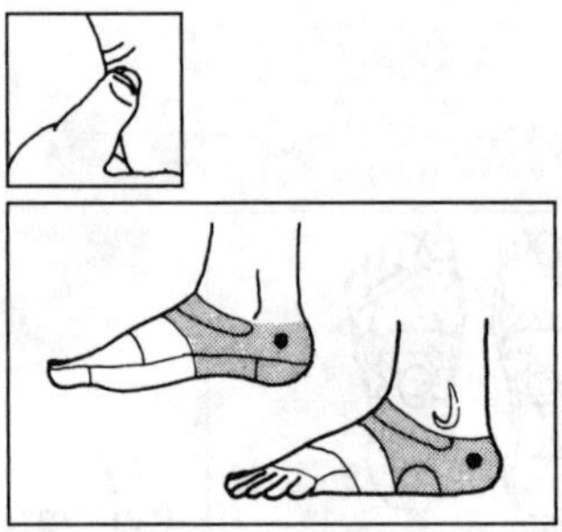

Gebärmutter, Eierstöcke, Untere Rückenregion

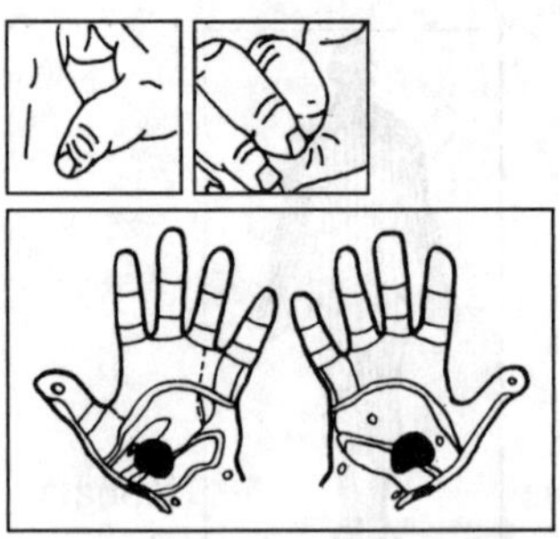

Nieren/Harnblase

Sehnenscheiden-entzündung
Meist durch Überanstrengung hervorgerufene Entzündung der Sehnenscheide

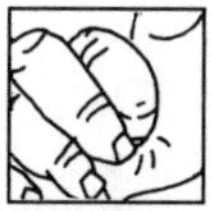

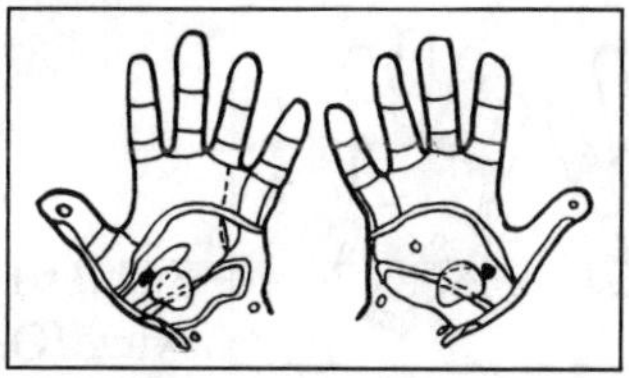

Siehe theoretischer Teil: Bezugszonale Beziehungen, zonale Beziehungen, reiterative Beziehungen

Nebennieren

Sodbrennen
Rückfluß von Magensäure in die Speiseröhre

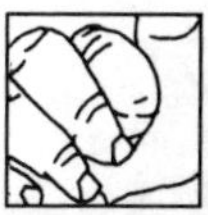

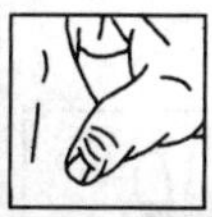

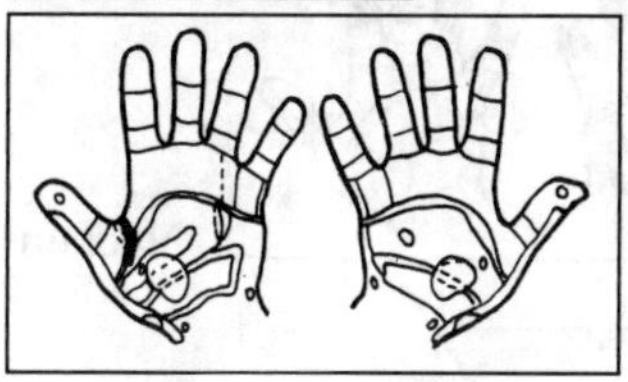

Sonnengeflecht

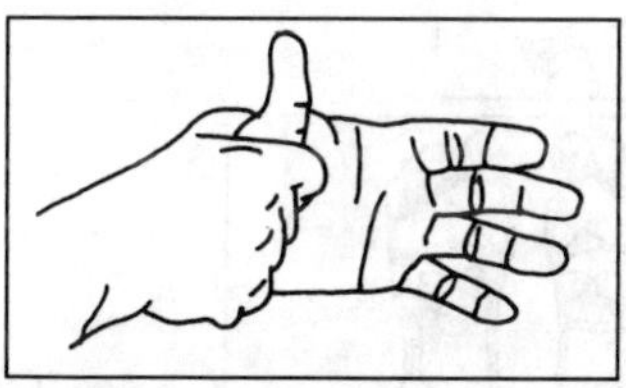

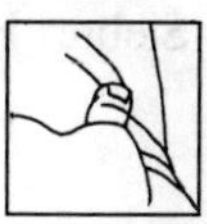

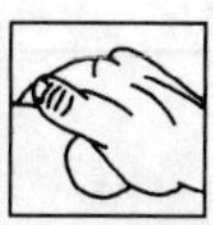

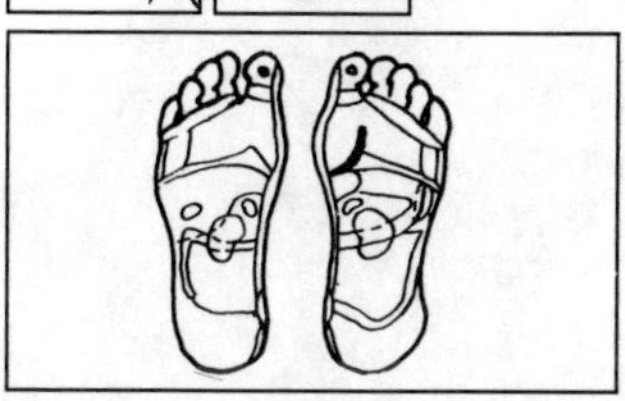

Sonnengeflecht

Taubheit in den Fingerspitzen
Abnormale Empfindungen in Hand und/ oder Fingern

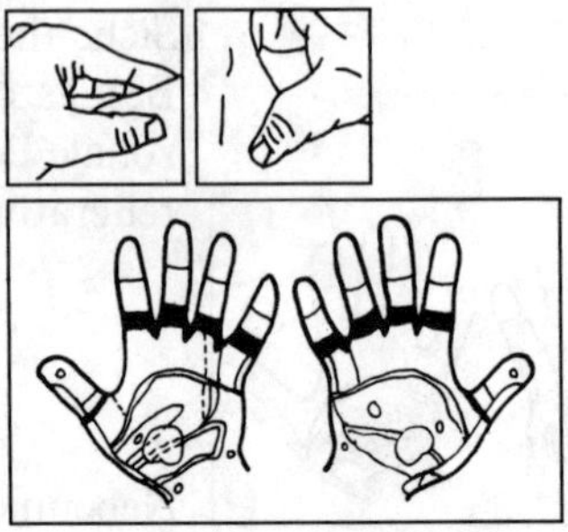

Siebter Halswirbel/ Auge/Ohr

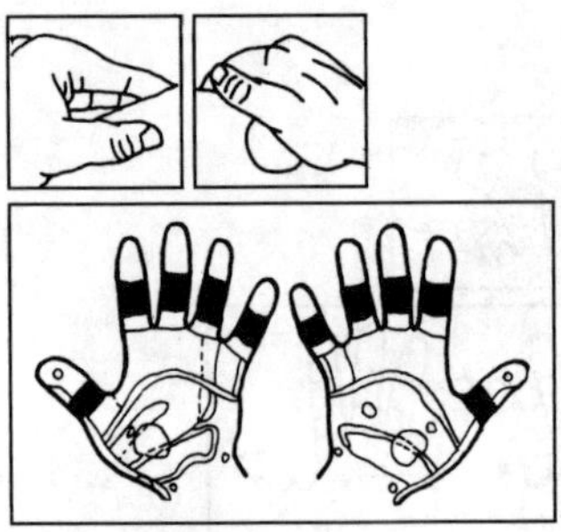

Nacken

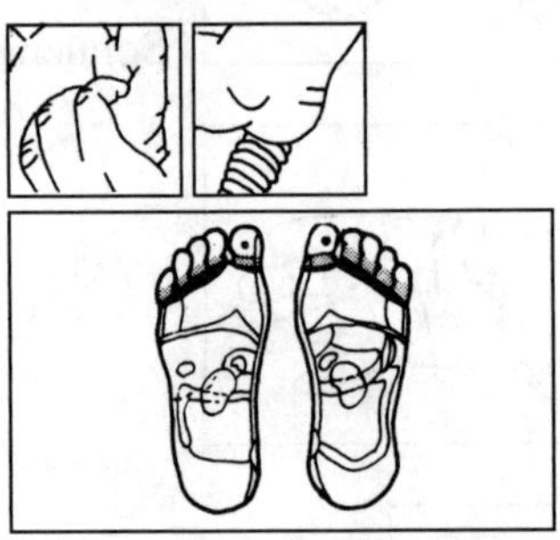

Auge/Ohr/Nacken, Siebter Halswirbel

Tinnitus
(Klingeln im Ohr)
Klingeln, Summen oder Zischen im Ohr aus verschiedenen Ursachen

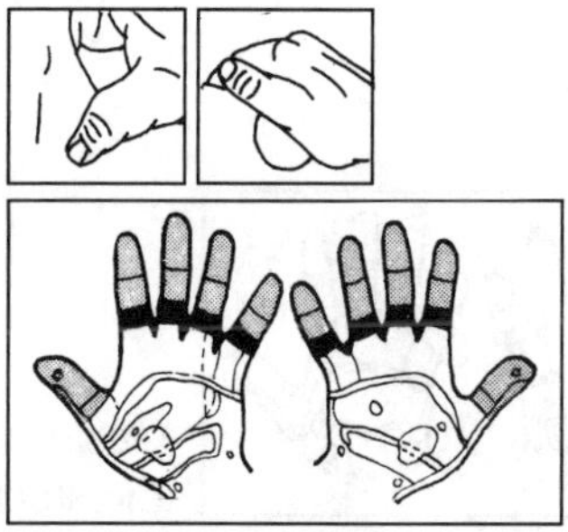

Auge/Ohr/Kopf, Nacken, Nebenhöhlen

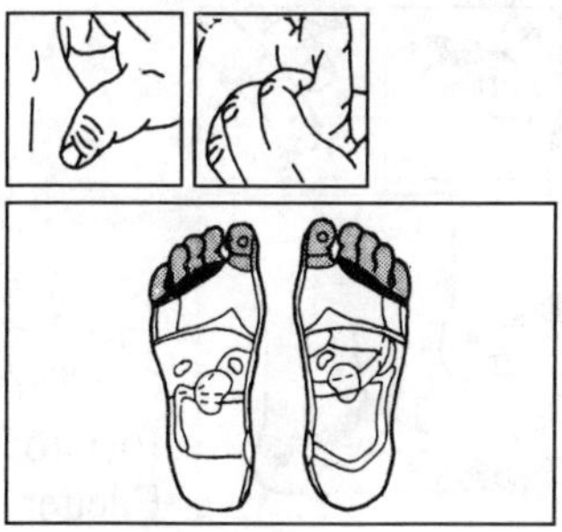

Auge/Ohr/Kopf, Nacken Nebenhöhlen

Tumor
Gewebsvergrößerung ohne Funktion

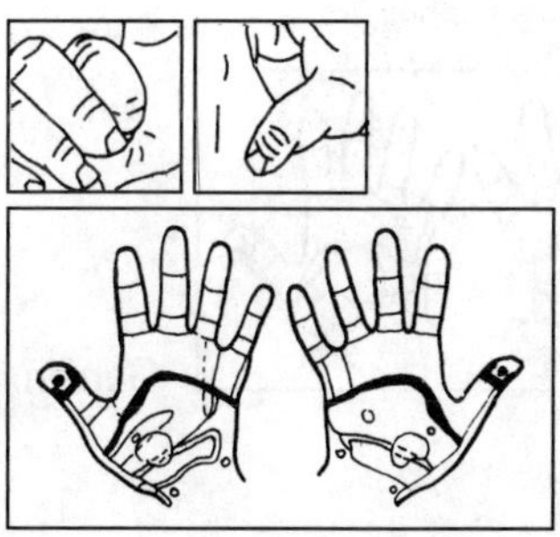

Gehirn, Hypophyse/ Sonnengeflecht

Siehe theoretischer Teil: Reiterative Beziehungen, bezugszonale Beziehungen, zonale Beziehungen.

Unfruchtbarkeit
Unfähigkeit zur
Empfängnis

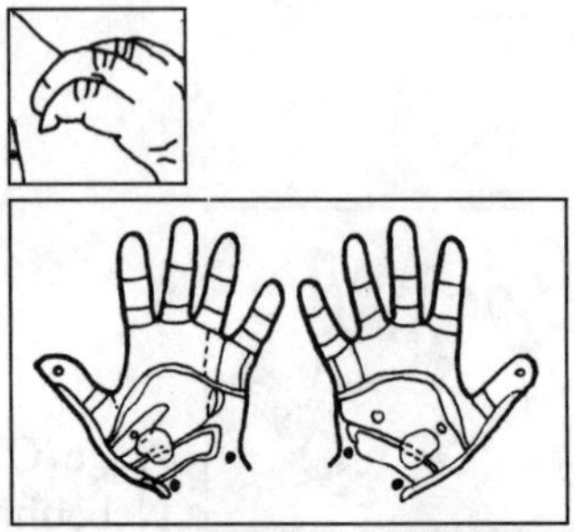

Gebärmutter / Prostata,
Eierstöcke / Hoden

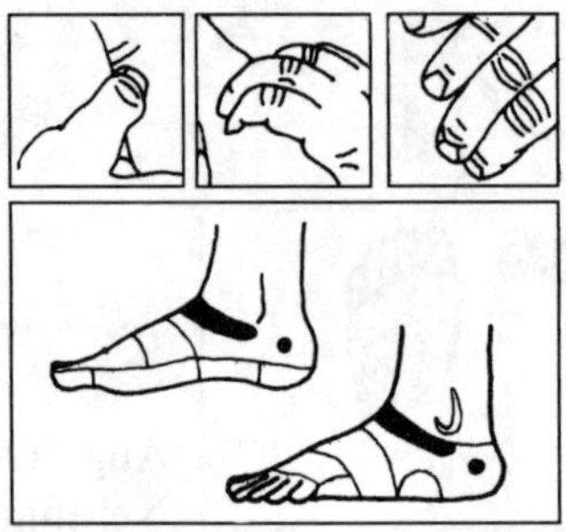

Gebärmutter / Prostata,
Eierstöcke / Hoden,
Eileiter

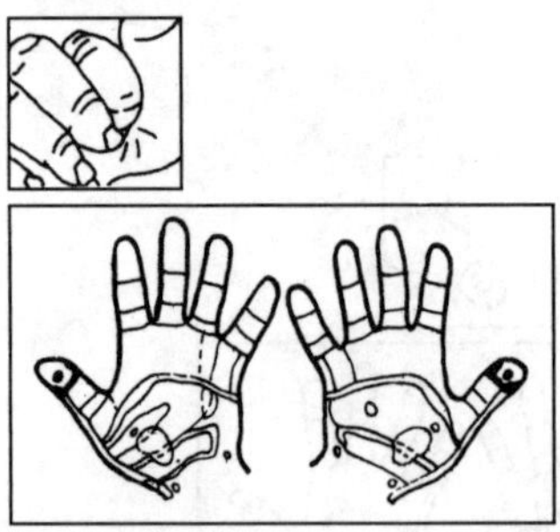

Gehirn, Hypophyse

Verdauungs-störungen
Beschwerden, die mit der Verdauung zusammenhängen

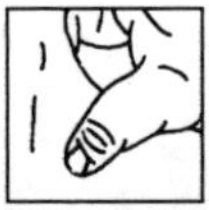

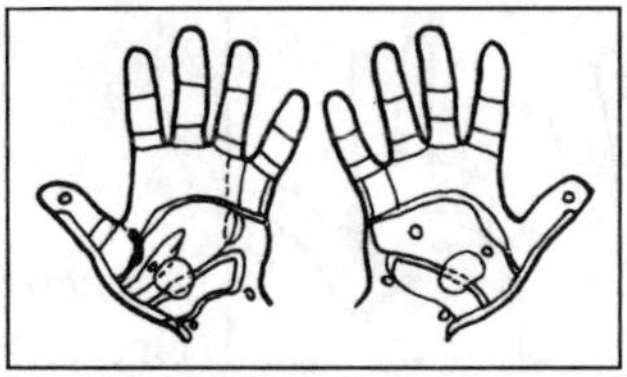

Sonnengeflecht

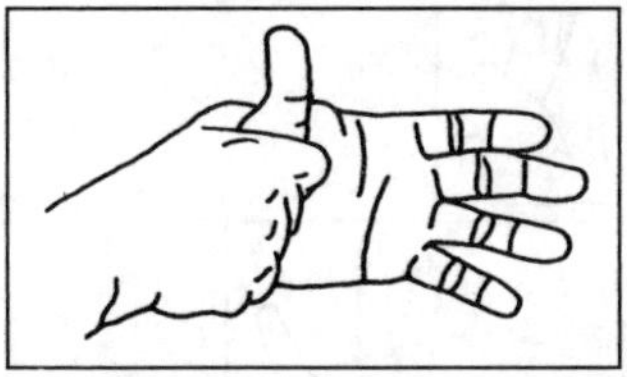

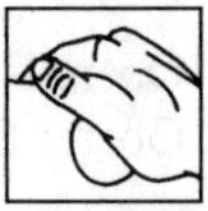

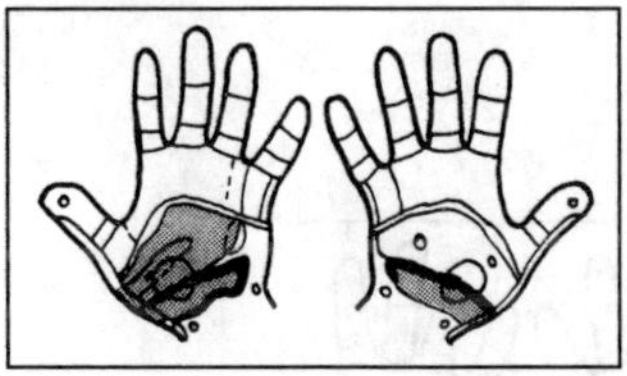

Magen, Dickdarm, Dünndarm

Verspannungen
Beschwerden im ganzen Körper oder in einzelnen Körperteilen, die auf überhöhte Anforderungen zurückgehen

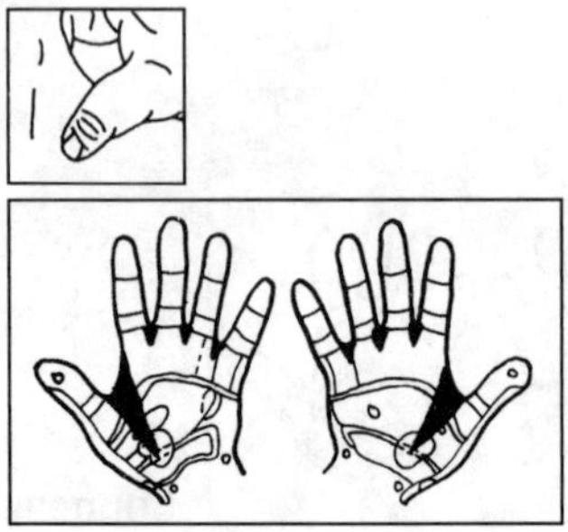
Sonnengeflecht, Oberer Schulterbereich

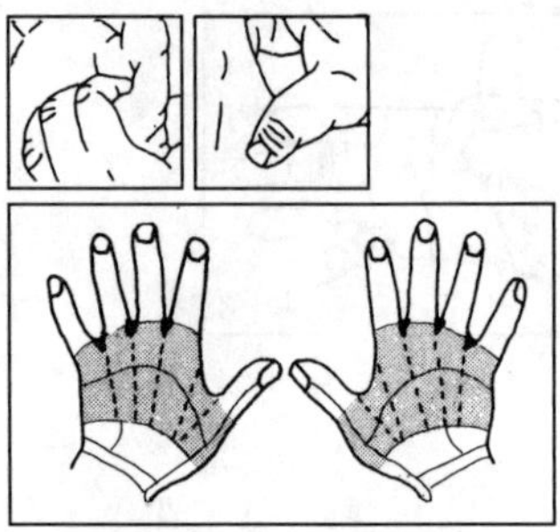
Obere Rückenregion, Oberer Schulterbereich

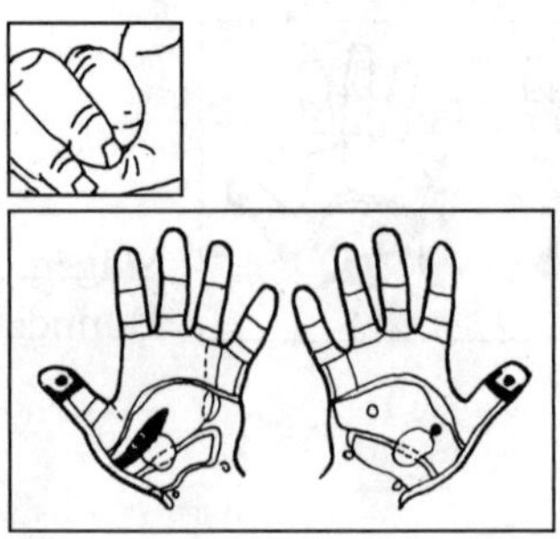
Nebennieren, Gehirn, Hypophyse, Bauchspeicheldrüse

Verstopfung
Ursache können unter anderem Verspannungen oder aber Veränderungen in der unteren Rückenregion sein

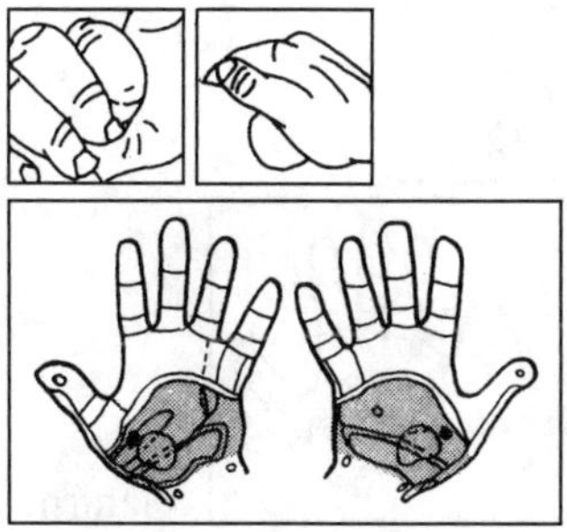

Nebennieren / Verdauungssystem

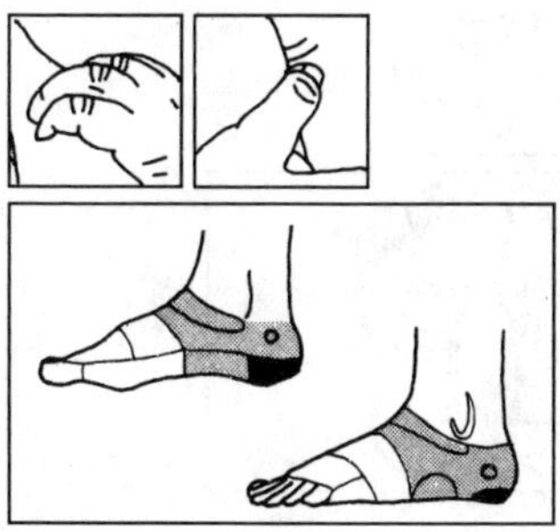

Untere Rückenregion, Steißbein

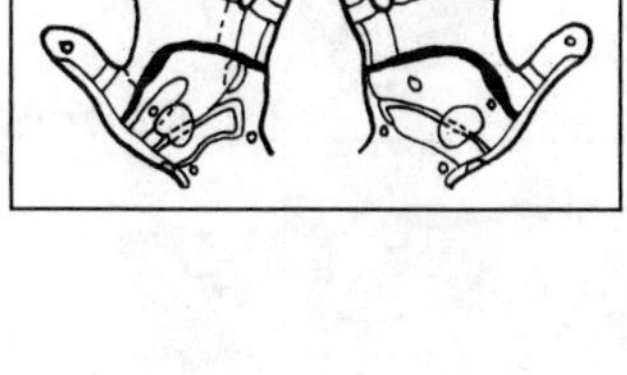

Sonnengeflecht

Vertigo
(Schwindel)
Zeitweiliger Verlust des Gleichgewichts

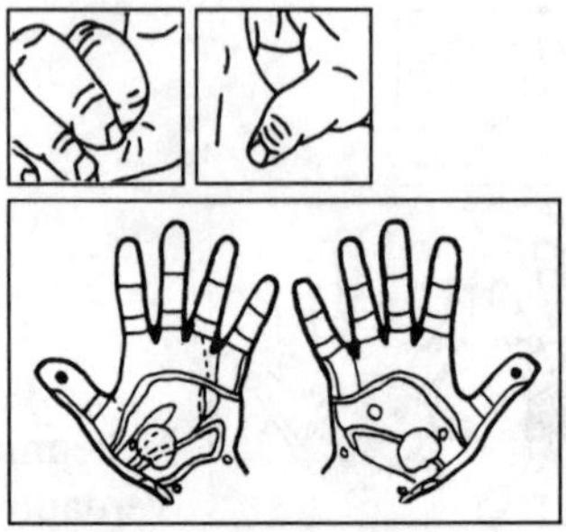

Gehirn / Auge / Ohr

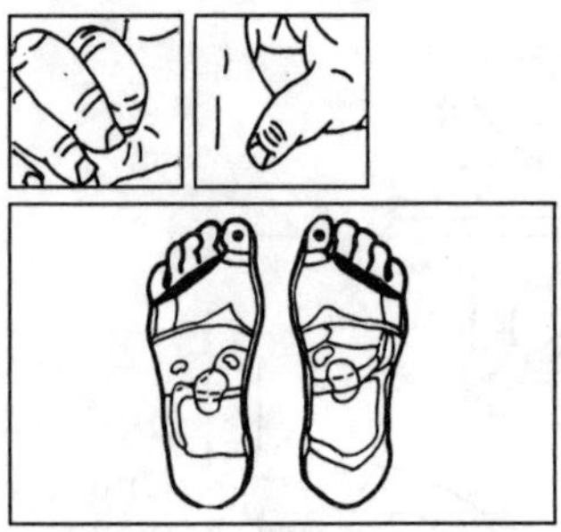

Gehirn / Auge / Ohr

Zehen (große, Entzündung)
Entzündung des Gelenks am Grund der großen Zehe, entstanden durch Irritation des Gelenks beim Gehen

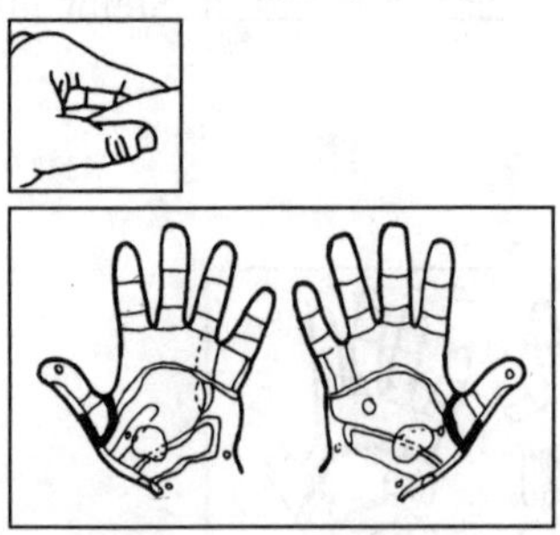

Reiterative Beziehung

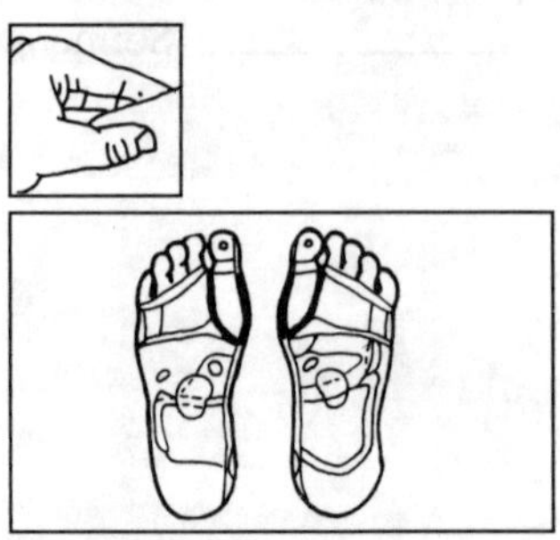

Reiterative Beziehung

**Zwerchfell-
bruch**
Hernie durch
Defekte des
Zwerchfells

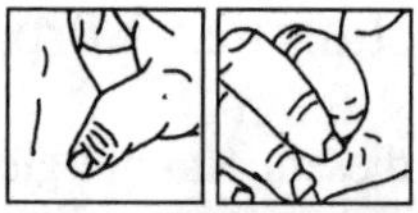

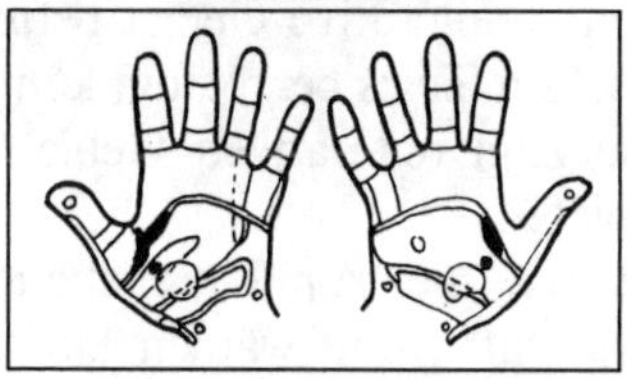

Sonnengeflecht/
Nebennieren

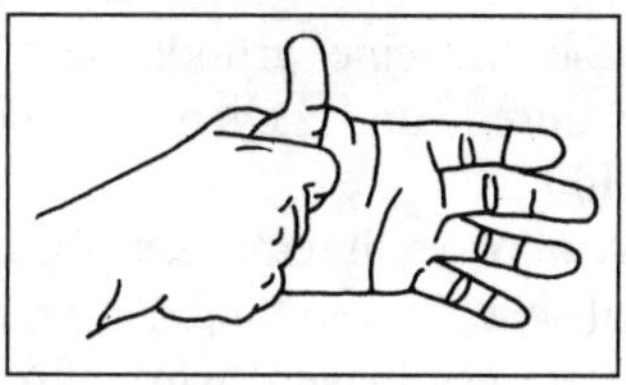

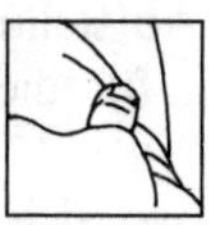

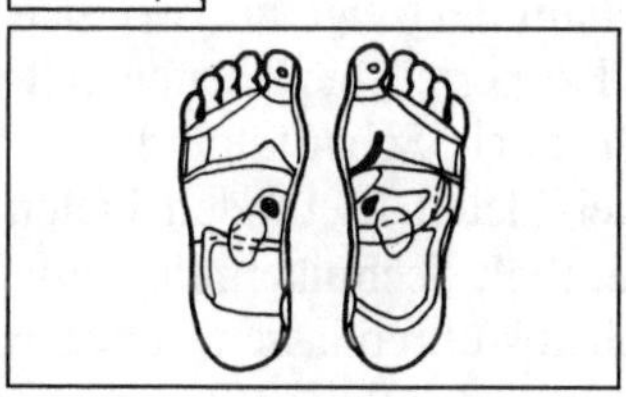

Sonnengeflecht,
Nebennieren

Einzelbereiche des Körpers

Die Arbeit an bestimmten Körperbereichen

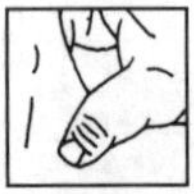

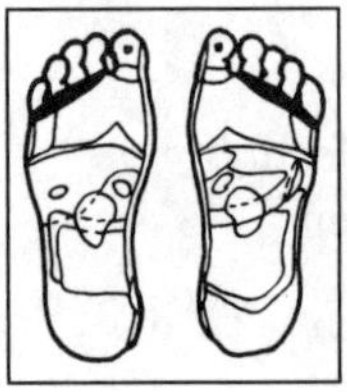

Jeder Abschnitt in diesem Kapitel gibt an, wo sich das entsprechende reiterative Gebiet befindet und mit welchen Techniken Sie es bearbeiten können. Wichtige Bezugsgebiete zum reiterativen Gebiet finden Sie unter ›Zusatzgebiete‹.

Konsultieren Sie zur Kurzbehandlung die Orientierungsschautafel, und wählen Sie eine Behandlungstechnik.

Gehen Sie für eine gründlichere Behandlung alle Techniken durch, und ziehen Sie auch die ›Zusatzgebiete‹ zu Hilfe.

Jedes Symbol stellt eine der Grundtechniken dar, deren spezifische Anwendung dann mit der zugehörigen Abbildung vorgeschlagen wird. Im ›Verzeichnis der Symbole‹ finden Sie eine Aufstellung aller Grundtechniken mit Seitenangaben für die Ausführungsanweisungen.

Jede Schautafel zeigt an, wo sich das auf den bestimmten Körperteil beziehende reiterative Gebiet befindet (siehe auch ›Schautafeln‹).

Die abgebildeten Methoden bieten Ihnen eine Auswahl; sie enthält Techniken, die einfach zu lernen sind, sich schnell ausführen lassen, verschiedenen Situationen angepaßt und/oder Bestandteil einer gründlicheren Behandlung sind. Die beigefügte Seitenangabe verweist auf die ausführliche Erklärung der Technik, die Sie so selbst noch einmal durchgehen können.

›Zusatzgebiete‹ verweisen auf die Körperbezüge des jeweiligen Körperteils, die Sie beliebig miteinander verbinden können. Mögliche Beziehungen sind: systemverwandte, zonale, bezugszonale, benachbarte und entgegengesetzte. Zur weiteren Information siehe ›Verzeichnis der Symbole‹.

Einzelbereiche des Körpers (alphabetisch)

Arm
Auge/Ohr

Bauchspeicheldrüse
Brust (siehe Lunge)

Dickdarm/Dünndarm
  Bauhinsche Klappe
  Mastdarm
  Sigmoid

Eierstöcke/Hoden
Ellbogen

Gallenblase
Gebärmutter/Prostata
Gehirn
Gesicht

Handgelenk
Harnblase
Herz
Hoden (siehe Eierstöcke)
Hüfte/Ischiasnerv
Hypophyse

Ischiasnerv (siehe Hüfte)

Knie/Schenkel
Knöchel
Kopf

Leber
Lunge/Brustkorb/Brust
Lymphsystem

Magen
Milz

Nebenhöhlen
Nebennieren
Nieren

Ohr (siehe Auge)

Prostata
  (siehe Gebärmutter)

Schenkel (siehe Knie)
Schilddrüse/Nebenschilddrüse
Schulter
Sonnengeflecht

Wirbelsäule
  Mittlere Rückenregion
  Untere Rückenregion
  Steißbein
  Nacken, Siebter Halswirbel
  Zwischen den Schulterblättern

Zähne

Arm

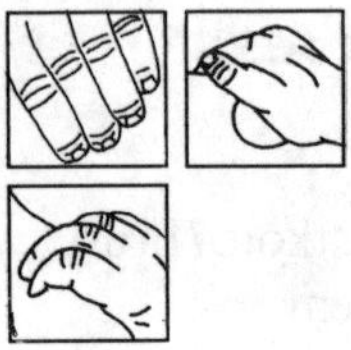

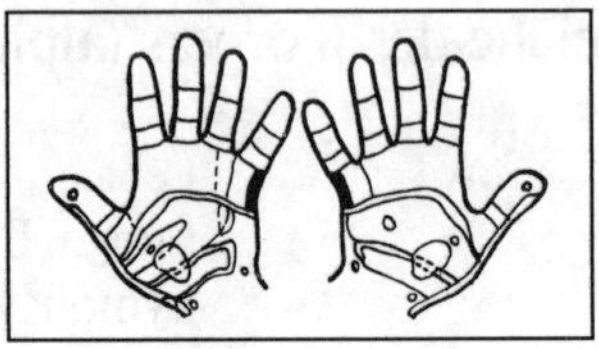

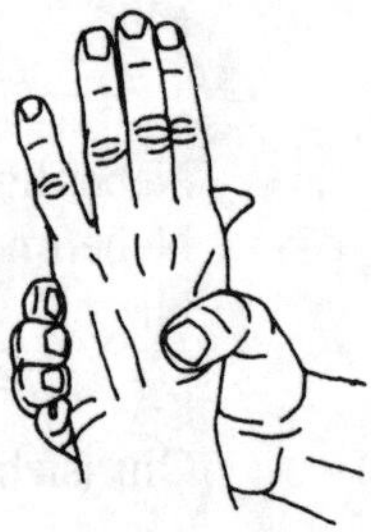

Seite 103

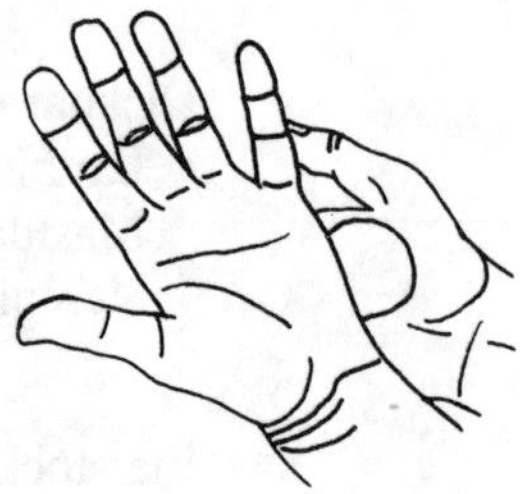

Seite 108

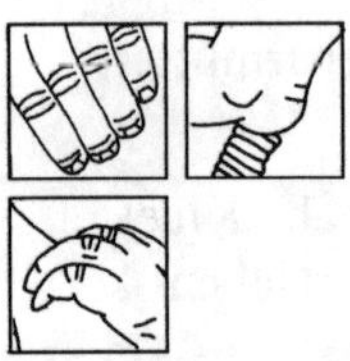

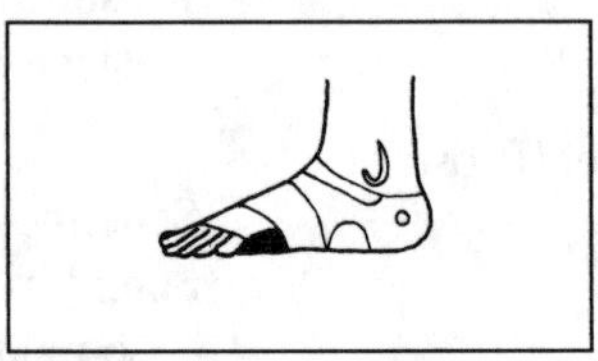

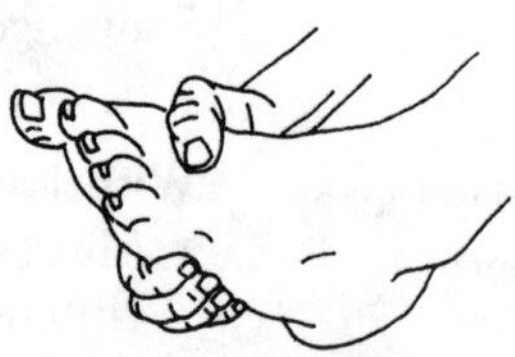

Seite 69

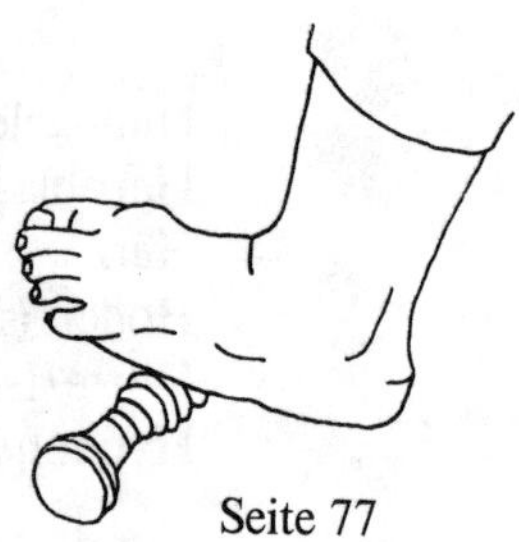

Seite 77

Zusatzgebiet:
Benachbarte Beziehung = Schulter

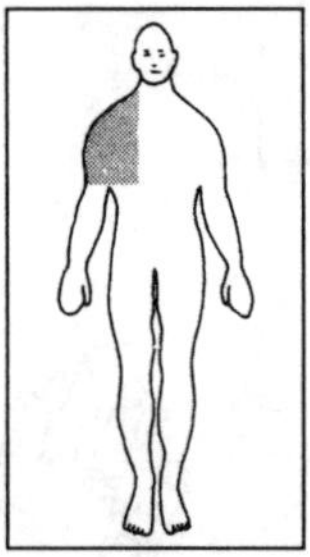

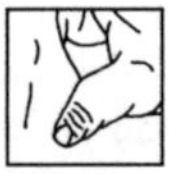

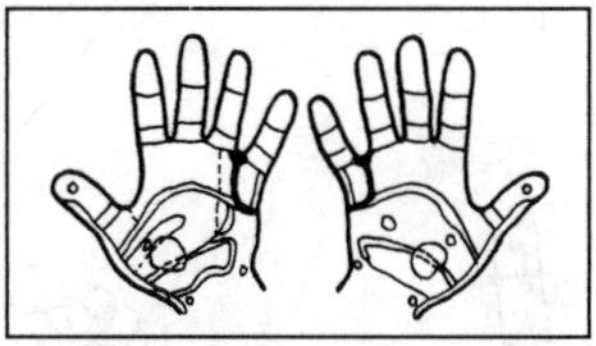

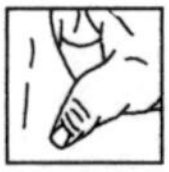

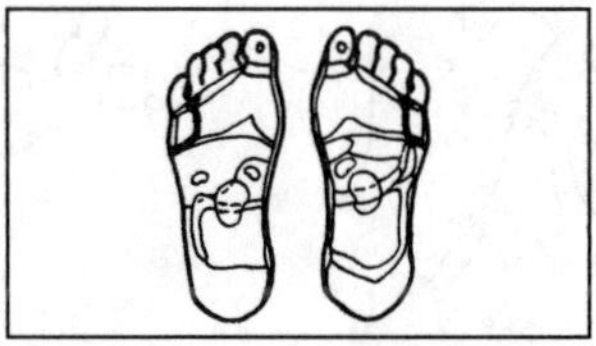

Zusatzgebiet:
Bezugszonale Beziehung = Schenkel

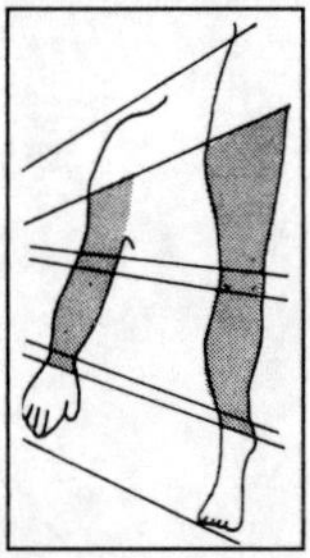

Auge/Ohr

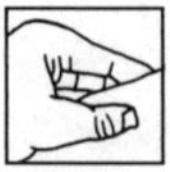

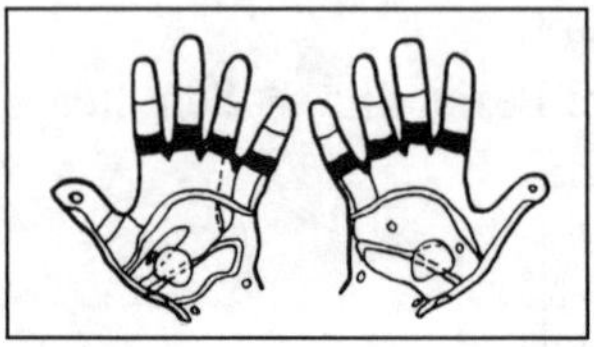

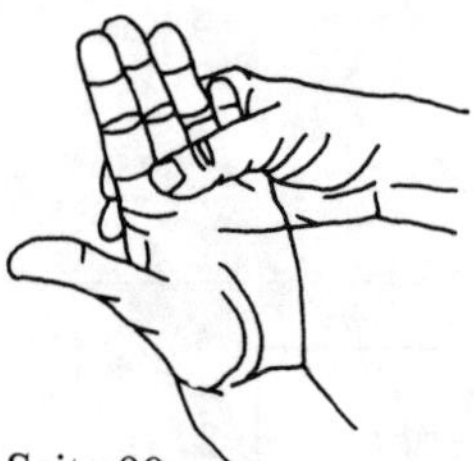

Seite 90

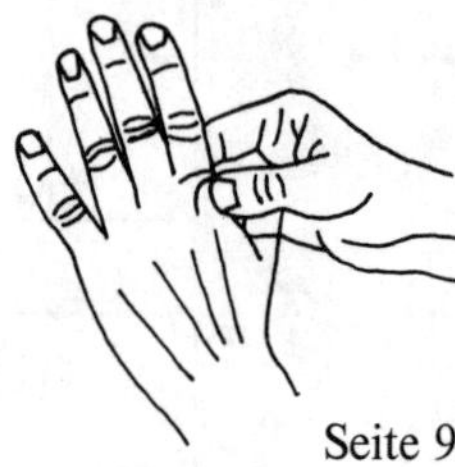

Seite 99

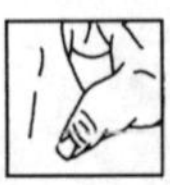

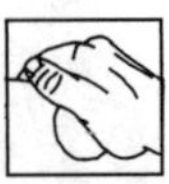

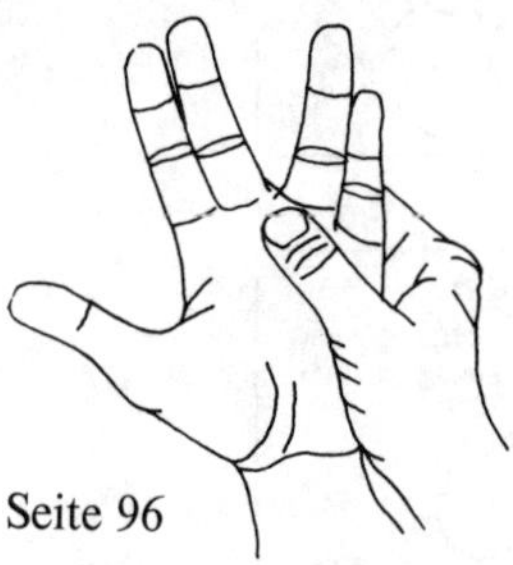

Seite 96

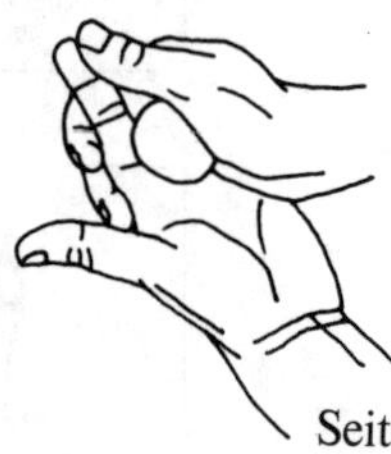

Seite 108

Zusatzgebiet:
Zonale
Beziehung =
Nieren

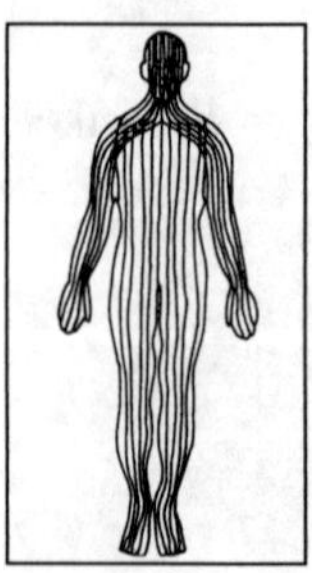

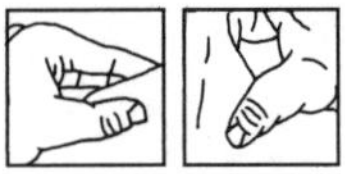

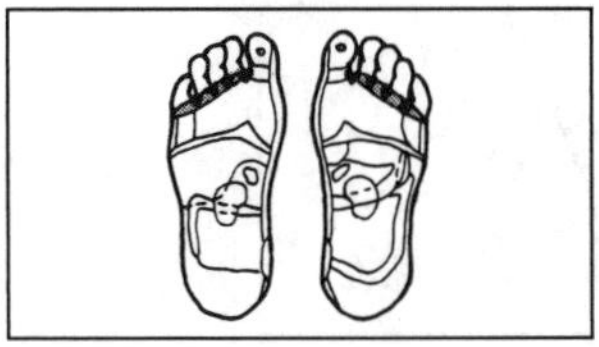

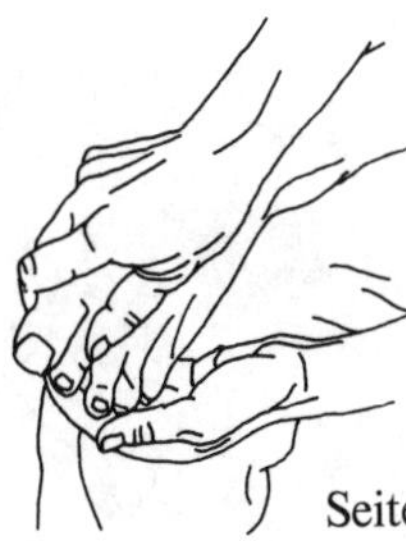

Seite 63

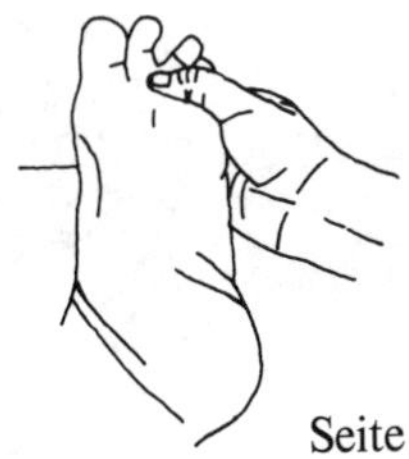

Seite 61

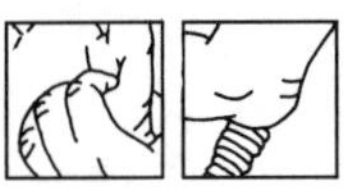

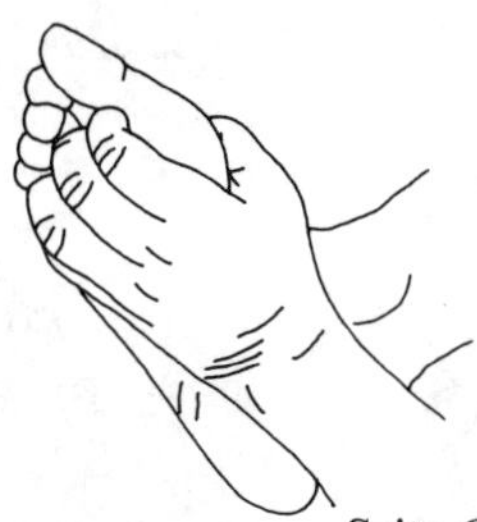

Seite 60

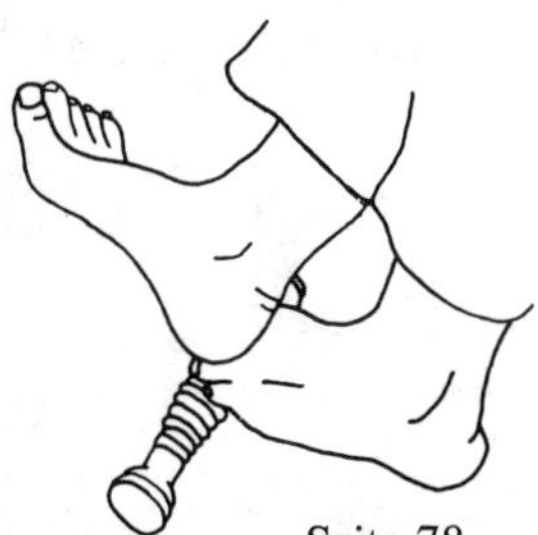

Seite 78

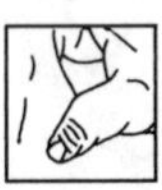

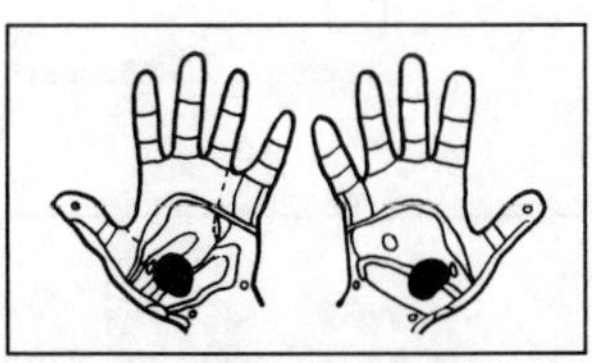

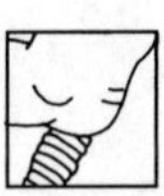

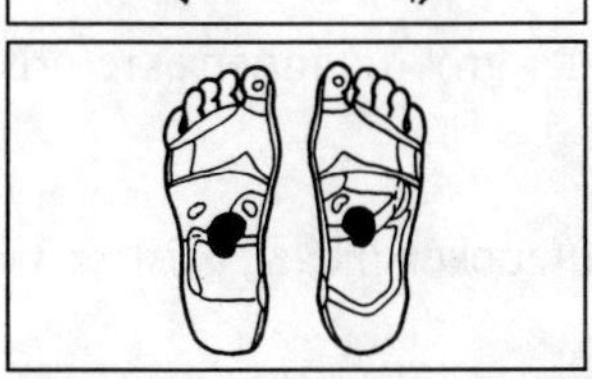

Bauchspeicheldrüse

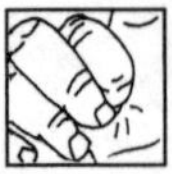

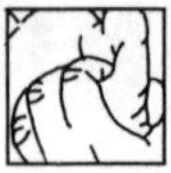

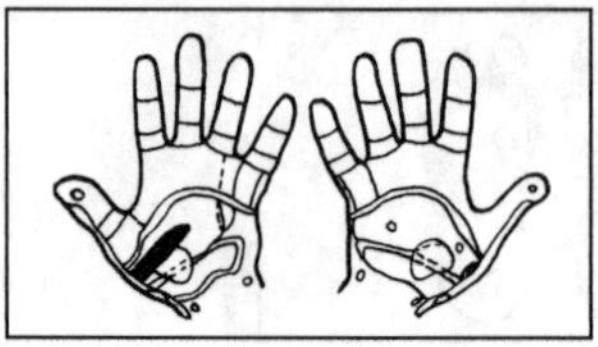

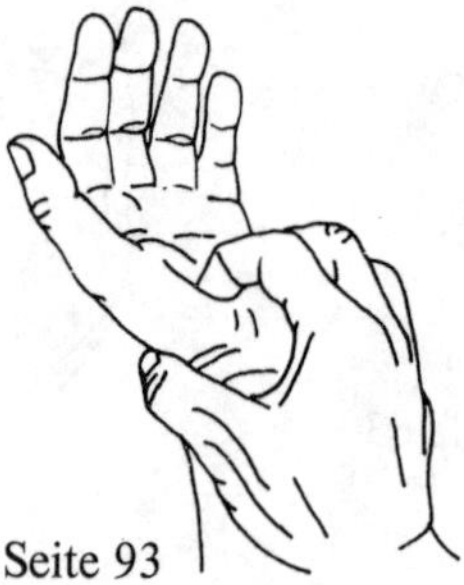

Seite 93

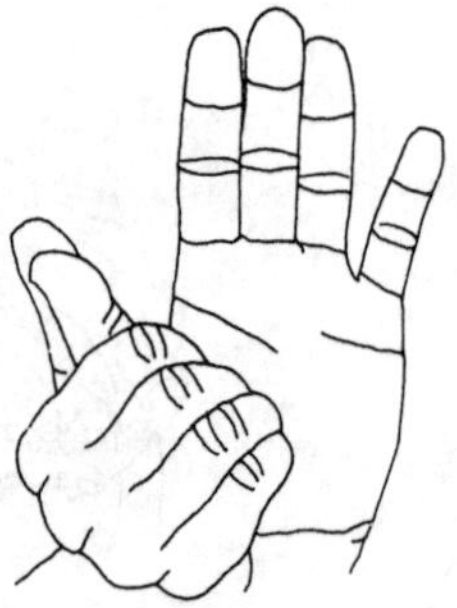

Seite 94

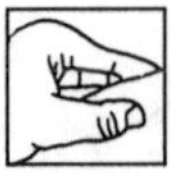

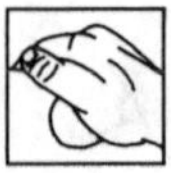

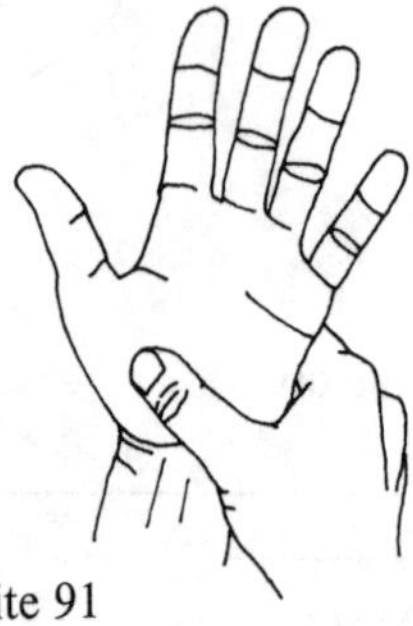

Seite 91

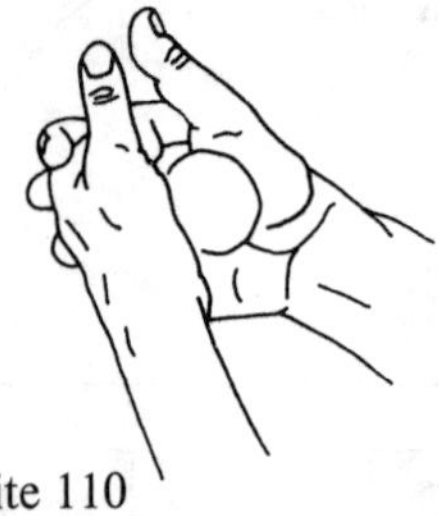

Seite 110

Zusatzgebiet:	*Funktion:*
System-verwandte Beziehung = Inner-sekretorische Drüsen	Sie ist eine der größten innersekretorischen Drüsen *Beteiligt an:* Energie, Blutzuckerspiegel, geistige Wachheit

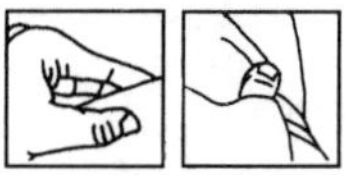

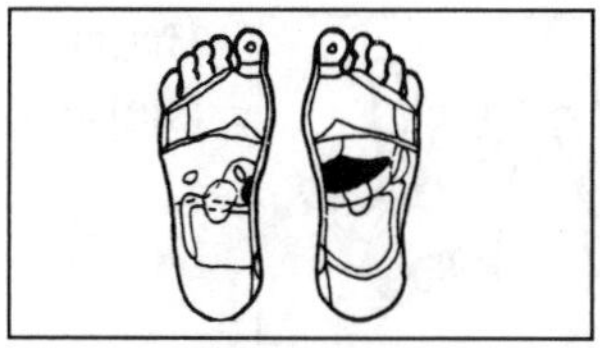

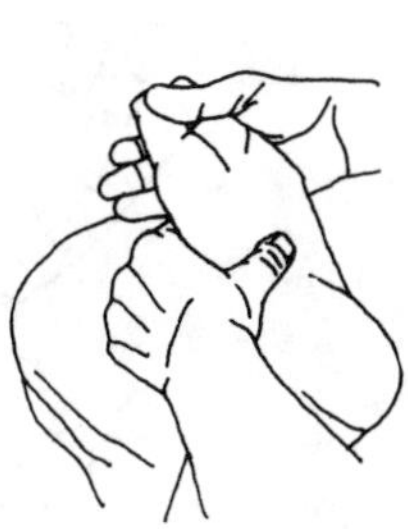

Seite 59

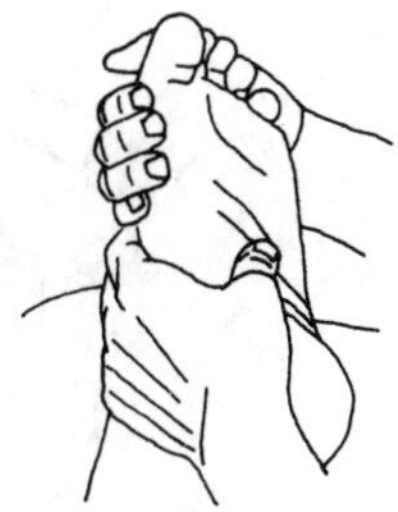

Seite 62

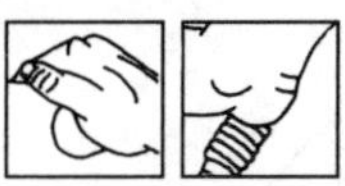

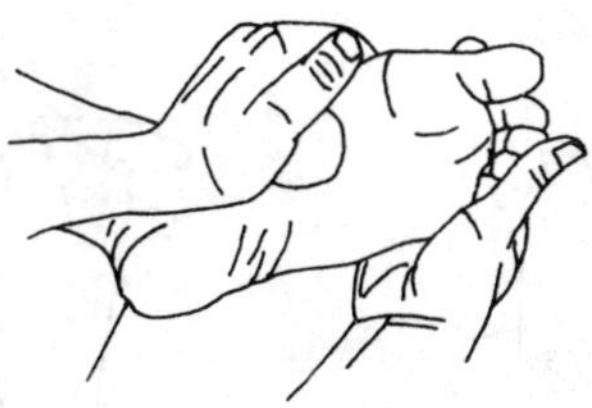

Seite 76

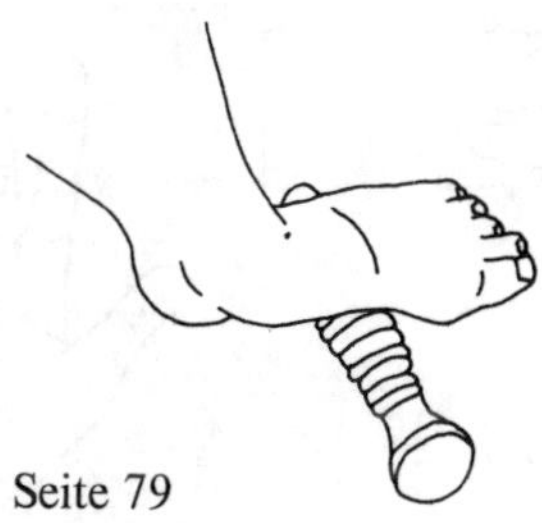

Seite 79

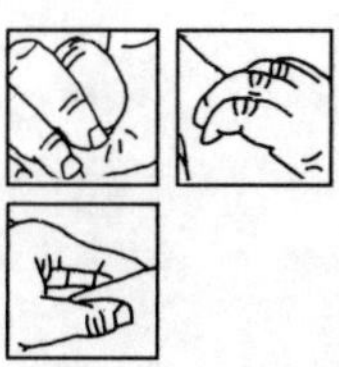

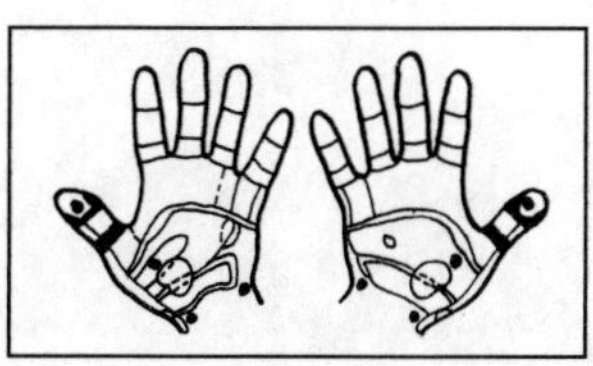

Hypophyse,
Gehirn, Nebennieren/
Eierstöcke/Hoden,
Gebärmutter/
Prostata/Schilddrüse

Dickdarm / Dünndarm

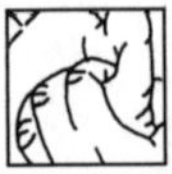

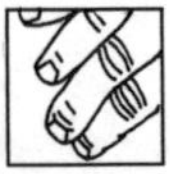

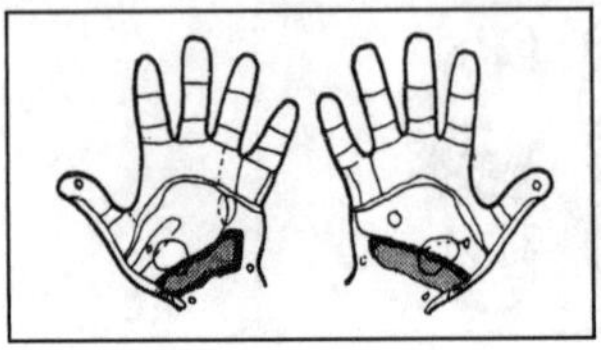

Brust
(siehe Lunge)

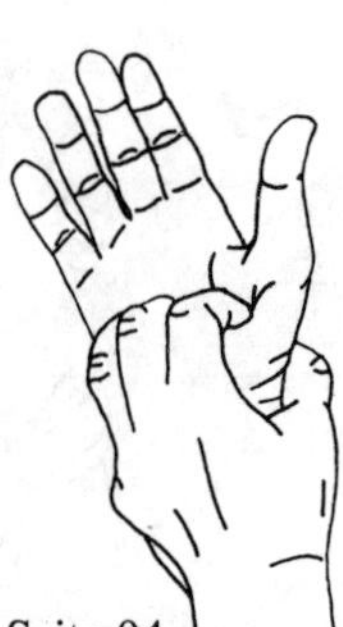

Seite 94

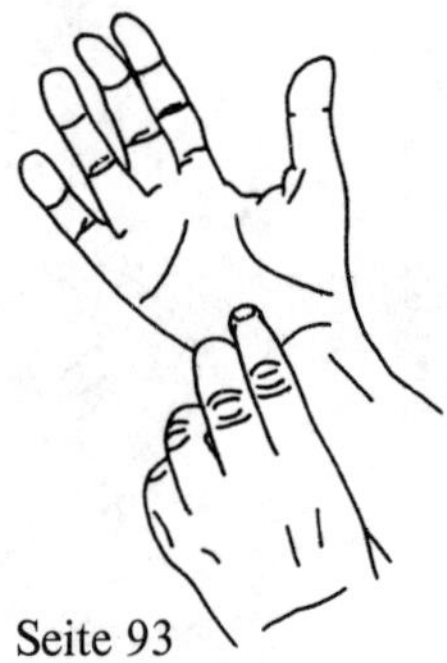

Seite 93

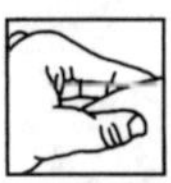

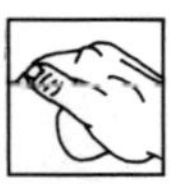

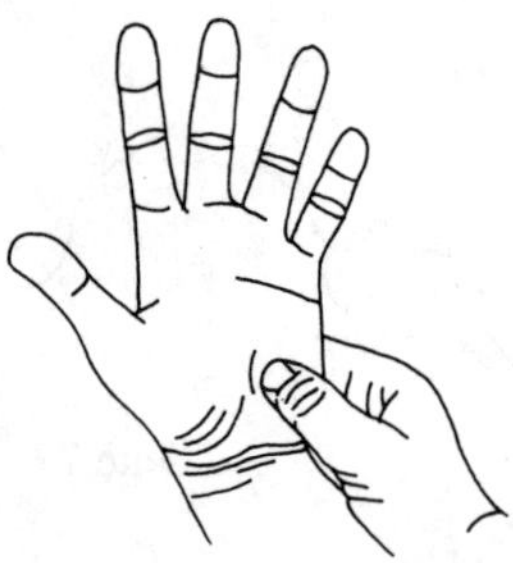

Seite 91

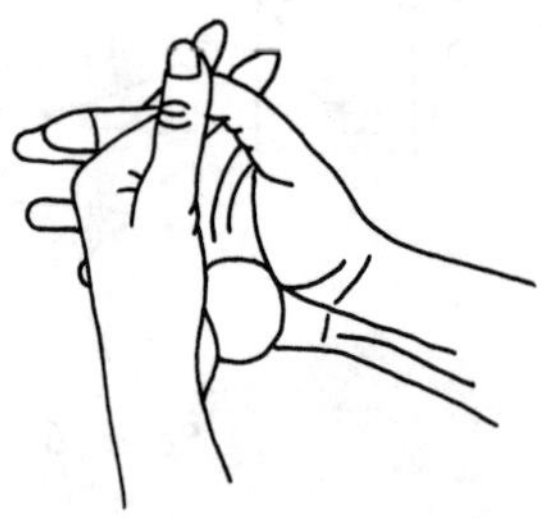

Seite 110

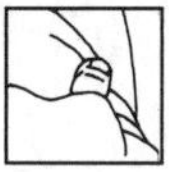
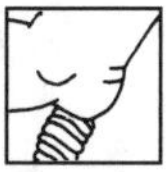
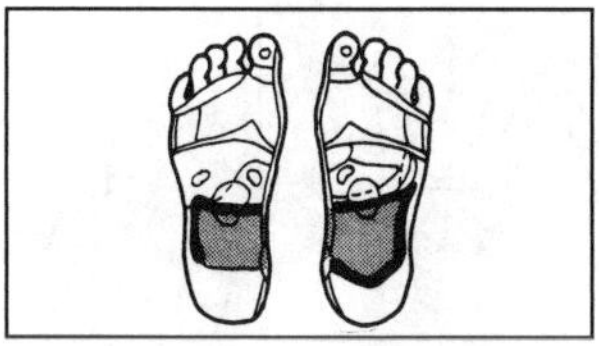

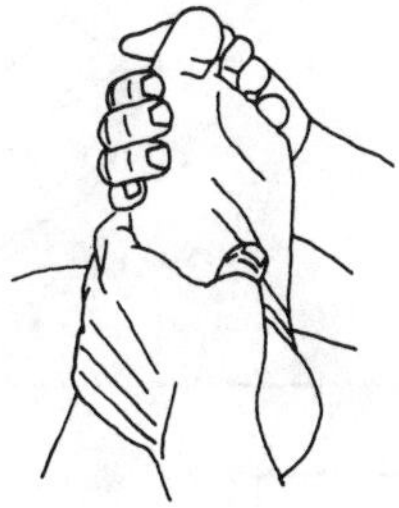

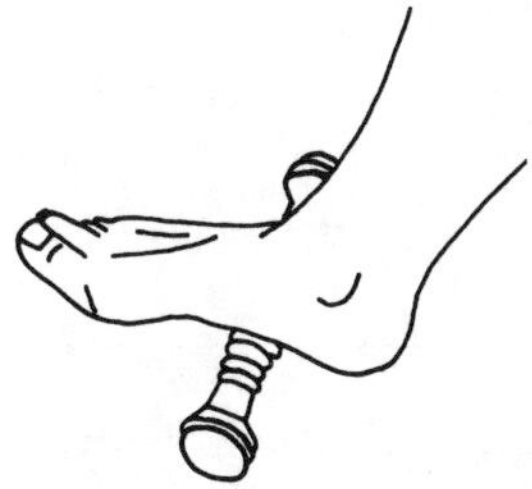

Seite 62

Seite 77

Zusatzgebiet:
Benachbarte
Beziehung =
Untere
Rückenregion

Zusatzgebiet:
System-
verwandte Beziehung =
Verdauungs-
system, Leber, Magen

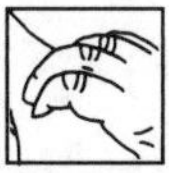
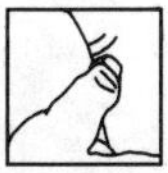
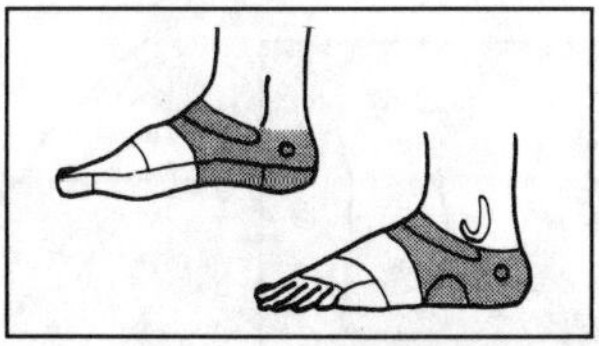
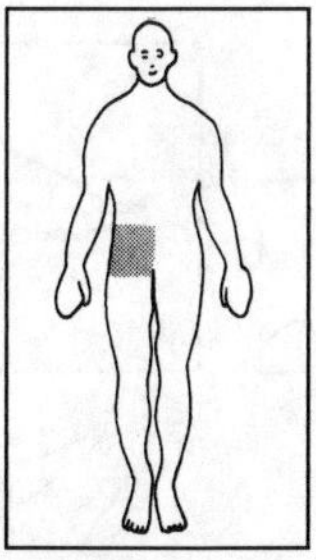

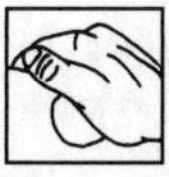
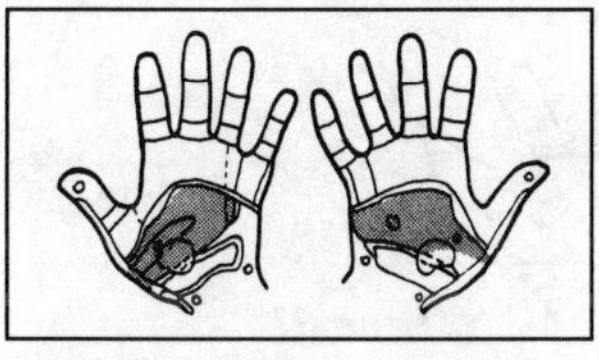

Bauhinsche Klappe

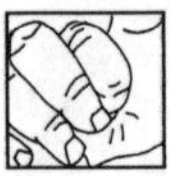

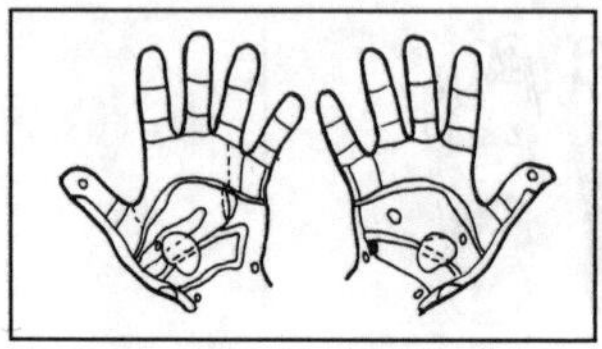

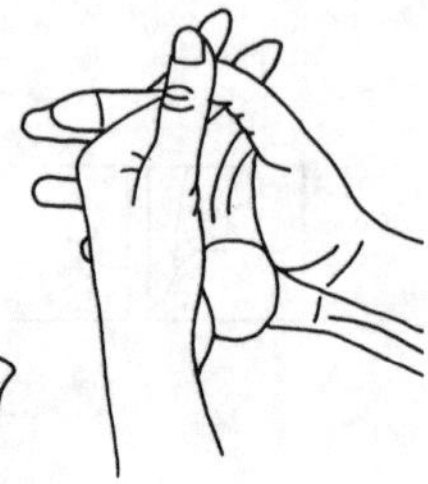

Seite 110

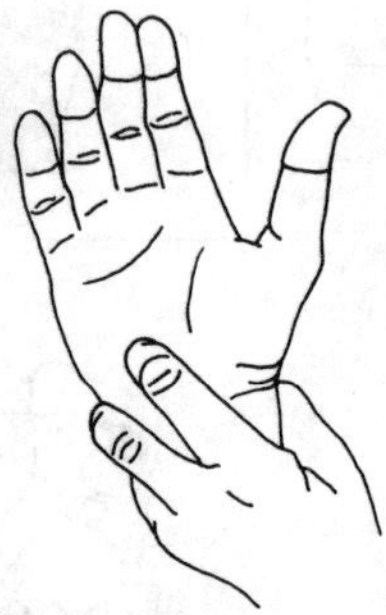

Seite 93

Sigmoid

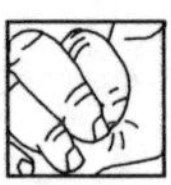

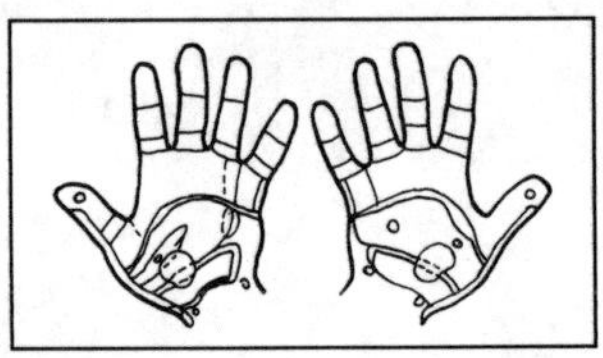

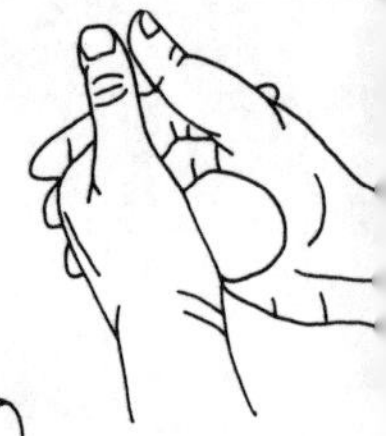

Seite 110

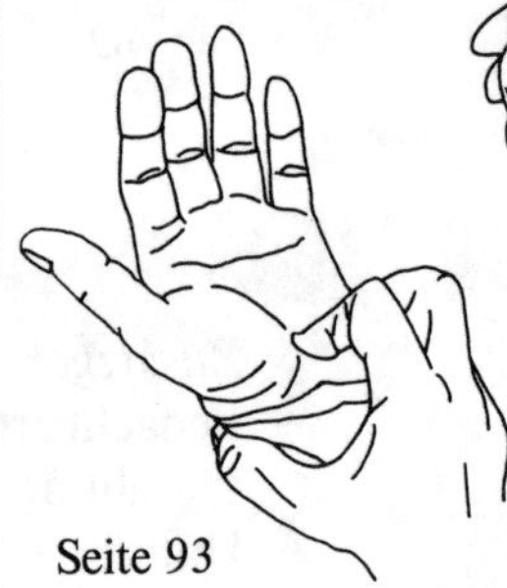

Seite 93

Mastdarm

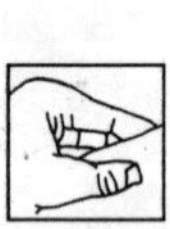

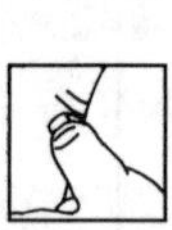

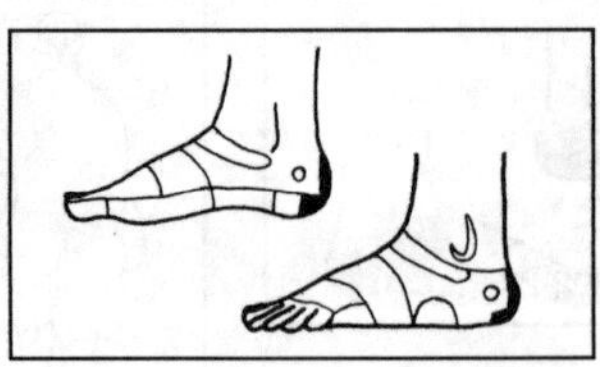

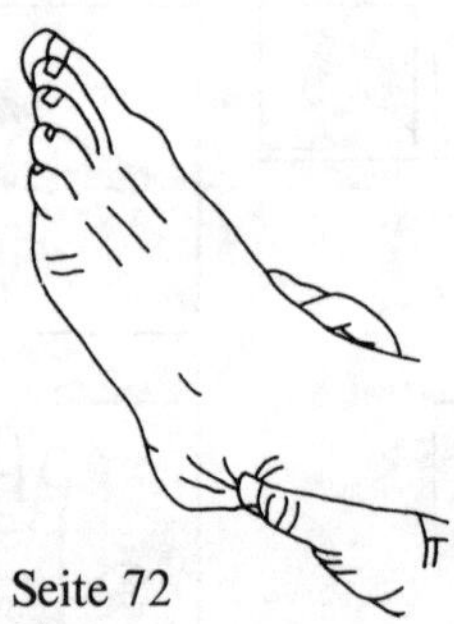

Seite 72

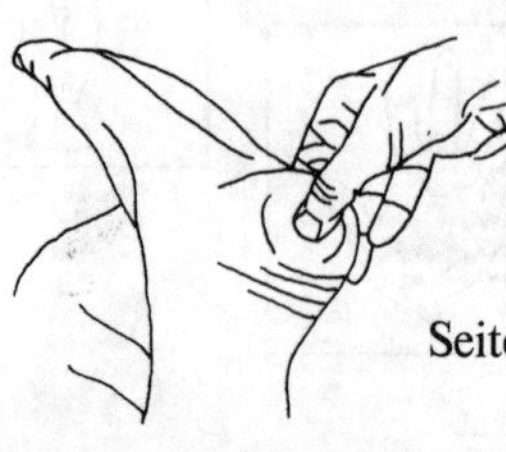

Seite 67

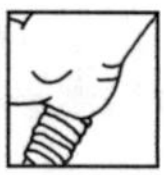

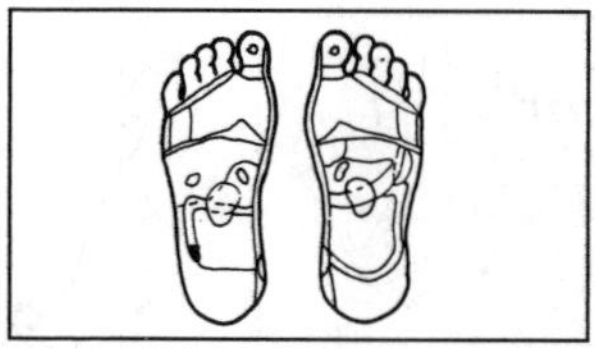

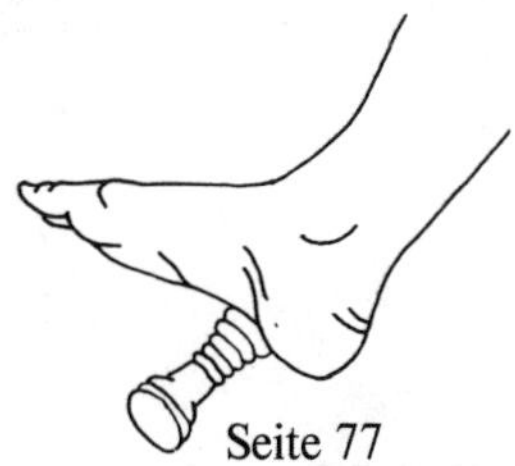

Seite 77

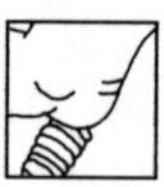

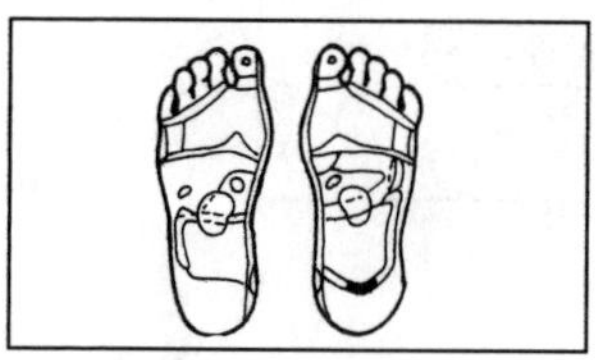

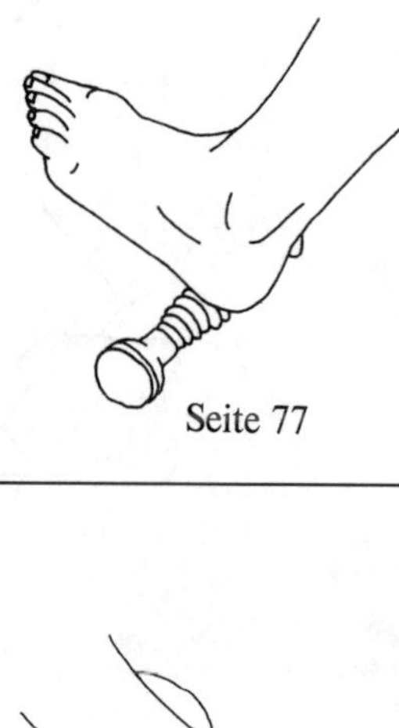

Seite 77

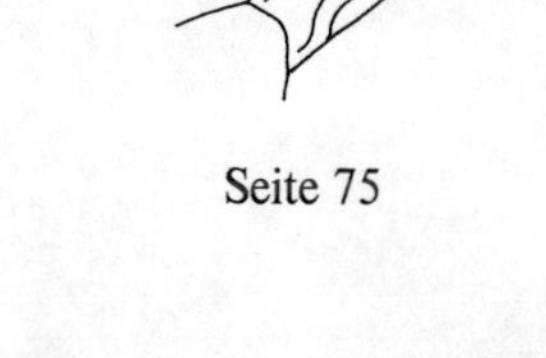

Seite 75

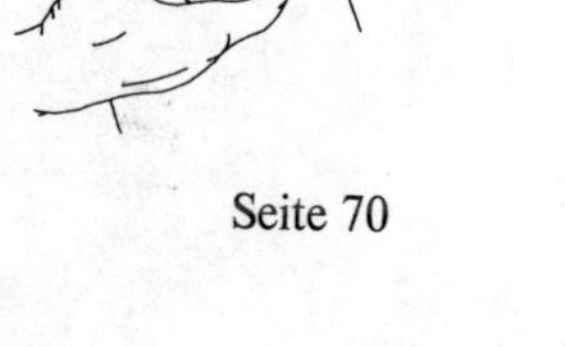

Seite 70

Eierstöcke / Hoden

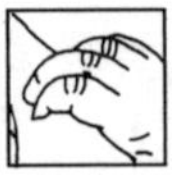

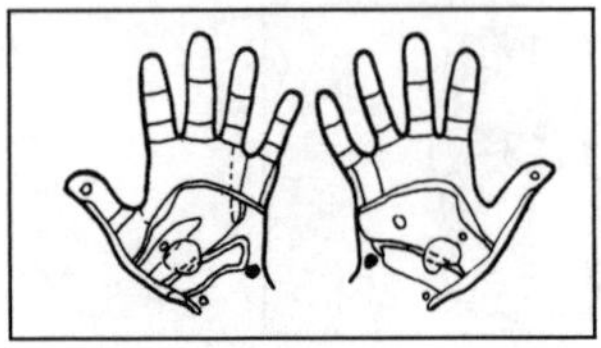

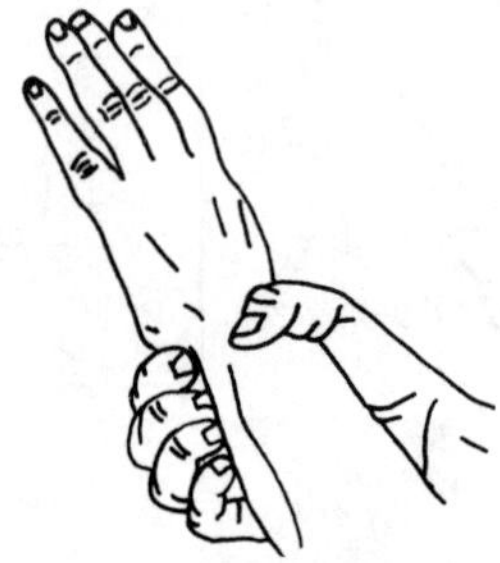

Seite 104

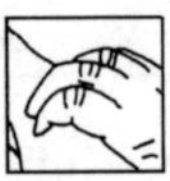

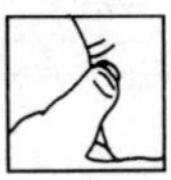

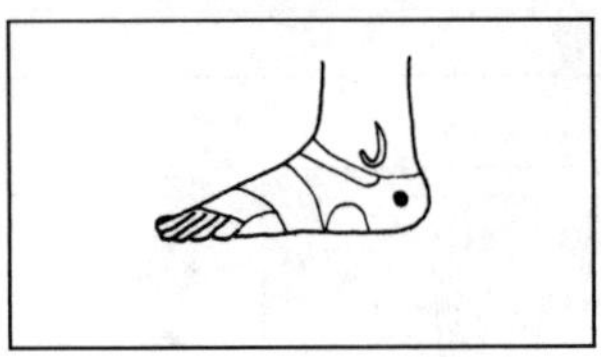

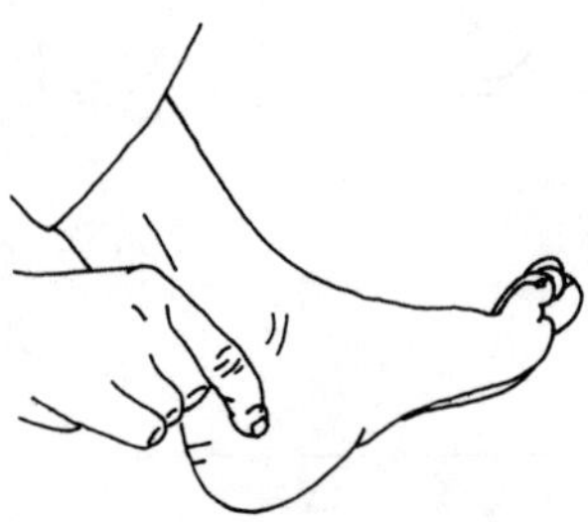

Seite 72

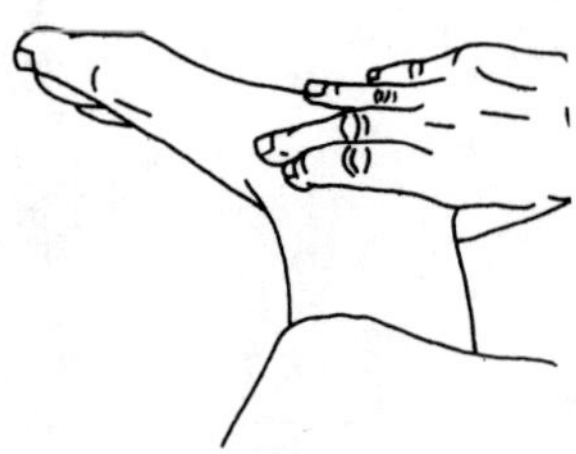

Seite 72

Zusatzgebiet:
Benachbarte Beziehung = Untere Rückenregion

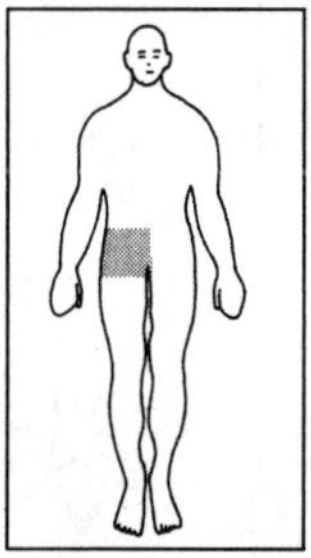

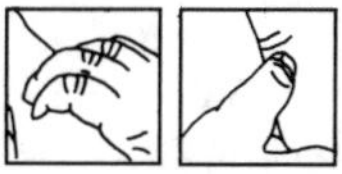

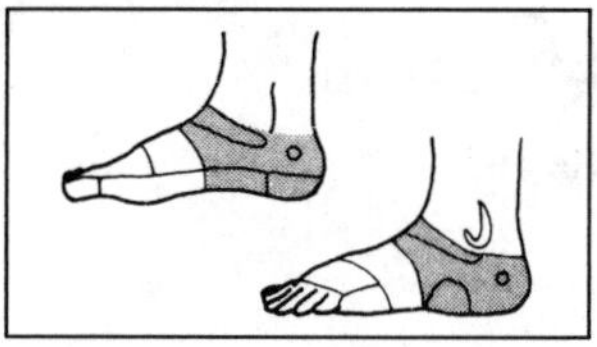

Zusatzgebiet:
Systemverwandte Beziehung =
Innersekretorische Drüsen

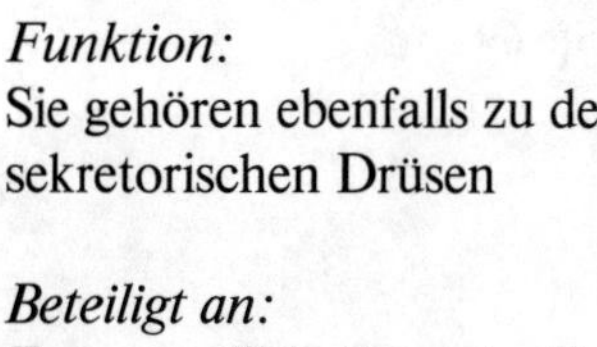

Hypophyse, Gehirn,
Nebennieren/
Schilddrüse,
Bauchspeicheldrüse/
Gebärmutter/Prostata

Funktion:
Sie gehören ebenfalls zu den größten innersekretorischen Drüsen

Beteiligt an:
Zeugung, Erhaltung des Sexualtriebs, geistiger Regsamkeit und physischer Entwicklung

Ellbogen

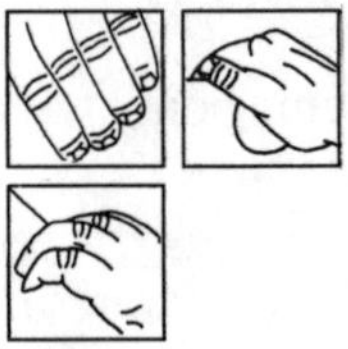
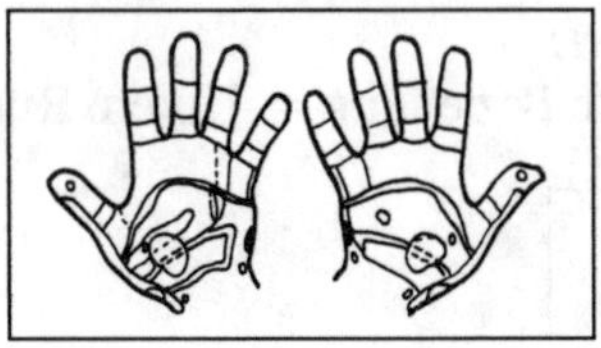
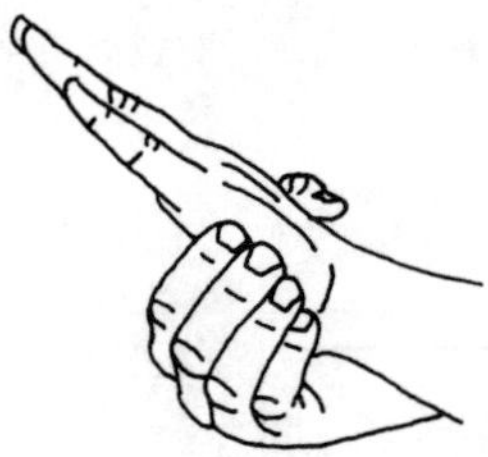

Seite 103

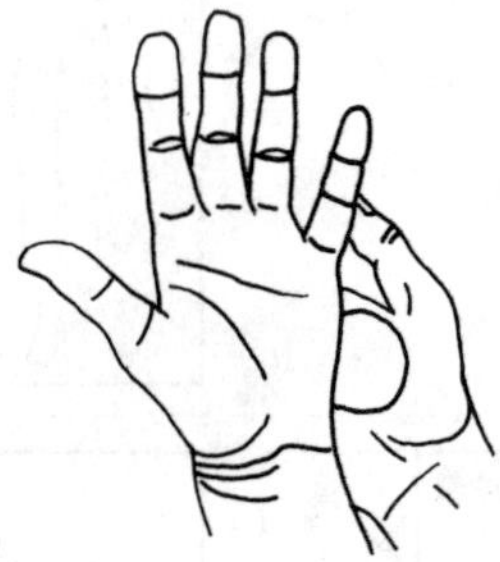

Seite 108

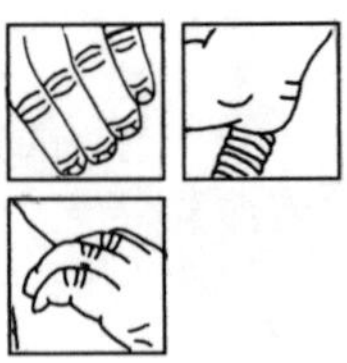
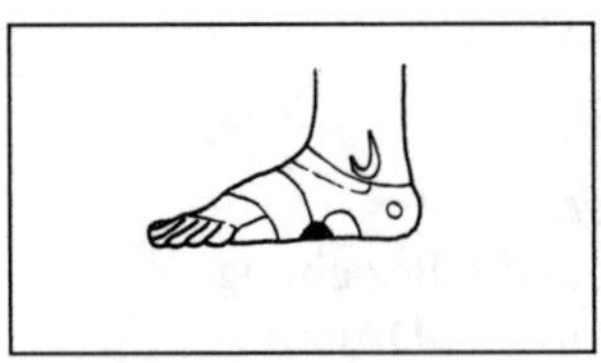
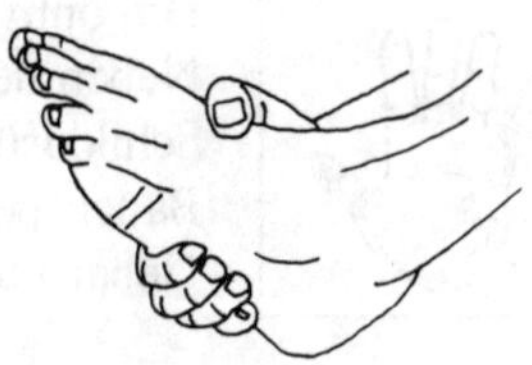

Seite 69

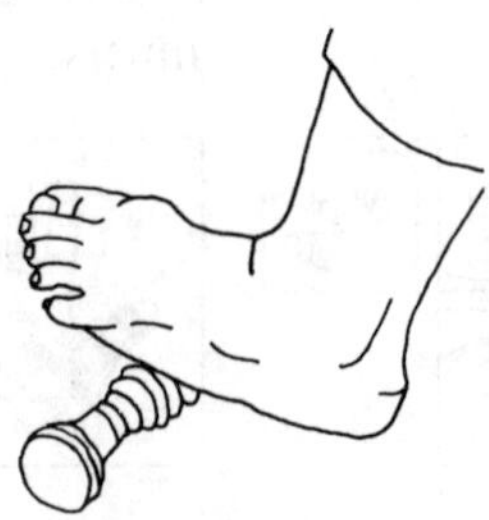

Seite 77

Zusatzgebiet:
Benachbarte Beziehung = Schulter

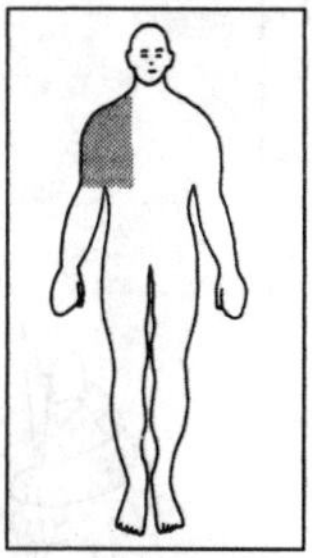

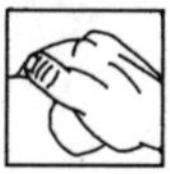

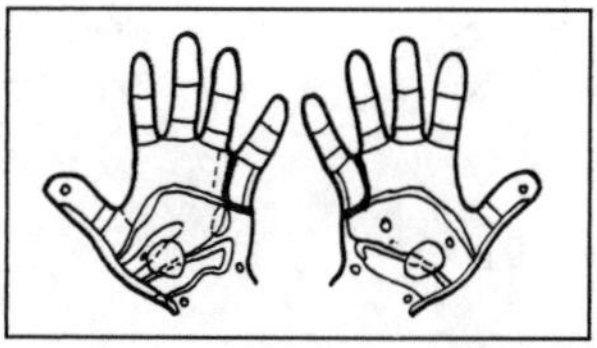

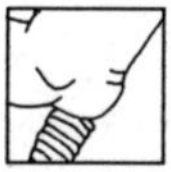

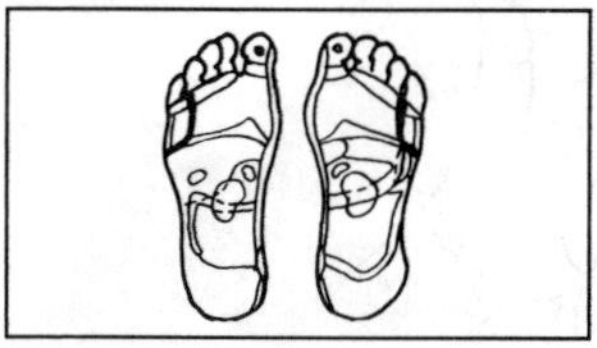

Zusatzgebiet:
Bezugszonale Beziehung = Knie

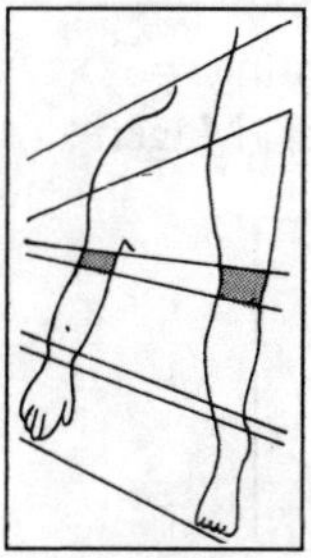

Gallenblase

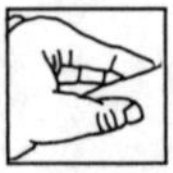

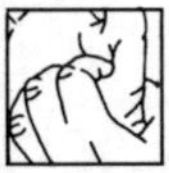

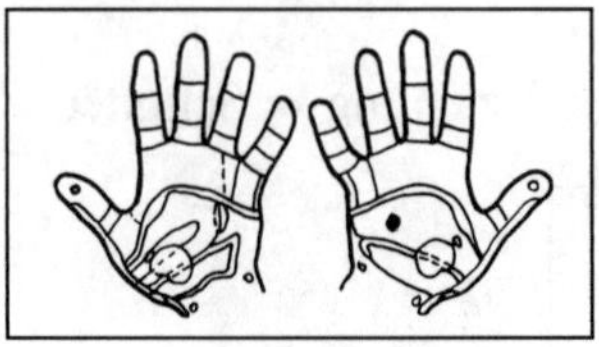

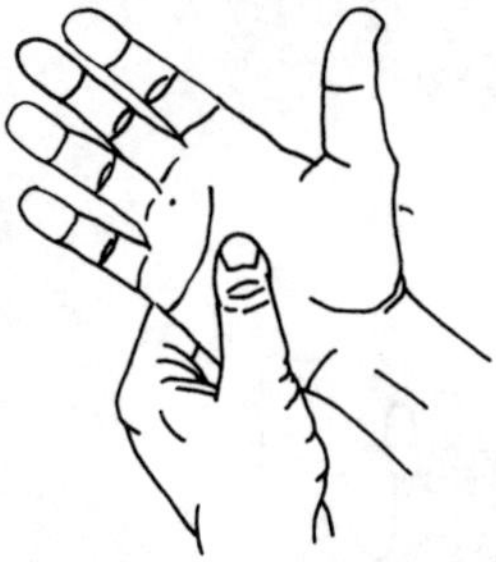

Seite 91

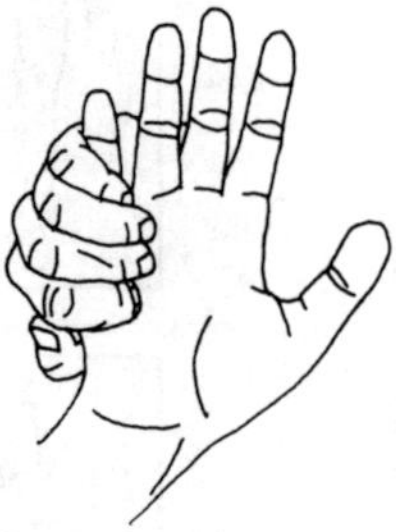

Seite 95

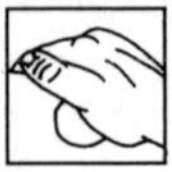

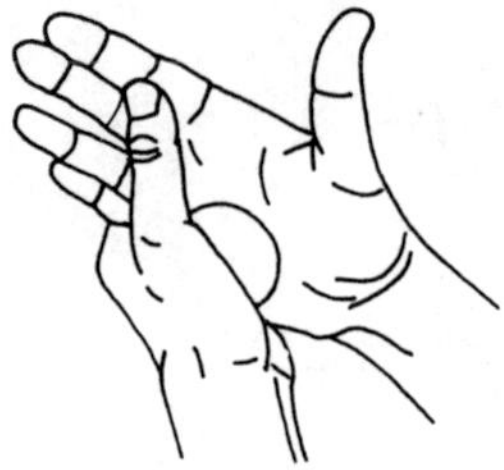

Seite 110

Zusatzgebiet:
Systemverwandte Beziehung = Verdauungssystem, Leber, Magen

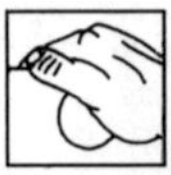

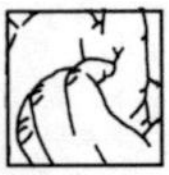

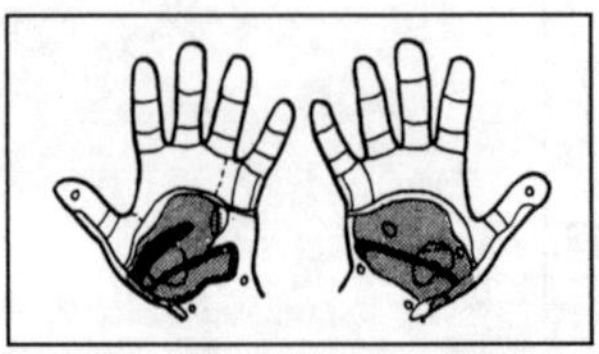

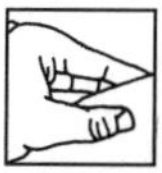

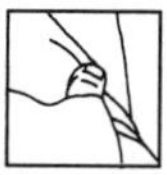

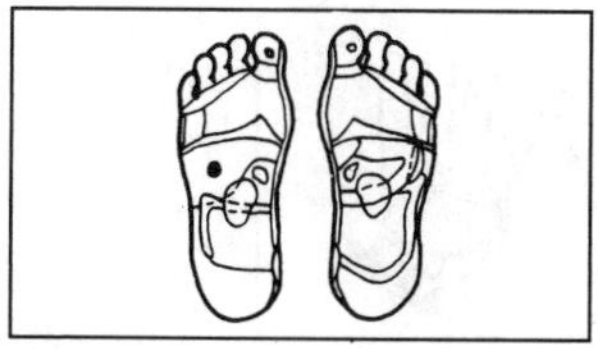

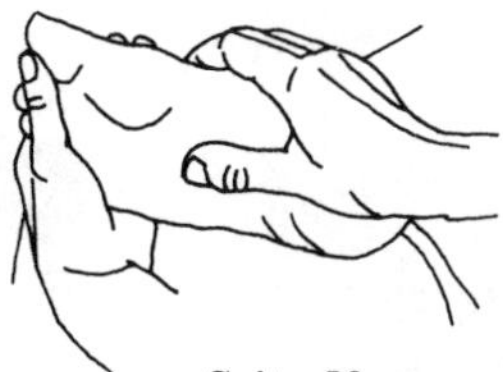

Seite 59

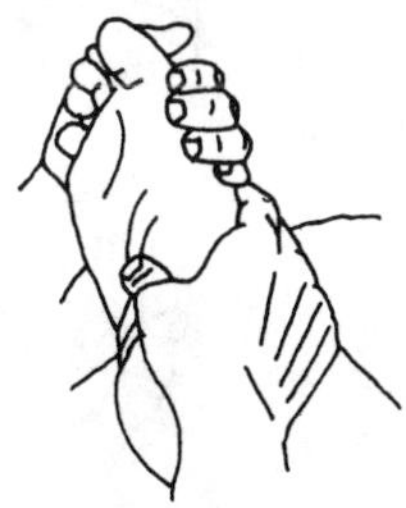

Seite 62

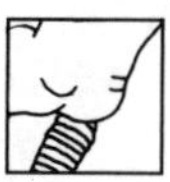

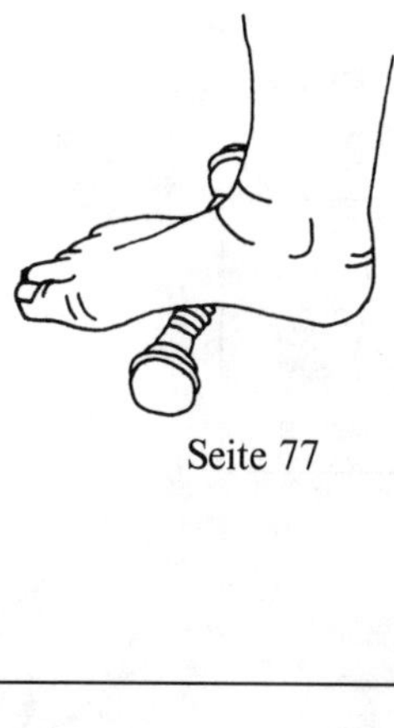

Seite 77

Funktion:
Lagerung der Gallen-
flüssigkeit

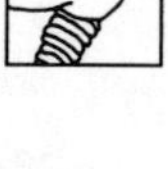

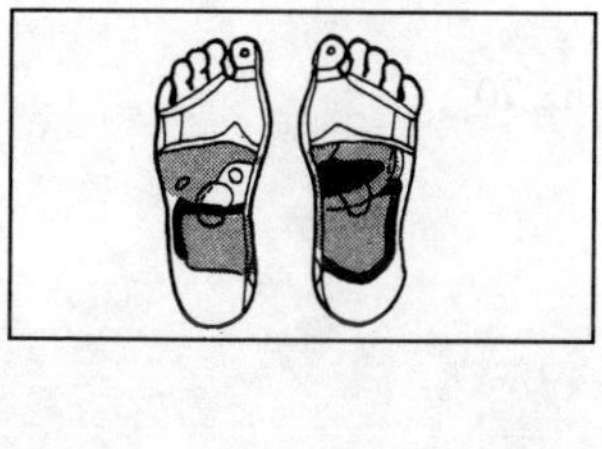

Leber, Magen,
Dickdarm / Dünndarm,
Bauchspeicheldrüse

Gebärmutter/Prostata

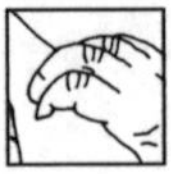

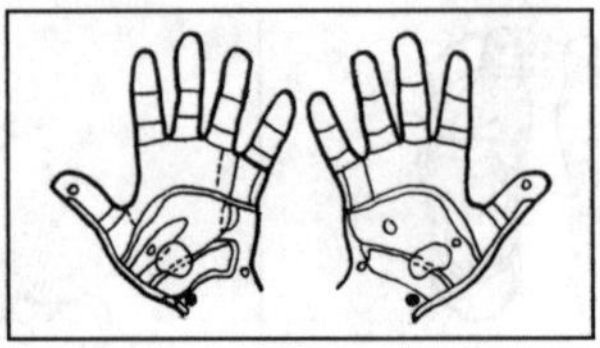

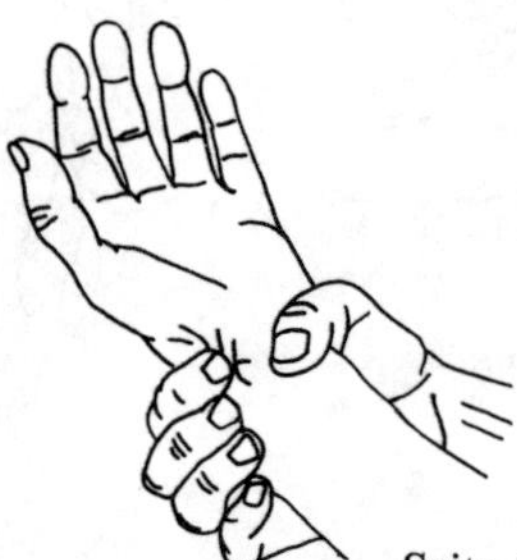

Seite 104

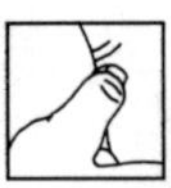

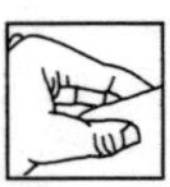

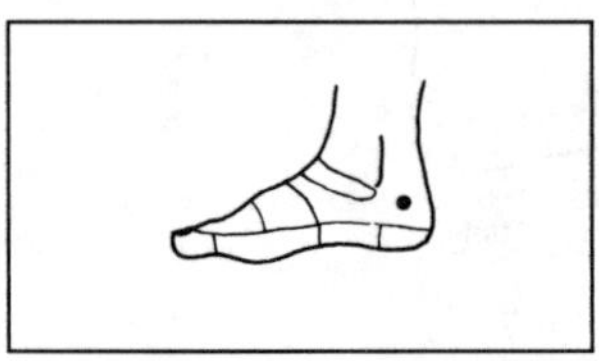

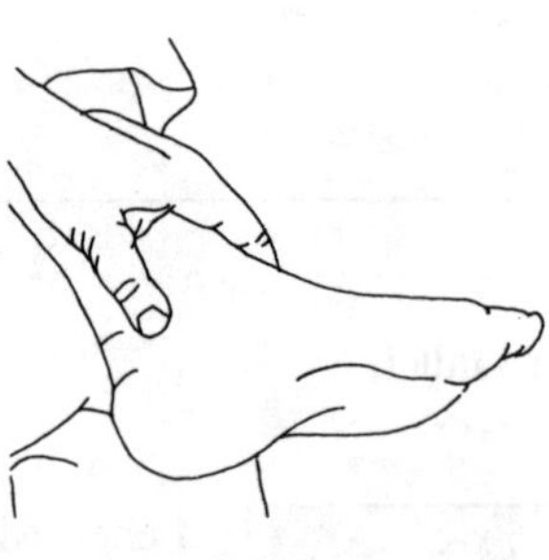

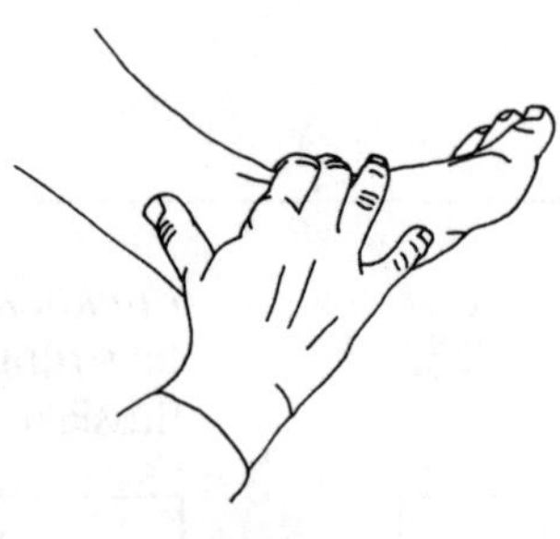

Seite 70

Seite 59

Zusatzgebiet:
Systemverwandte Beziehung =
Innersekretorische Drüsen

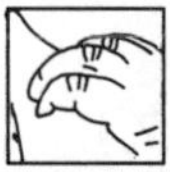
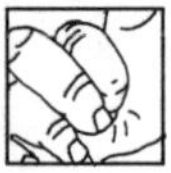
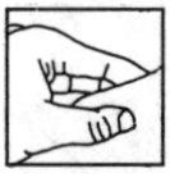
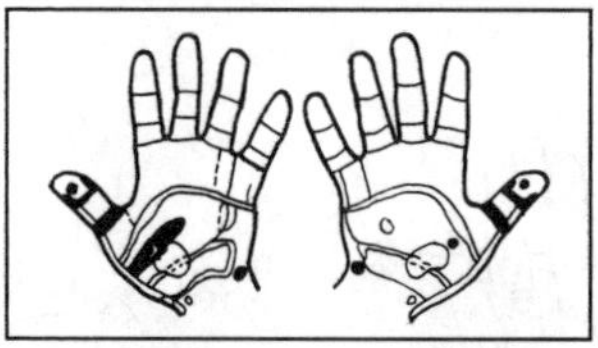

Eierstöcke/Hoden/
Hypophyse/
Gehirn, Nebennieren/
Bauchspeicheldrüse/
Schilddrüse

Zusatzgebiet:
Benachbarte Beziehung = Untere Rückenregion

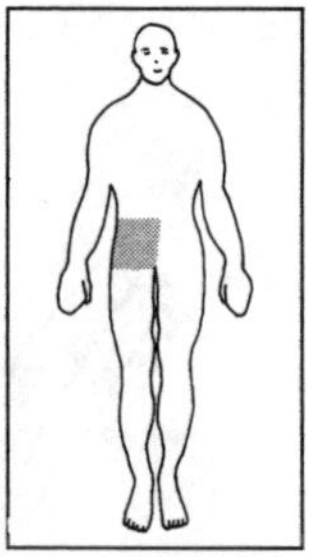

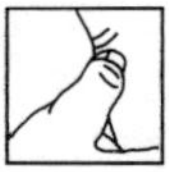
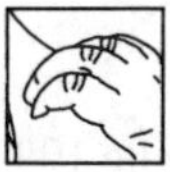
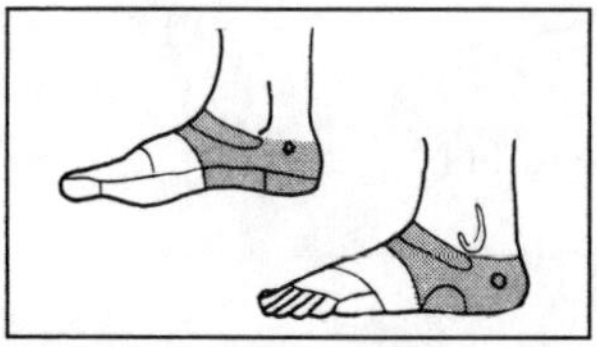

Funktion:
Eine der wichtigsten innersekretorischen Drüsen

Beteiligt an:
Zeugungsfähigkeit, Erhaltung des Sexualtriebs,
geistiger Regsamkeit und physischer Entwicklung

Gehirn

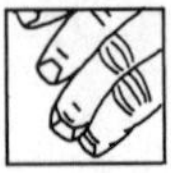

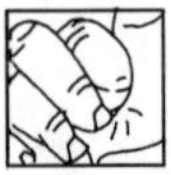

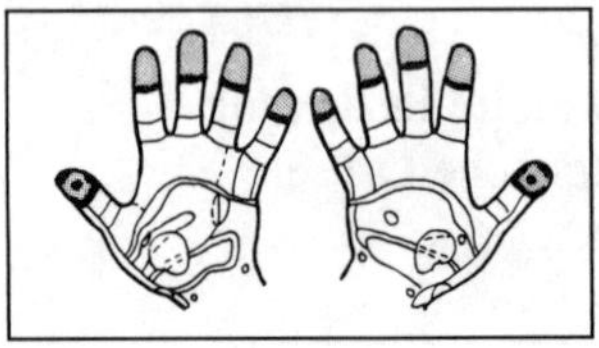

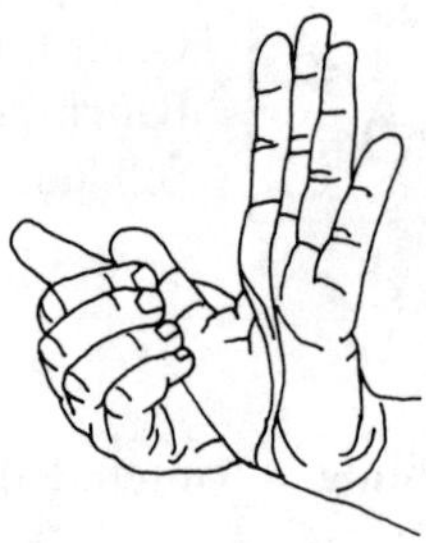

Seite 92

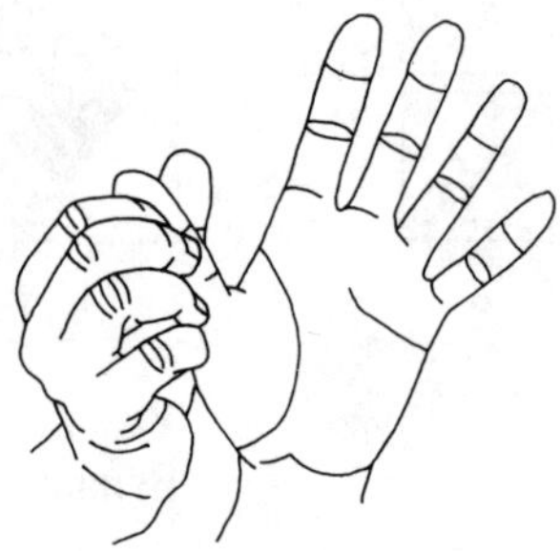

Seite 92

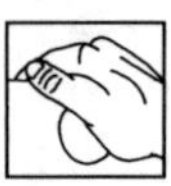

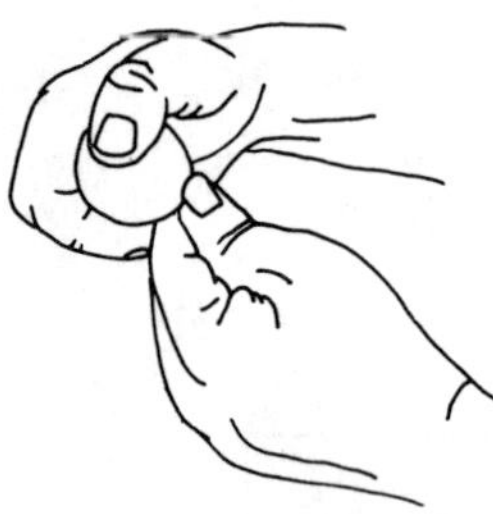

Seite 111

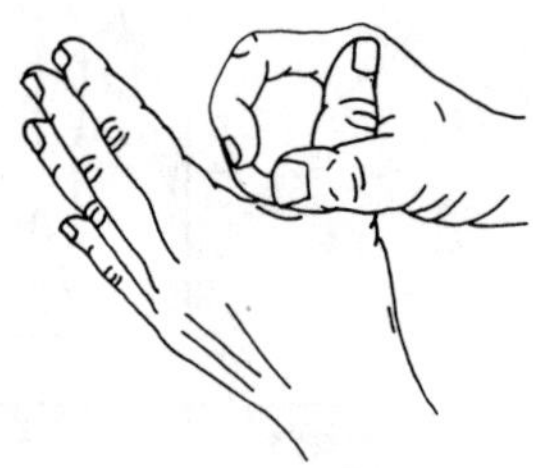

Seite 109

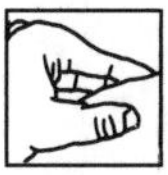

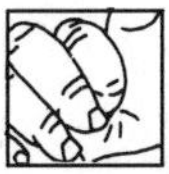

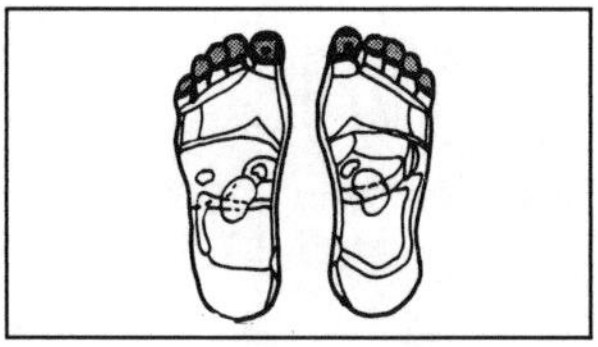

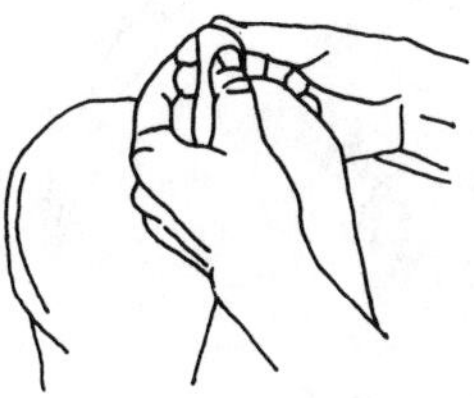

Seite 58

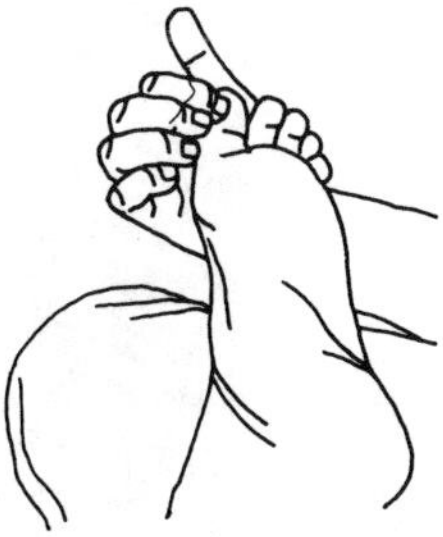

Seite 60

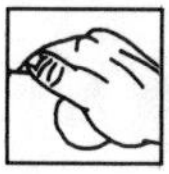

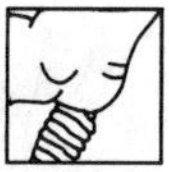

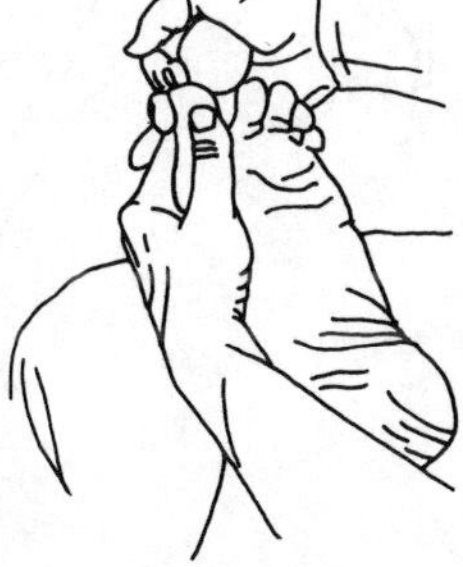

Seite 76

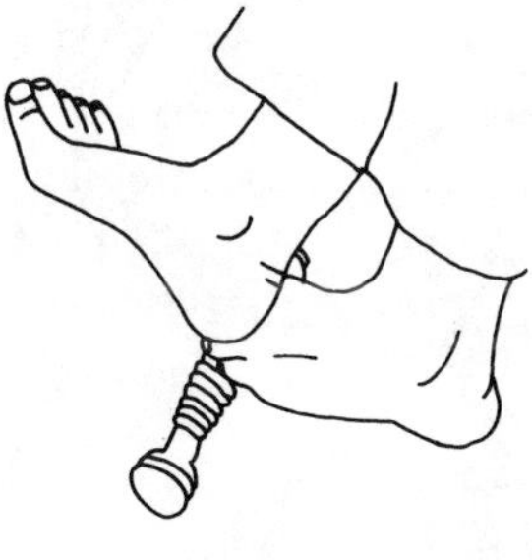

Seite 78

Gesicht

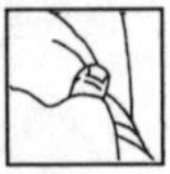

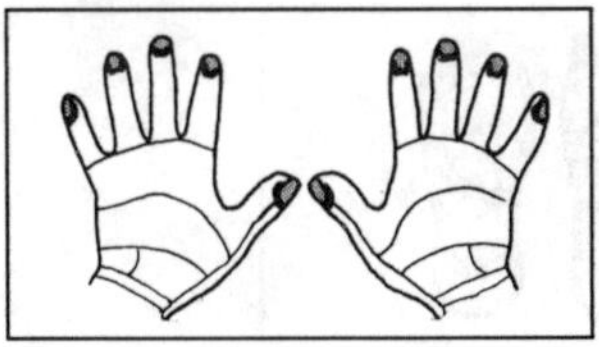

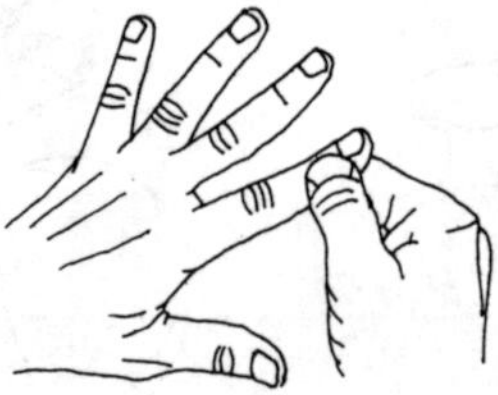

Seite 98

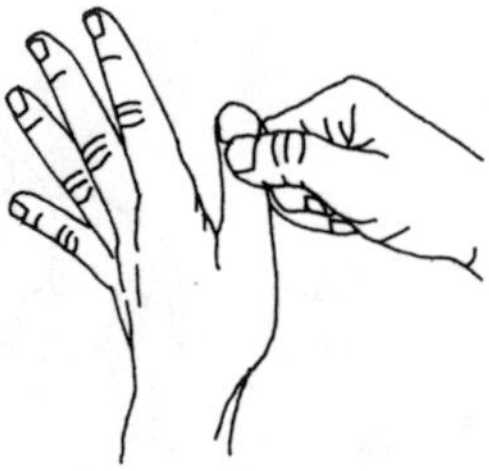

Seite 98

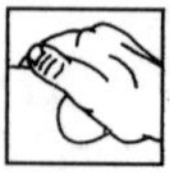

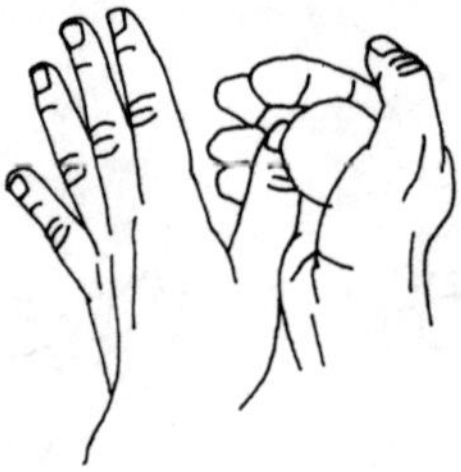

Seite 111

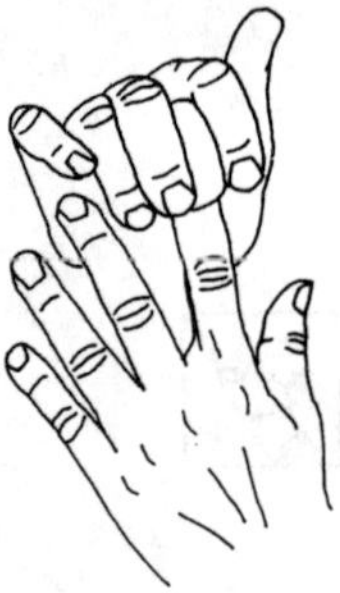

Seite 111

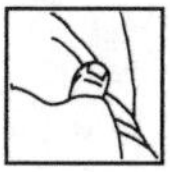

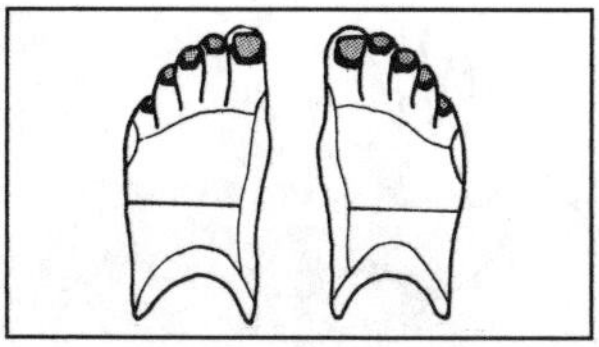

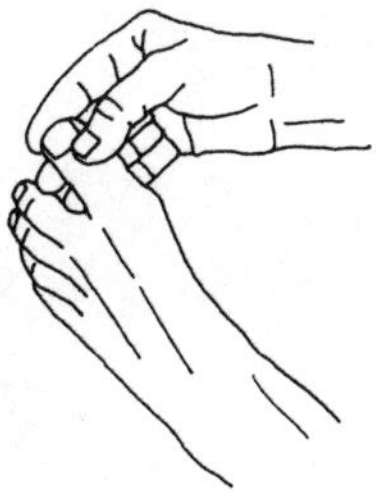

Seite 63

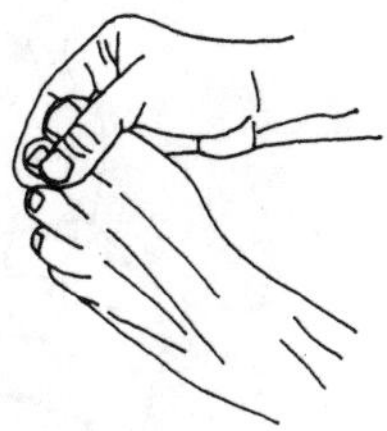

Seite 63

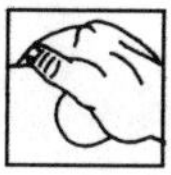

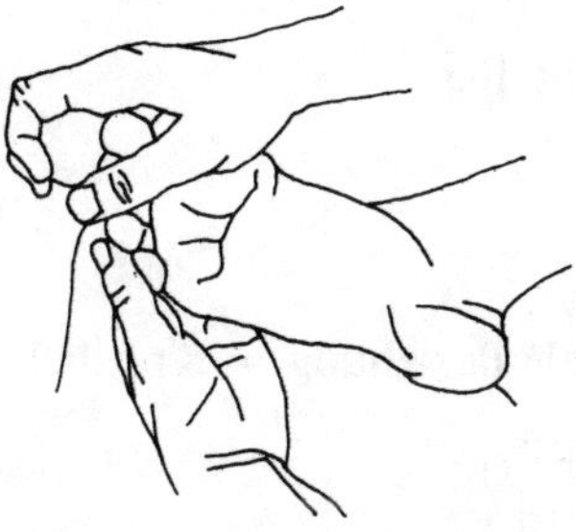

Seite 76

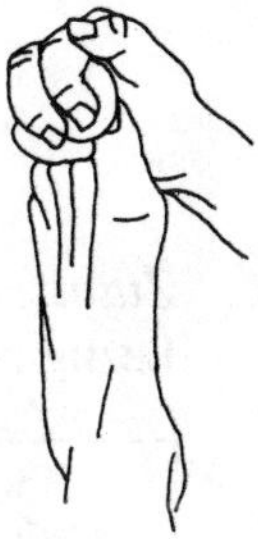

Seite 76

Handgelenk

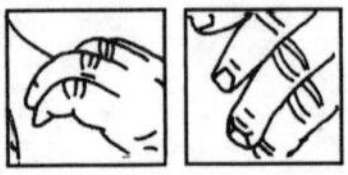

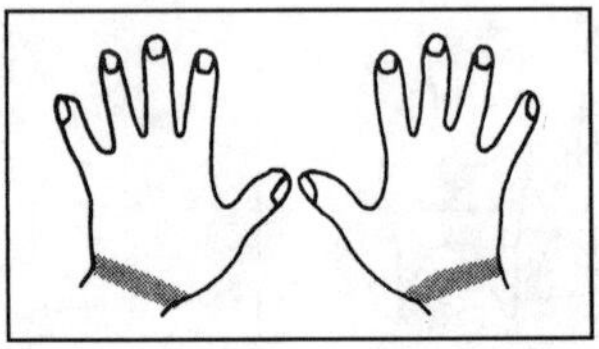

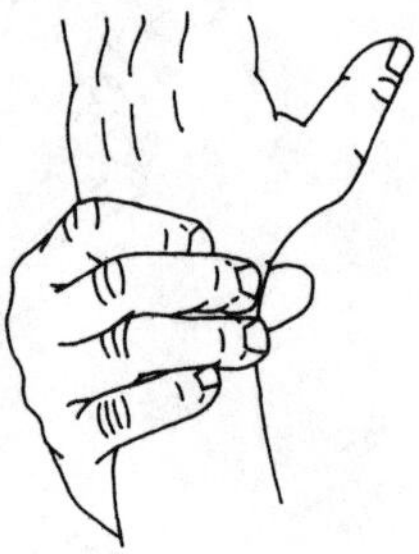

Seite 105

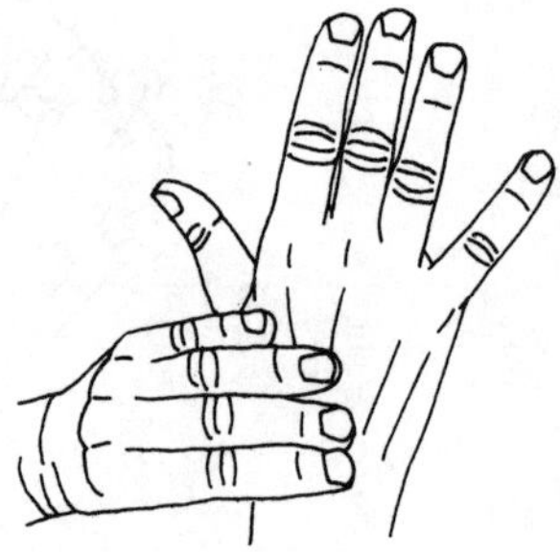

Seite 100

Zusatzgebiet:
Bezugszonale Beziehung = Knöchel

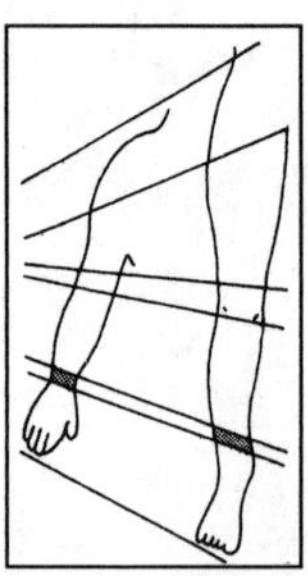

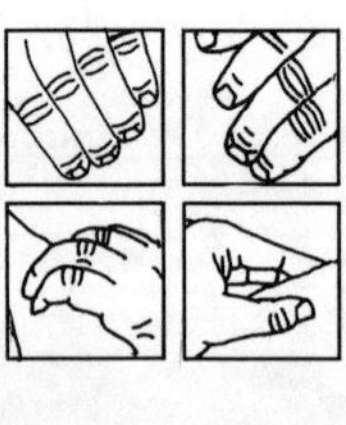

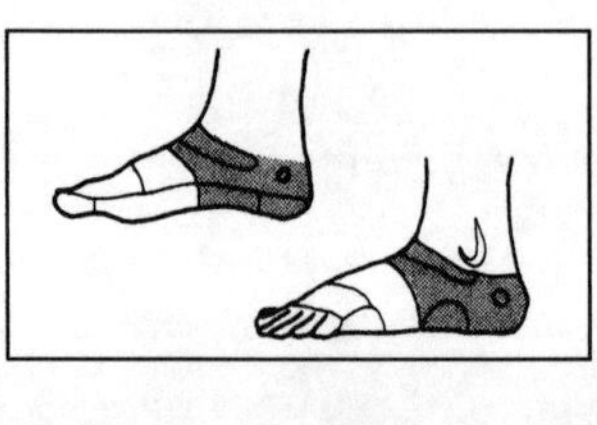

Zusatzgebiet:
Benachbarte Beziehung = Schulter

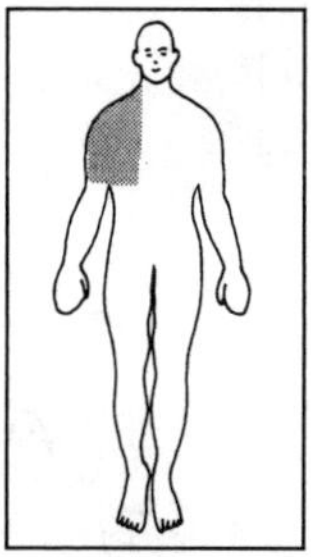

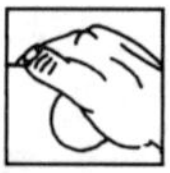

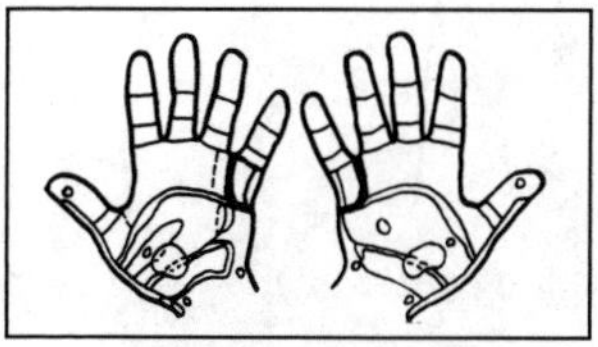

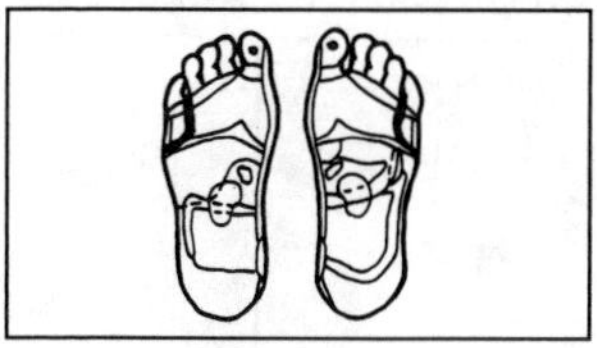

Harnblase

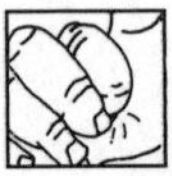

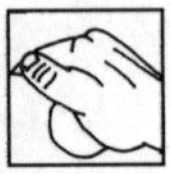

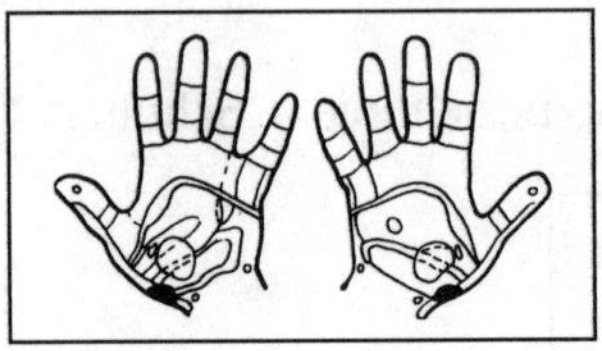

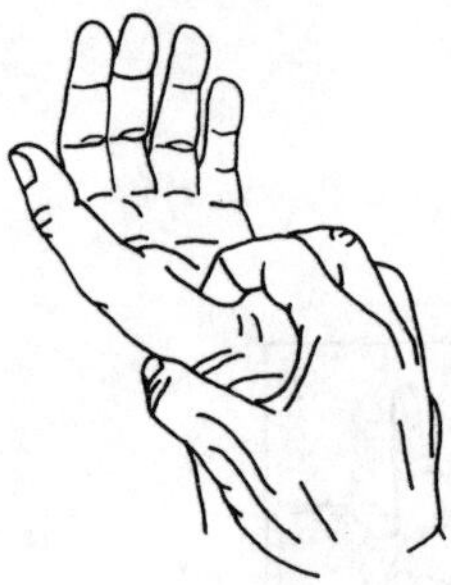

Seite 93

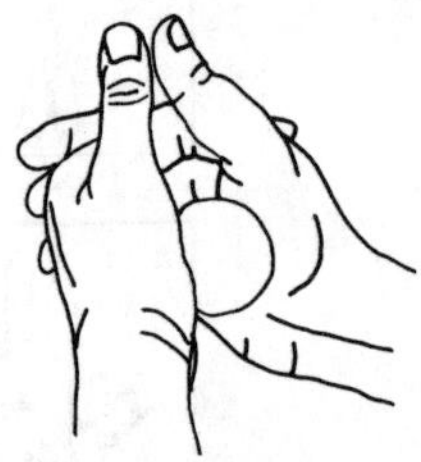

Seite 110

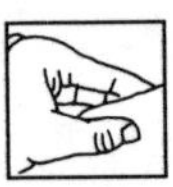

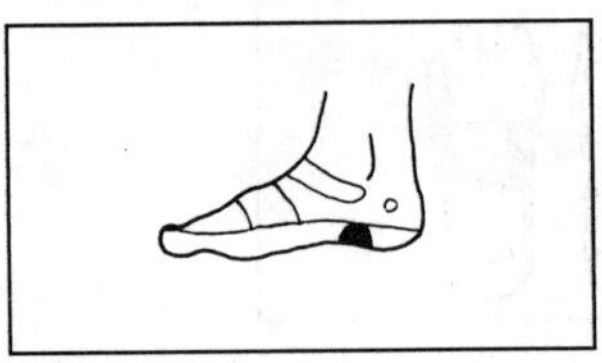

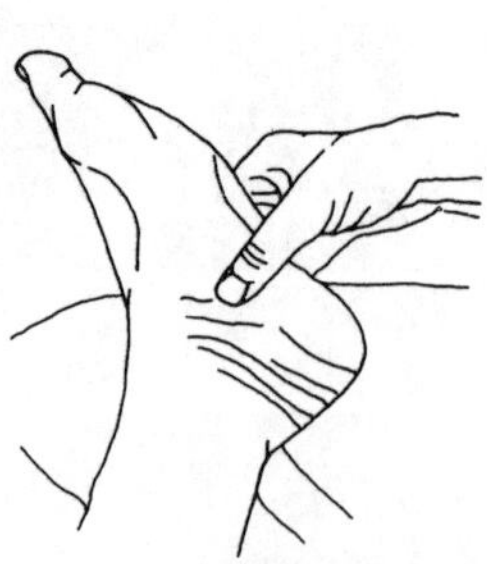

Seite 67

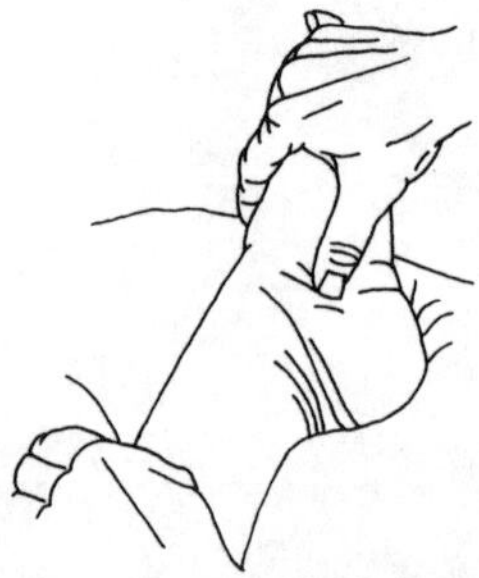

Seite 67

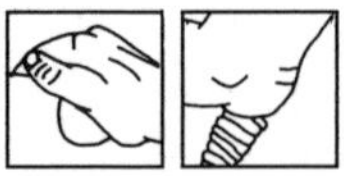

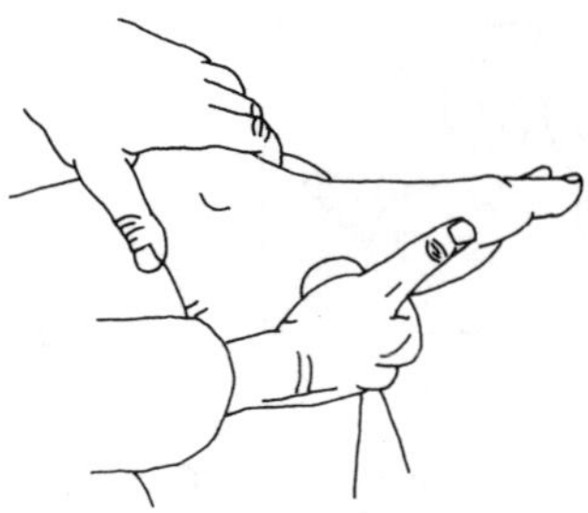

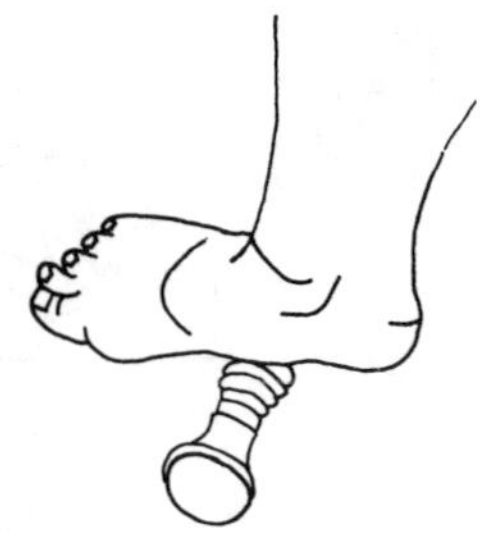

Seite 75 Seite 77

Zusatzgebiet:
Systemverwandte Beziehung = Nieren

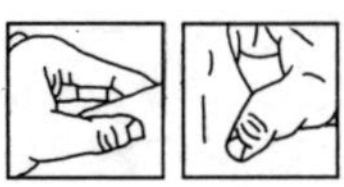

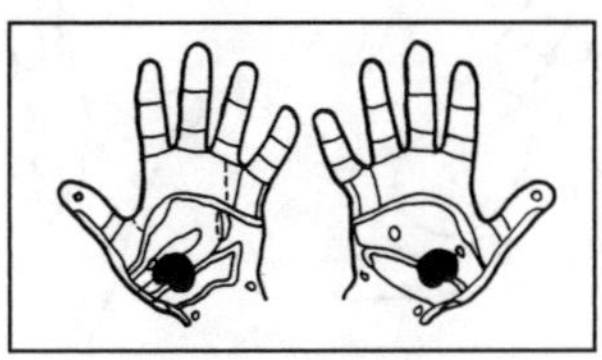

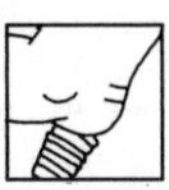

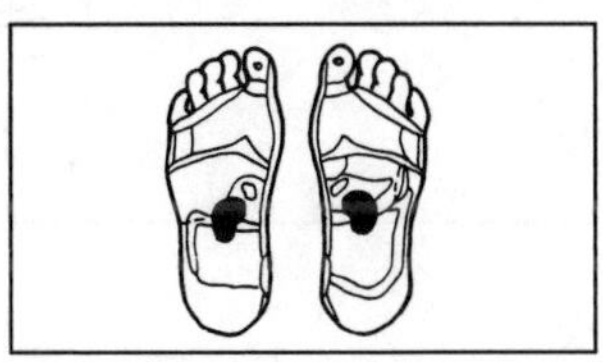

Herz

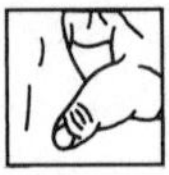

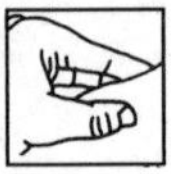

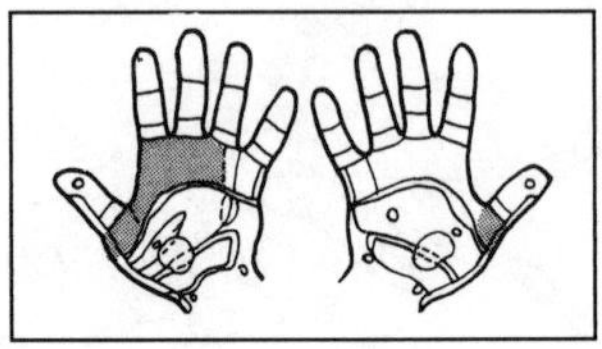

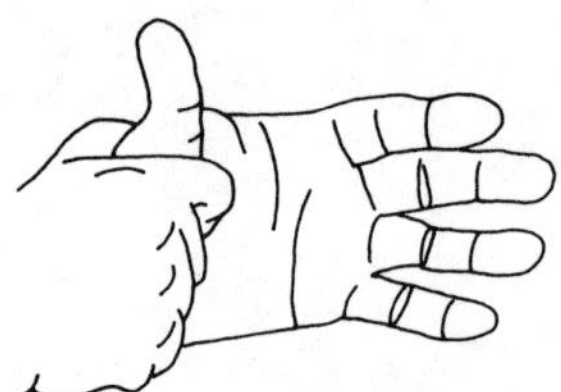

Seite 96

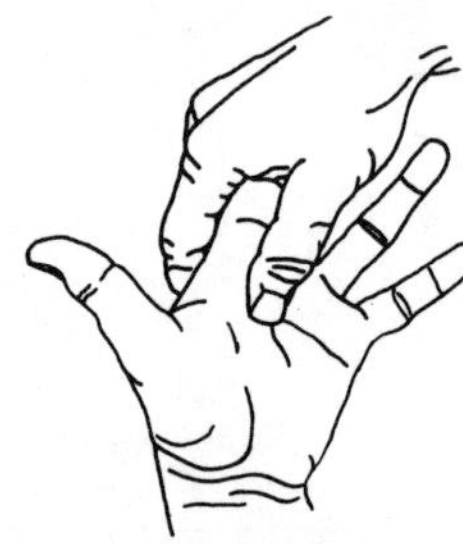

Seite 91

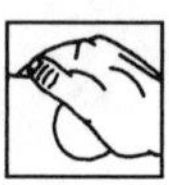

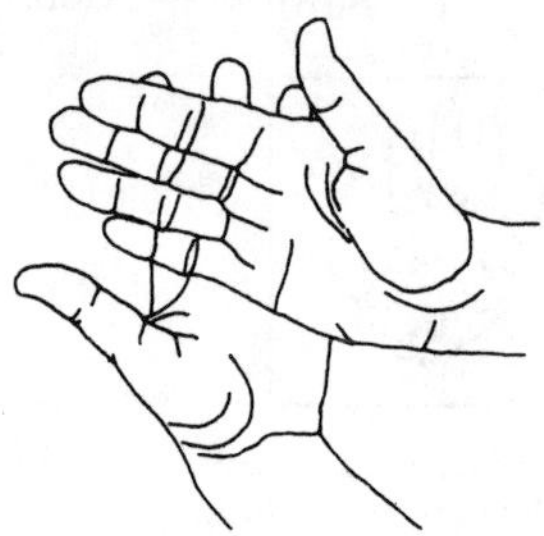

Seite 143

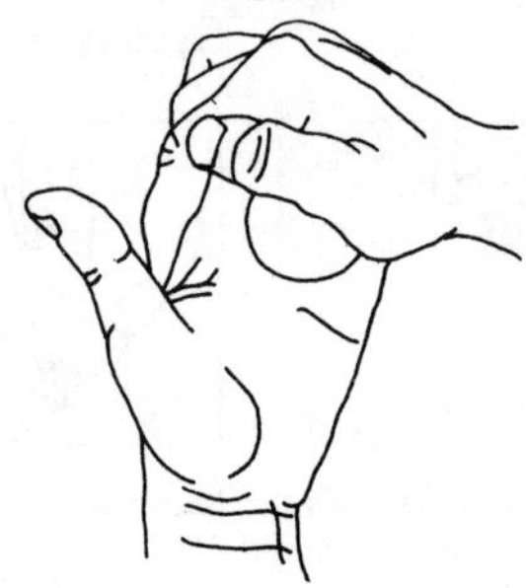

Seite 110

Zusatzgebiet:
Zonale Beziehung = Sigmoid

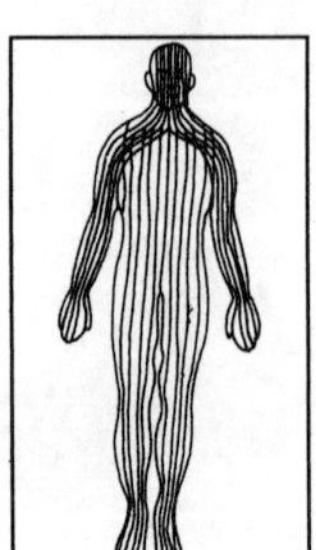

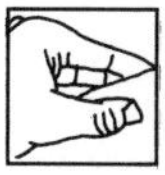

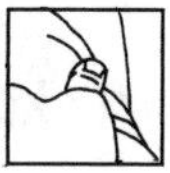

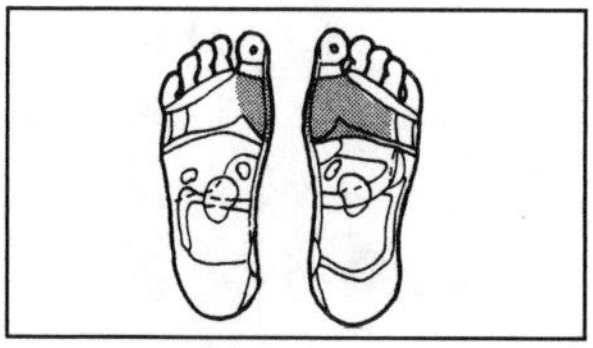

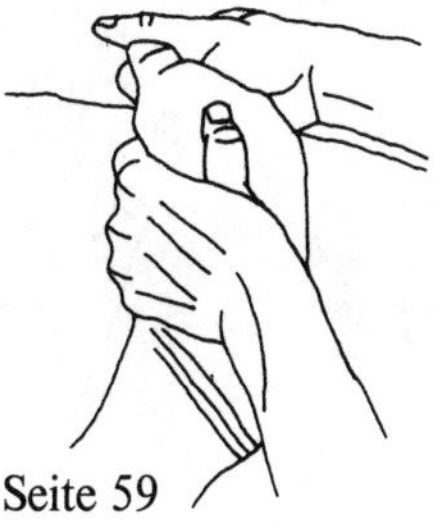

Seite 59

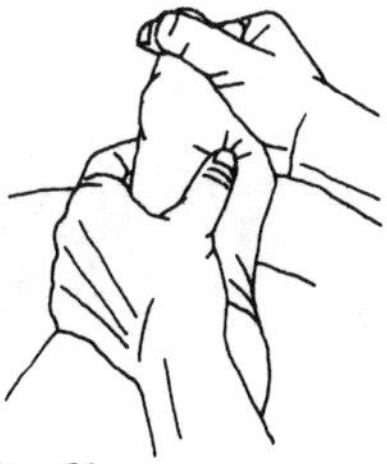

Seite 61

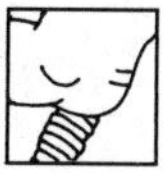

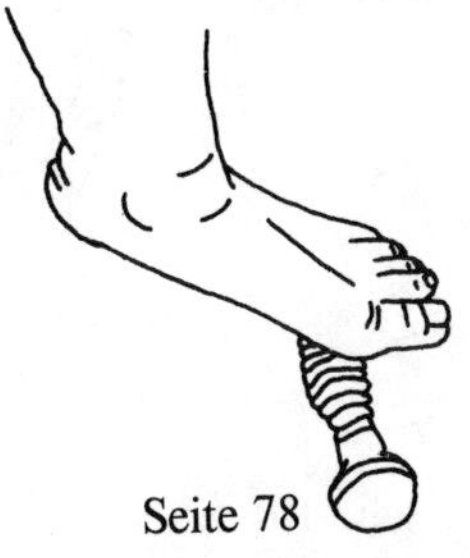

Seite 78

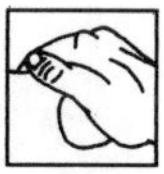

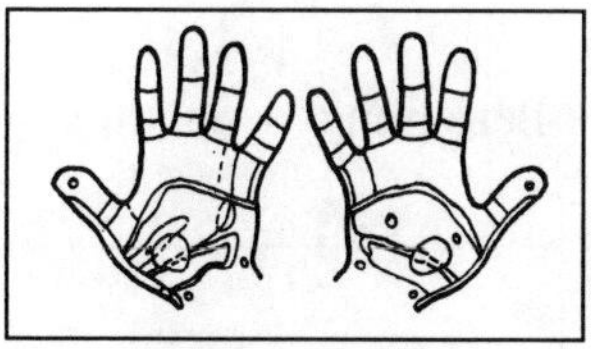

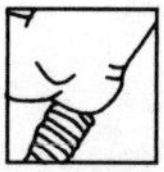

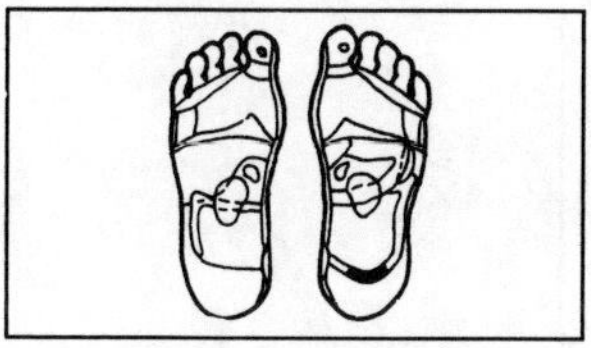

Hüfte/Ischiasnerv

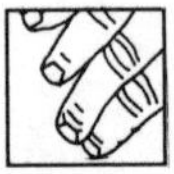

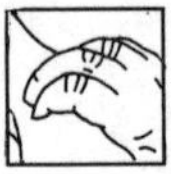

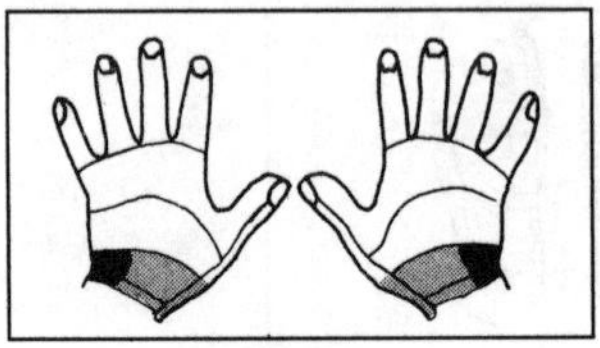

Hoden
(siehe Eierstöcke)

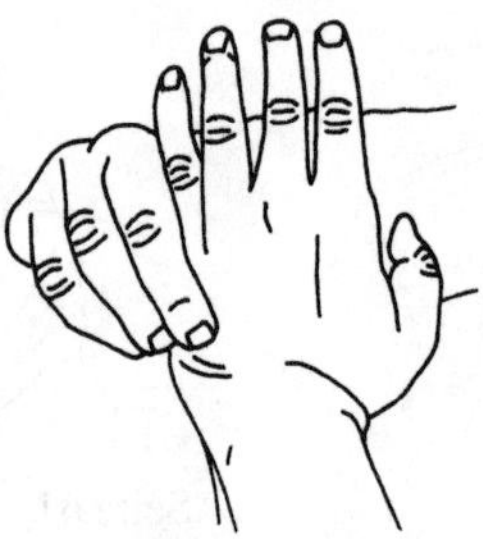

Seite 100

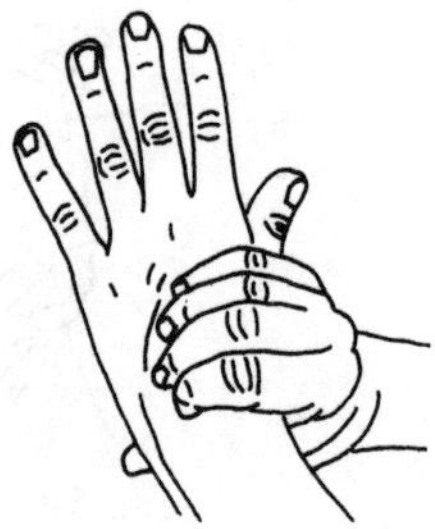

Seite 102

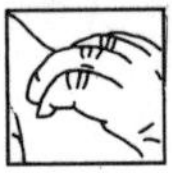

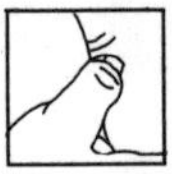

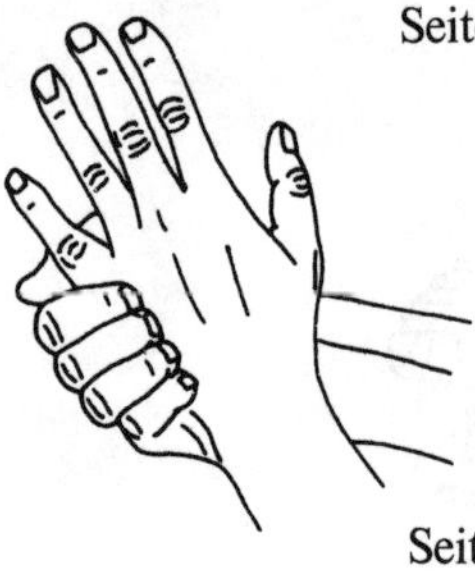

Seite 101

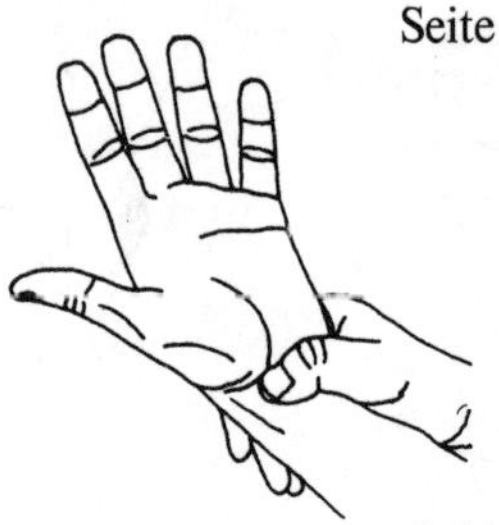

Seite 101

Zusatzgebiet:
Bezugszonale Beziehung = Schulter

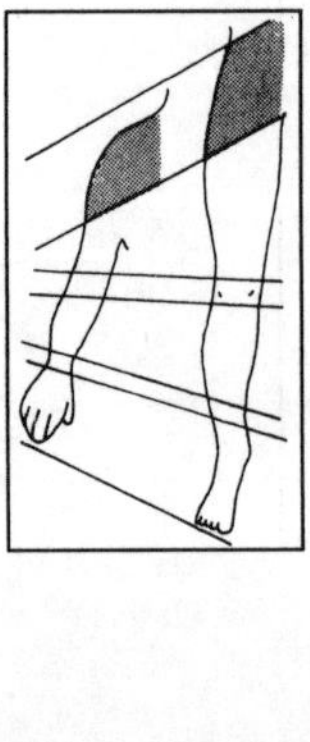

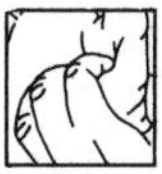
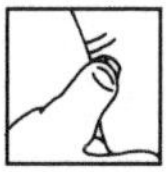
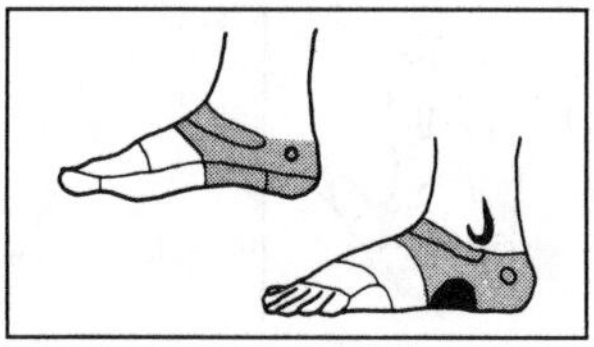

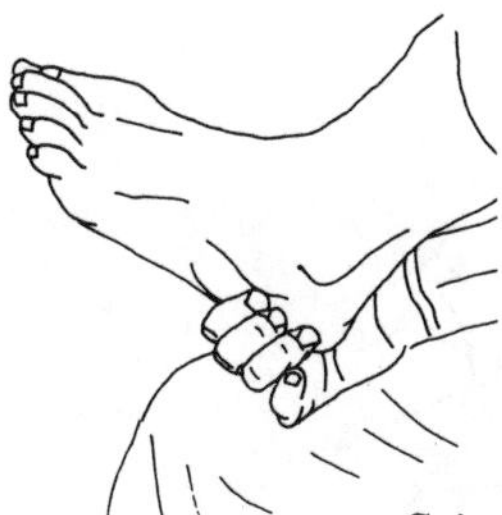

Seite 68

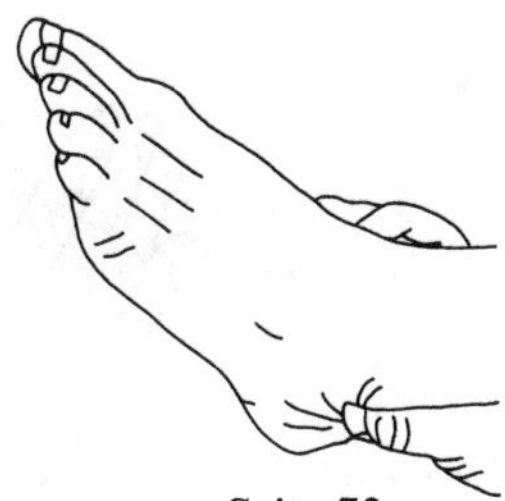

Seite 72

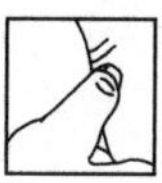

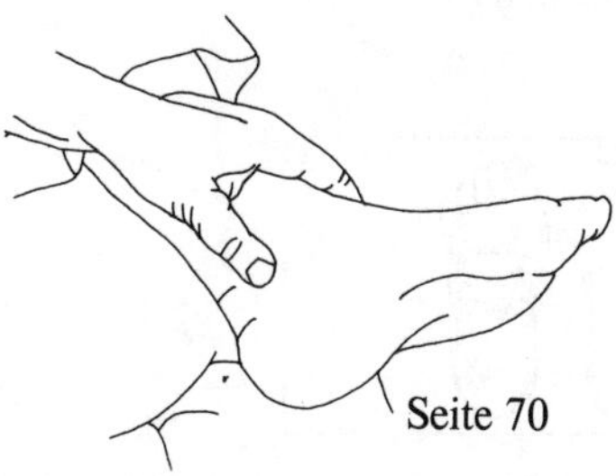

Seite 70

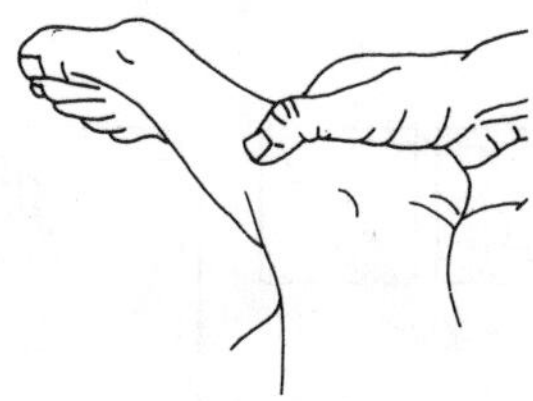

Seite 71

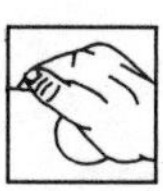
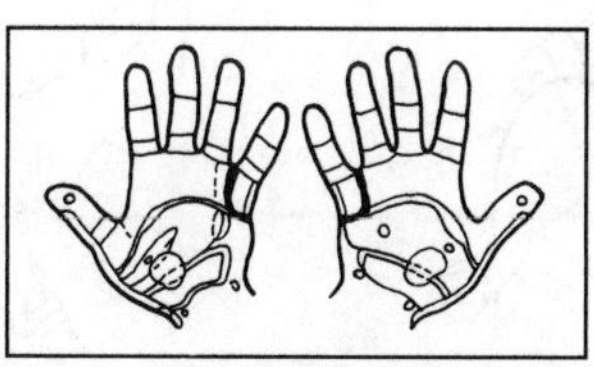
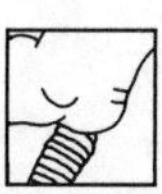
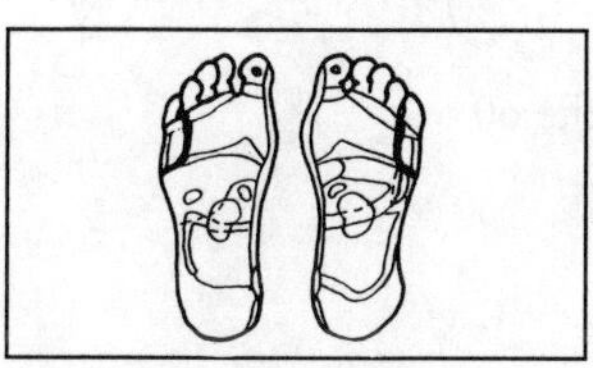

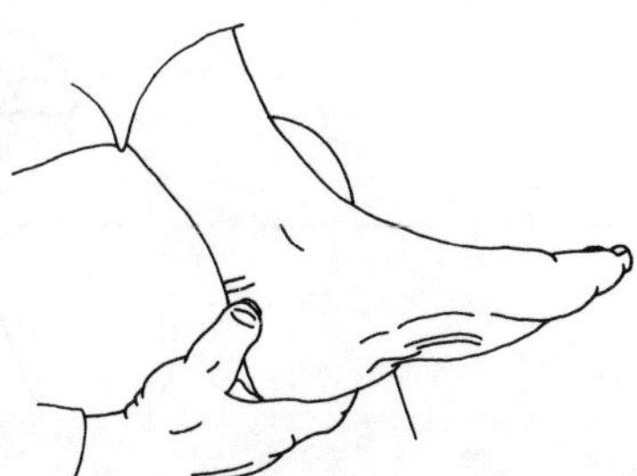

Seite 70

Hypophyse

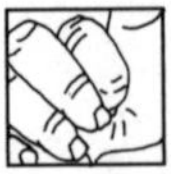

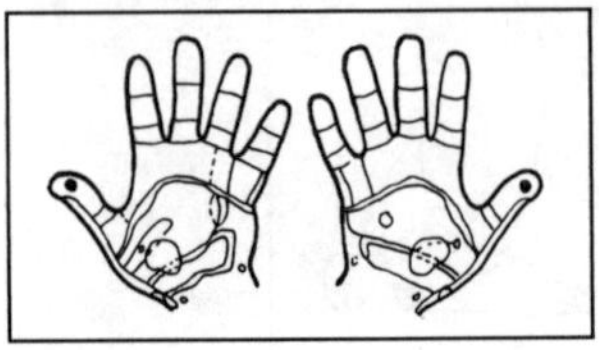

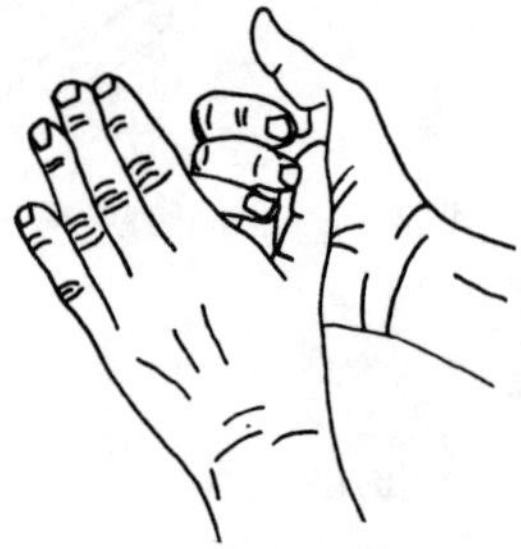

Seite 92

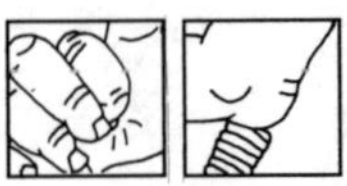

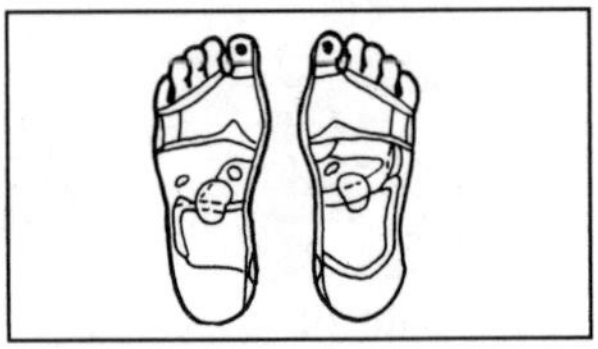

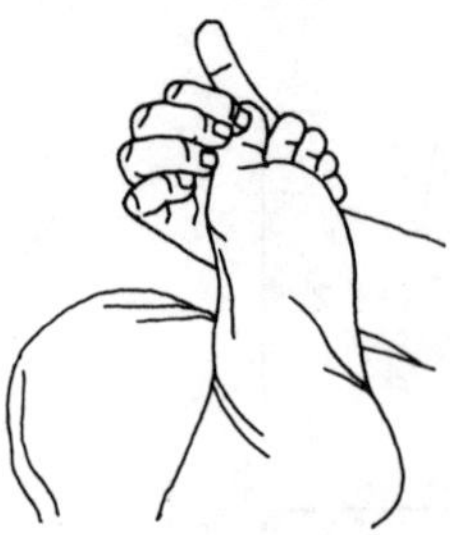

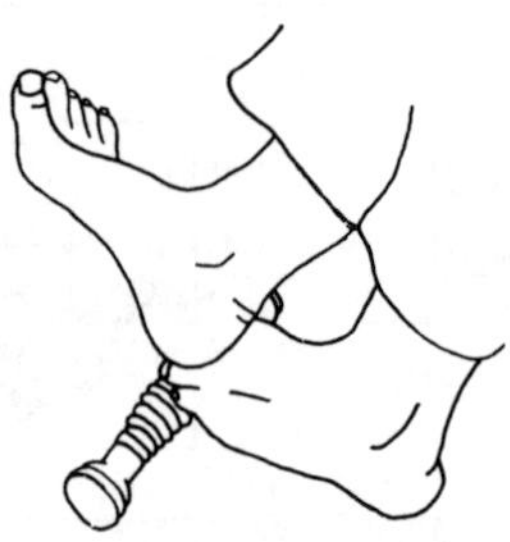

Seite 60

Seite 78

Zusatzgebiet:
Systemverwandte Beziehung =
Innersekretorische Drüsen

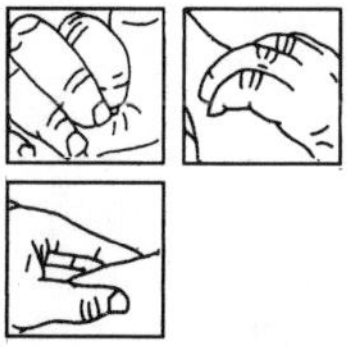

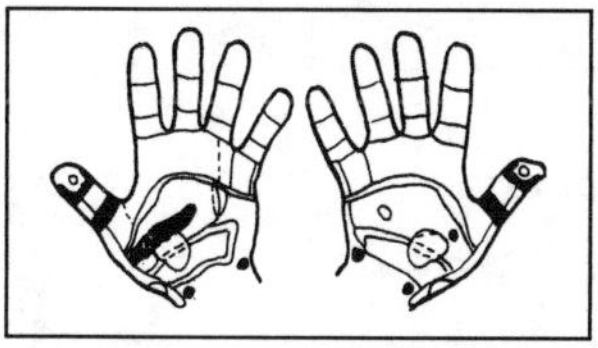

Gehirn, Nebennieren, Bauchspeicheldrüse / Eierstöcke / Hoden, Gebärmutter / Prostata / Schilddrüse

Funktion:
Eine der wichtigsten innersekretorischen Drüsen

Beteiligt an:
Wachstum, Stoffwechsel, Regulierung anderer innersekretorischer Drüsen, Regulierung der Körpertemperatur

Ischiasnerv

(siehe Hüfte)

Knie/Schenkel

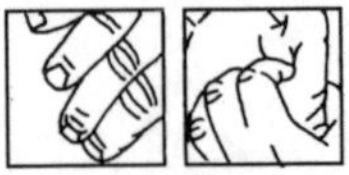

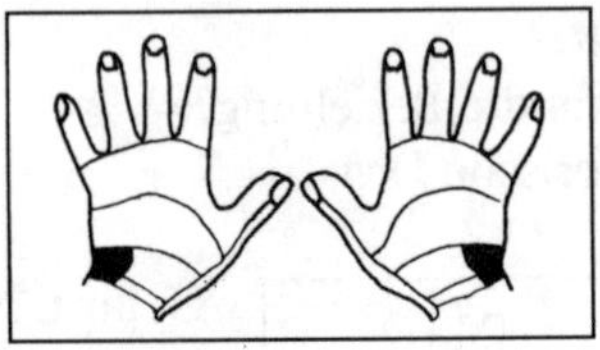

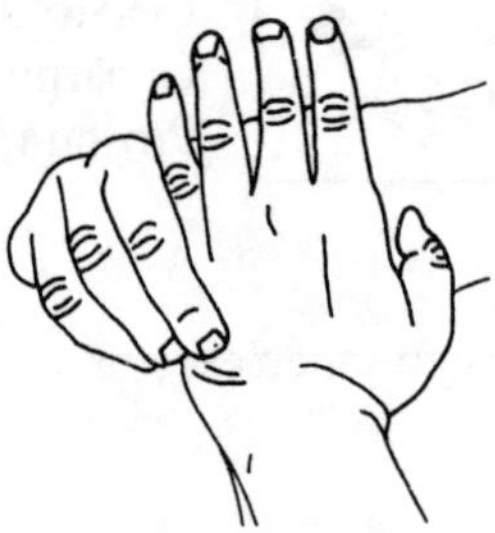

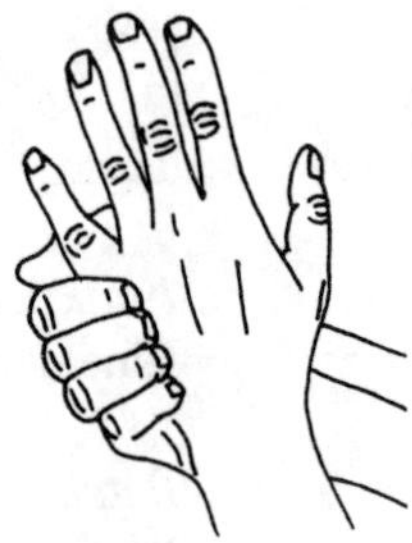

Seite 100

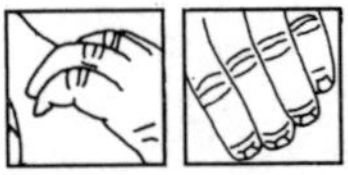

Seite 101

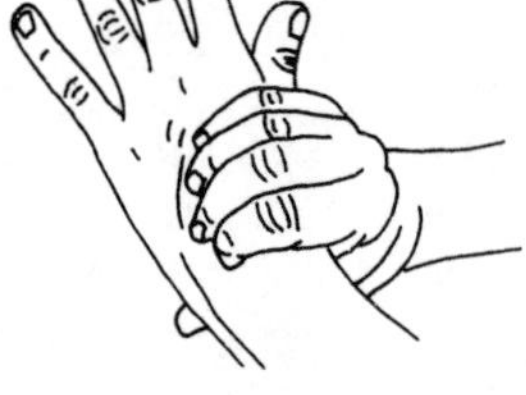

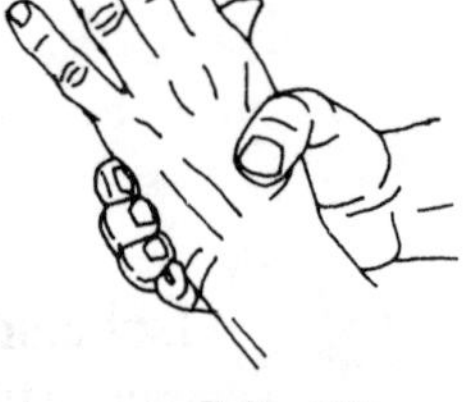

Seite 101

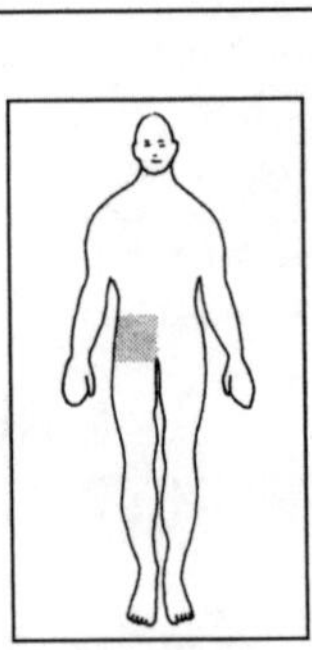

Seite 104

Zusatzgebiet:
Benachbarte
Beziehung =
Untere
Rückenregion

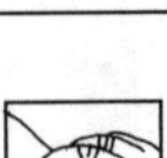

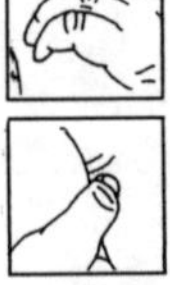

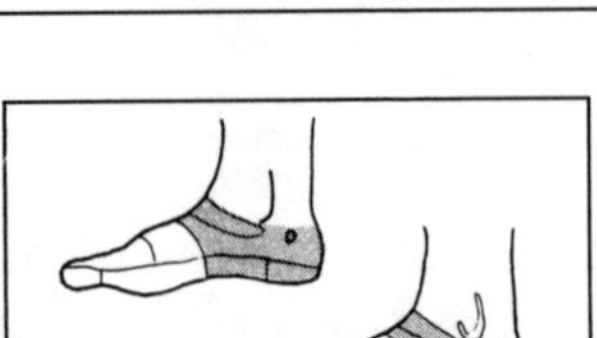

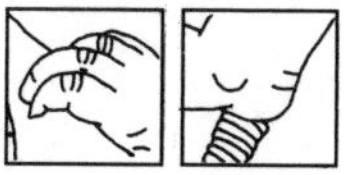

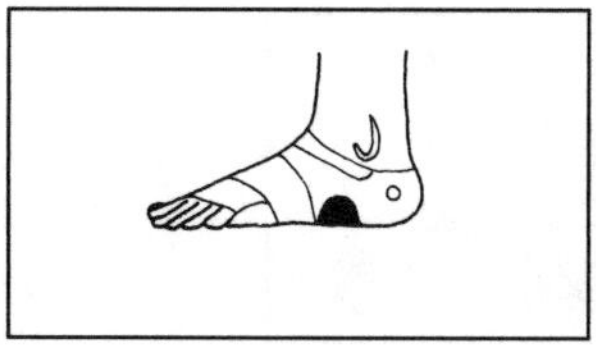

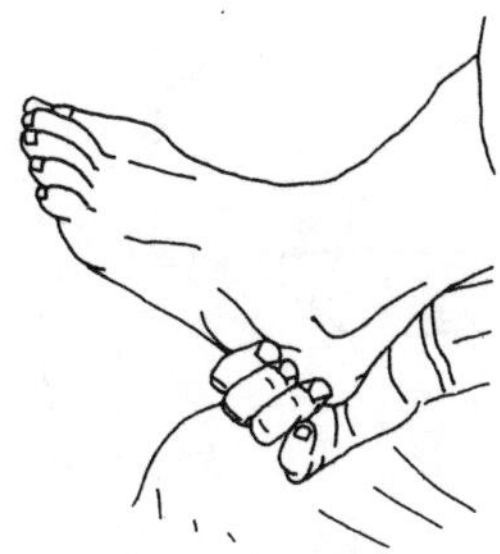

Seite 69

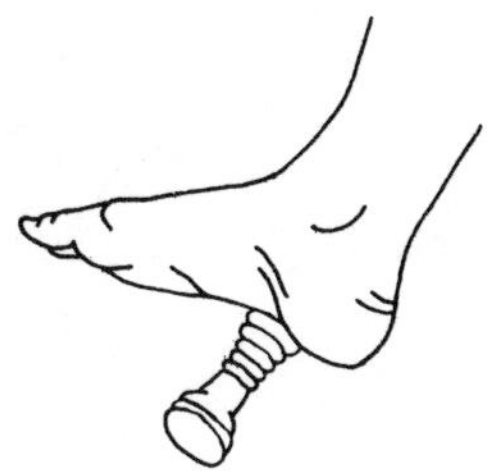

Seite 77

Zusatzgebiet:
Bezugszonale
Beziehung =
Ellbogen

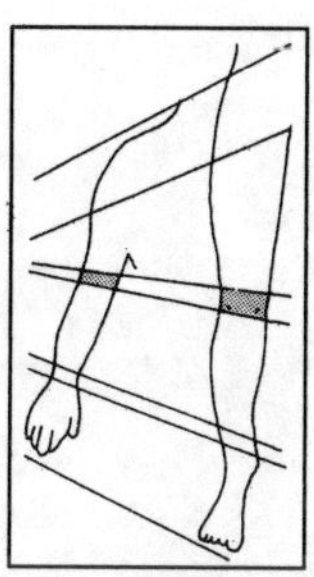

Knöchel

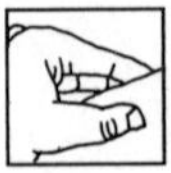

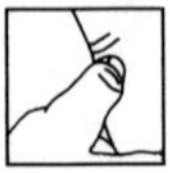

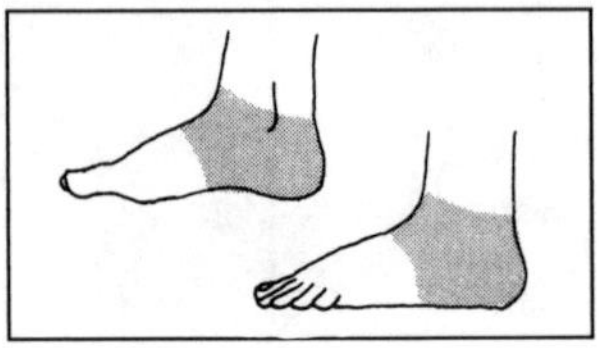

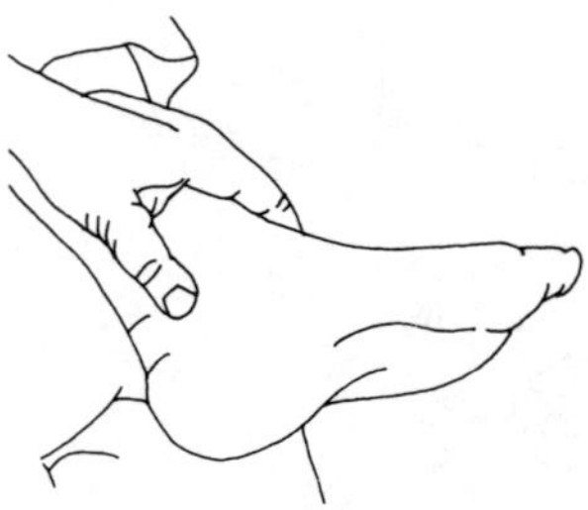

Seite 70

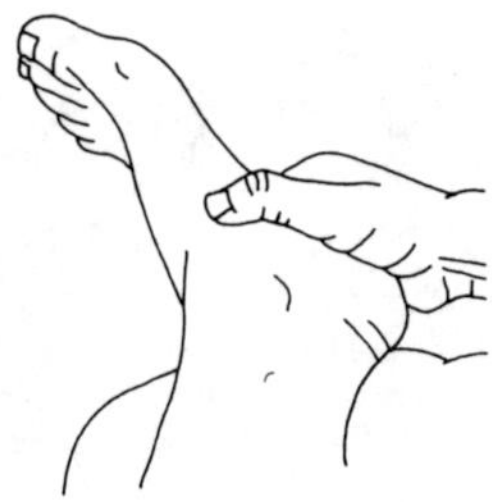

Seite 71

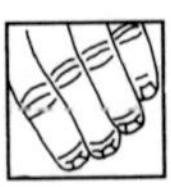

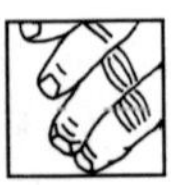

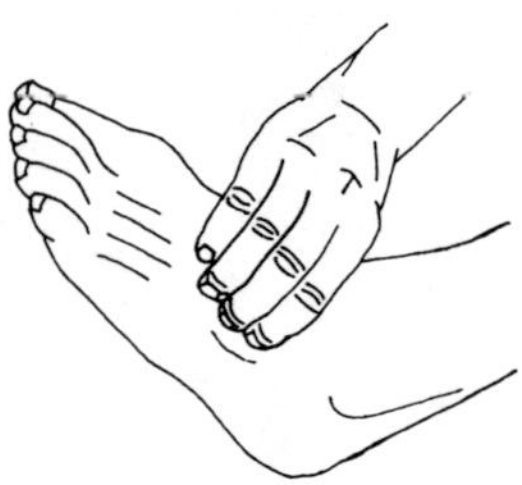

Seite 65

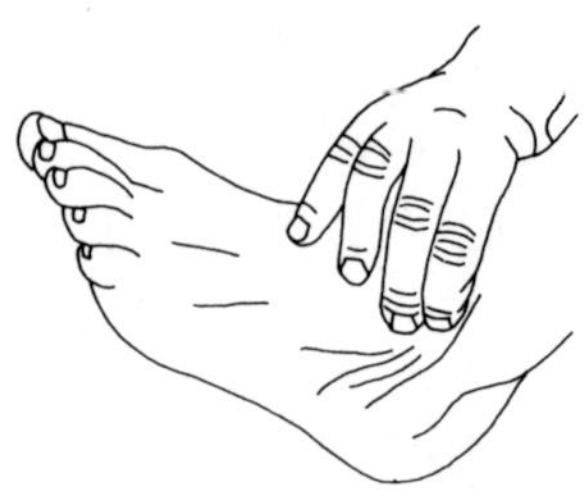

Seite 65

Zusatzgebiet:
Bezugszonale
Beziehung =
Handgelenk

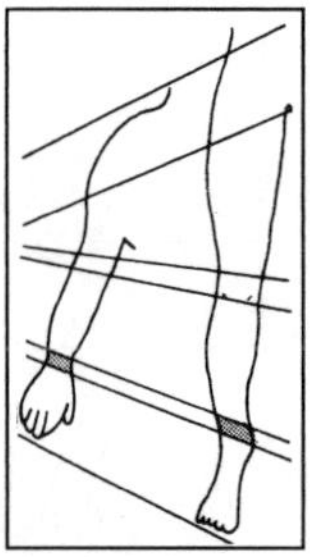

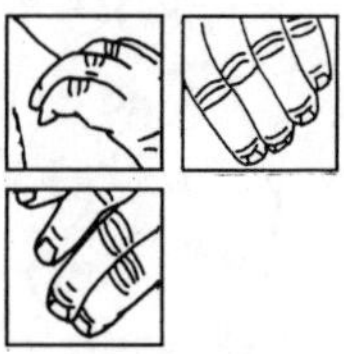

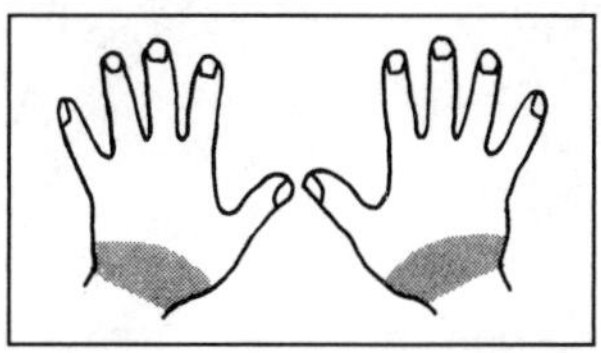

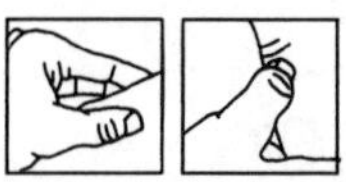

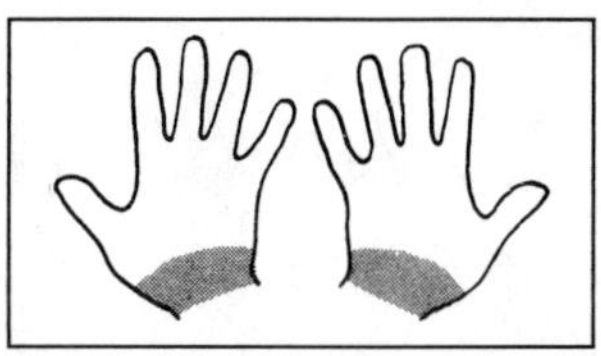

Zusatzgebiet:
Benachbarte
Beziehung =
Untere
Rückenregion

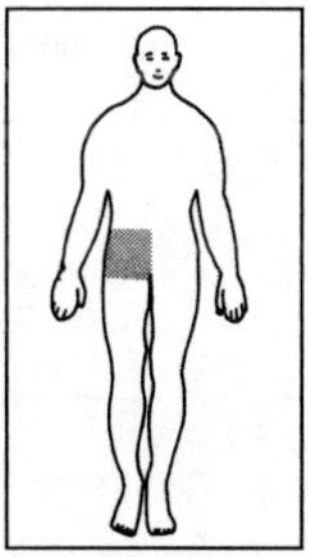

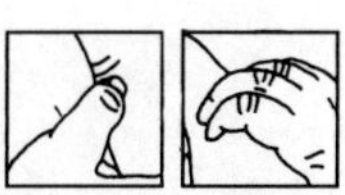

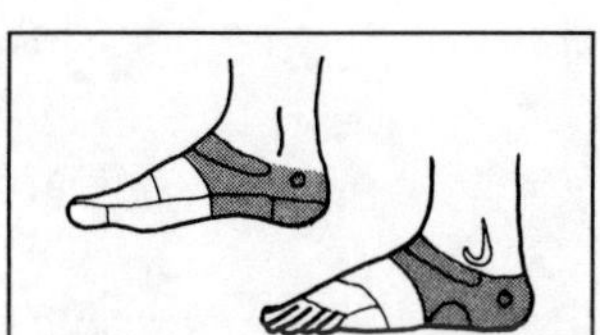

Kopf

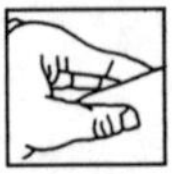

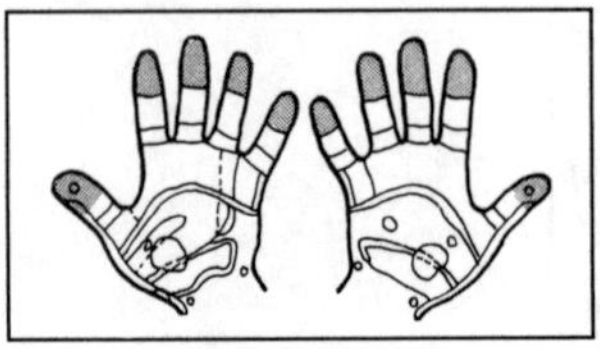

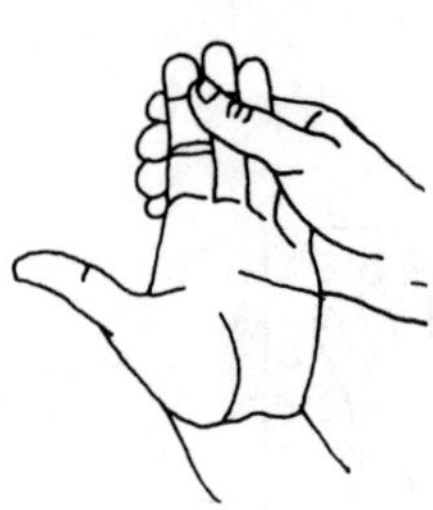

Seite 90

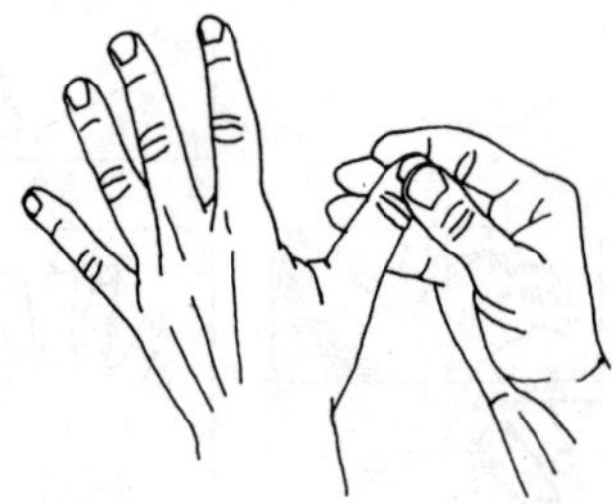

Seite 98

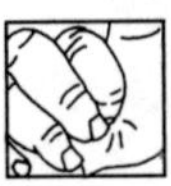

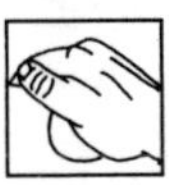

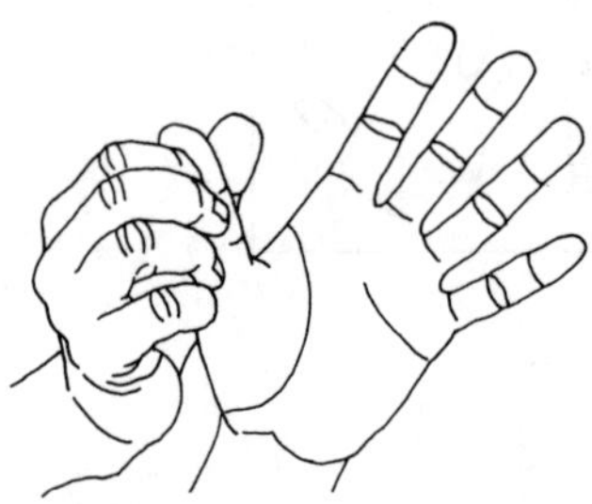

Seite 92

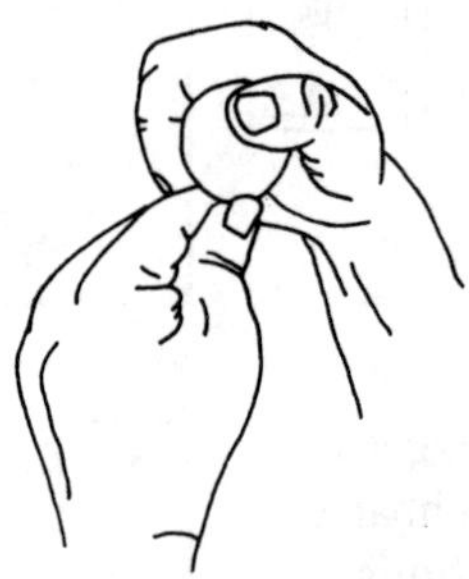

Seite 111

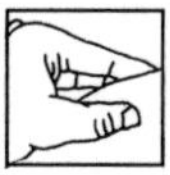

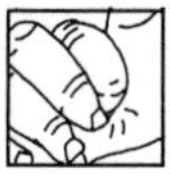

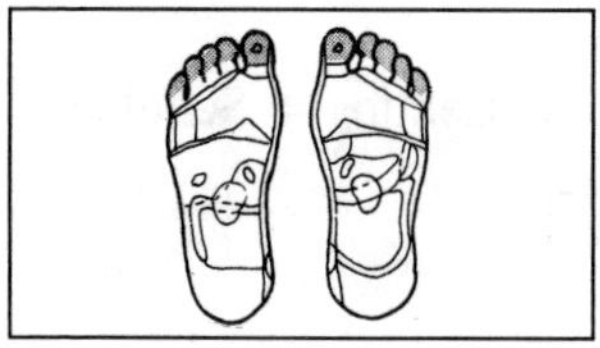

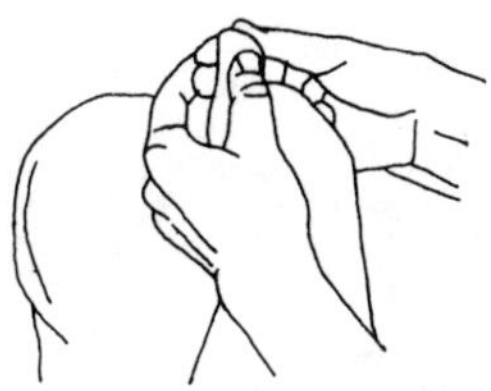

Seite 58

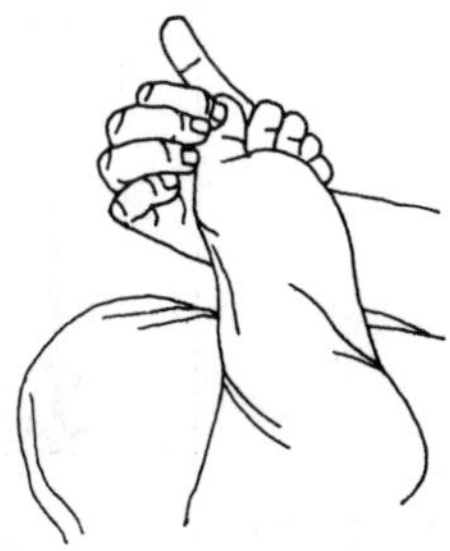

Seite 60

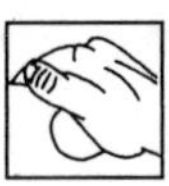

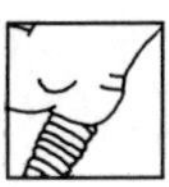

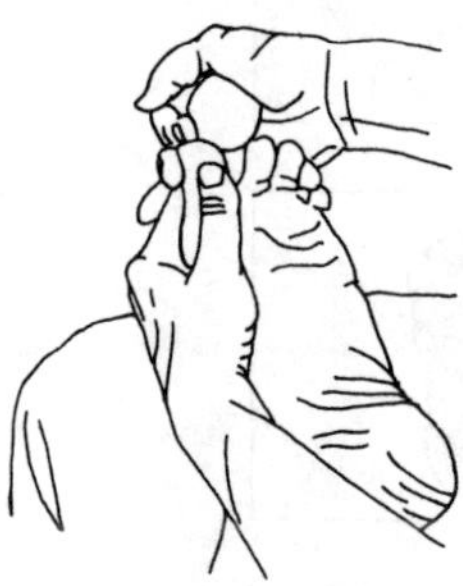

Seite 76

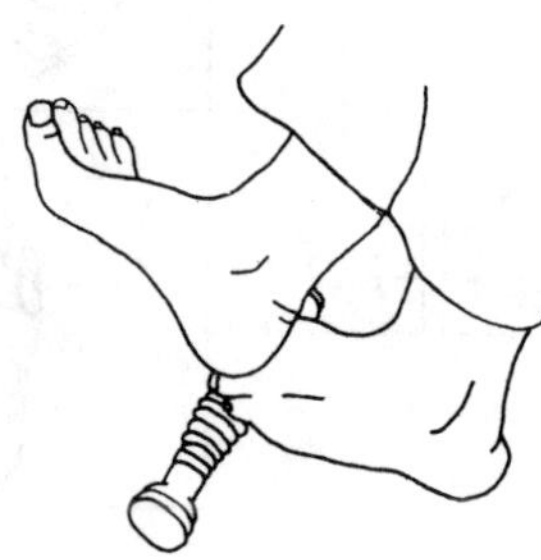

Seite 78

Kopf

Zusatzgebiet:
Benachbarte Beziehung = Schulter

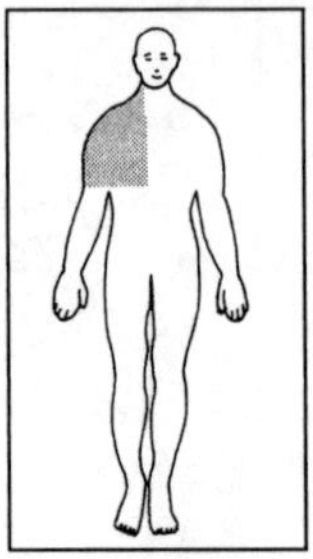

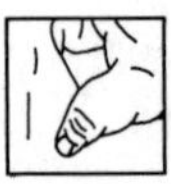

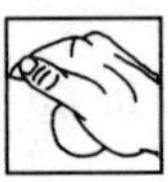

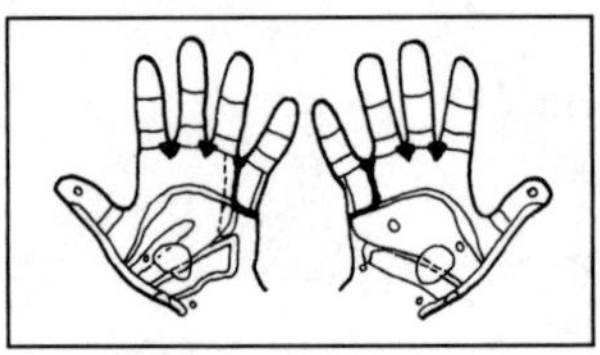

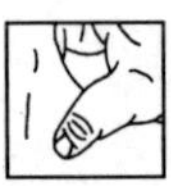

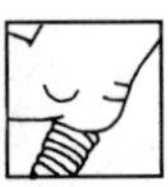

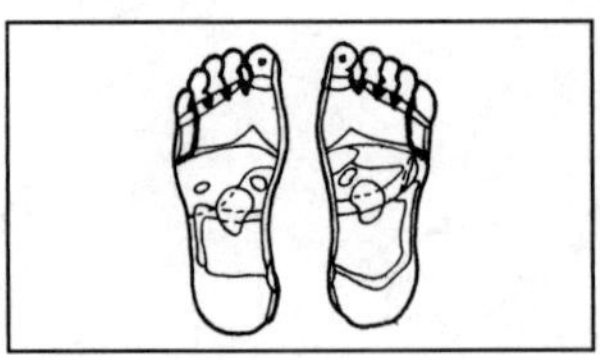

Entgegengesetzte Beziehung = Steißbein

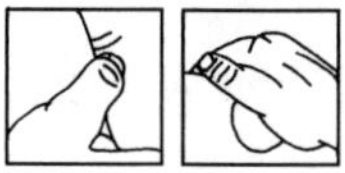

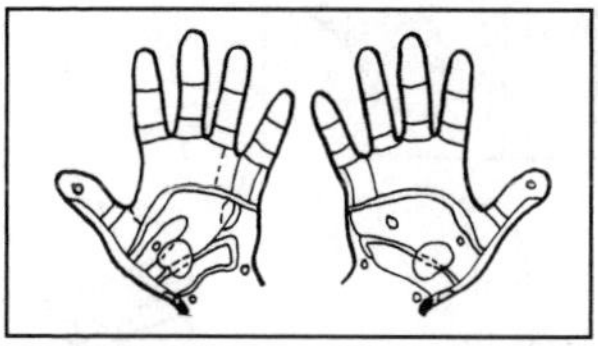

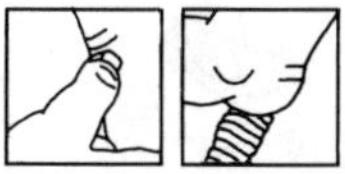

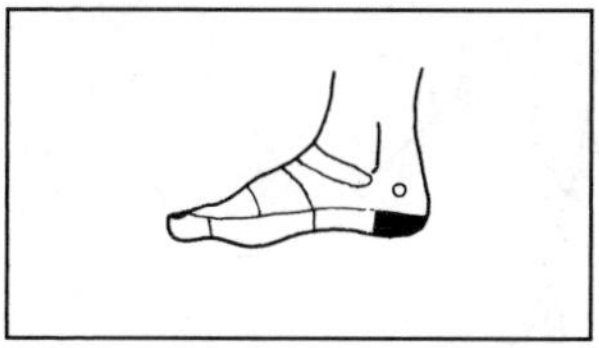

Anmerkung:
Dazu gehören die Gebiete Kopf, Gehirn, Nebenhöhlen, Augen, Ohren, Schädelnerven, Nase

Leber

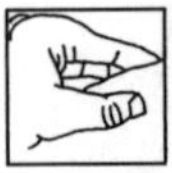
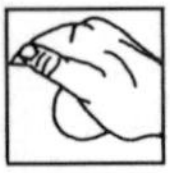
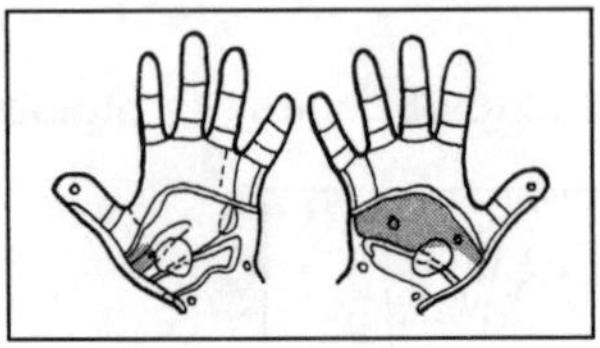

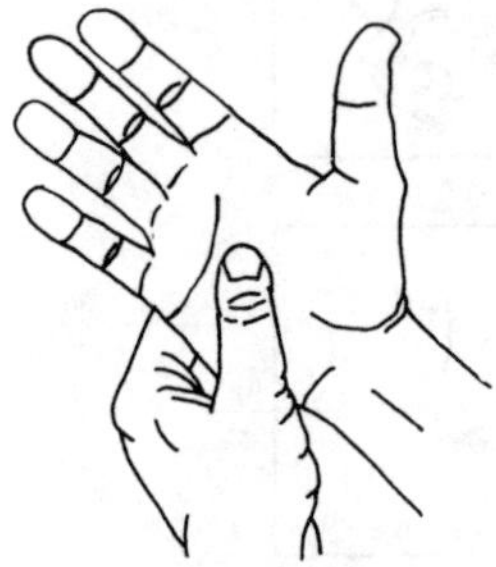

Seite 91

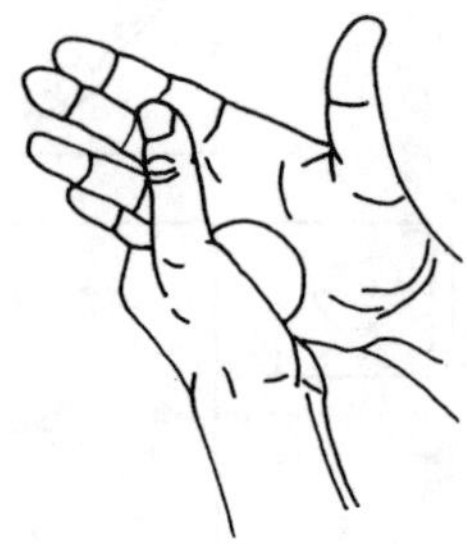

Seite 110

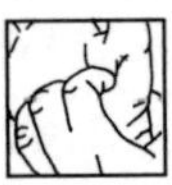

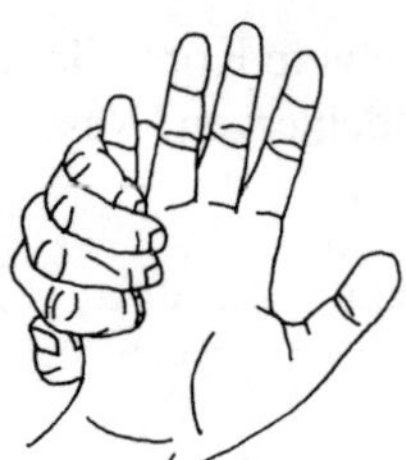

Seite 95

Zusatzgebiet:
System-verwandte Beziehung = Verdauungs-system

Funktion:
Verdauung, Stoffwechsel, Blutgerinnung, Blutentgiftung, Nährstofflagerung, Erzeugung von Körperwärme, Beitrag zum Abwehrmechanismus des Körpers

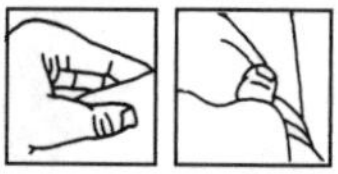

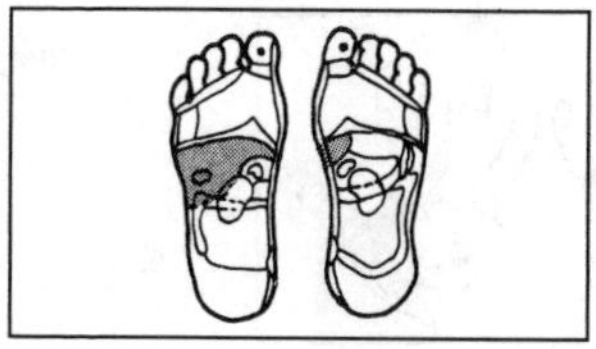

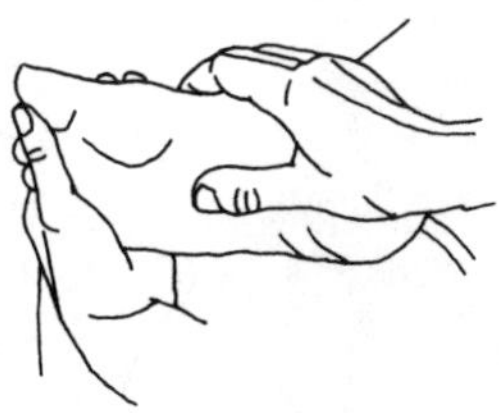

Seite 59

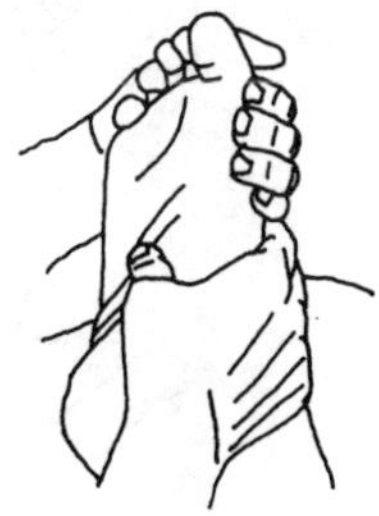

Seite 62

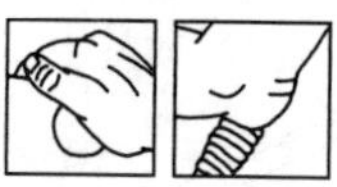

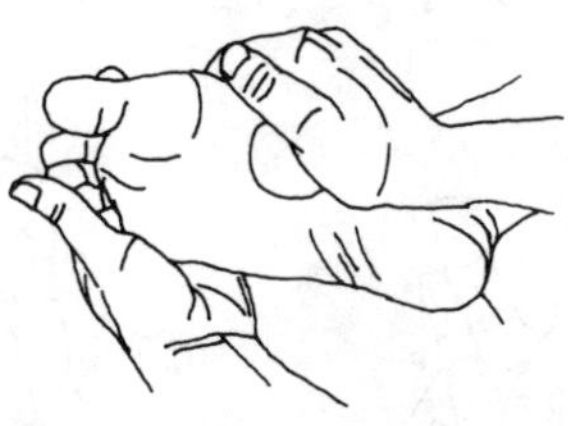

Seite 76

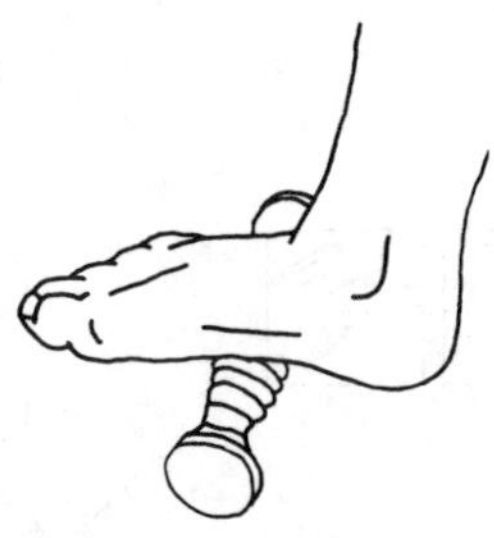

Seite 77

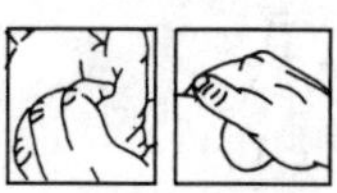

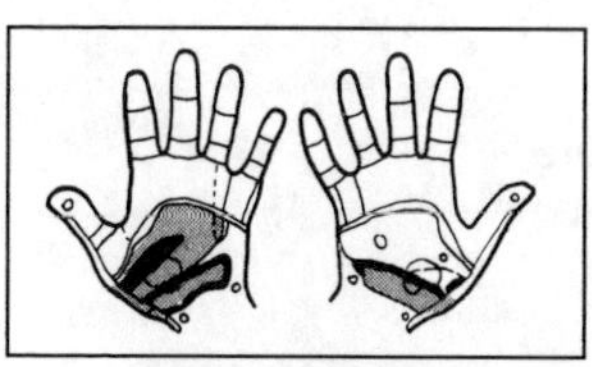

Magen,
Bauchspeicheldrüse,
Gallenblase,
Dickdarm / Dünndarm

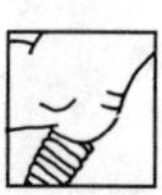

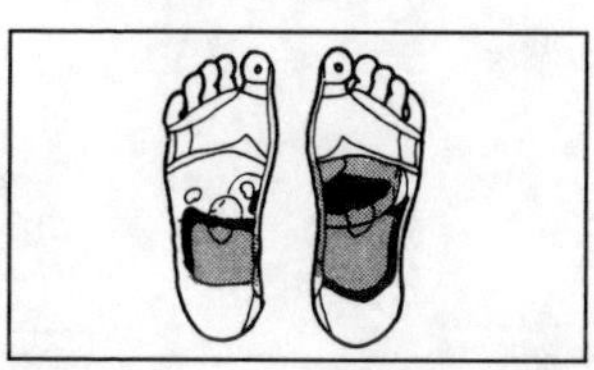

Lunge/Brustkorb/Brust

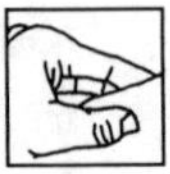

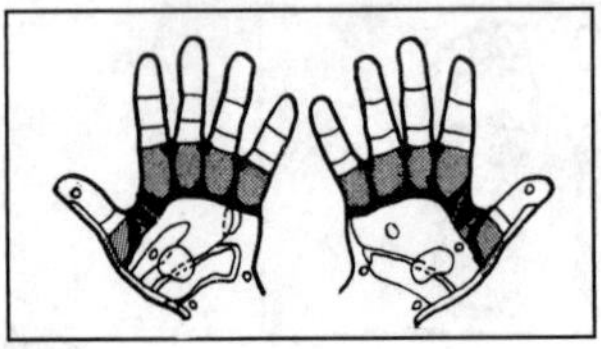

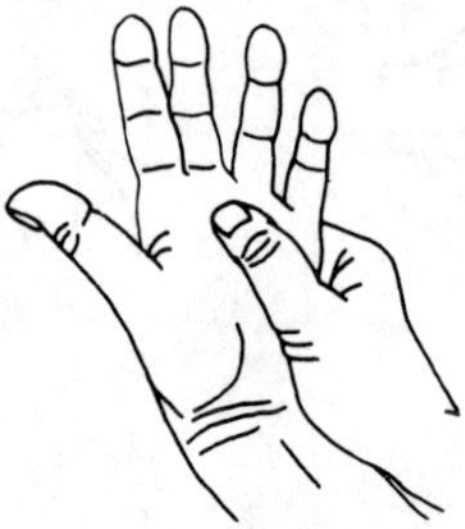

Seite 91

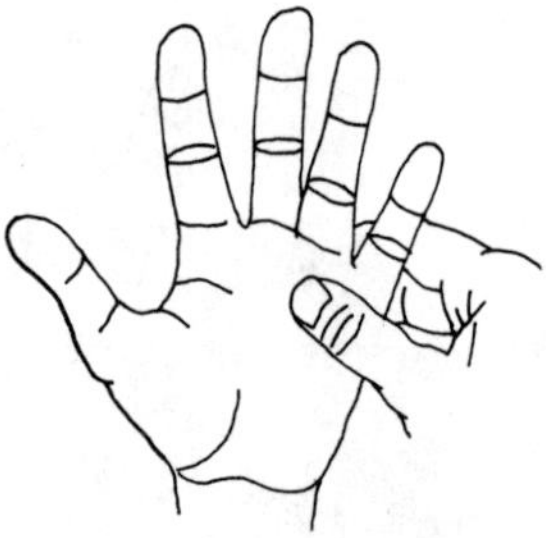

Seite 91

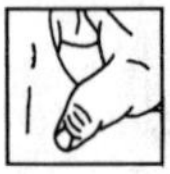

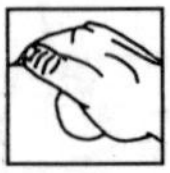

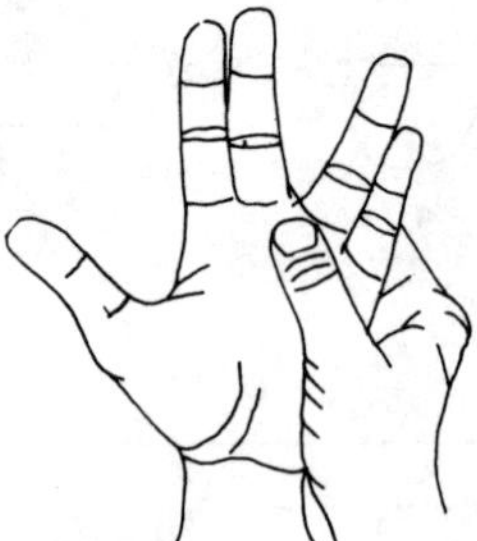

Seite 96

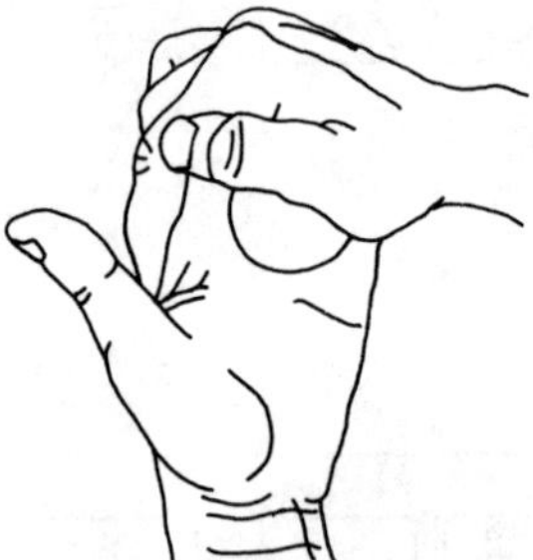

Seite 109

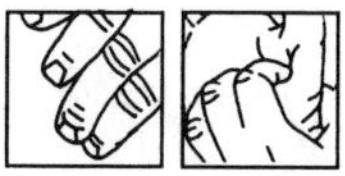

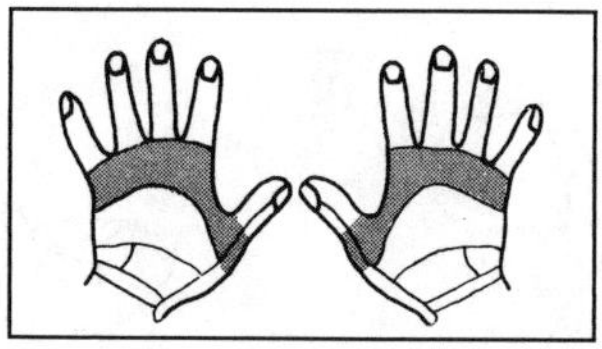

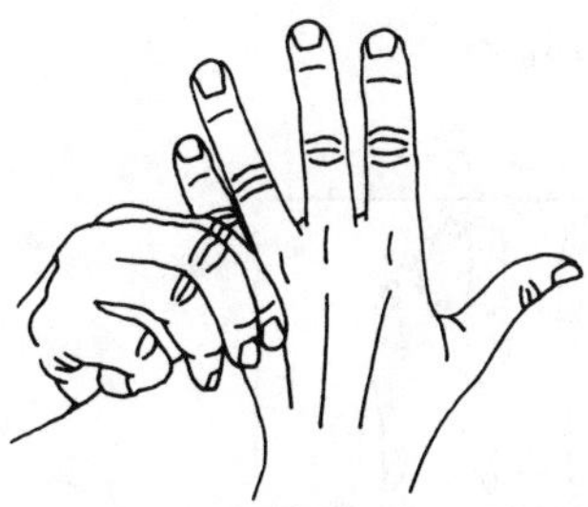

Seite 100

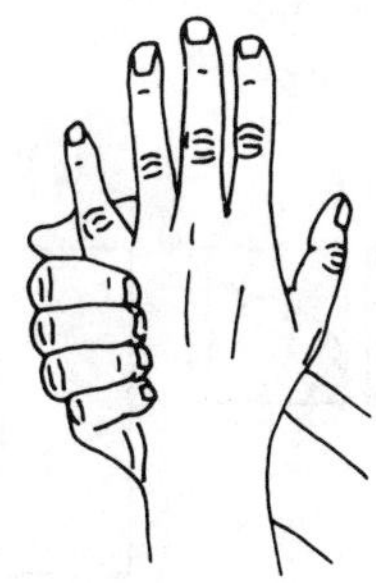

Seite 102

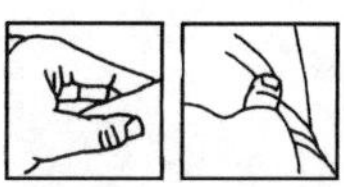

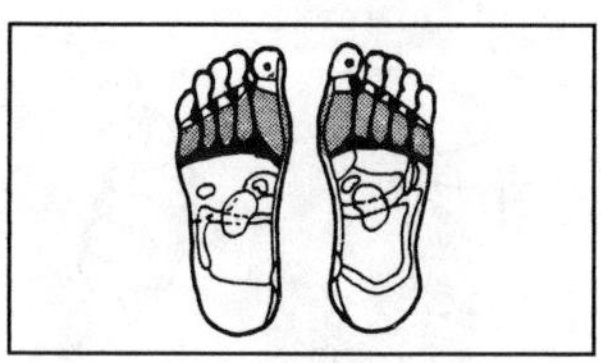

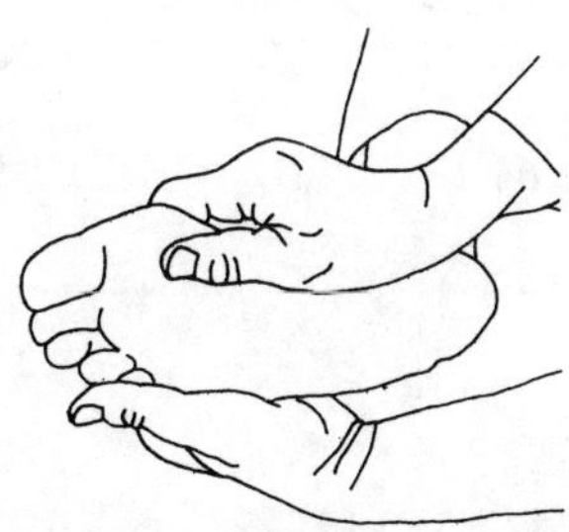

Seite 59

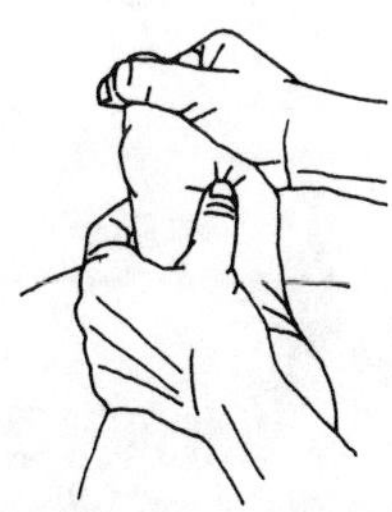

Seite 61

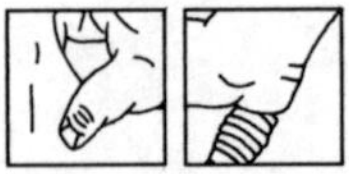

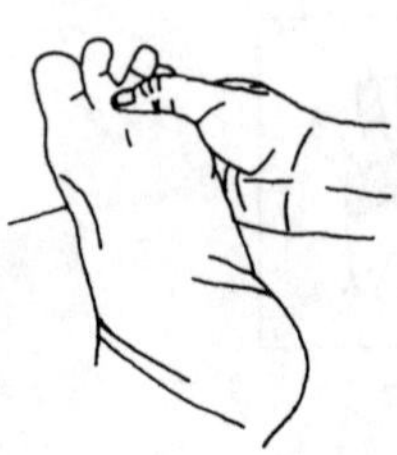

Seite 61

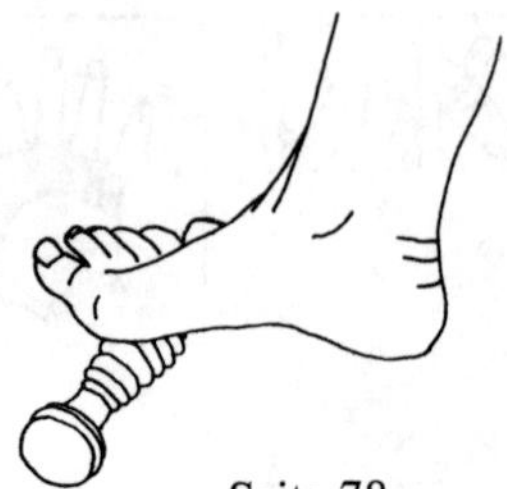

Seite 78

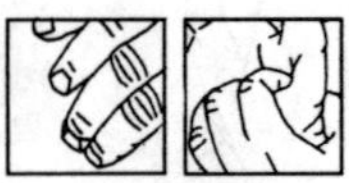

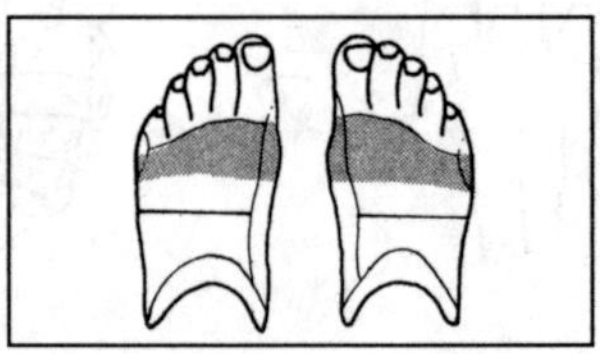

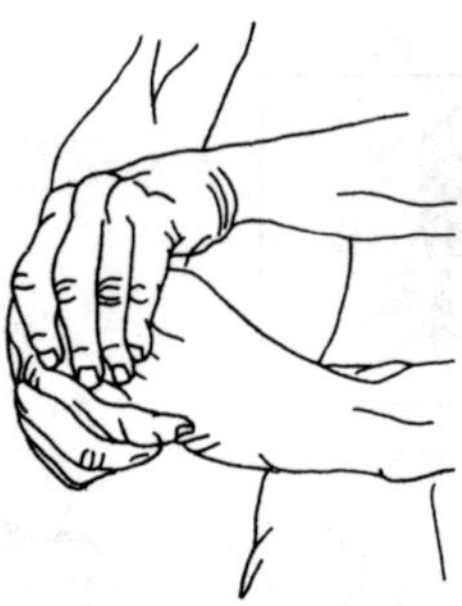

Seite 64

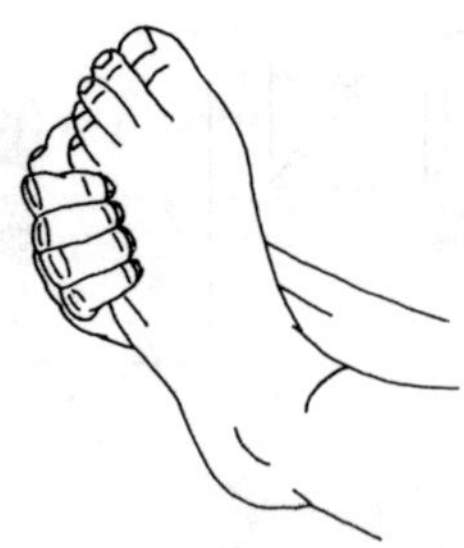

Seite 64

Zusatzgebiet:
Systemverwandte Beziehung = Brust; Lymphsystem

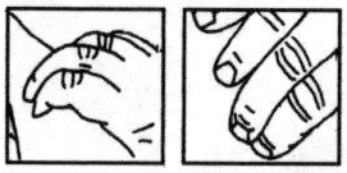
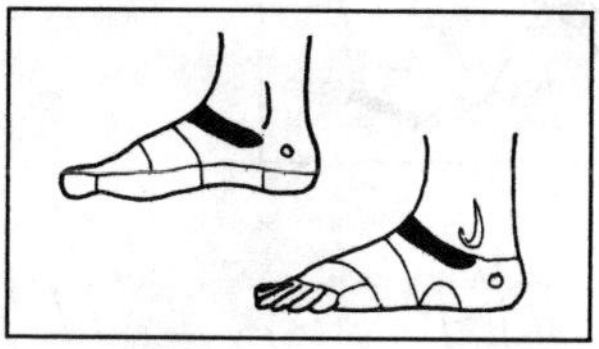

Lymphsystem

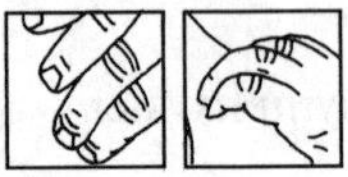

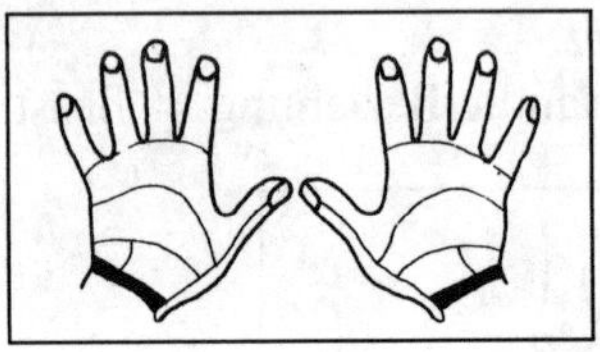

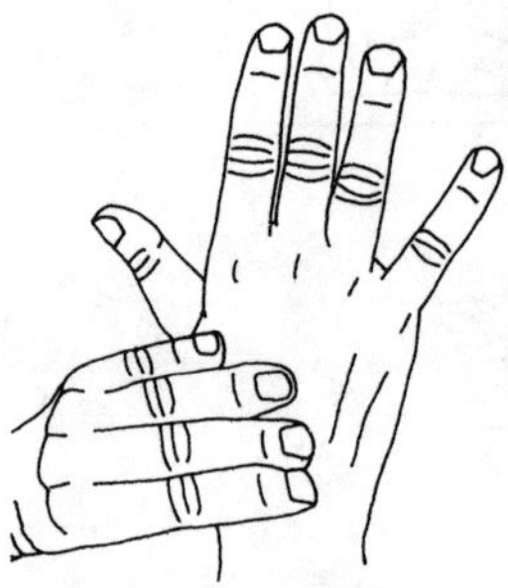

Seite 100

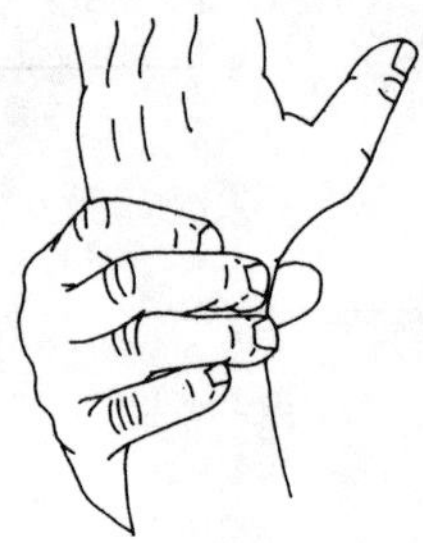

Seite 105

Zusatzgebiet:
Benachbarte Beziehung =
Untere Rückenregion

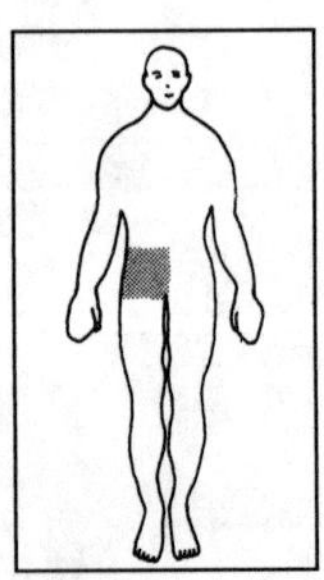

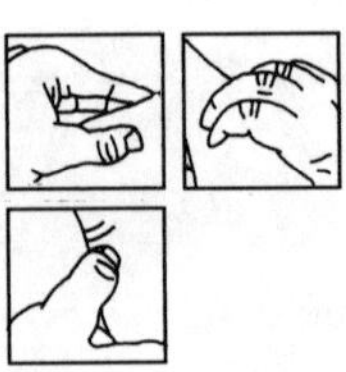

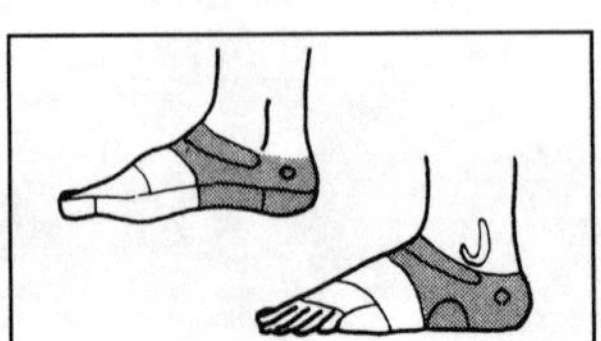

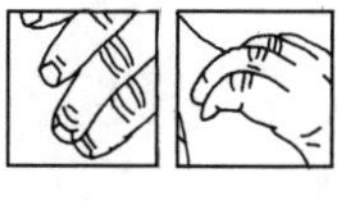

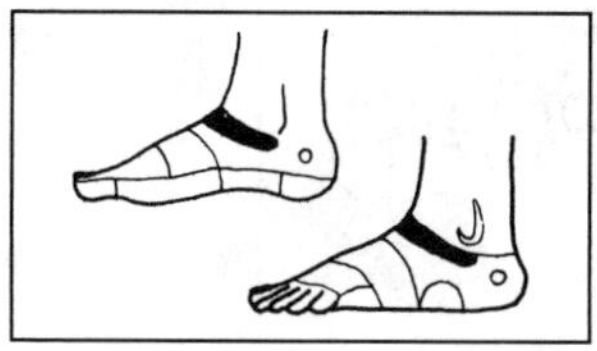

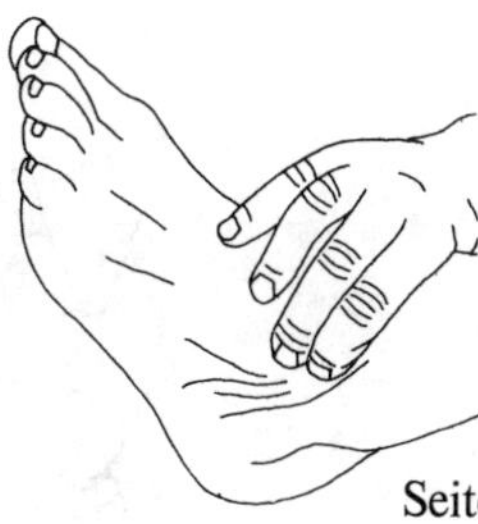

Seite 65

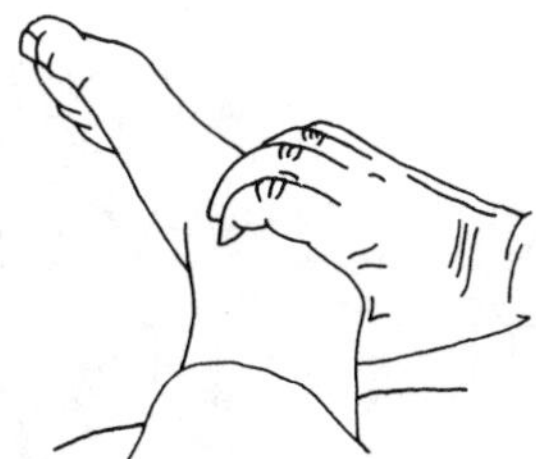

Seite 73

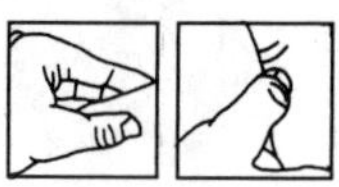

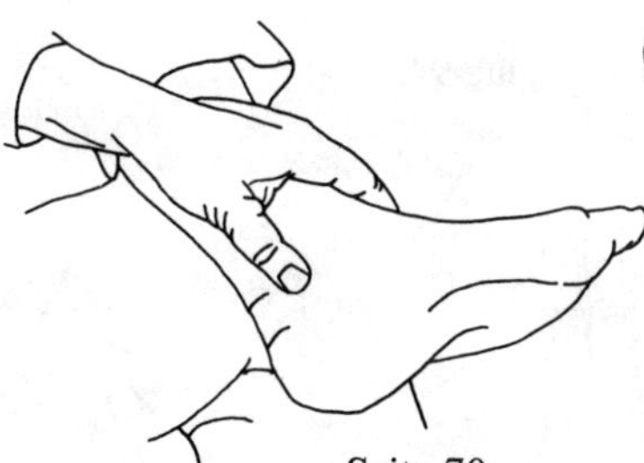

Seite 70

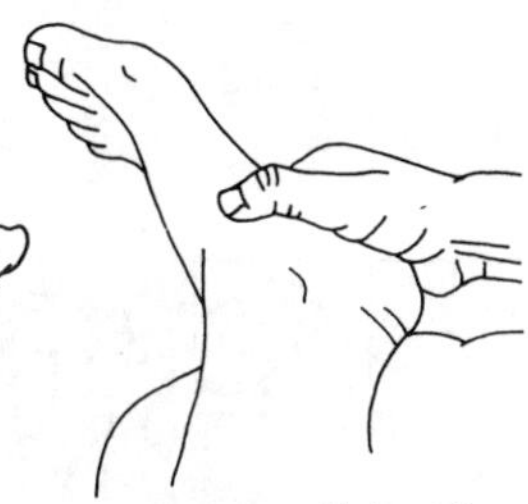

Seite 71

Zusatzgebiet:
Systemverwandte
Beziehung =
Nieren, Harnblase

Funktion:
Infektionsabwehr,
Entgiftung,
Transport von
Abfallprodukten und
Flüssigkeit

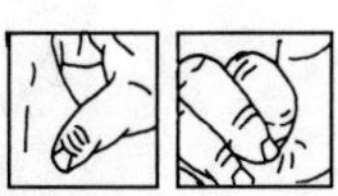

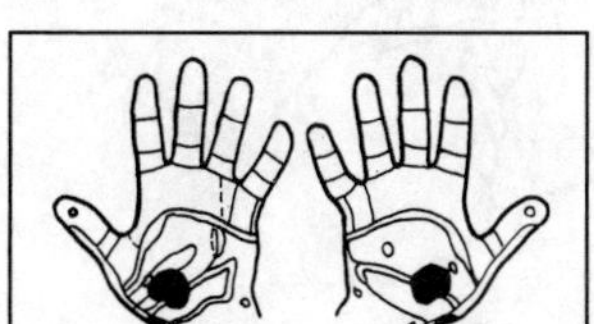

Magen

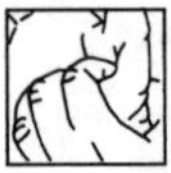

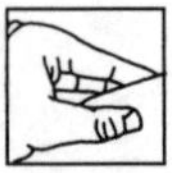

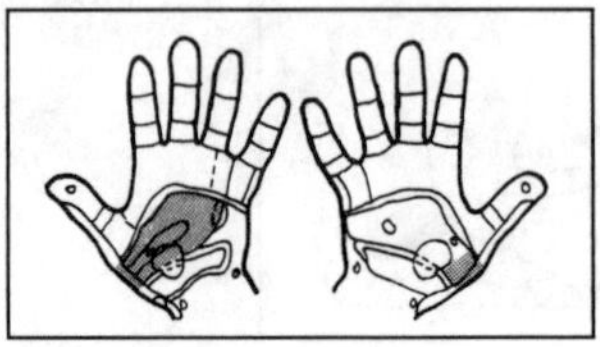

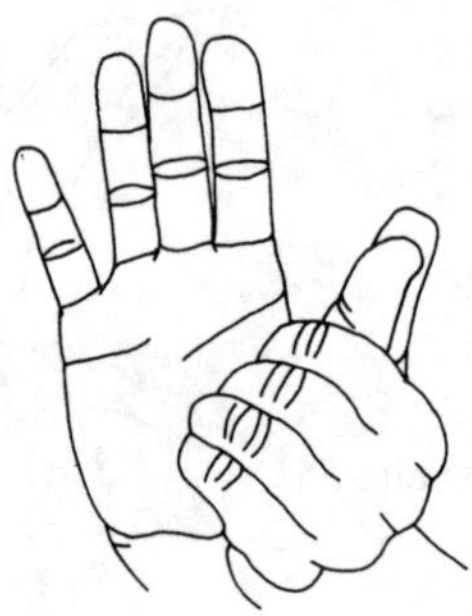

Seite 94

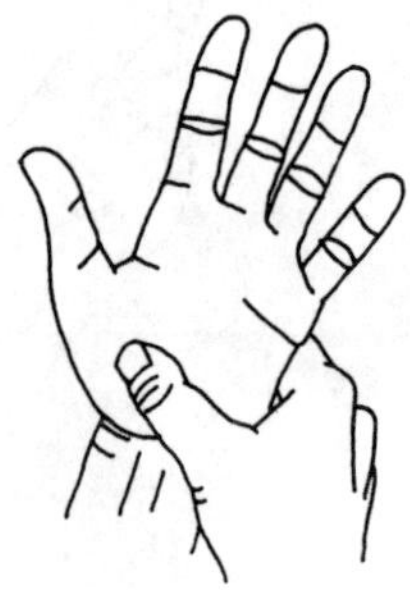

Seite 91

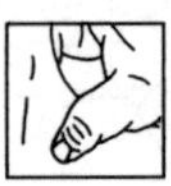

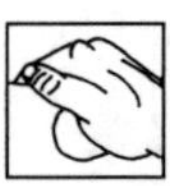

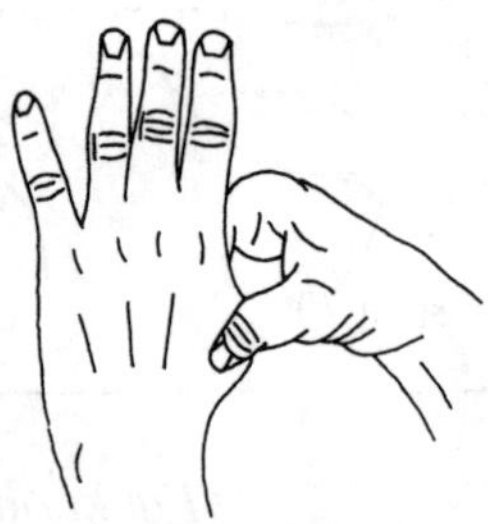

Seite 98

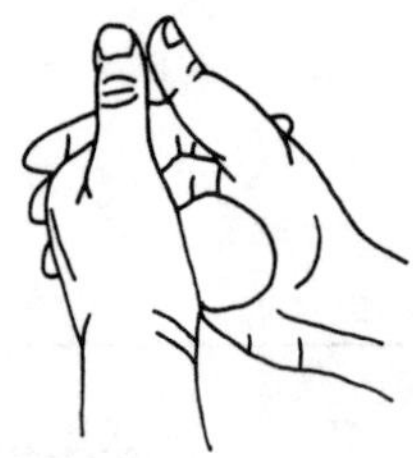

Seite 110

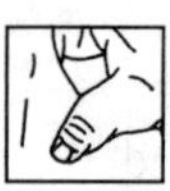

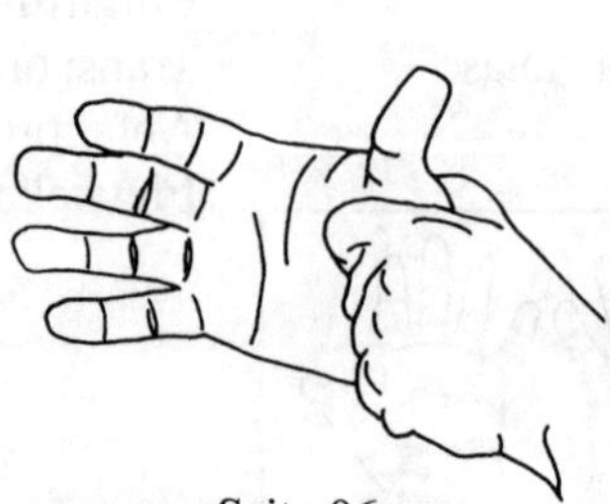

Seite 96

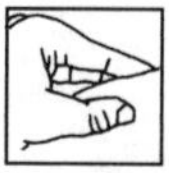
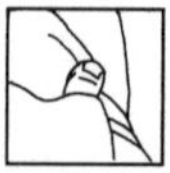
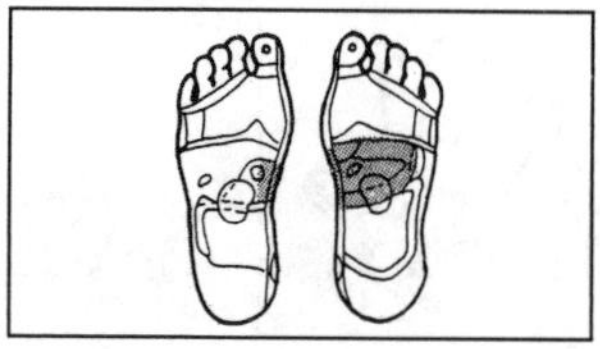

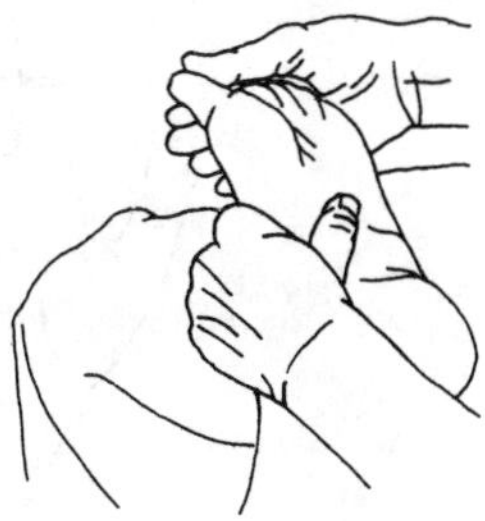

Seite 59

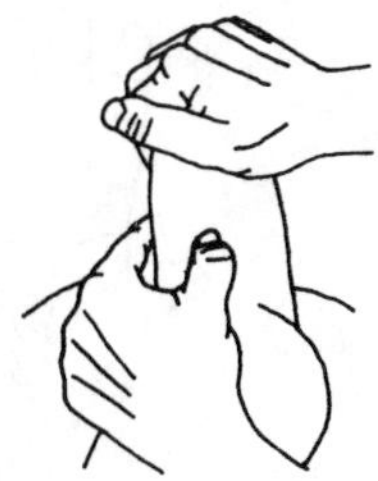

Seite 62

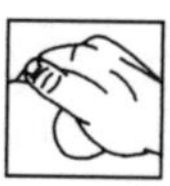
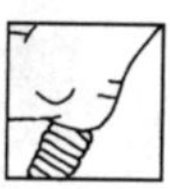
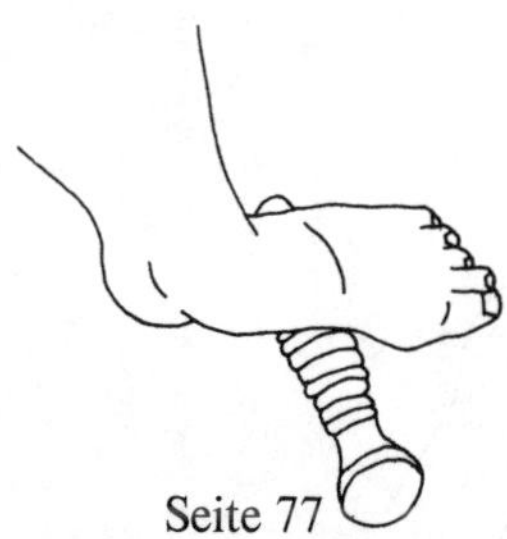

Seite 77

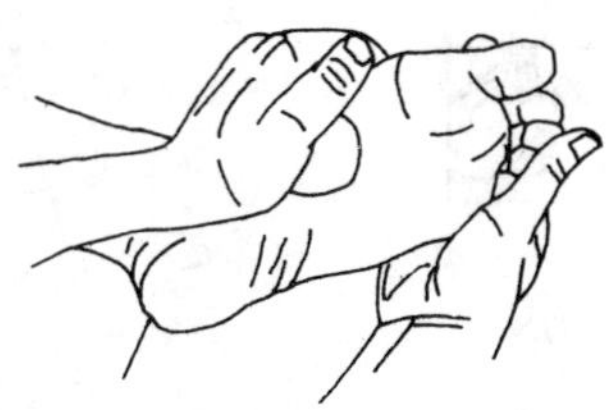

Seite 76

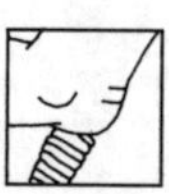
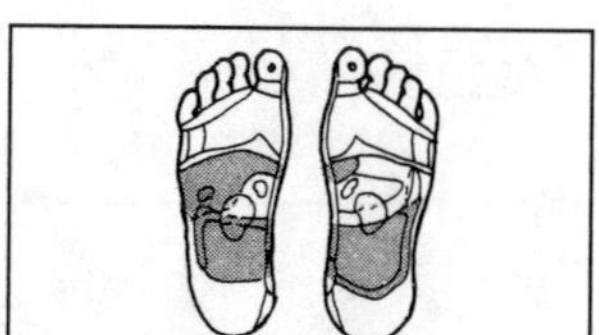

Zusatzgebiet:
Systemverwandte Beziehung = Verdauungssystem

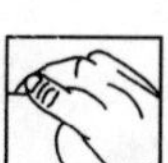
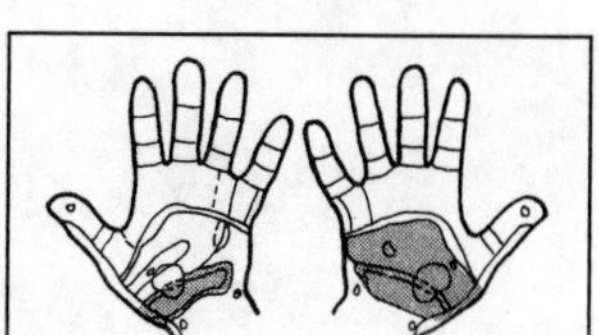

Leber,
Dickdarm, Dünndarm,
Bauchspeicheldrüse

Milz

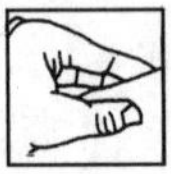

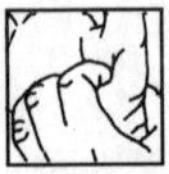

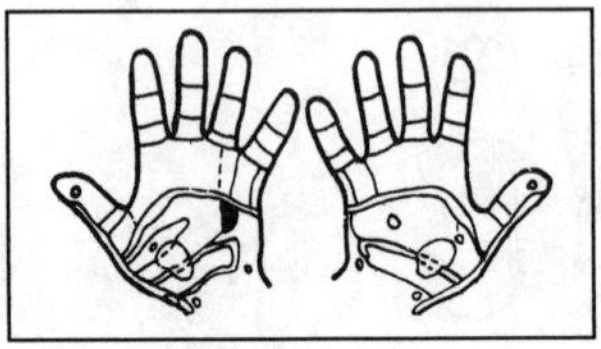

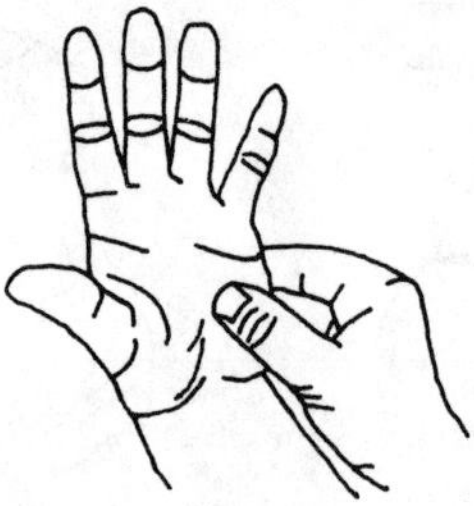

Seite 91

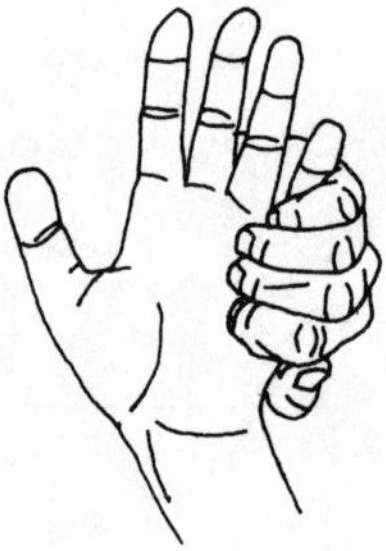

Seite 95

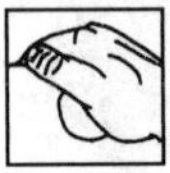

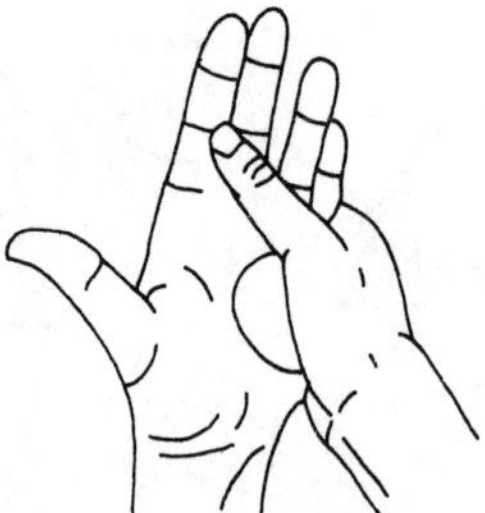

Seite 110

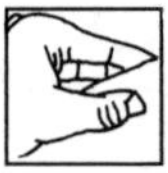

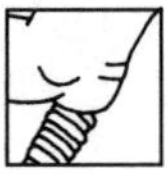

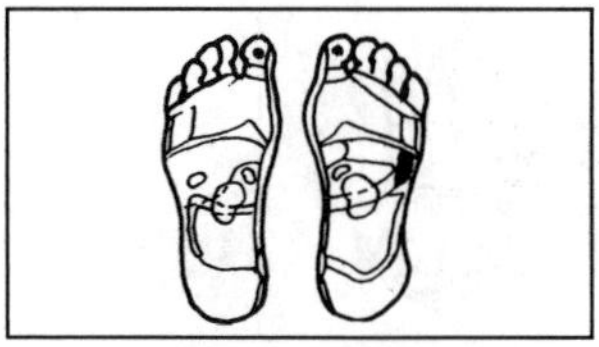

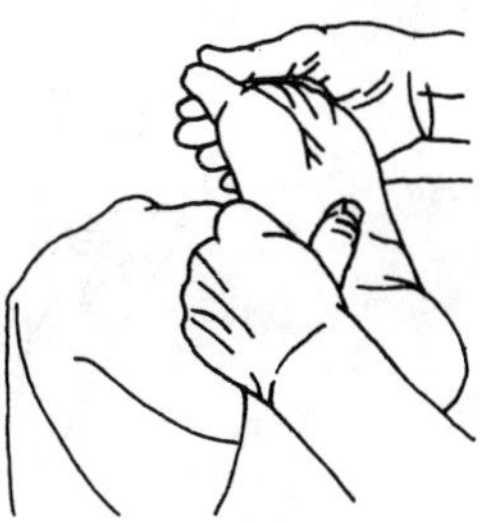

Seite 59

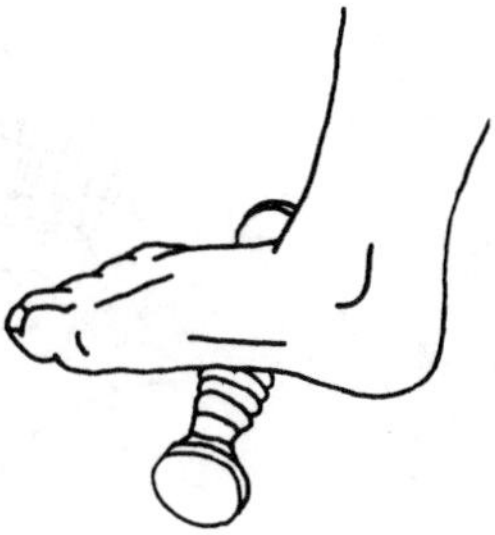

Seite 77

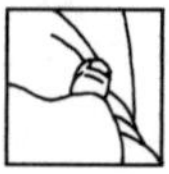

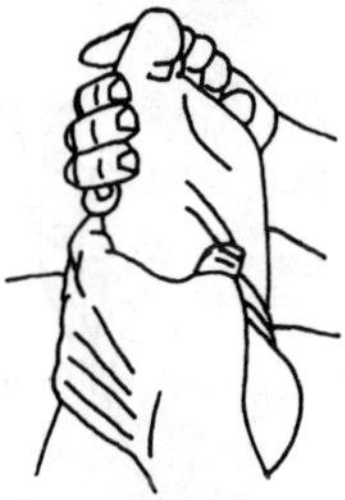

Seite 62

Zusatzgebiet:
Systemverwandte Beziehung = Leber

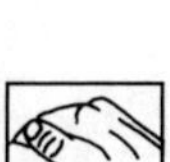

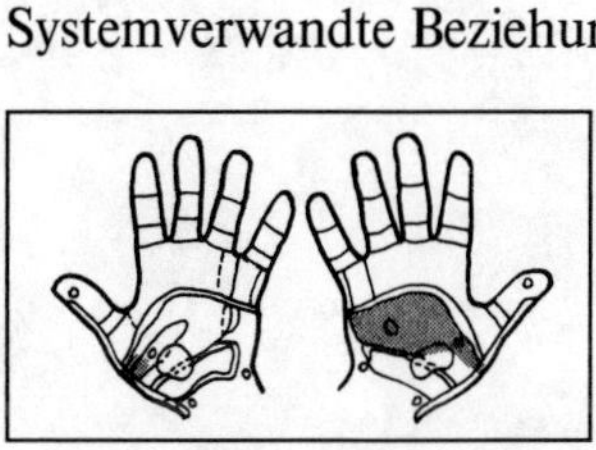

Beteiligt an:
Infektionsabwehr,
Blutzellen-
Qualitätskontrolle

Nebenhöhlen

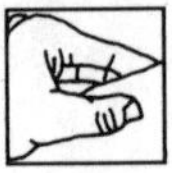

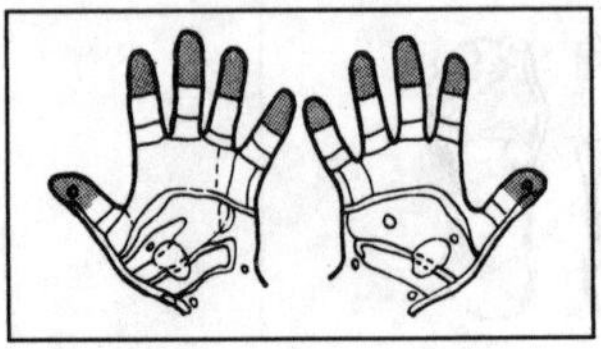

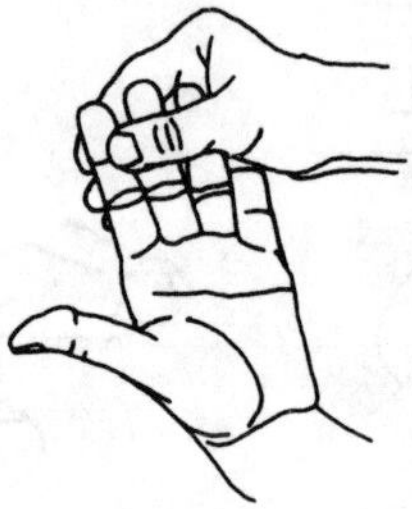

Seite 90

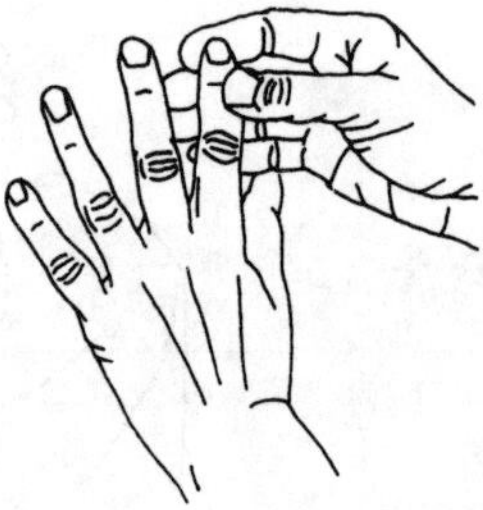

Seite 99

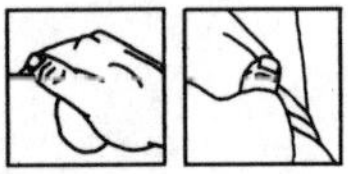

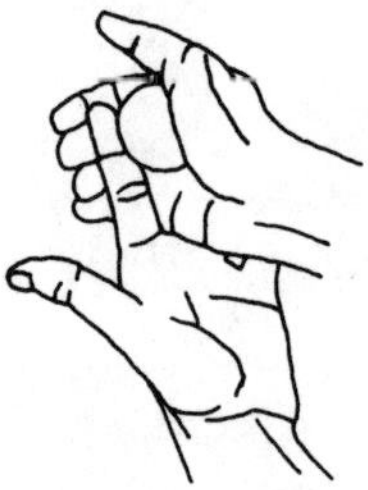

Seite 108

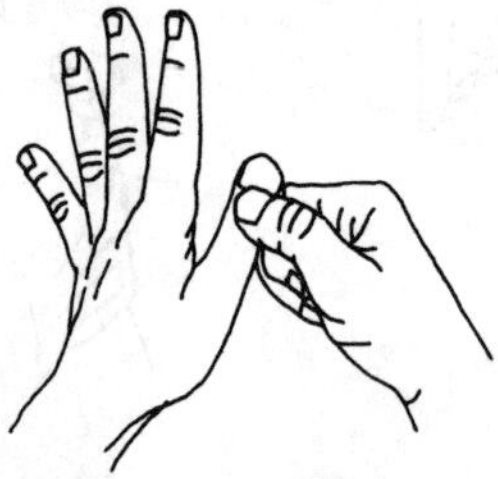

Seite 98

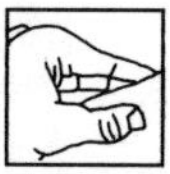
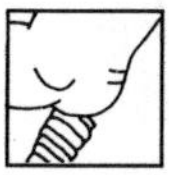
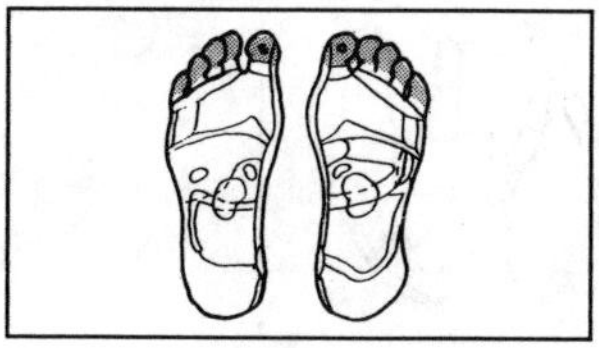

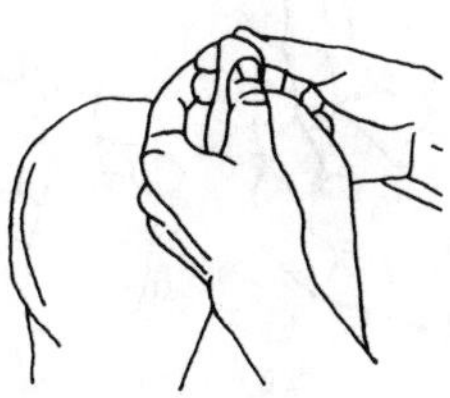

Seite 58

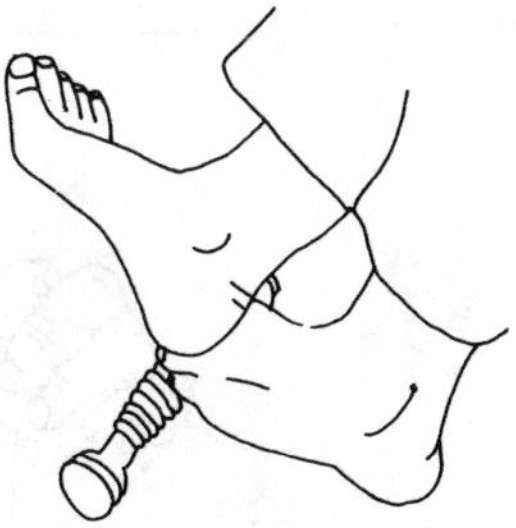

Seite 78

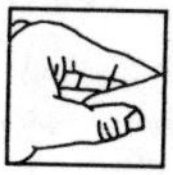
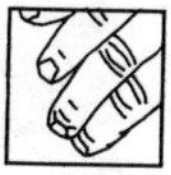

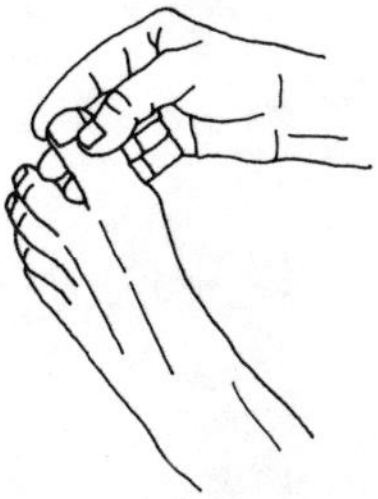

Seite 63

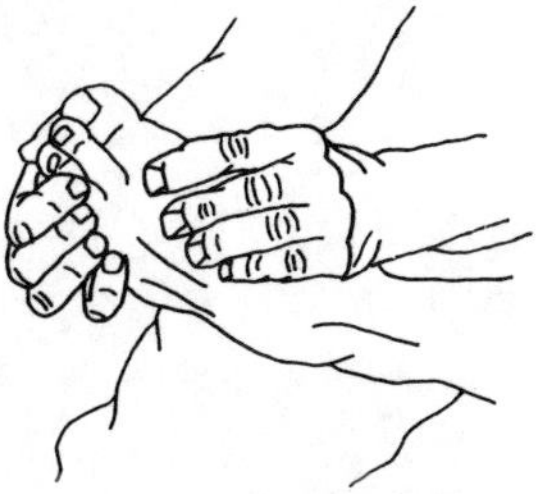

Seite 63

Nebennieren

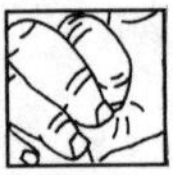

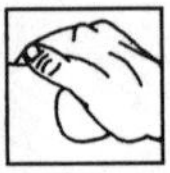

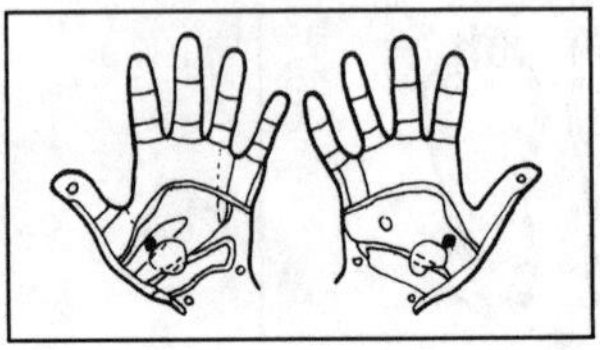

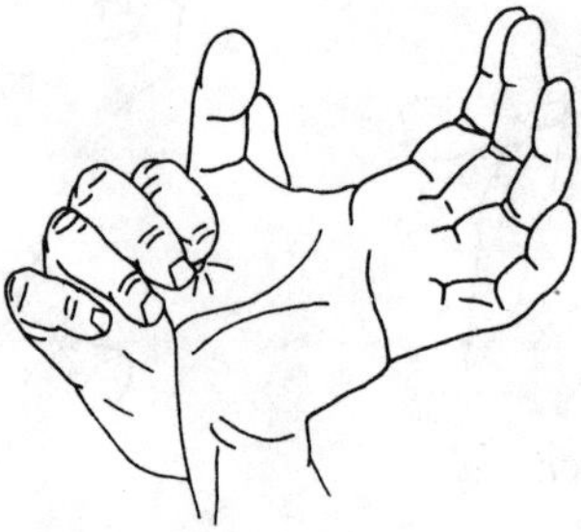

Seite 93

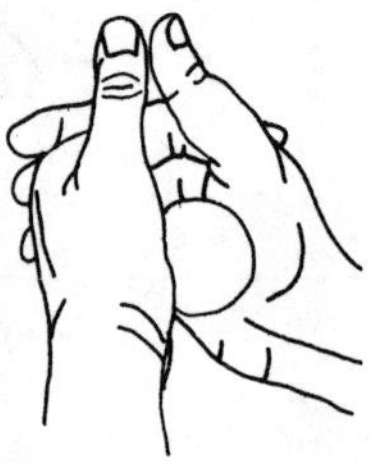

Seite 110

Zusatzgebiet:
System-verwandte Beziehung = Inner-sekretorische Drüsen

Funktion:
Sie gehören zu den wichtigsten innersekretorischen Drüsen

Beteiligt an:
Streß, Ausdauer, Energie, Infektionsabwehr, Muskeltonus, Entzündungen

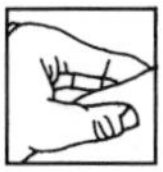
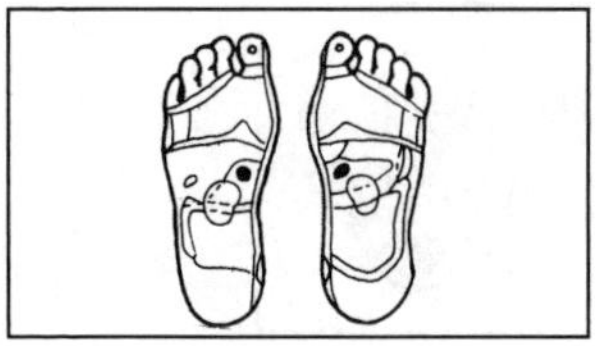

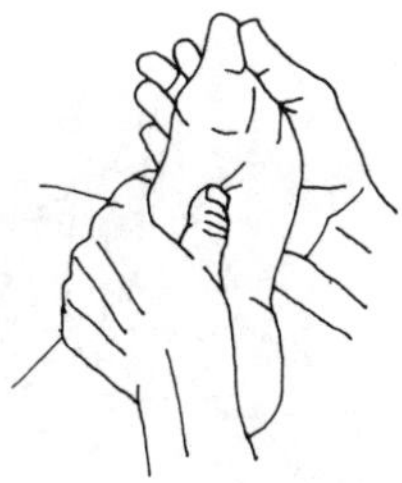

Seite 59

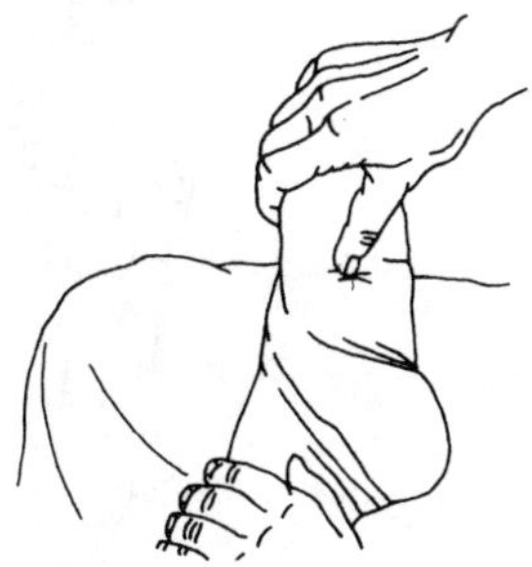

Seite 59

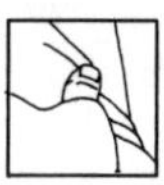
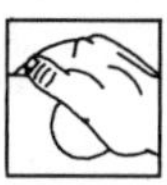

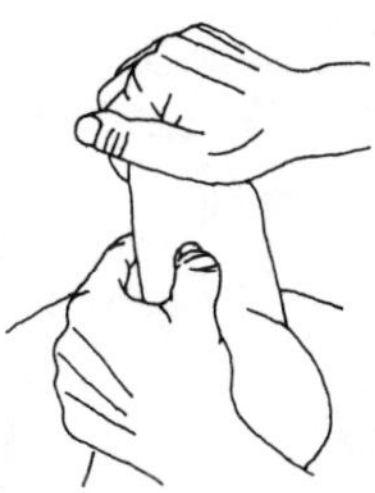

Seite 62

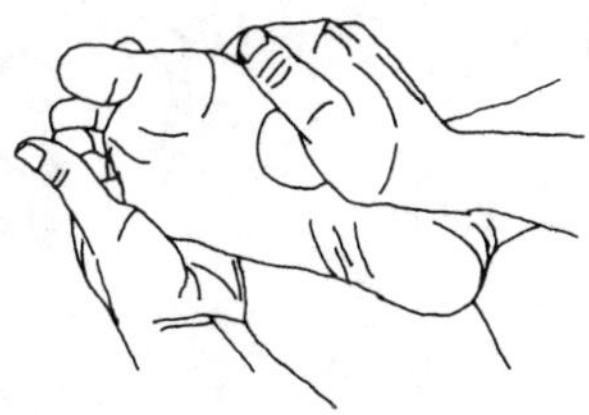

Seite 76

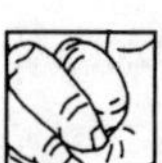
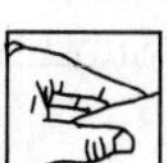
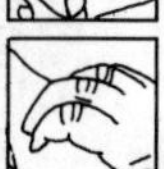
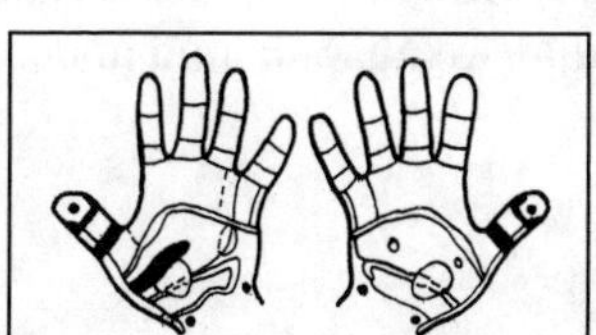

Hypophyse, Gehirn,
Bauchspeicheldrüse/
Schilddrüse/Eierstöcke/
Hoden, Gebärmutter/
Prostata

Nieren

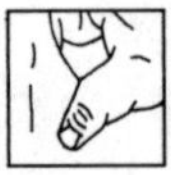
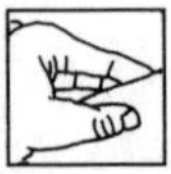
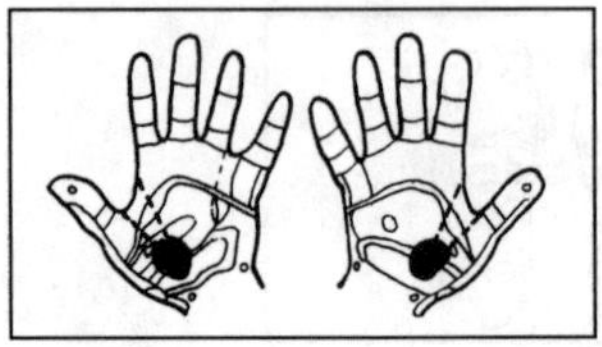

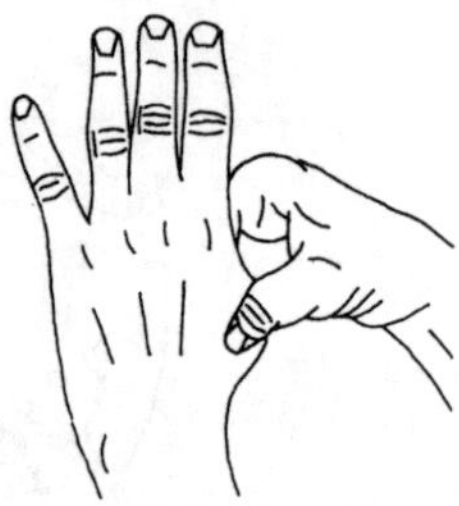

Seite 98

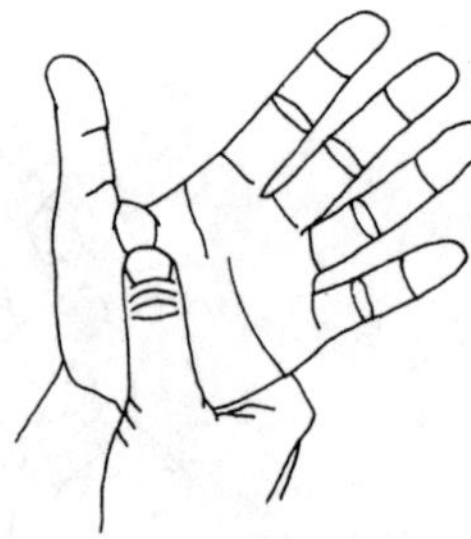

Seite 98

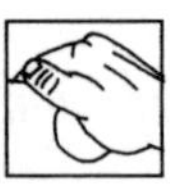
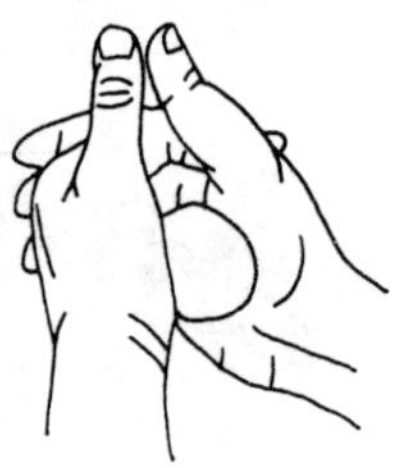

Seite 110

Zusatzgebiet:
System-
verwandte
Beziehung =
Harnblase

Funktion:
Entwässerung, Regulierung des Gleichgewichts von Säure und Alkali, Salz und anderen Substanzen im Blut

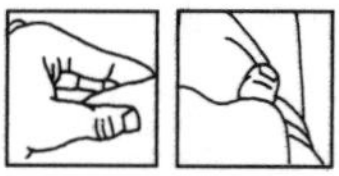

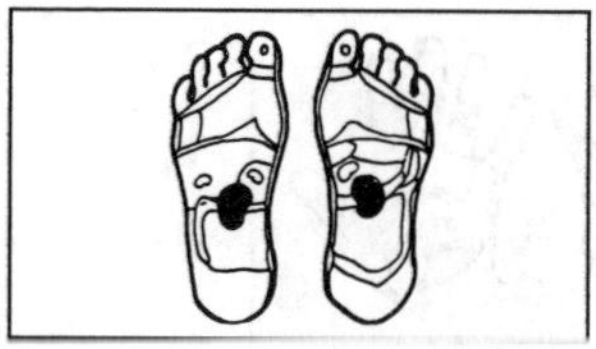

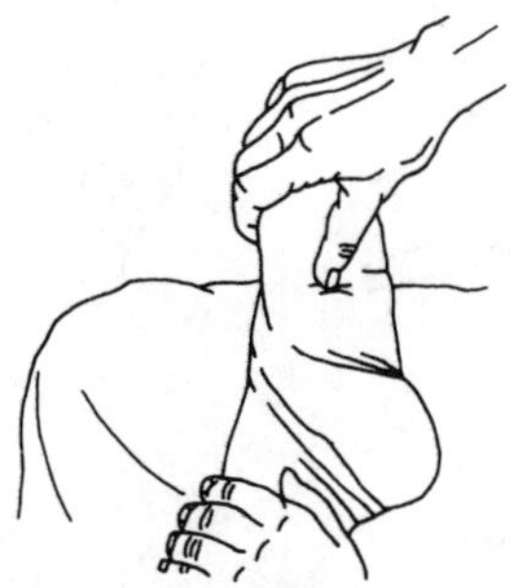

Seite 67

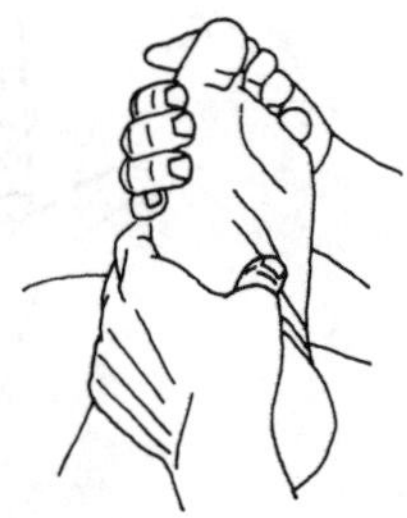

Seite 62

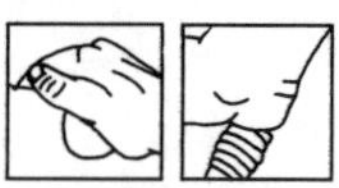

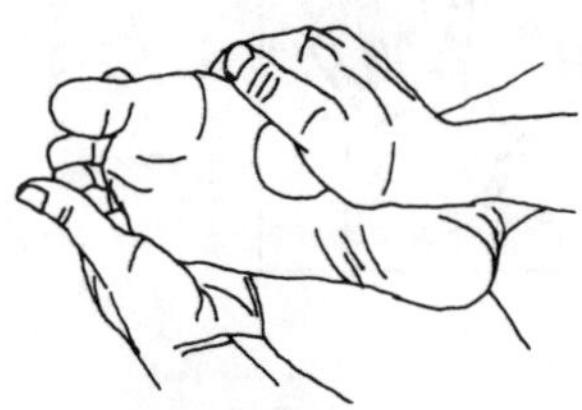

Seite 76

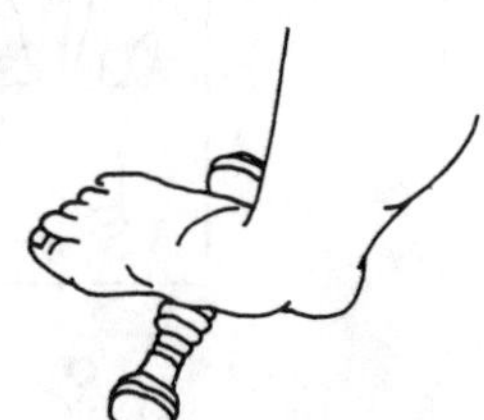

Seite 79

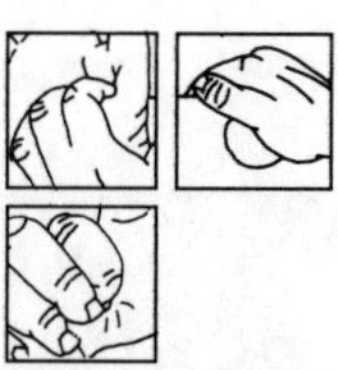

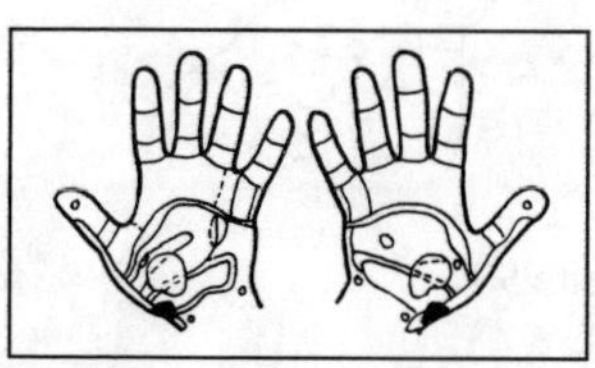

Ohr
(siehe Auge)

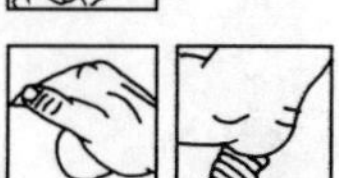

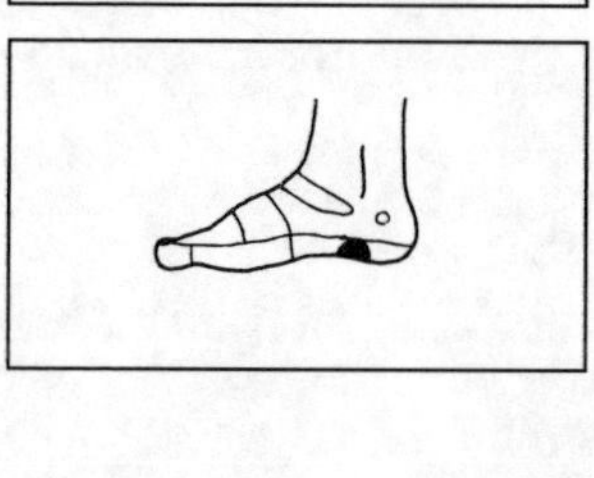

Prostata
(siehe Gebärmutter)

Schenkel
(siehe Knie)

Schilddrüse / Nebenschilddrüse

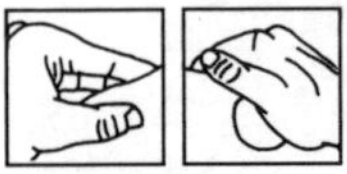

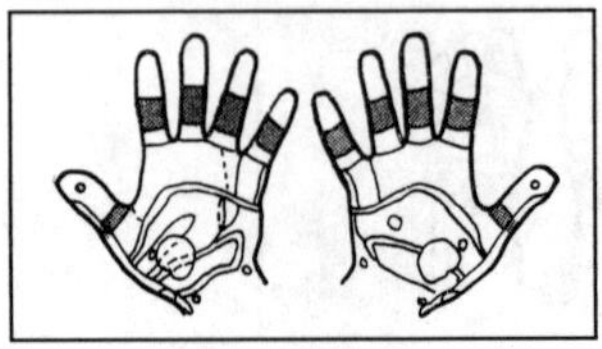

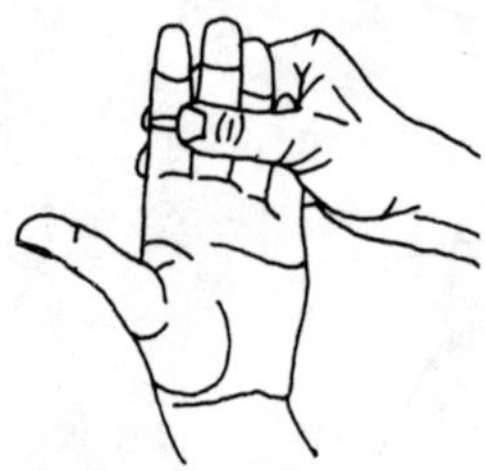

Seite 90

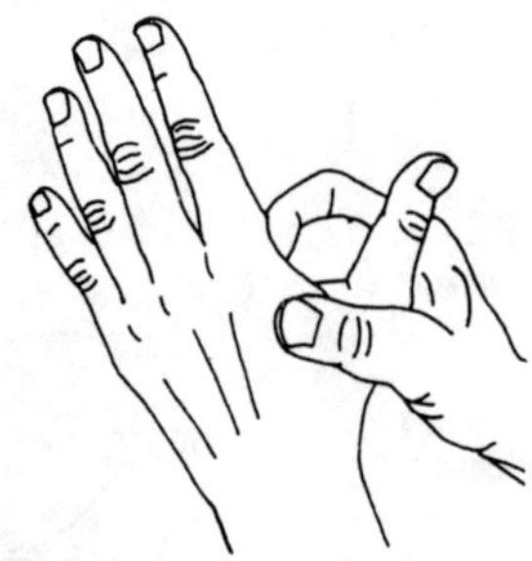

Seite 109

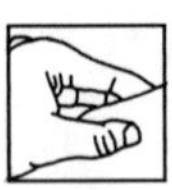

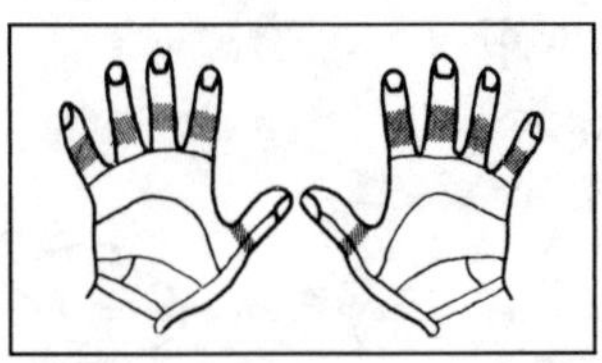

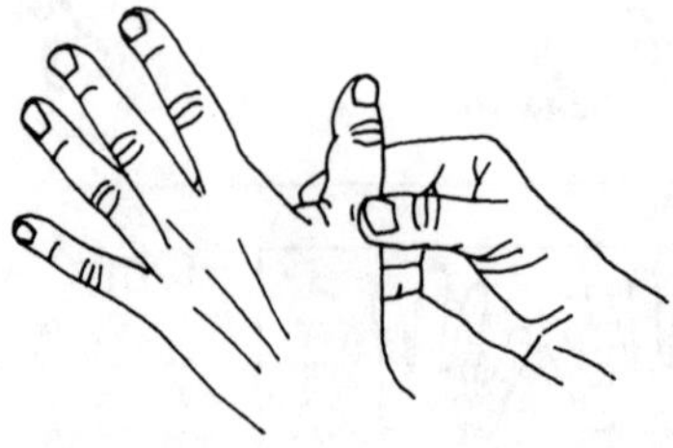

Seite 99

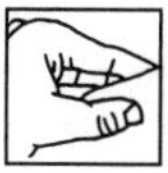

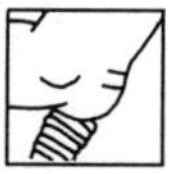

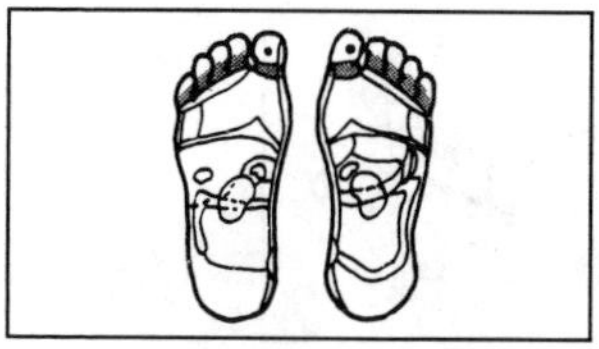

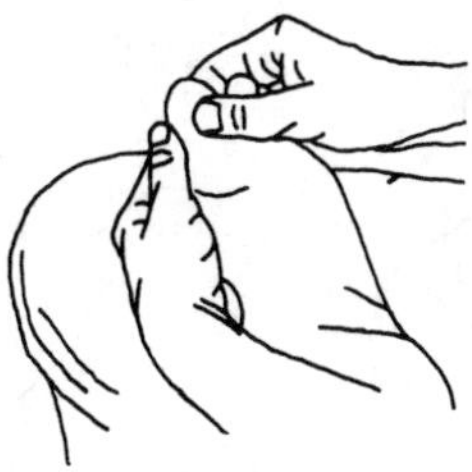

Seite 58

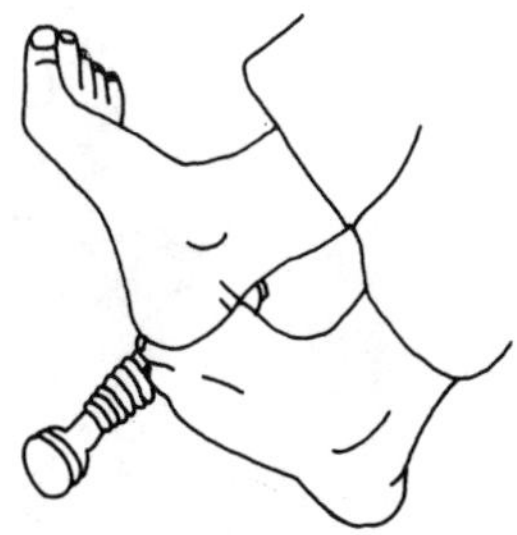

Seite 78

Zusatzgebiet:
Systemverwandte Beziehung =
Innersekretorische Drüsen

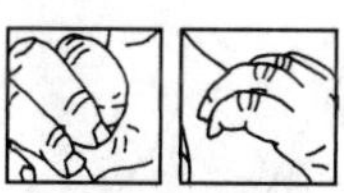

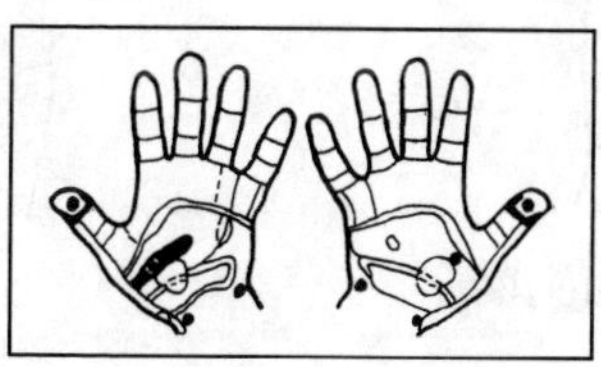

Hypophyse/
Gehirn, Nebennieren,
Bauchspeicheldrüse/
Gebärmutter/Prostata,
Eierstöcke/Hoden

Funktion:
Sie ist eine der wichtigsten innersekretorischen Drüsen

Beteiligt an:
Stoffwechsel, Trockenheit der Haut,
Cholesterolspiegel, Wachstum und Entwicklung,
Kalziumspiegel, Krämpfen

Schulter

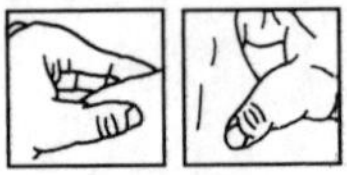

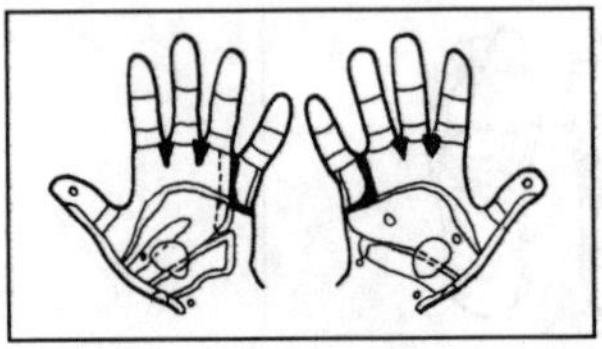

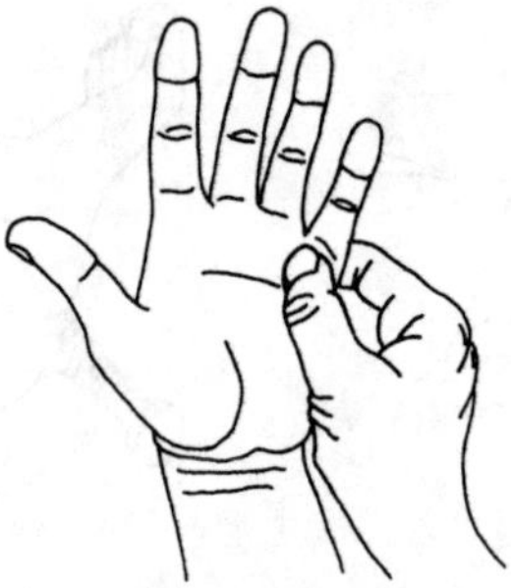

Seite 90

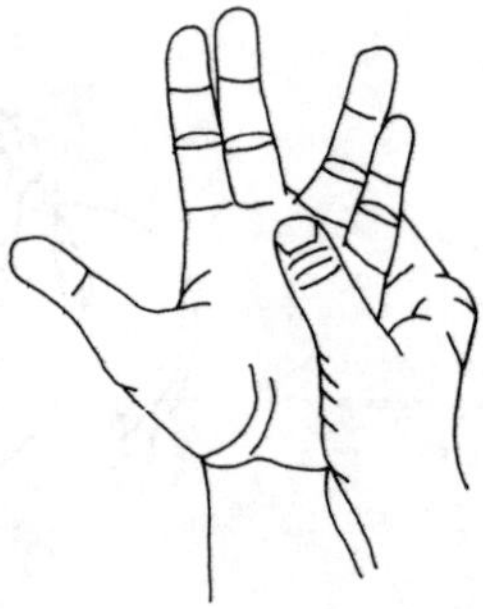

Seite 96

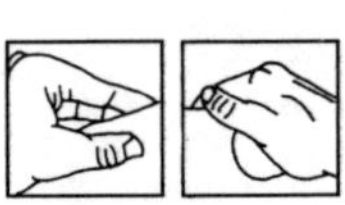

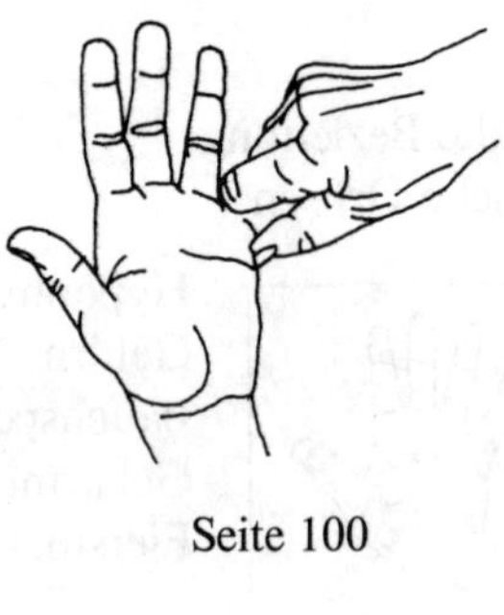

Seite 100

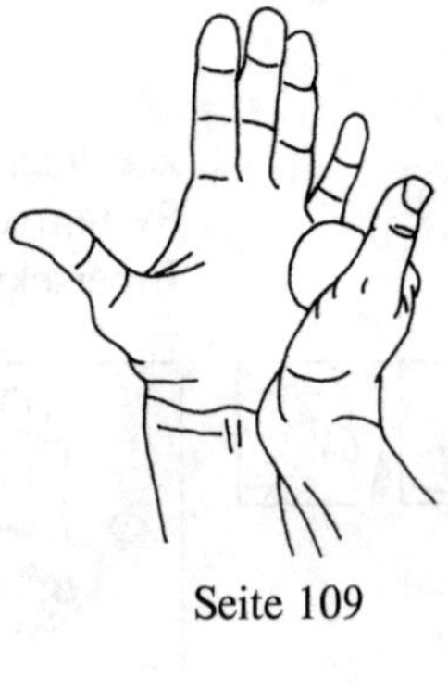

Seite 109

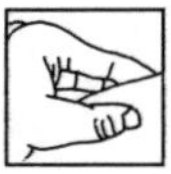
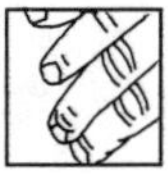
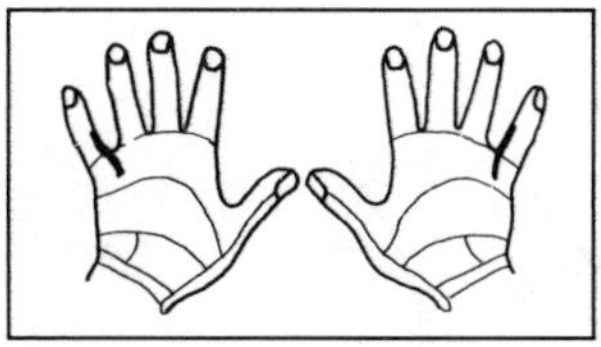

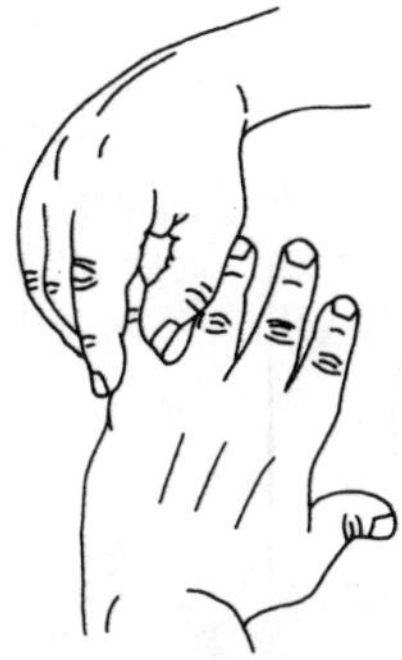

Seite 102

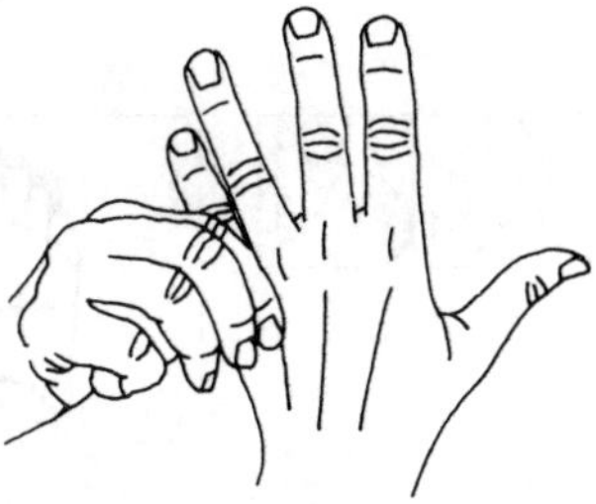

Seite 100

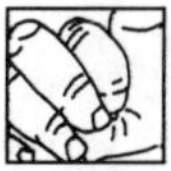
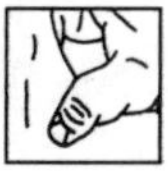
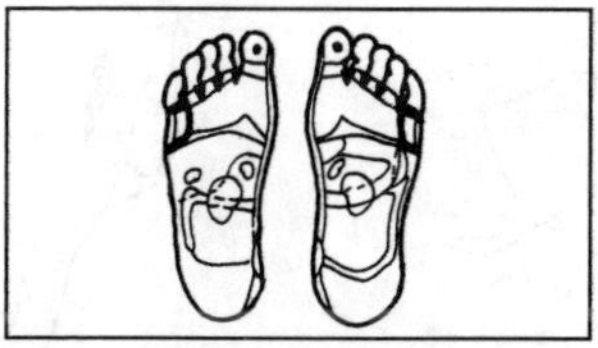

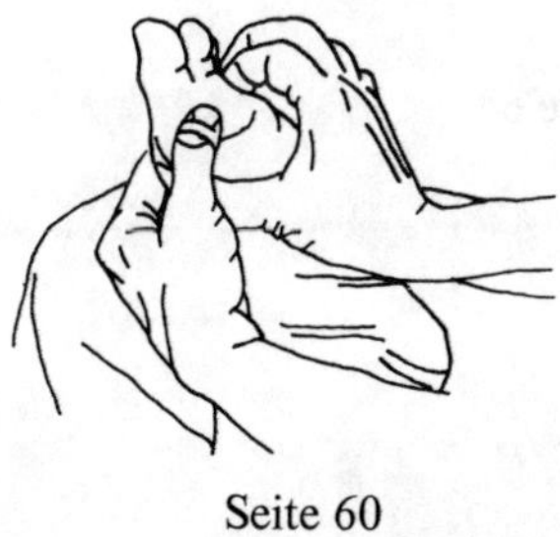

Seite 60

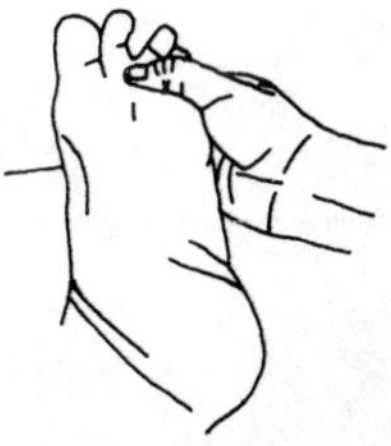

Seite 61

Schulter

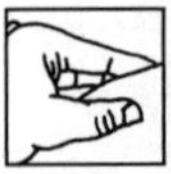
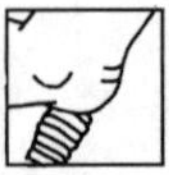
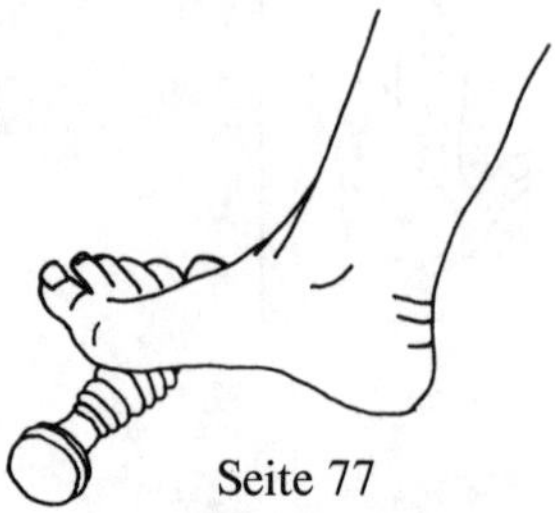

Seite 77

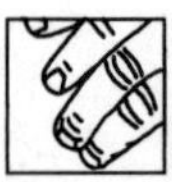
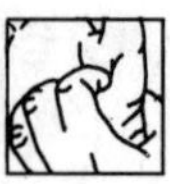
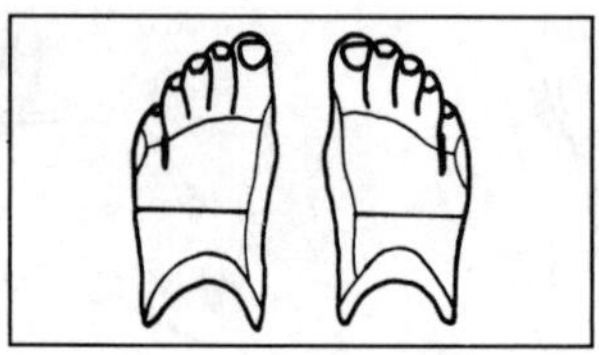

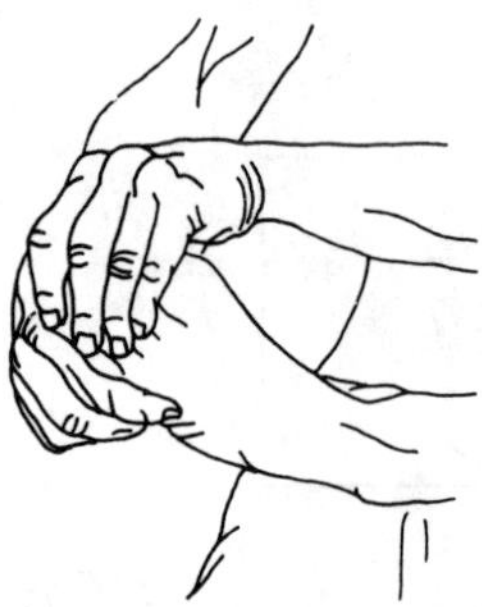

Seite 64

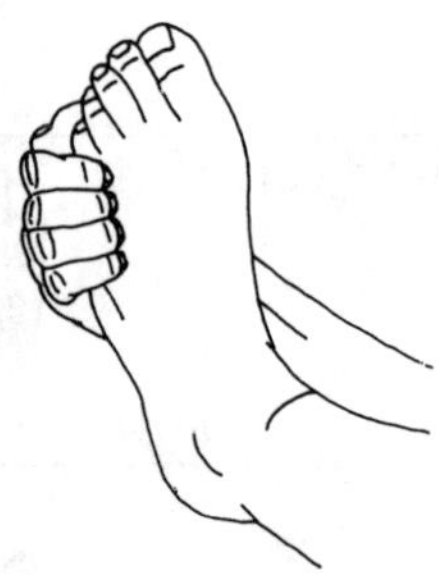

Seite 64

Zusatzgebiet:
Bezugszonale Beziehung = Hüfte

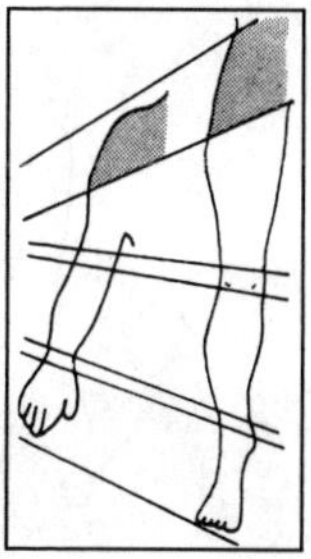

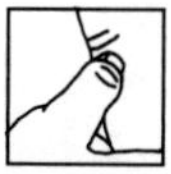

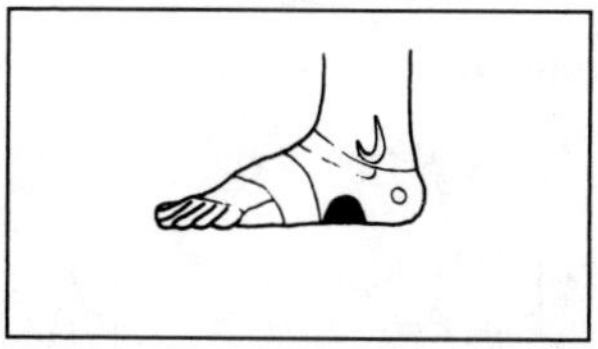

Sonnengeflecht

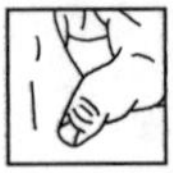
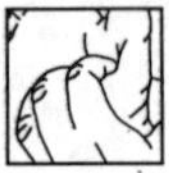
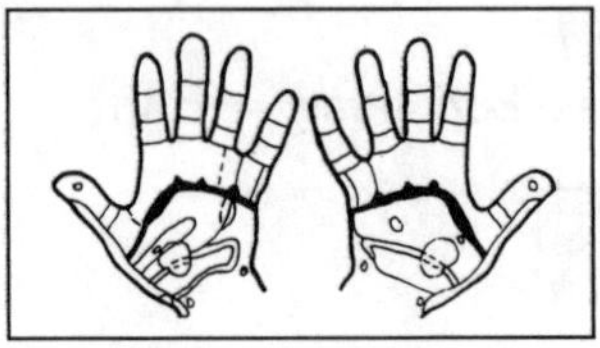

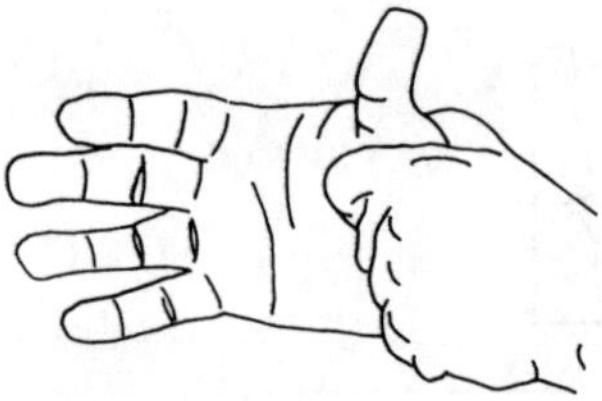

Seite 96

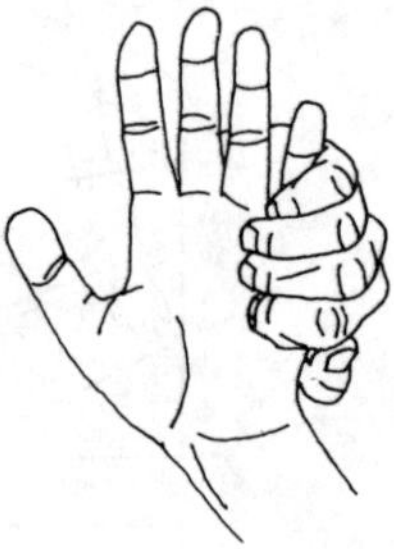

Seite 95

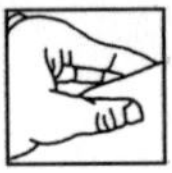

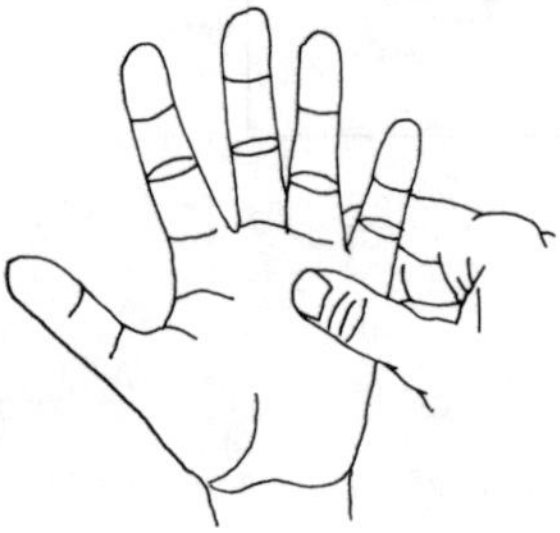

Seite 90

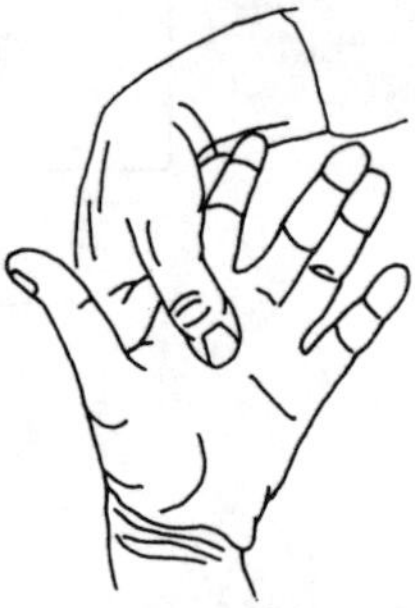

Seite 91

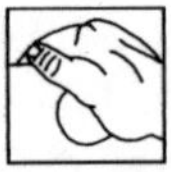

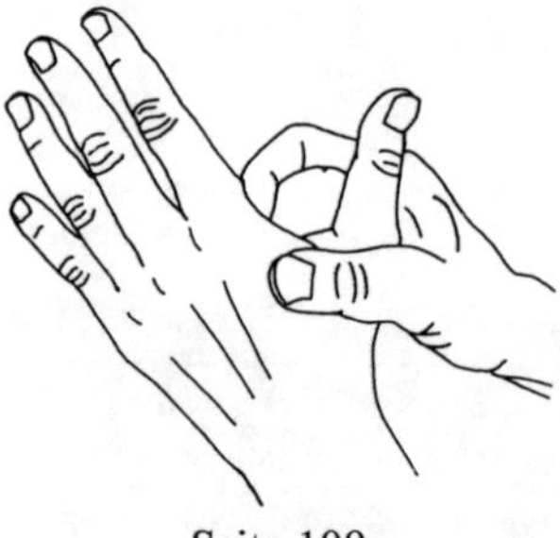

Seite 109

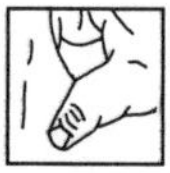
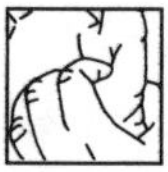
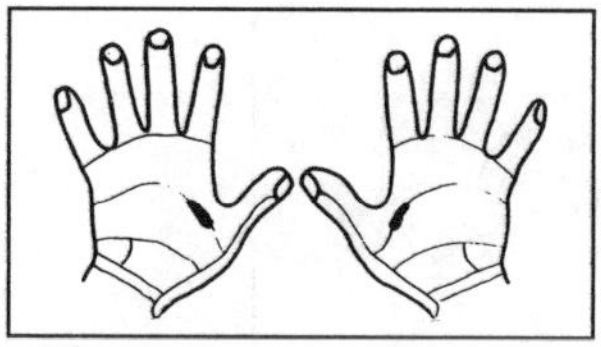

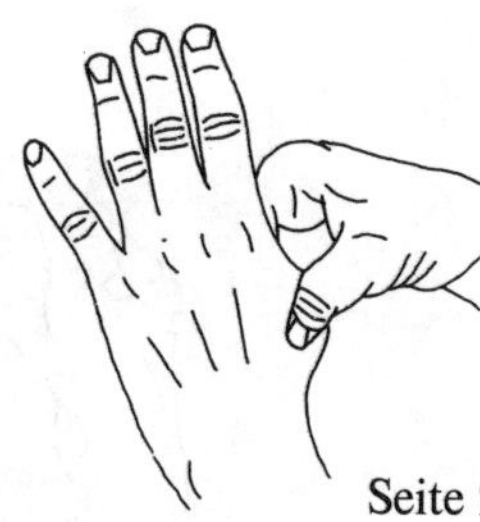

Seite 98

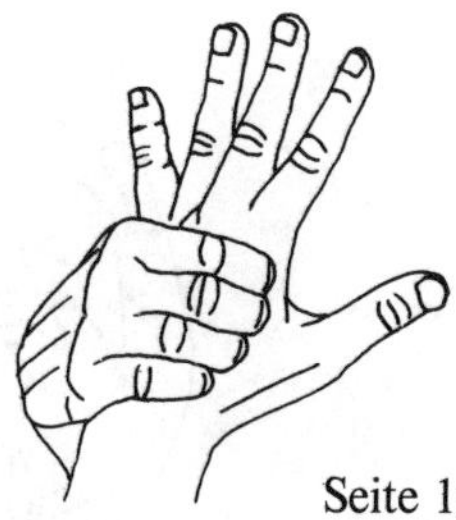

Seite 101

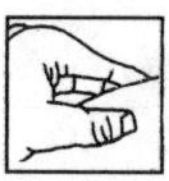
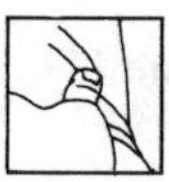
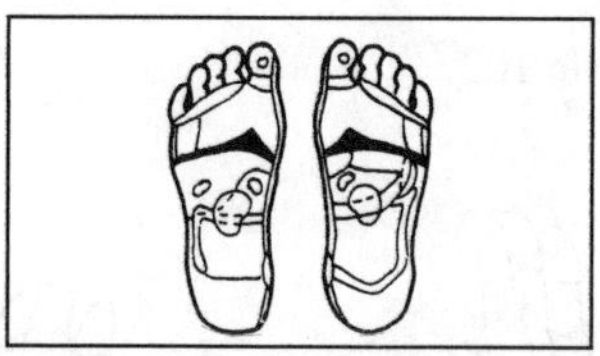

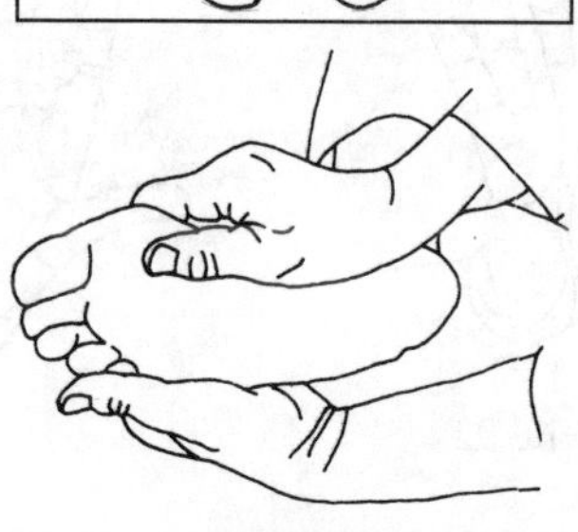

Seite 59

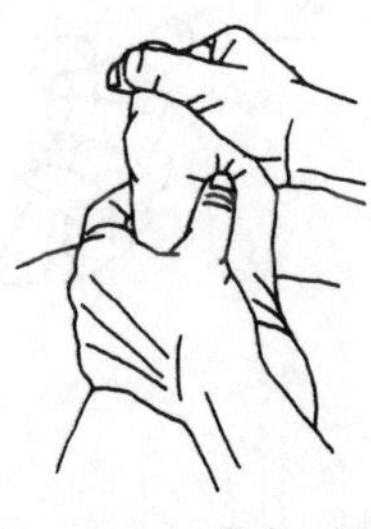

Seite 61

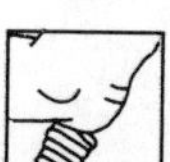
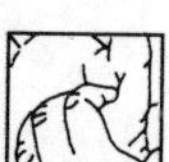

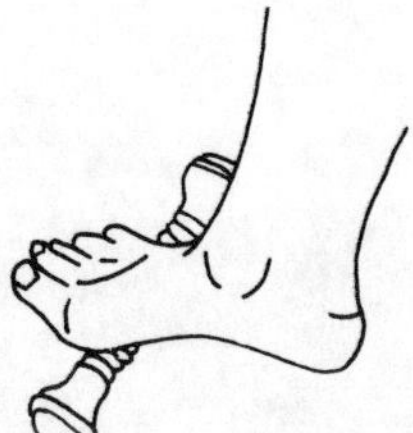

Seite 77

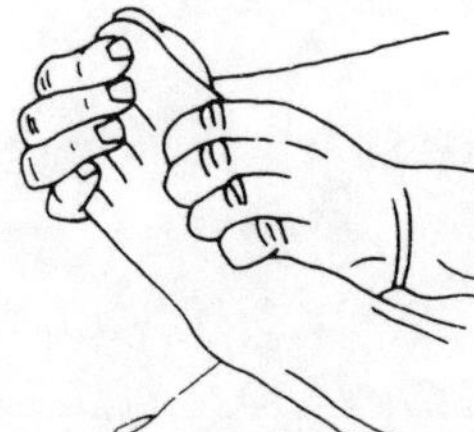

Seite 64

Wirbelsäule *Nacken/Siebter Halswirbel*

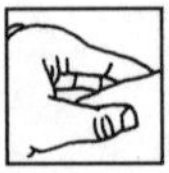

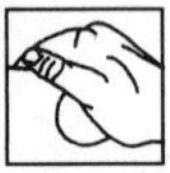

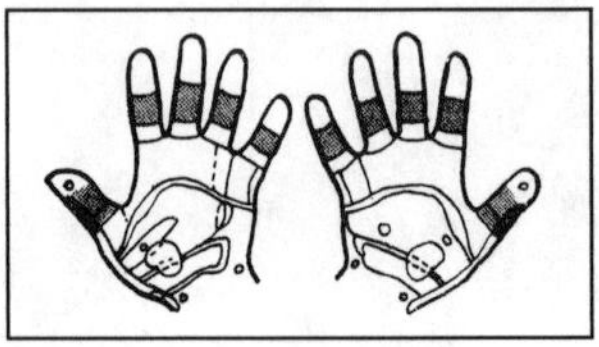

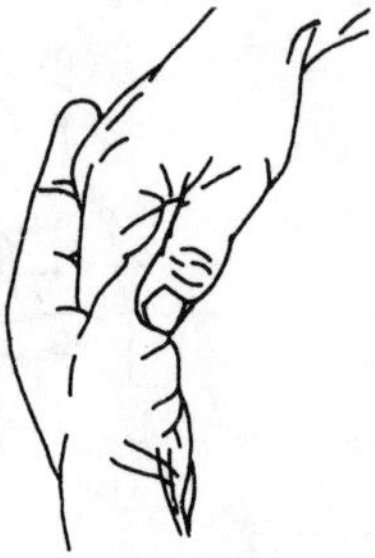

Seite 102

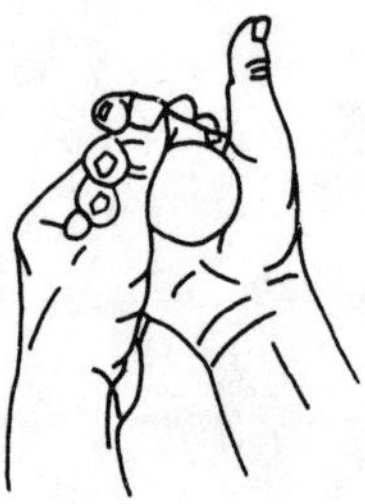

Seite 111

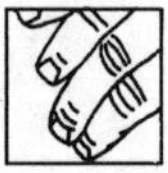

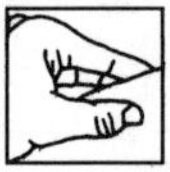

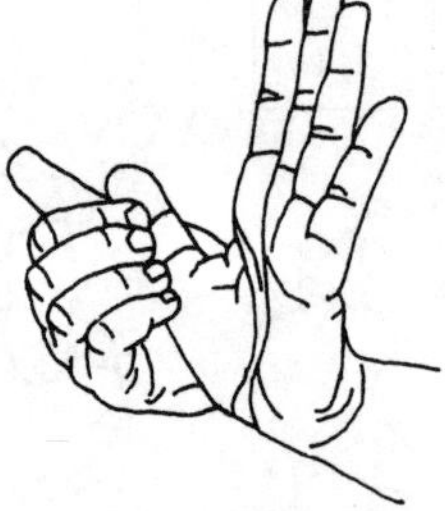

Seite 92

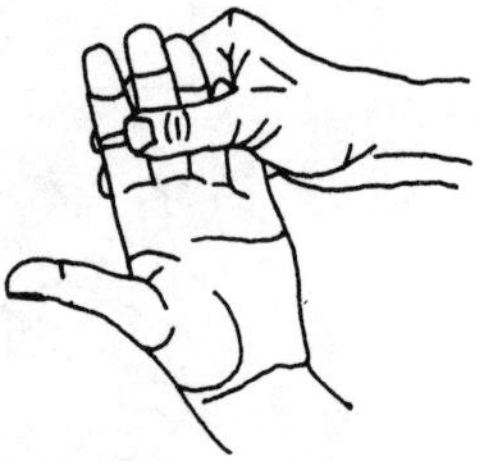

Seite 90

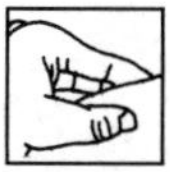

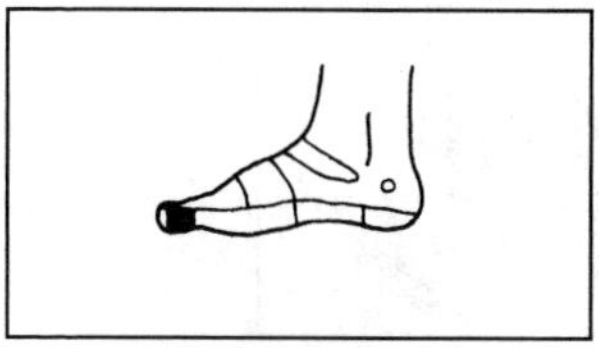

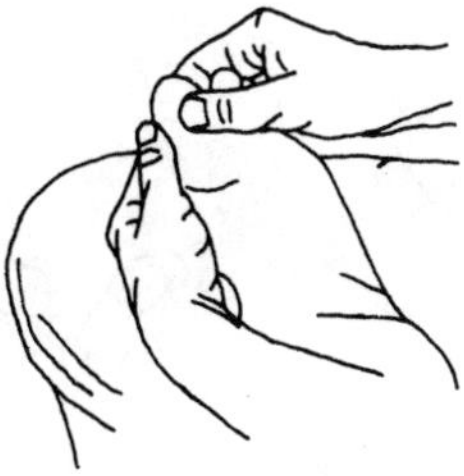

Seite 58

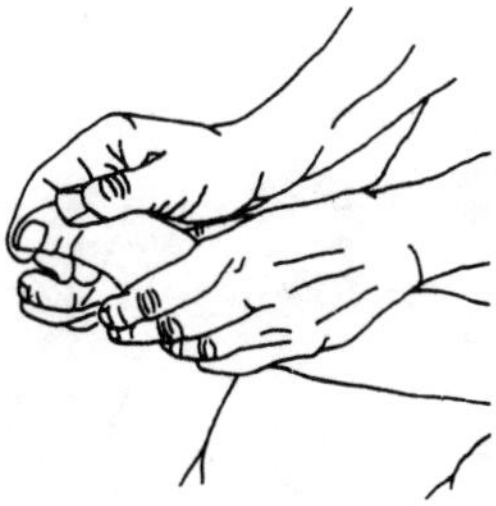

Seite 66

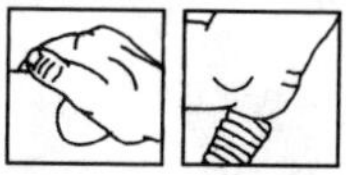

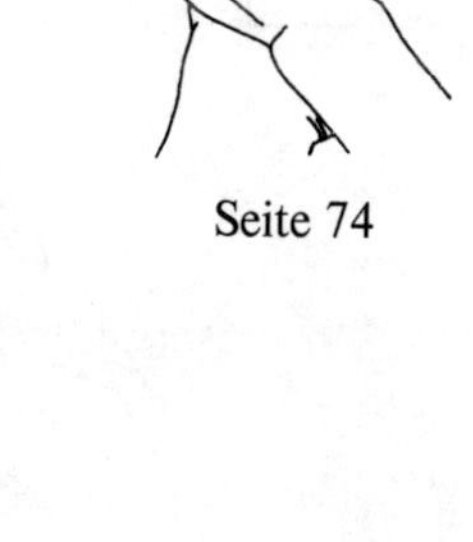

Seite 74

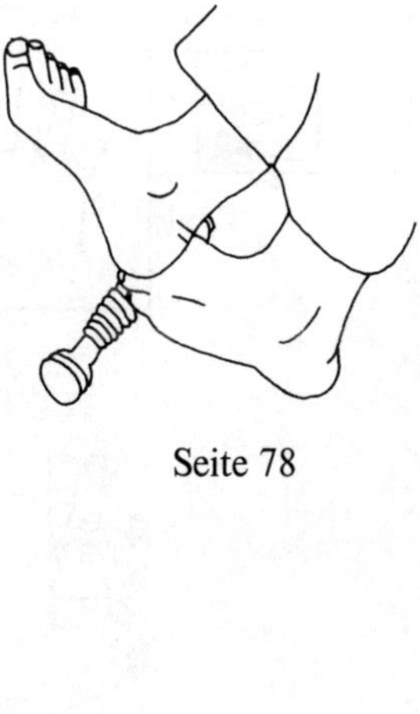

Seite 78

Zwischen den Schulterblättern

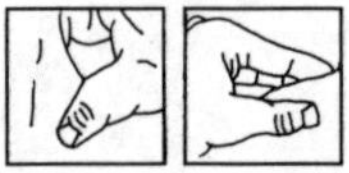

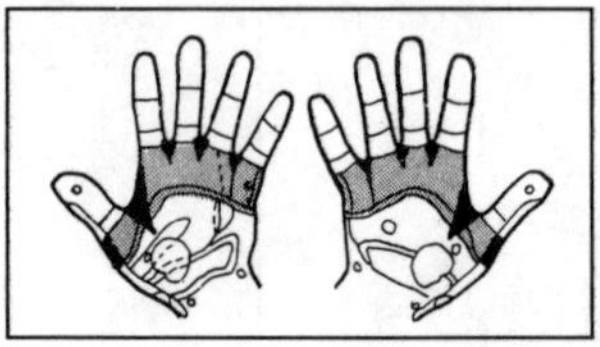

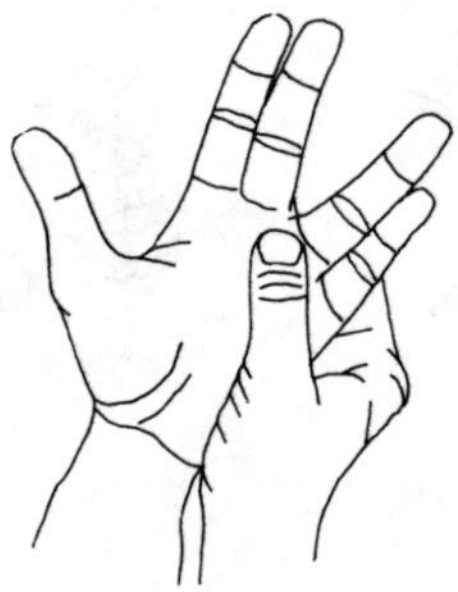

Seite 96

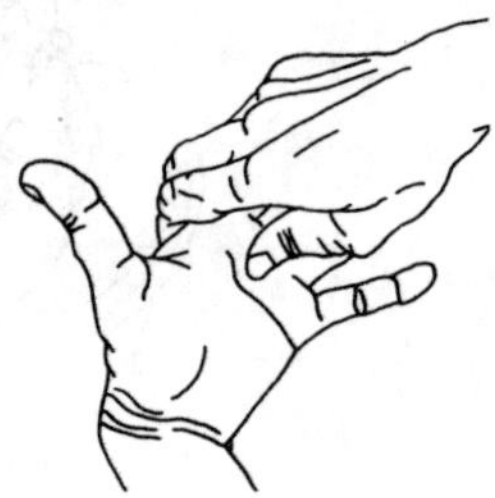

Seite 90

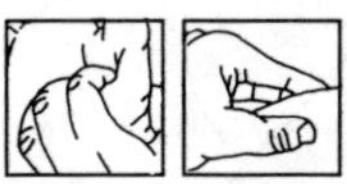

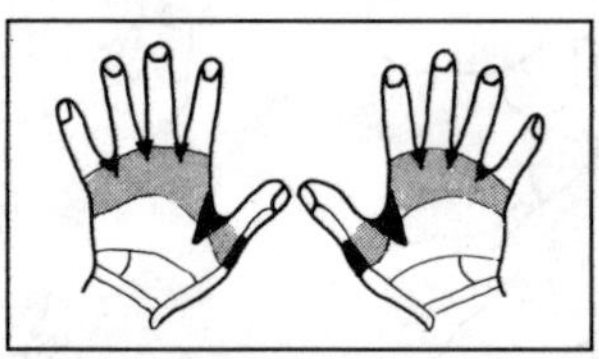

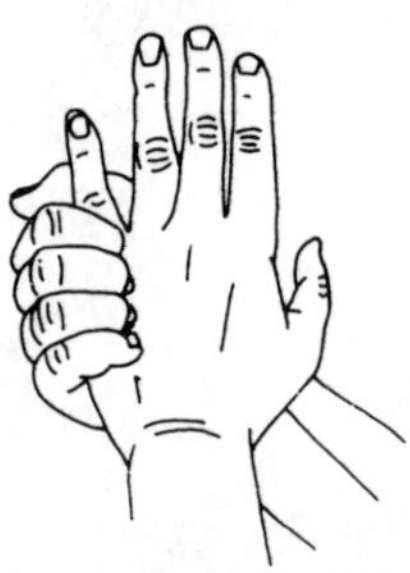

Seite 101

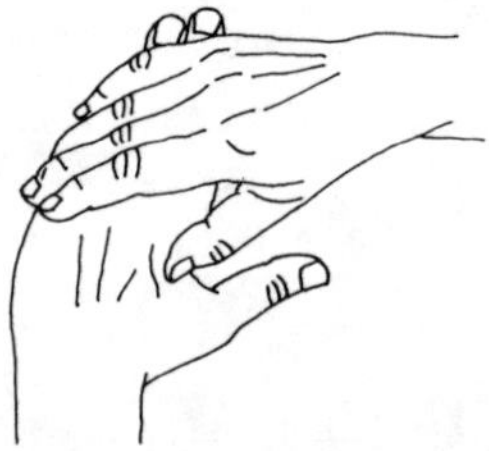

Seite 100

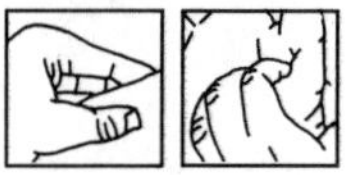

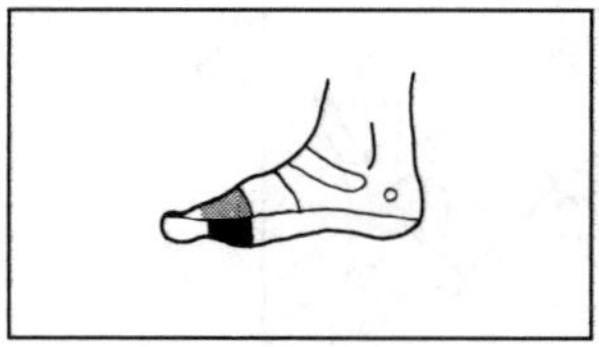

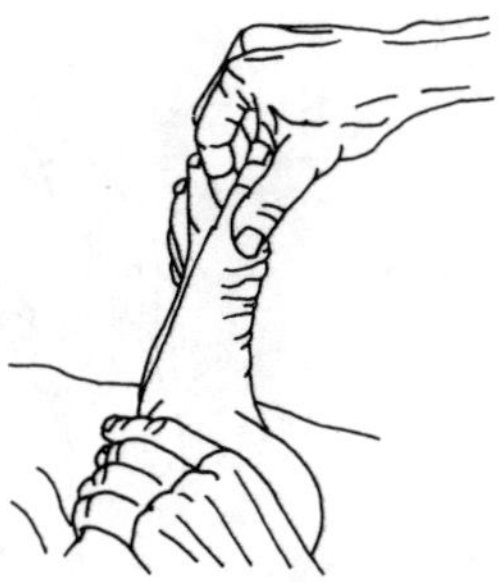

Seite 66

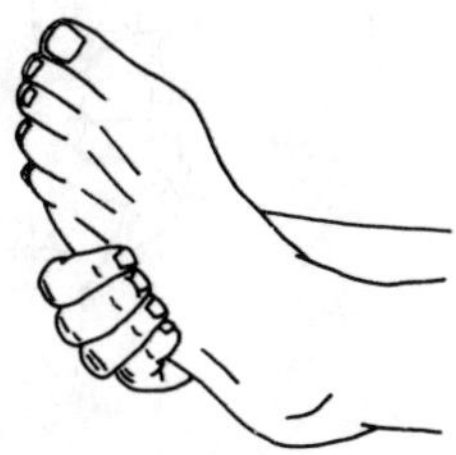

Seite 64

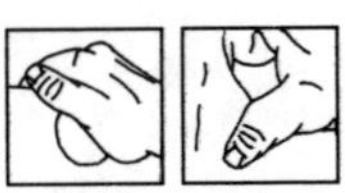

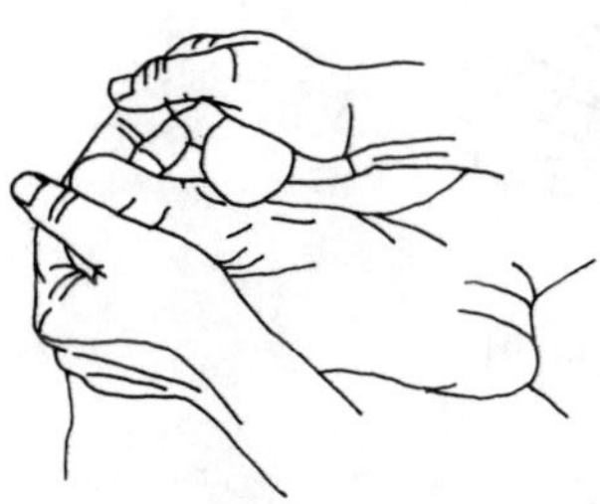

Seite 74

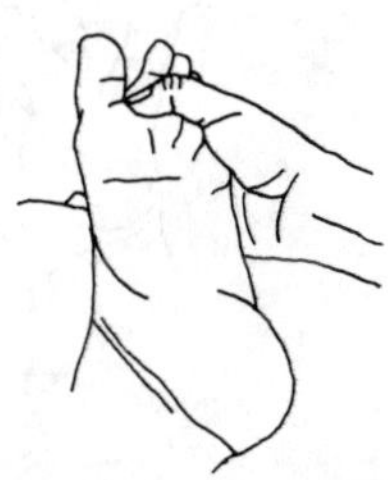

Seite 61

Mittlere Rückenregion

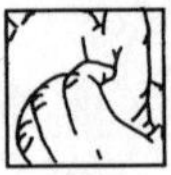

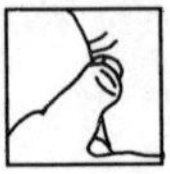

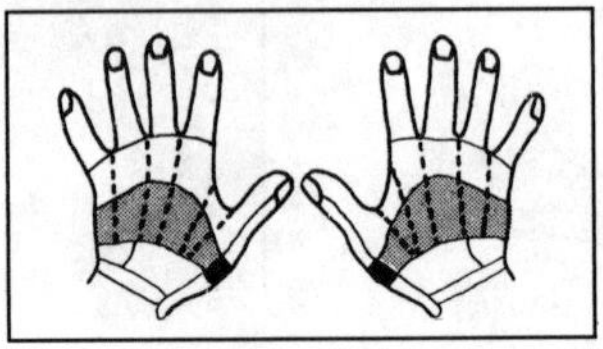

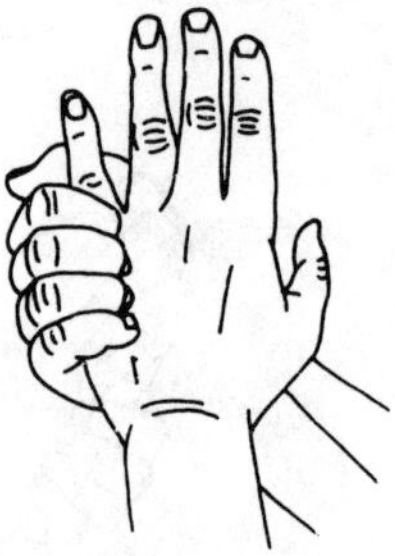

Seite 101

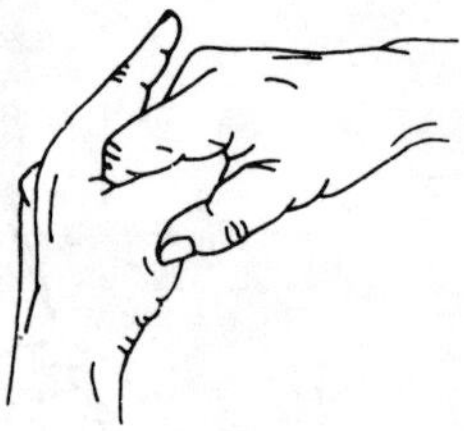

Seite 102

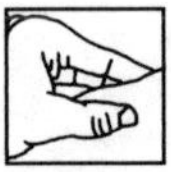

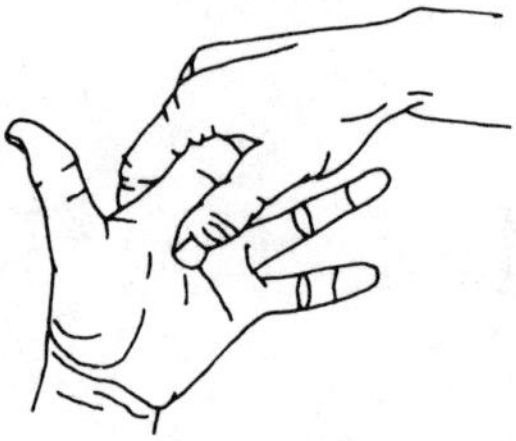

Seite 91

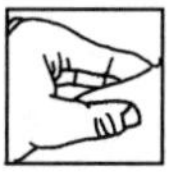

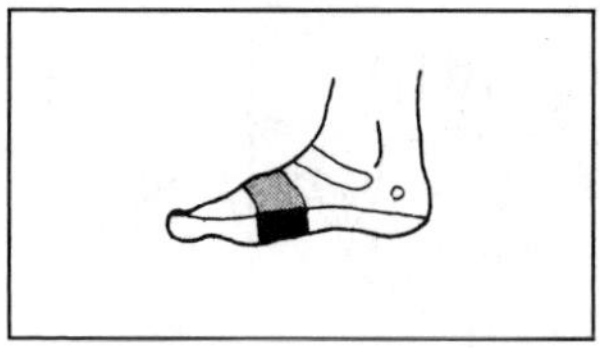

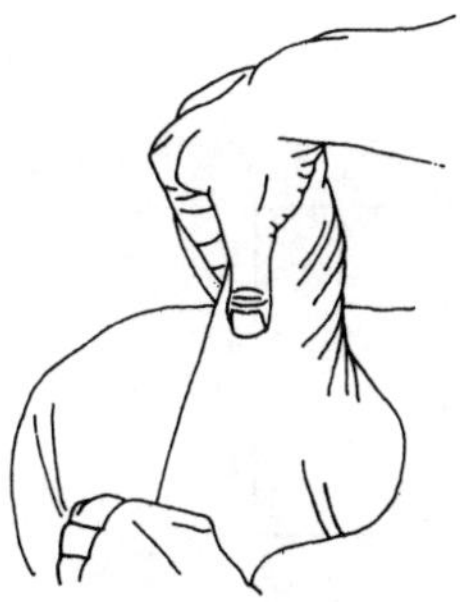

Seite 66

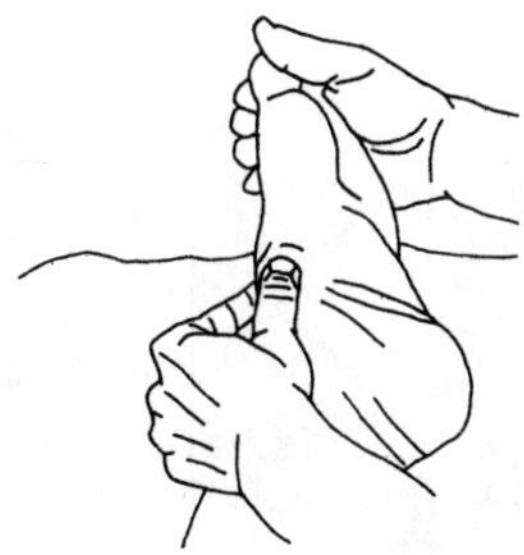

Seite 66

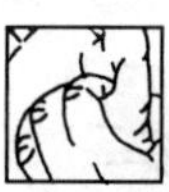

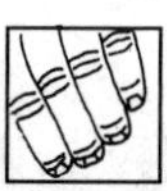

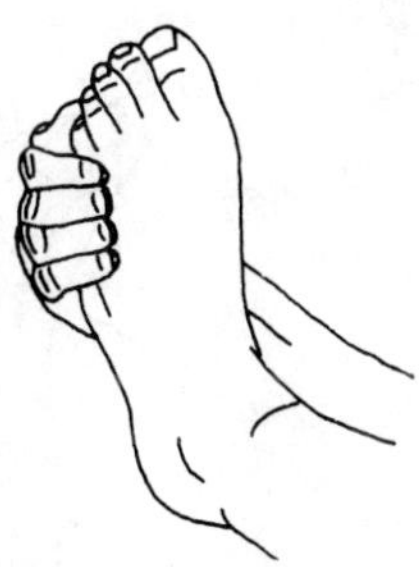

Seite 64

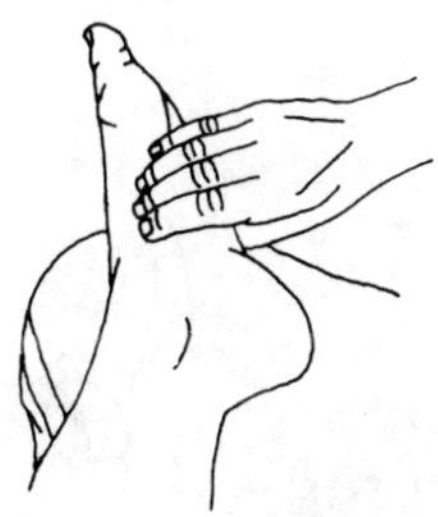

Seite 65

Untere Rückenregion

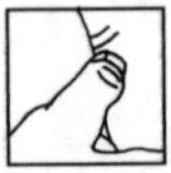

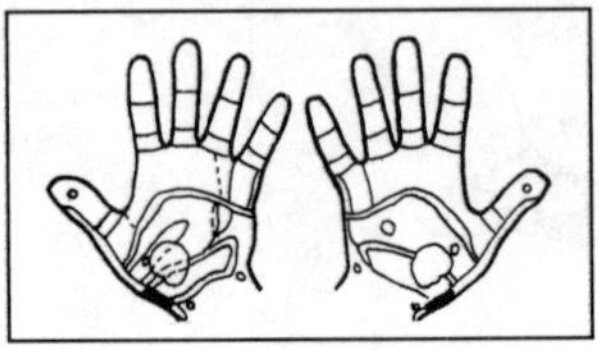

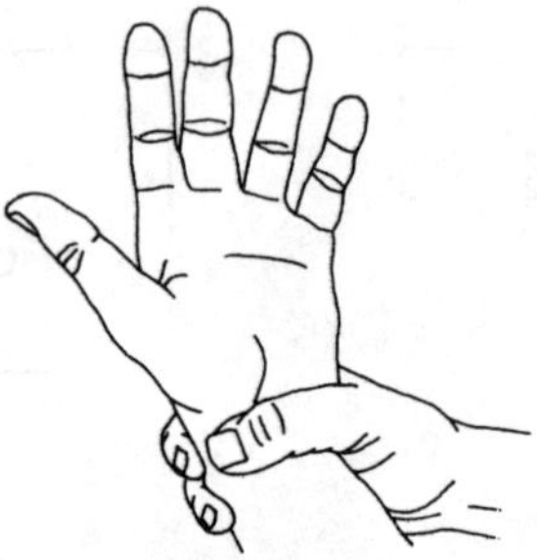

Seite 105

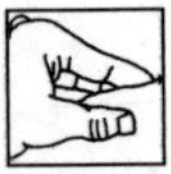

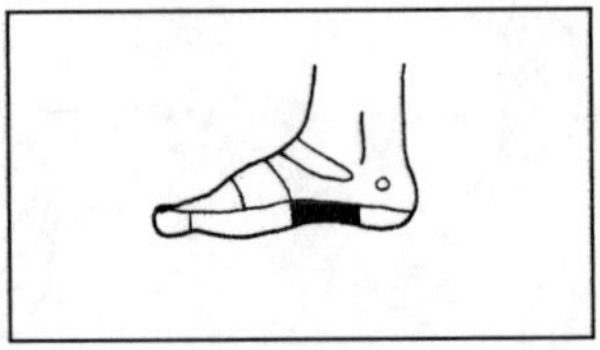

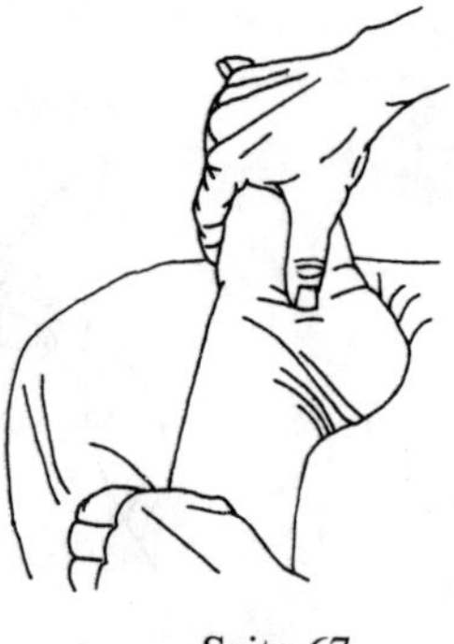

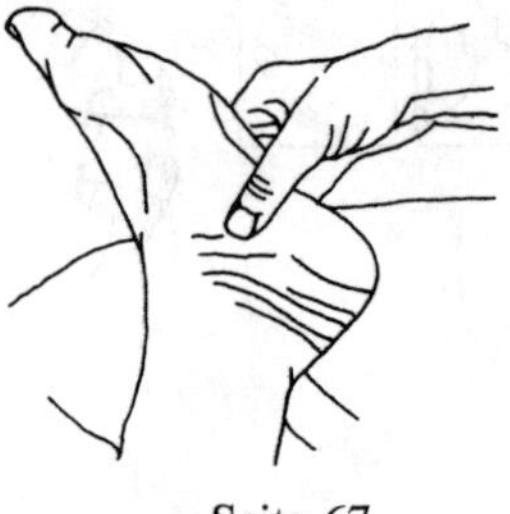

Seite 67 Seite 67

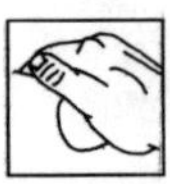

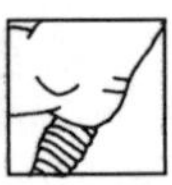

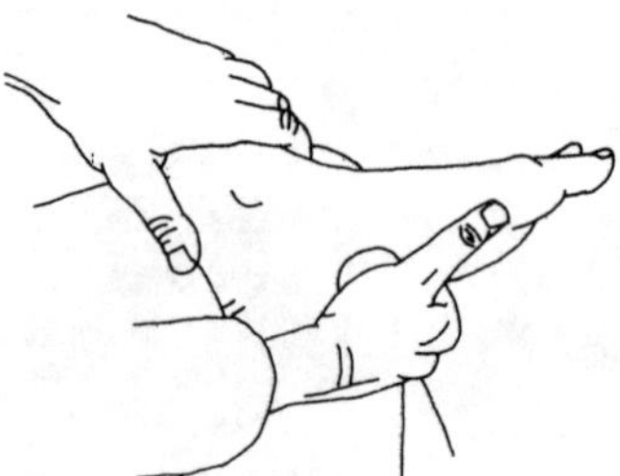

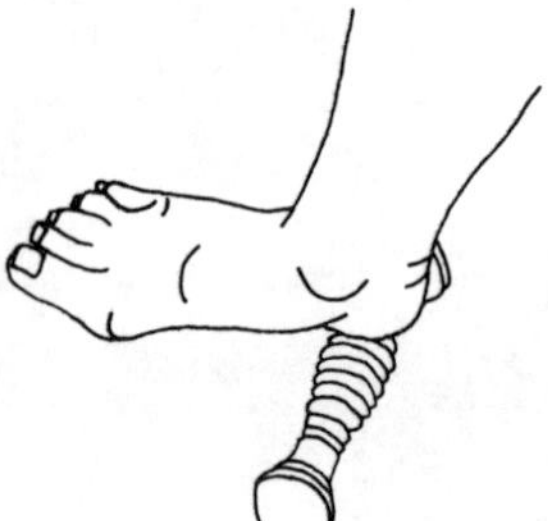

Seite 75 Seite 79

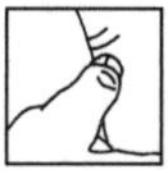

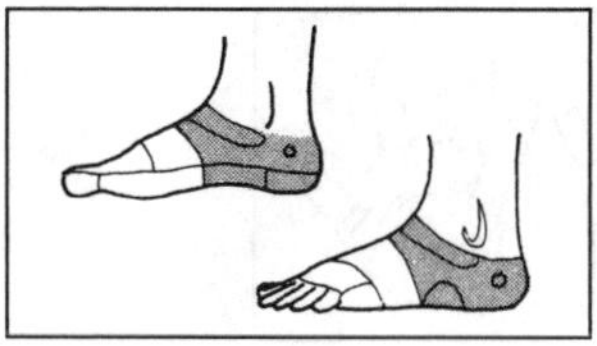

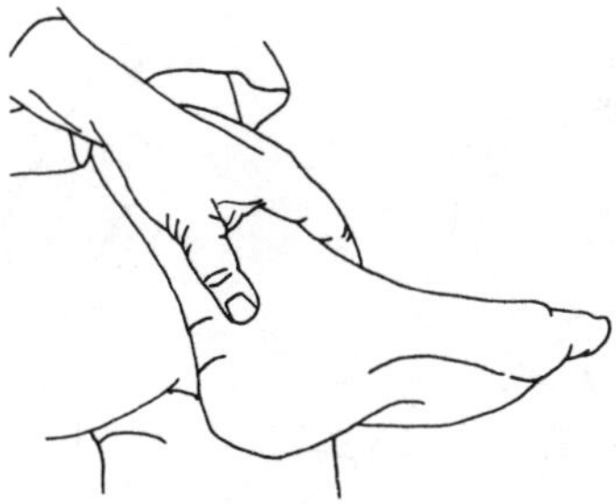

Seite 70

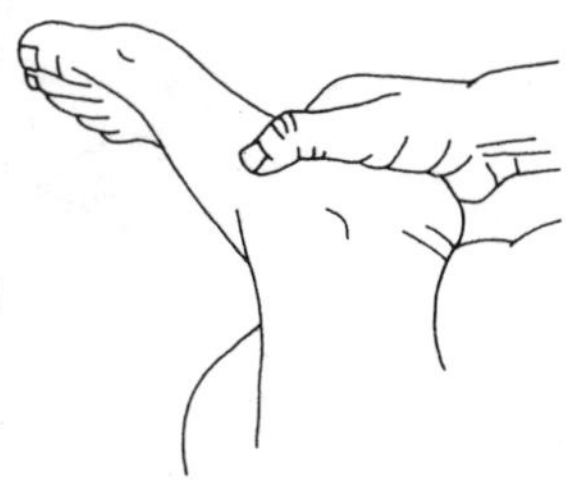

Seite 71

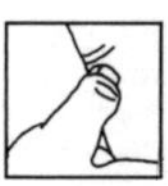

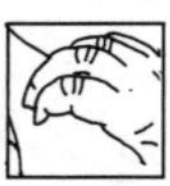

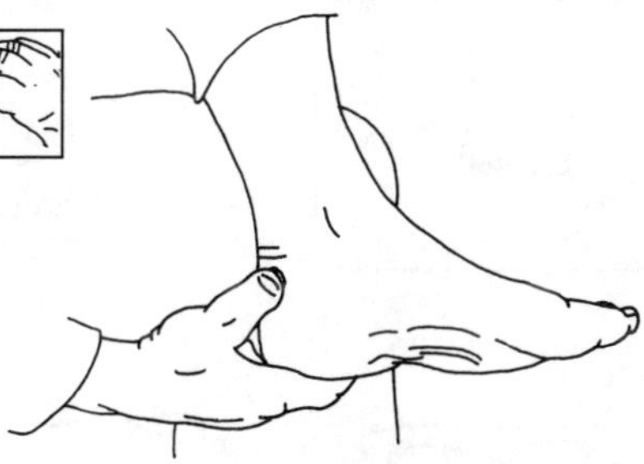

Seite 70

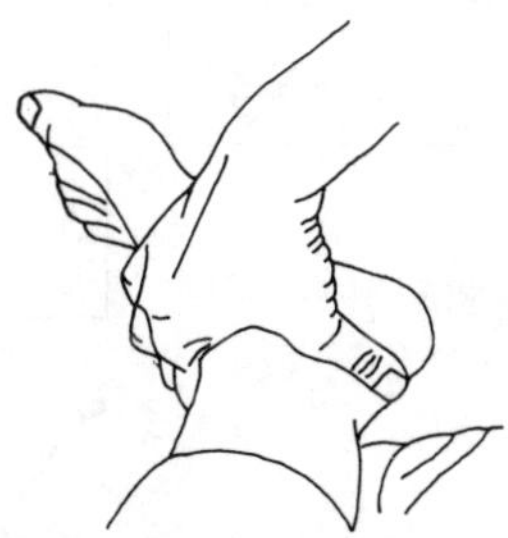

Seite 73

Steißbein

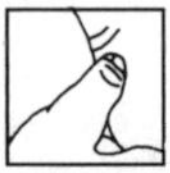

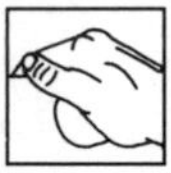

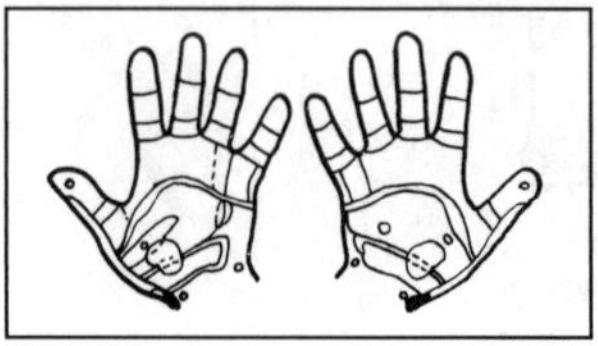

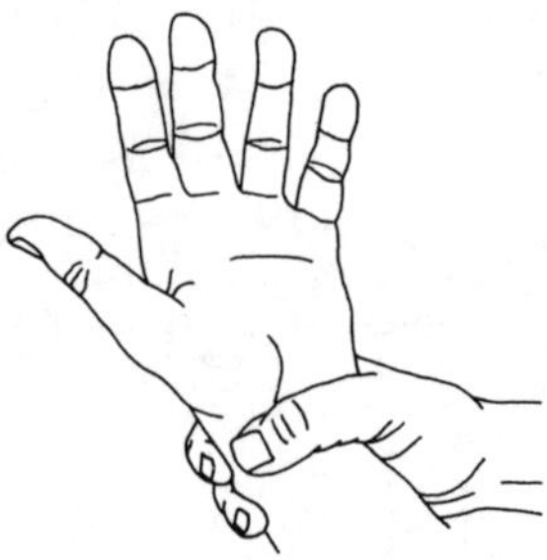

Seite 101

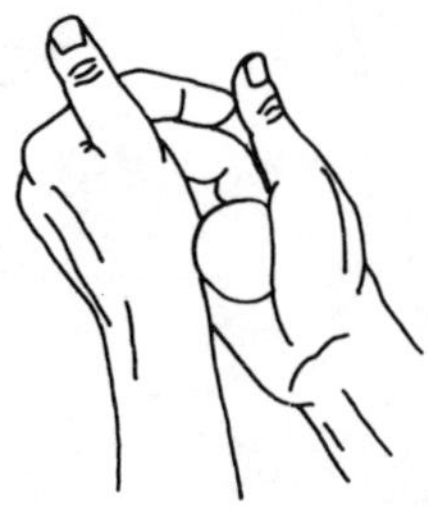

Seite 110

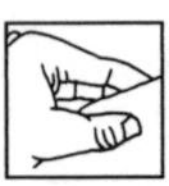

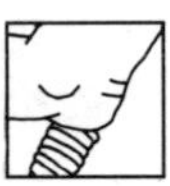

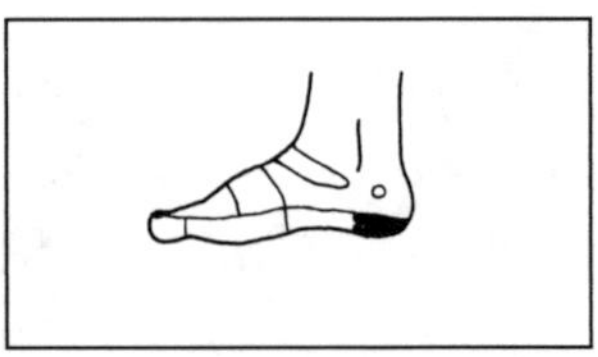

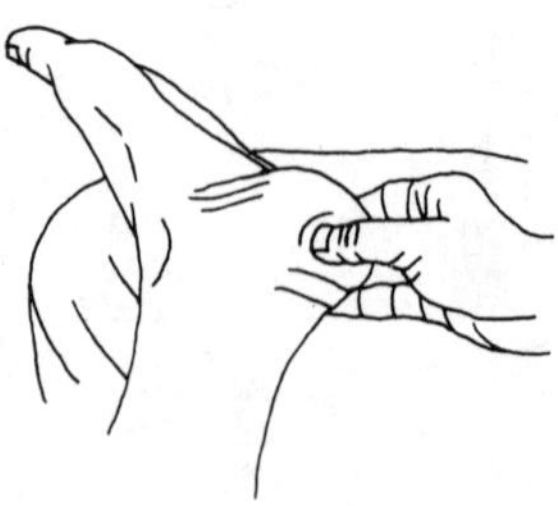

Seite 67

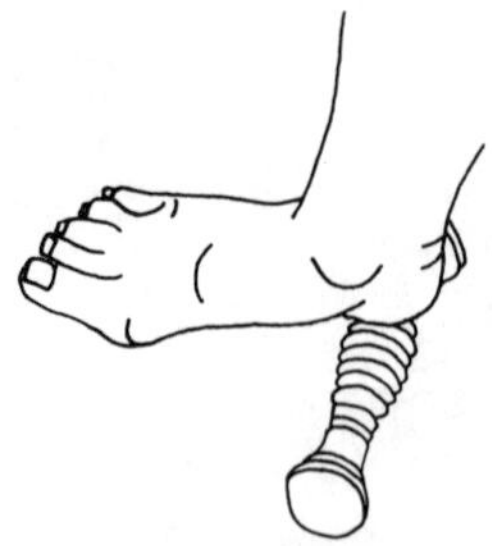

Seite 79

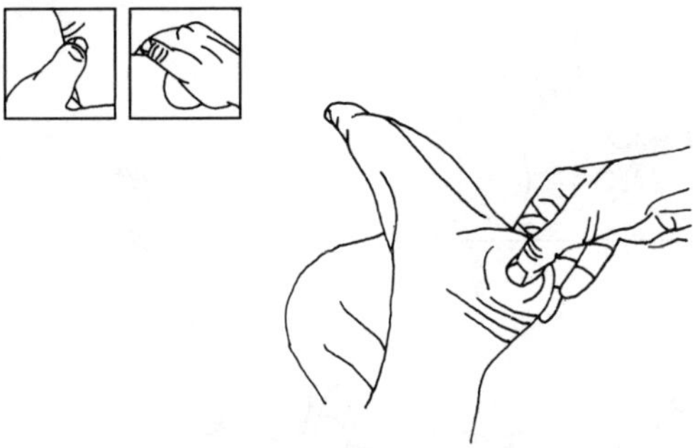

Seite 67

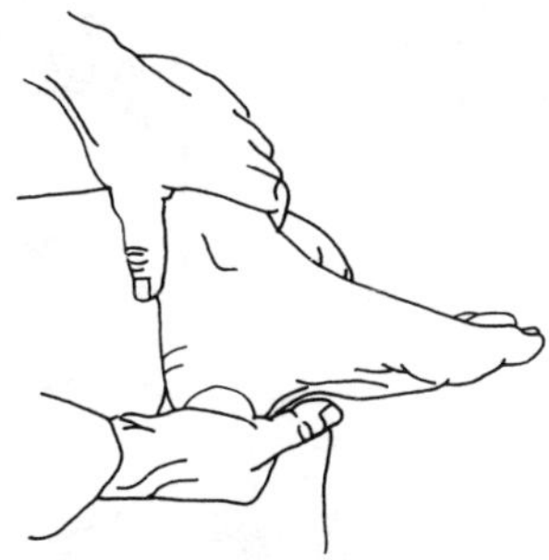

Seite 75

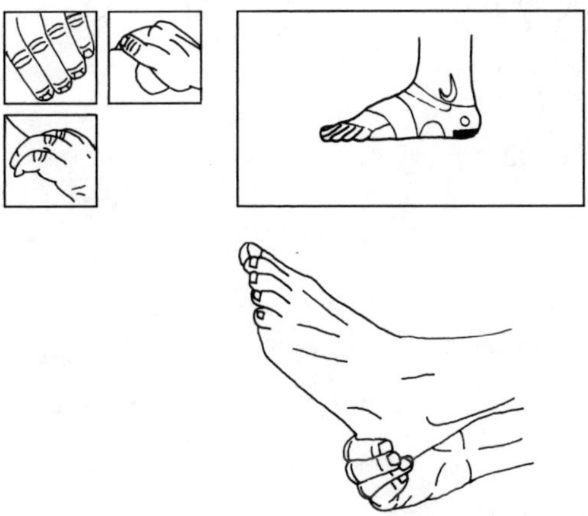

Seite 69

Zähne

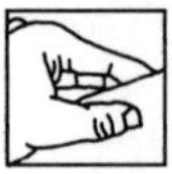

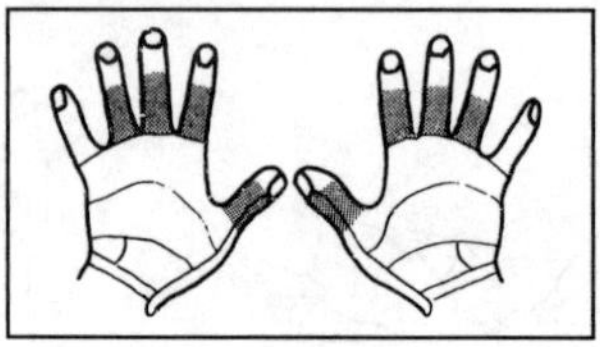

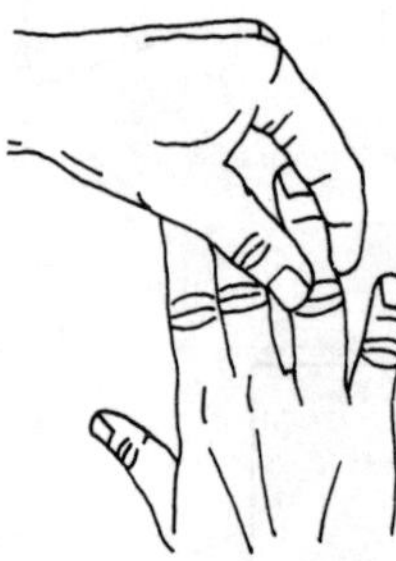

Seite 102

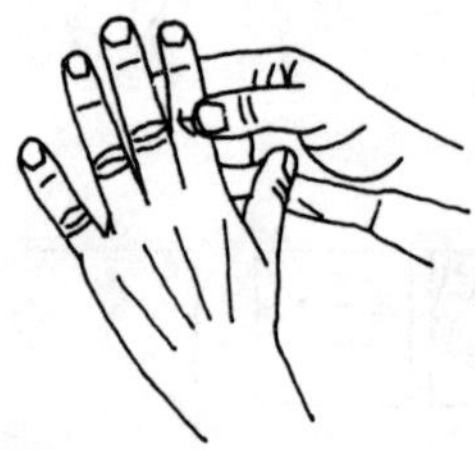

Seite 99

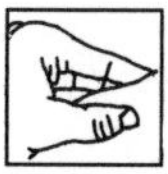
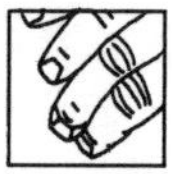
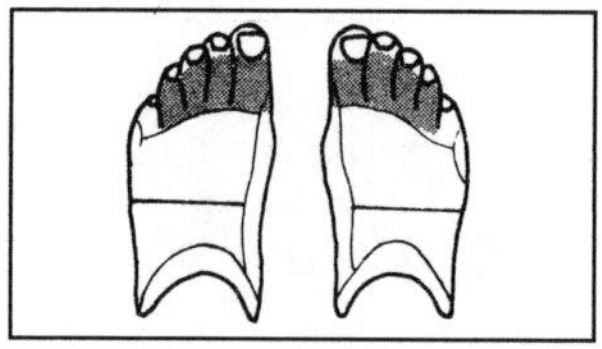

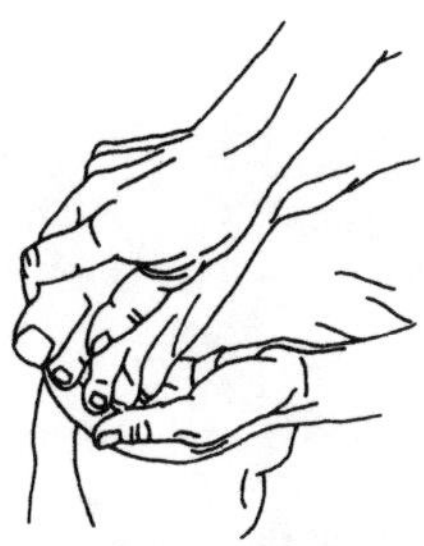

Seite 63

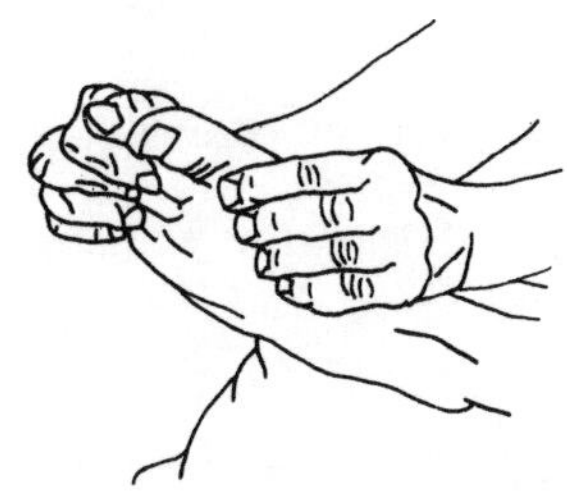

Seite 63

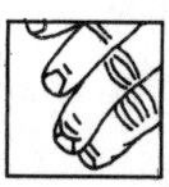
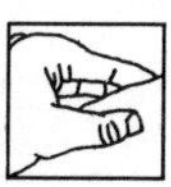

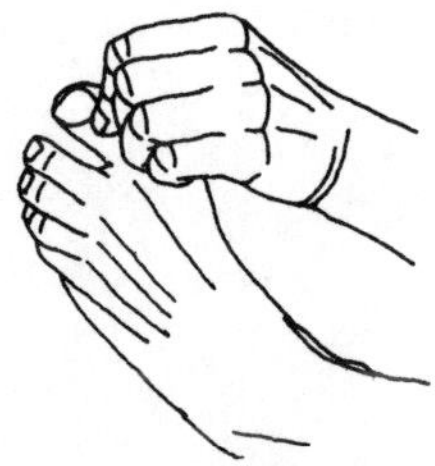

Seite 63

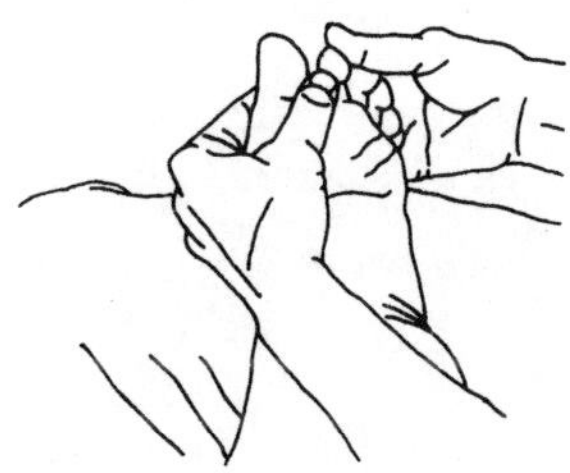

Seite 58

Gedanken zur Selbsthilfe

»An jeder Erkrankung ist der ganze Körper beteiligt, und zwar durch eine Kombination von geistigen, physischen und emotionalen Faktoren. Vielleicht haben Sie sich falsch ernährt, sich nicht genügend bewegt oder nicht ausreichend erholt. Vielleicht haben Sie längere Zeit in Angst oder Spannung gelebt und sich nicht um die nötige Ent-Spannung gekümmert. Vielleicht haben Sie zuviel gearbeitet, vielleicht haben Sie soviel für andere getan, daß Sie sich selbst vergessen haben. Es kann auch sein, daß Sie in Haltungen oder Einstellungen erstarrt sind, die Ihnen befriedigende emotionale Erfahrungen verwehren. Kurz und gut, Sie haben vielleicht Ihre physischen und emotionalen Grenzen nicht richtig verstanden.«

(O. Carl Simonton, M.D., Stephanie Matthews-Simonton, James L. Creighton, *Getting Well Again*. Bantam Books, New York, 1978.)

Jeder Mensch ist für seine eigene Gesundheit zuständig. Fragen der Ernährung, der ausreichenden Bewegung, der Streßminderung werden dann am besten gelöst, wenn der einzelne selbst die Entscheidung darüber trifft.

Selbsthilfe ist eine Einstellung, die die richtige Selbsteinschätzung in den Mittelpunkt der Gesundheitspflege stellt. Die Selbsteinschätzung spielt eine wichtige Rolle im sensorischen System des Körpers: Über den Mechanismus der Selbstperzeption können wir die Spannung regulieren und/oder eine bessere Beziehung zu einem Körperteil aufbauen. Durch die Arbeit an Händen und Füßen können Sie also folgendes gewinnen:

- bessere Körperkommunikation,
- Sicherheit, daß Veränderung immer noch möglich ist,
- eine Methode, die schädigende Wirkung von Streß zu beseitigen, ja eben diesen Streß in eine konstruktive Form von Energie umzuwandeln,
- eine neue Körperperspektive, in der die Füße und Hände einen wichtigen Beitrag zur Funktionstüchtigkeit des Organismus leisten.

Gesundheit kann man üben. Die Arbeit an Händen und Füßen ist ein Weg, den Körper in seinem angeborenen Streben nach und seinem Talent zum Wohlbehagen zu unterstützen. Gelegenheit zu dieser Unterstützung ist immer gegeben.

Dieses Buch ist ein Führer durch die Möglichkeiten der Interaktion mit Händen und Füßen. Unser Kernsatz lautet: *Wir haben die Möglichkeit, uns der natürlichen Körpermechanismen zu unserem Vorteil zu bedienen und die daraus gewonnene Information zum Abbau von Streß und zur Erhaltung von Energie zu nutzen.*

Es handelt sich dabei um eine einfache, direkte Methode der Interaktion mit den komplexen Funktionen des Körpers. Die Einfachheit liegt in der Anwendung der sensorischen Erfahrung, die Komplexität darin, wie der Körper diese Erfahrung interpretiert.

»Und noch etwas habe ich gelernt: Man darf die Fähigkeit des menschlichen Geistes und des menschlichen Körpers zur Regeneration niemals unterschätzen – nicht einmal dann, wenn die Aussichten wirklich schlecht scheinen. Die Lebenskraft ist vielleicht die überhaupt am wenigsten verstandene Kraft. William James sagte, daß die Menschen dazu neigten, sich allzu sehr innerhalb selbst gesetzter Grenzen zu bewegen. Aber vielleicht weichen diese Grenzen zurück, wenn wir lernen, den natürlichen Antrieb von Körper und Geist in Richtung Vervollkommnung und Erneuerung mehr zu respektieren. Schutz und Pflege dieses Antriebs gehören vielleicht zum höchsten Ausdruck der menschlichen Freiheit.«

(Norman Cousins, *Anatomy of an Illness.* W.W. Norton & Co., New York 1979.)

Stichwortverzeichnis